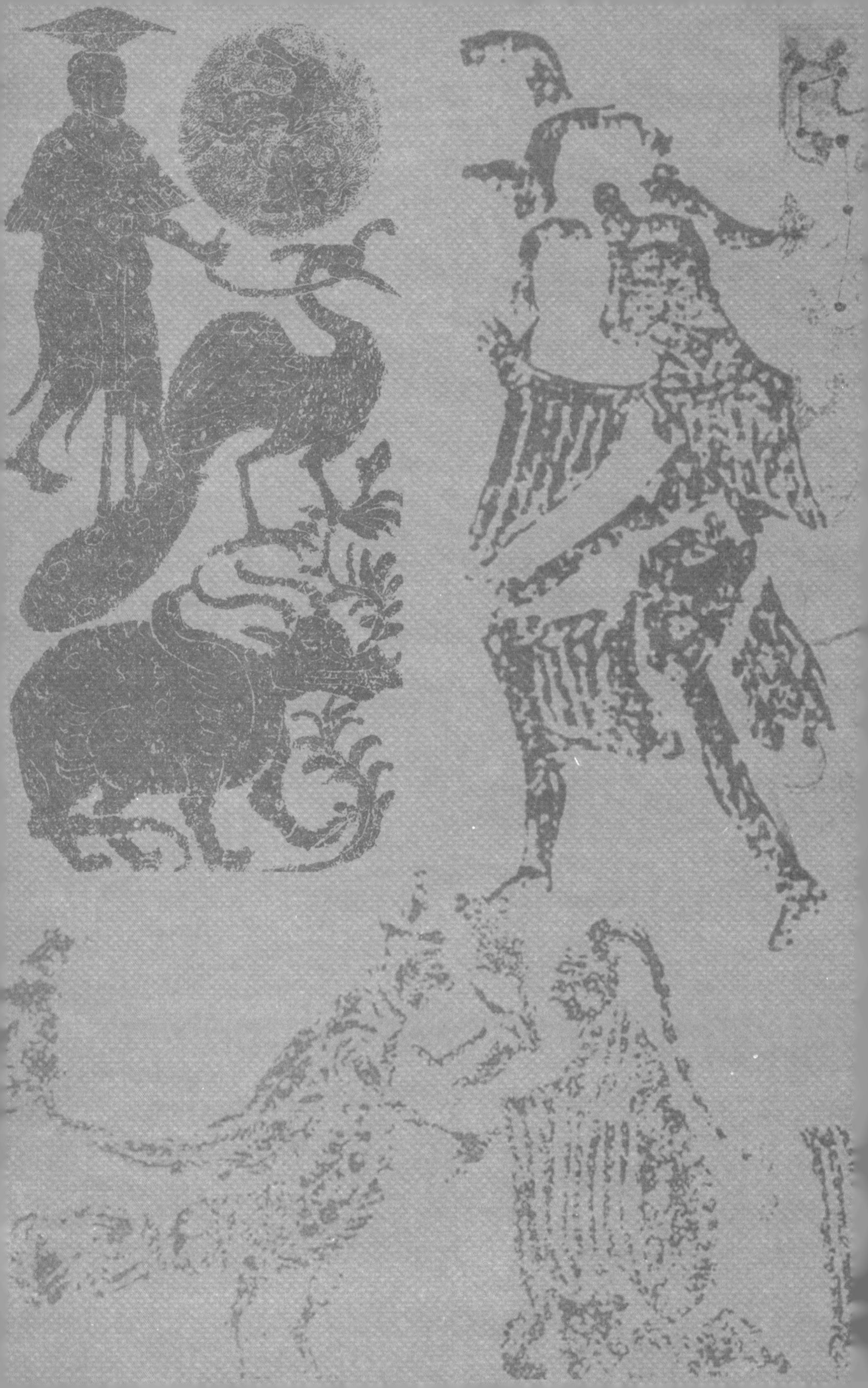

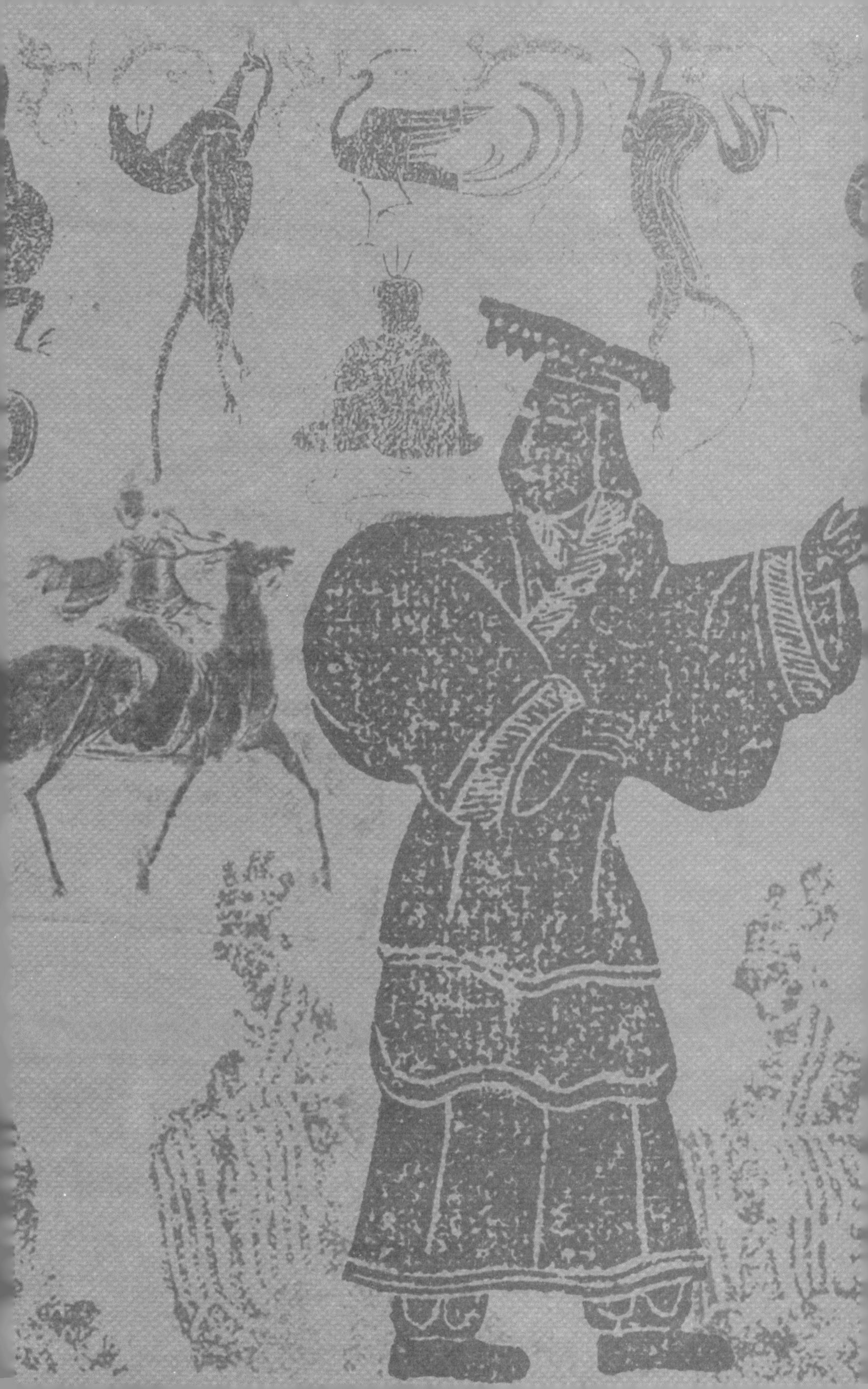

中国古医籍整理丛书

医林类证集要

（中）

明·王玺　编撰

焦振廉　张琳叶　胡　玲　武文筠　整理

中国中医药出版社

·北　京·

图书在版编目（CIP）数据

医林类证集要：全3册/（明）王玺编撰；焦振廉等校注.—北京：中国中医药出版社，2016.11

（中国古医籍整理丛书）

ISBN 978－7－5132－3536－5

Ⅰ.①医…　Ⅱ.①王…　②焦…　Ⅲ.①中医学－临床医学－经验－中国－明代　Ⅳ.①R249.48

中国版本图书馆CIP数据核字（2016）第161788号

中国中医药出版社出版
北京市朝阳区北三环东路28号易亨大厦16层
邮政编码　100013
传真　010 64405750
保定市中画美凯印刷有限公司印刷
各地新华书店经销
*
开本710×1000　1/16　印张94.25　字数967千字
2016年11月第1版　2016年11月第1次印刷
书　号　ISBN 978－7－5132－3536－5
*
定价　265.00元
网址　www.cptcm.com

社长热线　010 64405720
购书热线　010 64065415　010 64065413
微信服务号　zgzyycbs
书店网址　csln.net/qksd/
官方微博　http：//e.weibo.com/cptcm
淘宝天猫网址　http：//zgzyycbs.tmall.com

卷之四

目　录

卷之四

伤寒门

张仲景曰：《阴阳大论》云：春气温和，夏气暑热，秋气清凉，冬气冷冽，此则四时正气之序也。冬时严寒，万类深藏，君子固密，则不伤于寒。触冒之者，乃名伤寒耳。其伤于四时之气，皆能为病。以伤寒为毒者，以其最成杀厉之气也。中而即病者，名曰伤寒，不即病者，寒毒藏于肌肤，至春变为温病，至夏变为暑病。暑病者，热极重于温也。是以辛苦之人春夏多温热病，皆由冬时触寒所致，非时行之气也。凡时行者，春时应暖而复大寒，夏时应大热而反大凉，秋时应凉而反大热，冬时应寒而反大温，此非其时而有其气，是以一岁之中长幼之病多相似者，此则时行之气也。夫欲候知四时正气为病，及时行疫气之法，皆当按斗历①占之。九月霜降节后宜渐寒，向冬大寒，至正月雨水节后宜解也。所以谓之雨水者，以冰雪解而为雨水故也。至惊蛰二月节后，气渐和暖，向夏大热，至秋便凉。从霜降以后至春分以前，凡有触冒霜露，体中寒即病者，谓之伤寒也。其冬有非节之暖者，名曰冬温。冬温之毒，与伤寒大异。冬温复②有先后，更相重沓，亦有轻重，为治不同，证如后章。从立春节后，其中无暴大寒，又不冰雪，而有人壮③热为病者，此属春时阳气发于冬时，伏寒变为温病。从春分以后至秋分节前，天有暴寒者，皆为时行寒疫也。三月四月，或有暴寒，其时阳气尚弱，为寒所折，病热犹轻；五月

① 斗历：历书。古时以北斗星斗杓运转所指以定四时而称。
② 复：原作“服”，据《注解伤寒论》卷二改。
③ 壮：原作“状”，据《注解伤寒论》卷二改。

六月，阳气已盛，为寒所折，病热则重；七月八月，阳气已衰，为寒所折，病热亦微。其病与温及暑病相似，但治有殊耳。十五日得一气于四时之中，一时有六气，四六名为二十四气也。然气候亦有应至而不至，或有未应至而至者，或有至而太过者，皆成病气也。但天地动静，阴阳鼓击者，各正一气耳。是以彼春之暖，为夏之暑，彼秋之忿，为冬之怒。是故冬至之后，一阳爻升，一阴爻降也；夏至之后，一阳气下，一阴气上也。斯则冬夏二至，阴阳合也，春秋二分，阴阳离也。阴阳交易，人变病焉。此君子春夏养阳，秋冬养阴，顺天地之刚柔也。小人触冒，必婴暴疹①。须知毒烈之气留在何经而发何病，详而取之。是以春伤于风，夏必飧泄，夏伤于暑，秋必病疟，秋伤于湿，冬必咳嗽，冬伤于寒，春必病温，此必然之道，可不审明之？伤寒之病，逐日浅深，以施方治。今世人伤寒，或始不早治，或治不对病，或日数久淹，困乃告医。医人又不依次第而治之，则不中病。皆宜临时消息制方，无不效也。今搜采仲景旧论，录其证候，诊脉声色，对病真方，有神验者，拟防世急也。又土地温凉高下不同，物性刚柔、飡②居亦异，是黄帝兴四方之问，岐伯举四治之能，以训后贤，开其未悟者，临病之工，宜须两审也。

凡伤于寒，则为病热，热虽甚不死。若两感于寒而病者，必死。

尺寸俱浮者，太阳受病也，当一二日发，以其脉上连风府，故头项痛，腰脊强；尺寸俱长者，阳明受病也，当二三日发，以其脉侠③鼻，络于目，故身热，目疼鼻干，不得卧；尺寸俱弦者，少阳受病也，当三四日发，以其脉循胁，络于耳，故胸胁痛而耳聋。此三经皆受病，未入于府者，可汗而已。

尺寸俱沉细者，太阴受病也，当四五日发，以其脉布胃中，

---

① 疹：病。

② 飡：同“餐”。《广韵·寒韵》：“飡，餐同，俗作‘飡’。”

③ 侠：通“夹”。《正字通·人部》：“侠，傍也，并也，与‘夹’通。”

络于嗌，故腹满而嗌干；尺寸俱沉者，少阴受病也，当五六日发，以其脉贯肾，络于肺，系舌本，故口燥舌干而渴；尺寸俱微缓者，厥阴受病也，当六七日发，以其脉循阴器，络于肝，故烦满而囊缩。此三经皆受病，已入于府，可下而已。

若两感于寒者，一日太阳受之，即与少阴俱病，则头痛口干，烦满而渴。二日阳明受之，即与太阴俱病，则腹满身热，不欲食，谵语。三日少阳受之，即与厥阴俱病，则耳聋囊缩而厥，水浆不入，不知人者，六日死。若三阴三阳、五脏六腑皆受病，则荣卫不行，腑脏不通，则死矣。

其不两感于寒，更不传经，不加异气者，至七日太阳病衰，头痛少愈也。八日阳明病衰，身热少歇也。九日少阳病衰，耳聋微闻也。十日太阴病衰，腹减如故，则思饮食。十一日少阴病衰，渴止，舌干已而嚏也。十二日厥阴病衰，囊纵，少腹微下，大气皆去，病人精神爽慧也。若过十三日以上不间，尺寸陷者，大危。

若更感异气，变为他病者，当依旧坏证病而治之。若①脉阴阳俱盛，重感于寒者，变为温疟；阳脉浮滑，阴脉濡弱者，更遇于风，变为风温；阳脉洪数，阴脉实大者，遇温热，变为温毒，温毒为病最重也；阳脉濡弱，阴脉弦紧者，更遇温气，变为温疫，以此冬伤于寒，发为温病。脉之变证，方治如说。

凡人有疾，不时即治，隐忍冀瘥，以成痼疾，小儿女子，益以滋甚。时气不和，便当早言，寻其邪由，及在腠理，以时治之，罕有不愈者。患人忍之数日乃说，邪气入藏，则难可制。此为家有患备虑之要。凡作汤药，不可避晨夜，觉病须臾，即宜便治，不等早晚，则易愈矣。若或差迟，病即传变，虽欲除治，必难为力。服药不②如方法，纵意违师，不须治之。

凡伤寒之病，多从风寒得之，始表中风寒，入里则不消矣，未有温覆而当不消散者，不在证治。拟欲攻之，犹当先解表，乃

① 若：此下原衍“脉”字，据《注解伤寒论》卷二删。
② 不：原作“正”，据《注解伤寒论》卷二改。

可下之。若表已解而内不消，非大满，犹生寒热，则病不除。若表已解而内不消，大满大实，坚有燥屎，自可除下之，虽四五日不能为祸也。若不宜下而便攻之，内虚热入，协①热遂利，烦躁诸变，不可胜数，轻者困笃，重者必死矣。

夫阳盛阴虚，汗之则死，下之则愈，阳虚阴盛，汗之则愈，下之则死。夫如是，则神丹安可以误发？甘遂何可以妄攻？虚盛之治②，相背千里，吉凶之机，应若影响，岂容易哉？况桂枝下咽，阳盛则毙，承气入胃，阴盛以亡，死生之要，在乎须臾，视身之尽，不暇计日。此阴阳虚实之交错，其候至微，发汗吐下之相反，其祸至速，而医术浅狭，懵然不知病源，为治乃误③，使病者殒殁，自谓其分，至令冤魂塞于冥路，死尸盈于旷野，仁者鉴此，岂不痛欤？

凡两感病俱作，治有先后，发表攻里，本自不同，而执迷妄意者乃云神丹甘遂，合而饮之，且解其表，又除其里，言巧似是，其理实违。夫智者之举错④也，常审以慎；愚者之动作也，必果而速。安危之变，岂可诡哉？世上之士，但务彼翕习⑤之荣，而莫见此倾危之败，惟明者居然⑥能护其本，近取诸身⑦，夫何远之有焉？凡发汗温服汤药，其方虽言日一二服，若病剧不解，当促其间，可半日中尽一二服。若与病相阻，即便有所觉，重病者一日一夜，当晬⑧时观之，如服一剂，病证犹在，故当复作本汤服之。至有不肯汗出，服三剂乃解。若汗不出者，死病也。

凡得时气病，至五六日而渴欲饮水，饮不能多，不当与也。

---

① 协：原作“胁”，据《注解伤寒论》卷二改。
② 之治：此二字原倒，据《注解伤寒论》卷二乙正。
③ 误：原作“惧”，据《注解伤寒论》卷二改。
④ 错：通“措”。《说文通训定声·豫部》：“错，叚借为‘措’。”
⑤ 翕习：迅疾，此谓短时而得。
⑥ 居然：安泰貌。
⑦ 近取诸身：躬求于己身。典出《周易·系辞下》。
⑧ 晬（zuì 最）：一昼夜。

何者？以腹中热尚少，不能消之，便更与人作病也。至七八日大渴，欲饮水者，犹当依证与之，与之常令不足，勿极意也，言能饮一斗，与五升。若饮而腹满，小便不利，若喘若哕，不可与之。忽然大汗出，是为自愈也。凡得病，反能饮水，此为欲愈之病。其不晓病者，但闻病饮水自愈，小渴者乃强与饮水，因成其祸，不可复数。凡得病厥脉动数，服汤药更迟，脉浮大减小，初躁后静，此皆愈证也①。

脉详见治法内。

《内经》曰：其两感于寒而病者，必不免于死。此故伤寒不治必死之证也。今见王海藏、赵嗣真②、刘宗厚③三论，用录于笃证之下。

按王海藏曰：天之邪气，感则害人五脏，以是知内外两感，腑脏俱病，欲表之则有里，欲下之则有表，表里既不能一治，故云两感者不治。然所禀有虚实，所感有浅深，虚而感之，深者必死，实而感之，浅者犹可治，治之而不救者有矣，未有不治而获生者矣。余尝用大羌活汤，间有生者，十得二三，故立此以待好生君子用之④。

赵嗣真曰：仲景论两感为必死之证，而复以治有先后发表攻里之说，继之者盖不忍坐视，而欲觊其万一之可活也。《活人书》云宜救里以四逆汤，后救表以桂枝汤，殊不知仲景云：太阳与少阴俱病则头痛，为太阳邪盛于表，口干而渴，为少阴邪盛于里也；阳明与太阴俱病则身热谵语，为阳明邪盛于表，不欲食，腹满，为太阴邪盛于里也；少阳与厥阴俱病则耳聋，为少阳邪盛于表，

---

① 《阴阳大论》……证也：语本《注解伤寒论》卷二。

② 赵嗣真：人名，生平不详，下文见明初刘纯《玉机微义》卷十四，其中引北宋后期朱肱《活人书》，则其约为南宋至元末间人。

③ 刘宗厚：即刘纯，字宗厚，元明间医家，吴陵（今属江苏）人，著《医经小学》《伤寒治例》《杂病治例》等，又增补徐用诚《医学折衷》为《玉机微义》五十卷。

④ 天之……用之：语本《此事难知》卷一。

囊缩而厥，为厥阴邪盛于里也。三阳之头痛身热耳聋，救表已自不可，三阴之腹满，口干渴，囊缩而厥，不下可乎？《活人书》引下痢、身疼痛、虚寒救里之例，而欲施于烦渴腹满、谵语囊缩、热实之证，然乎否乎？盖仲景所谓发表者，葛根、麻黄是也，所谓攻里者，调胃承气是也。《活人书》所谓救里则是四逆，救表则是桂枝，今以救为攻，岂不相背？若用四逆汤，是以火济火，而腹满、谵语、囊缩等证何由而除？脏腑何由而通？荣卫何由而行？而六日死者，可立而待也。吁！两感虽为不治之证矣，然用药之法，助正除邪，虚实实虚，补不足损有余之理，学者不可不素有一定之法于胸中也①。

《玉机微义》云：王海藏大羌活汤，出太阳例药也。然伤寒两感，亦有兼风、兼湿不同，或表里俱虚实之例。《保命集》② 云两感可治者，感异气也。使表中于风，内伤于寒，可治者宜加味小青龙汤。表热内寒，宜和解之。此方宜治表中于风，内有热者。则表湿里寒，表寒里湿，表里证俱见，宜扩③充也。大抵两感多表里俱虚，是以易老曰当切脉逆从，知其吉凶。两感之邪，三阴三阳皆有之，脉从阳可治，从阴难治，阳生阴死之谓也④。

摇头直视，形如烟熏⑤，心绝；唇吻反青，四肢多汗，肝绝；反目直视，狂言遗尿，肾绝；环口黧黑，柔汗发黄，脾绝；汗出如油，喘促无已，水浆不下，形体不仁，命绝⑥。大发湿家汗，成痓，不治；发湿温汗，身青面⑦变，耳聋不语，曰重暍，不治；发少阴汗，九窍出血，曰下厥上竭，不治；发风温汗，必谵语，并不治；发风湿、中湿汗，并逆；发动气汗，不治。发少阳汗，则

---

① 赵嗣真……中也：语见《玉机微义》卷十四。
② 保命集：即《云岐子保命集论类要》，元代张璧撰，伤寒著作。
③ 扩：原作“横”，据《玉机微义》卷十四改。
④ 王海藏……谓也：语本《玉机微义》卷十四。
⑤ 熏：原作“里”，据《注解伤寒论》卷一、《世医得效方》卷二改。
⑥ 摇头……命绝：语本《注解伤寒论》卷一。
⑦ 面：《类证活人书》卷六作“面色”二字。

谵语。发汗只在头面，不至遍身，鼻衄不止者，逆；发汗不至足者，逆。诸逆发汗剧者，言乱目眩，并不治；当汗无汗，服麻黄汤数剂，七日汗不出者，不治，汗出如珠不流，不治；汗出如油，口噤肉战，呻吟喘促，不治。汗后呕吐，水药不入口者，逆。热病，脉躁盛而不得汗，不治。汗后不为汗衰，复大热，脉躁疾，狂言不食，曰阴阳交，不治。忽冒昧①无脉，服药后汗解则生，若无汗，脉不至者，不治。少阴厥逆无脉，服药通脉，其脉渐续则生，暴出则不治。下利厥逆无脉，灸之脉不回，身不温，微喘，不治。少阴四逆，下利恶寒而拳，发躁无脉，不治。下利日十余行，其脉反实者，逆。下利发热，或汗不止，厥不止，并不治。下利发热，厥逆，躁不眠，不治。少阳阳明合病，下痢，脉长大而弦，曰负，不治。阳病见阴脉，不治。厥而下利，反能食者，曰除中，不治。少阴吐利，厥逆烦躁，不治。霍乱，喘胀烦躁，不治。误下湿家，额汗喘促，或小便不利，大便自利，不治。脏结，如结胸，舌白胎，阴筋引脐腹痛，时时下利，不治。脏厥七八日，发厥肤冷，烦躁下利，无时暂安，不治。四肢厥逆，脐下绞痛石硬，必定发厥②。厥阴唇青，舌卷黑而耳聋囊缩，不治。头连脑痛甚，手足俱寒，不治。头汗，内外关格，小便不利，此为阳脱，不治。腹大满而下泄，不治，若脉洪紧而滑，尤可虑。阴阳毒过六七日，不治。两感，难治。狐惑咽干，声哑唇疮，不治。咳逆不止者，不治。心下痓闷，上气喘粗者，逆。张口出气，干呕，骨骸热痛者，逆。发黄而变黑，不治。口干舌黑，不治。发瘢属阳，见阴脉不治，代脉不治。发斑，大便自利，不治。发瘢，先赤后黯，面色黧晦，不治。赤瘢，五救其一；黑瘢，十救其一。吐血衄血，脉反浮大而牢，不治。咳逆上气，脉散者，不治。谵语，脉反沉微，四肢厥冷，不治。谵语直视，或喘满，或下利，

---

① 昧：原作“脉”，据《世医得效方》卷二改。
② 必定发厥：《世医得效方》卷二作“眼定者逆”。

并不治。谵语属阳，见阴脉者，逆。目张目陷，不治。脉阴阳俱虚①，热不止者，不治。舌本烂，热不止者，逆。七八日以上发大热，难治。阴阳易，脉离经，外肾肿，腹中绞痛，手足拳挛，不治。寻衣摸空者，逆。伤寒，脉乍疏乍数，不治。结胸证具，烦躁，不治。

伤寒禁诫

凡伤寒热病新瘥，及大病后血气未平复，脾胃尚虚弱，但宜食糜粥，宁饥，慎勿过饱，不得他有所食。若食猪肉、羊血、肥鱼、油腻等物，必大泻，难治。

食饼饵、鲙炙、脯馐、枣、粟、桃、杏、梅、李坚硬之物，不能克化，必致复危。

食羊肉，则发喘闷；食牛肉，则患痢结症；食猪羊肠，成痼疾；食犬马禽肉，发黄，难救；食烧肉，成消渴；食猪骨汁，发热，成骨蒸；食兔肉，必心痛；食鸡肉，成症虫；食鱼鲊，必发黄；食鹅肉，必霍乱；食蚶子，必危笃；食湿面，发潮热；食黄瓜、稍瓜②，必再病；食茄子，成疟疾；食萹豆③，滞胸中寒气；食诸生菜心，病颜色不复；食葵菜，必丧明；饮酒太早，发狂闷；饮白酒，必浮肿；汗后饮冷水，损心包，令人虚不能复④。

若口渴，宜服西瓜水、梨，可止渴，退余热。

瘥后未满百日，切忌犯房事，壮实者亦宜忌两月，不尔病复难疗。

若梳头太早，必发头风；洗面太早，头潮热；濯足太早，则足痹；洗浴太早，发热昏闷；躁怒，成痞疾；远行，则脚弱缓风；举动耗气，则成偏枯；思虑太重，则成气消。

---

① 俱虚：此二字原脱，据《世医得效方》卷二补。

② 稍瓜：越瓜，葫芦科草本植物越瓜的果实。《本草纲目》卷二十八："越瓜以地名也，俗名稍瓜。"

③ 萹（biǎn扁）豆：扁豆。萹，扁豆。

④ 复：原作"服"，据《卫生易简方》卷一改。

不得早起，不得劳心费力，反此则病必复。

新瘥后宜当静卧，切勿早起梳头洗面，非但体劳，亦不可多言语用心，使意劳烦，凡此皆令人劳复。

治 法

发 热

《兰室治例》曰：邪在三阳，太阳证多，与潮热若同而异；邪在三阴，少阴证多，与烦躁相类而非。此属半表半里。属表者，即风寒客于皮肤，阳气怫郁所致，翕翕发热，若合羽所覆，邪在外，若小便黄，非在外也；属里者，即阳气下陷入阴分，蒸蒸发热，若熏蒸，邪在内，若小便清，非在内也①。

解表：有发汗、解肌之别。

发汗：脉浮紧，为表实，无汗，寒伤荣，宜麻黄汤。

解肌：脉浮缓，为表虚，自汗，风伤卫，宜桂枝汤。脉浮缓，反无汗，脉紧，反烦躁，宜桂枝麻黄各半汤。

两解：和荣卫，风兼寒脉，寒兼风脉，荣卫两伤俱实。脉浮紧，无汗，大青龙汤解肌表。发热，脉浮大，小便赤，烦渴，此表里证俱见，或汗，脉浮，小便涩，并宜五苓散。

随证治例：太阳，麻黄汤；太阳阳明，六物麻黄汤；阳明，葛根汤；太阳少阳，七物柴胡汤。

六经表：少阳②，小柴胡汤；太阴，桂枝汤；少阴，麻黄附子细辛汤；厥阴，当归四逆汤。

合病表：阳明少阳，葛根柴胡汤；太阴少阴，真武汤；太阴厥阴，当归四逆汤；少阴厥阴，四逆汤。

助阳：发热，脉沉无力，或少阴病始得之反热者，亦属表，所以一经病有一经表药也。

---

① 邪在……内也：语见《伤寒明理论》卷一。

② 少阳：此上疑缺太阳、阳明二经。

温经：发热，为邪在表，当汗。脉沉细属里，而当温散。凡热而脉沉，为阳经虚。

随证治例：汗后不解，脉浮大而迟，或紧涩，或尺之①应，宜小建中，或加归芪，俟脉盛再汗。

下：或身热，汗出濈濈然②，脉实者，或太阳三五日，发汗不解，蒸蒸发热，属胃也，并用调胃承气汤。或汗后不恶寒，但热者，实也，并阳明发汗过多者，宜大承气汤。内实身热，汗不出，反恶热，或发热，汗出不解，心下痞，呕吐而利，俱宜大柴胡汤。非痞满，不可下；非潮热，不可下；非脉沉数，不可下；非谵语，不可下。

随病变例：太阳病八九日，如疟状，发热恶寒，热多寒少，或热而脉微，恶寒者，并宜桂枝麻黄各半汤。如大下后，身热不去，心中结痛，用栀子豉汤。因以丸药下后，身热不去，微烦者，栀子干姜汤。阳明脉浮，发热，渴欲饮水，小便不利者，猪苓汤主之，汗多者不可与。阳明病③，脉浮而紧，咽燥口苦，腹满而喘，发热汗出，不恶寒，反发④热，身重，若发汗则烦躁及谵语，若加烧针则必怵惕，烦而不得眠，若下之则胃虚，客气动膈，心中懊侬，舌上胎者，栀子豉汤主之⑤。全在随病临证加减择法。

六经里：太阳，五茯散⑥；阳明，调胃承气汤；少阳，黄芩汤；太阴，桂枝加大黄汤；少阴，黄连阿胶汤；厥阴，桃仁承气汤。

合病里：三阳合病，白虎汤；太阳阳明，小承气汤；正阳阳明，调胃承气汤；少阳阳明，大承气汤。合三阴即是两感也。

随时治例：伤寒本为卒病，故用已上一表一里治例，如夏至

---

① 之：疑为“不”。
② 濈（jí 急）濈然：汗出貌。
③ 病：原脱，据《伤寒论·辨阳明病脉证并治》补。
④ 恶：原作“发”，据《伤寒论·辨阳明病脉证并治》改。
⑤ 太阳……主之：语见《伤寒论·辨阳明病脉证并治》。
⑥ 五茯散：即五苓散。

后用麻黄知母石膏汤，或以防风通圣散加减用者，是从其时令，或地理方宜，故不可执一也。有近代诸方如正气、五积之类。

禁例：太阳经病禁忌多，阳明二禁，少阳三禁，谓不得汗、下、利小水也。举其例，则知余证用药皆有禁例也，如药禁。

针例：汗不出，凄凄恶寒，取玉枕、大杼、肝俞、膈俞、陶道；身热恶寒，取后溪；身热汗出，手足厥冷，取大都；身热头痛，食不下，取三焦俞；汗不出，取合谷、后溪、阳池、厉兑、解溪、风池；身热而喘，取三间；余热不尽，取曲池；烦懑，汗不出，取风池、命门；汗出寒热，取五处、攒竹、上脘；烦心好吐，取巨阙、商丘；身热头痛，汗不出，取曲泉；身热进退，头痛，取神道、关元、悬颅。已上出《针经》①。

双解：里证已急，或脉浮，或头疼，风寒表证仍在者，过经不解是也，大柴胡主之。此解表攻里法，又非前两解之比。

渍形为汗：热而脉弦细，非往来寒热，不可和，非胁②痛，不可和，胸满而呕，不可和，非脉缓，不可和。或表证未罢，邪气转里，里未实，是为半表半里。或自皮肤入里，或自内热达于表。

《直指方》曰：凡当汗下，如有他证相妨，切须和解，俟其他证已退，却依汗下法。小柴胡汤，《活人书》去③半夏，名黄龙汤，陈孔石名冲和汤，海藏名三禁汤，孙兆名黄胡汤。与四物对名调经汤，守真名三元汤。

散热生津益气：身热目痛鼻干，恶热自汗，脉尺寸浮长，白虎汤。

《片玉》曰：得汗脉静，身热不退，是汗太过，胃中亡津液故也，处以生津液、益气血、养胃之药，参、术、茯苓、麦门冬、升麻、陈皮、甘草、桂、芪、归、芎、半夏、饴糖，三服而愈。或只用补中益气汤。

---

① 汗不……《针经》：语见《针灸聚英》卷二。
② 胁：原作“协”，据嘉靖本改。
③ 去：原作“云”，据《类证活人书》卷十九改。

出血：曾氏家学治伤寒七八日不解，自胸上至头目面色①黑紫壅肿，寸脉浮大而数，是欲作衄而不能出也，用干栗干任两鼻②，弹刺之，出血五六升而安。蒻叶亦可。西北方人或于两尺泽出血如射，即安，谅亦此意。

复脉：庞氏③云：有不因大汗下而两手忽无脉，谓之双伏，或一手无脉，谓之单伏，或下过如此，必有正汗，急用四逆辈温之，晬时有汗便安，脉终④不出者死⑤。脉结，用炙甘草汤。

越婢：太阳病，发热恶寒，热多寒少，脉微弱，不可表散，宜桂枝二越婢一汤，以解表邪而益胃滋津。

外迎：熏蒸于外，取汗是也。但病脉微弱迟细，动气疮淋，亡血虚烦，皆不可用此。

吐：病如桂枝证，头不痛，项不强，胸中痞鞕⑥，气上逆，胸有寒也，宜瓜蒂散吐之。或心中结痛而烦，宜栀子豉汤之类。

劫：有汗下后，阴阳之气下陷，热不退，其人昏倦，不渴不食者，用来复丹、灵砂丹⑦之类。

灸：六脉沉细，一息二三至，取气海、关元。少阴发热，取太溪。

四证似伤寒，寒痰、食积、劳烦、脚气，皆从病别治。

发热反欲得衣

热在肌表，寒在骨髓。

温：脉沉迟，手足或微厥，下利清谷，此阴证发热，表未解，

---

① 头目面色：《古今医统大全》卷十三作“头上面目”。

② 用干栗干任两鼻：《古今医统大全》卷十三作“用箬叶或茅刺于两鼻中”一十字。

③ 庞氏：即庞安时，宋代医家，字安常，蕲水（今属湖北）人，著有《伤寒总病论》。

④ 终：原作“汗”，据《伤寒总病论》卷一改。

⑤ 有不……者死：语本《伤寒总病论》卷一。

⑥ 鞕：原作“鞭”。原书“鞕”多有讹作“鞭”者，今据《伤寒论》改，后见径改，不出校。

⑦ 丹：原脱，据《古今医统大全》卷十三补。

宜四逆汤，或通脉四逆汤。《活人书》表热里寒，先与阴旦汤，寒已，次用小柴加桂温表①。

身寒反不欲近衣

热在骨髓，寒在肌表。

从治：先用白虎加人参汤，热除，次用桂枝麻黄各半汤。

下：脉滑而厥，口燥舌干，所以少阴恶寒而倦②，时时自烦，不欲厚衣，大柴胡下之。

恶　寒

有热恶寒者，发于阳，有汗表虚，无汗表实。无热恶寒者，发于阴。

阴寒为病，口中和。阳气内陷，口干而烦。

发汗：太阳发热，无汗恶寒，阳明虽有下证，但恶寒，表未解也，麻黄汤。

解肌：太阳发热，有汗恶寒，阳明脉迟，汗出多，微恶寒，表未尽也，已上俱用桂枝汤。

或大下后复发汗，心下痞，恶寒无汗，先用桂枝汤，然后攻痞。

和解：少阳头痛，发汗③恶寒，小柴胡汤。发热，微恶寒，柴胡桂枝汤。

温经：少阴恶寒，脉沉细，四逆汤、理中汤。汗后恶寒，虚也，芍药甘草附子汤。

建中：下利后恶寒而蜷，手足温者，尺寸脉微而恶寒，此阴阳表里俱虚，不可更吐下，并宜小建中汤。

下：见前“身寒反不欲近衣”。

清热：吐下后七八日不解，发热而渴，时时恶寒，表里俱热，

---

① 表热……温表：语本《类证活人书》卷三。

② 倦：《类证活人书》卷三作“蜷”。

③ 汗：《古今医统大全》卷十三作“热”。

白虎汤。

背恶寒

背恶寒者，盖背为阳，腹为阴，阳气不足，阴气盛故尔。又背为五脏之所系，阴气乘于阳也。

发汗：表实无汗恶风，麻黄汤。脉紧，寒伤荣，麻黄汤。脉浮，升麻汤。

解肌：表虚自汗恶风，桂枝汤。《保命集》曰：表未解，葛根汤。李氏用桂枝汤。严仁庵曰：风伤卫，桂枝汤。

清热：三阳合病，额有汗，口燥不仁，用白虎汤。伤寒无大热，口燥渴，心烦，微恶寒，白虎加人参汤。

和解：兼潮热，柴胡加桂汤。汗出①，寒而心痞，附子泻心汤。

温：发汗后不解，反恶寒者，虚也，阳微也，与芍药甘草附子汤，以补荣卫。在阴者四肢冷，大小便滑，温中汤、四逆等。或脉沉紧且细，内自烦躁，不饮水者，此为阴盛格阳，身冷，四逆汤、霹雳散。尺脉迟，小建中汤。身寒拘急，泄，下重腹满，皆少阴也，宜温中益阴。少阴病一二日，口中和，背恶寒，无热也，附子汤，亦宜灸之。

下：寒而潮热腹满，与小承气汤。

灸：背恶寒，口中和，须灸之关元穴。

一身尽寒

由阴气上入阳中，或阳微阴虚相搏所致，有脉沉实，为阳盛格阴。

寒　热

身之阳虚则邪客于表，与阳争则为寒；身之阴虚则邪客于里，与阴争则为热。与阴争则愤然②而热，故寒已而热作焉。

---

① 出：原作“已”，据《伤寒论·辨太阳病脉证并治》改。
② 愤然：盛貌。

表里：邪在表多寒多，邪在里多热多，半在表，半在里，寒热相半。

和解：半表里，往来寒热，小柴胡主之。热多，白虎加桂汤；寒多，柴胡姜桂汤。先热后寒，阴不足也，小柴加芍药汤主之。

《难知》曰：若用柴胡而移其时，妨早晚①，气移妨血移②，是邪无所客③之地，知可解也。

心烦喜呕，胁满不欲食，小柴胡汤。胸满，或泄而嗽，小柴胡去枣加五味子汤。渴而不呕，头汗出，小便不利，胸满，柴胡干姜汤。不呕，清便，寒热日二三发，桂麻各半汤。厥阴恶寒发热似疟，为欲愈，桂麻各半汤。太阳证似疟，一日再发，脉洪大者，桂枝二麻黄一汤主之。妇人中风，续得寒热，发热有时，经水适断，此为热入血室，其血必结，故使如疟，小柴胡汤。

越婢：脉微，恶寒而热，不可更发汗，宜桂枝二越婢一汤。

两解：病至十余日，结热在里，复往来寒热，大柴胡主之。

下：恶热者，胃实也，调胃承气汤下之。

热多寒少

脉浮，各半汤④；脉微弱，桂枝二越婢一汤；脉迟，小建中加黄芪，或温中。

寒多热少

不烦躁，手足微厥，为伤寒。脉反浮缓，为中风，大青龙主之，或麻黄桂枝各半汤。

仲景一书只有热多寒少之条，无寒多热少证。

恶　风

悉属于阳。有汗而恶风，为中风卫病，桂枝加葛；无汗而恶

---

① 妨早晚：《此事难知》卷上作“早移之于晏，晏移之于早”一十字。

② 气移妨血移：《此事难知》卷上作“气移之于血。血移之于气”一十字。

③ 客：《此事难知》卷上作“容”。

④ 各半汤：指桂枝麻黄各半汤。

风，为伤寒荣病，葛根汤。

解肌：设反无汗，虽服桂枝，反烦不解，无里证。

发表：无汗而恶风。

温经：发汗多，漏不止，则亡阳，外不固，是以恶风，以桂附温其经而固卫。

散湿：风湿相搏，骨节疼，湿胜自汗而皮腠不密，是以恶风，必以甘草附子汤散湿而实其卫。

利痰：增寒发热，恶风自汗，胸膈满，气上冲，不得息，而头不疼，项不强，为有痰，随其虚实散利。与阳争，则气郁不发于外而为热。

针：先刺风池、风府，却与桂枝葛根汤。

潮　热

少阳王[①]于寅卯，太阳王于巳午，若热于此时发者，为邪未入胃，岂得谓之潮热？其候应于未申所发者，乃谓之潮热，见其邪在胃也。

和解：恶寒潮热，或溏，咳逆，小柴胡汤。阳明中风，脉浮弦，小便难而哕，腹满胁痛，无汗，嗜卧，小柴加茯苓汤。脉浮兼寒，小柴加桂汤。

攻下：汗后不恶寒，腹满而喘，阳明胃经也，大小承气汤。脉实者，大承气汤。下后潮热，大便复硬，大柴胡汤。结胸潮热，属太阳，脉不浮者，大陷胸汤。伤寒五六日，吐汗下后不解，日晡潮热，如见鬼状，循衣摸床，微喘直视，服承气汤，脉弦者生，脉[②]涩者死。

发汗：瘀热腹满，鼻干，心胁痛，身黄，麻黄连翘赤小豆汤。

解肌：日晡发热，脉虚者，微汗之，桂枝汤。

散热：潮热身黄，为热未实，阳明中风也，栀子柏皮汤。冬

---

① 王：通“旺”。《说文通训定声·壮部》：“王，叚借为‘暀（旺）’。”

② 脉：原作“者”，据文义改。

阳明脉浮，潮热或盗汗，黄芩汤。

自　汗

多主卫，此卫气不和，兼热邪所干也。

太阳中暍，汗出恶寒，身热而渴者，邪干于卫。汗出而濡，此其风湿甚者，湿邪干于卫气，气不能固于外，则皮肤为之缓，腠理为之疏，而津液妄泄，濈濈然润，漐漐然出也。汗后恶寒，表虚。恶风，微恶寒，表未解。汗出，不恶寒，里未和。阳明发热，汗出为热越。

解肌：发热恶风，自汗，太阳中风也，桂枝汤。

补：自汗而小便数者，不可与桂枝汤，宜芍药甘草二物①，或小建中诸方加芪，名黄芪建中汤。

和解：身热不渴，柴胡加桂汤。

疏风：太阳病，发热，脉沉细，摇头口噤，背反张，汗出，不恶寒，名柔痓，中风也，宜小续命汤。汗多亡阳，烦躁恶风，不得卧，先与防风白术牡蛎②汤，汗止，次服小建中汤。

温经：发汗多，遂漏不止，曰漏风亡阳，桂枝附子汤。少阴，小便白，咽干呕吐，厥逆，甘草干姜汤。霍乱吐利，自汗，手足冷，脉沉绝，不渴者，理中汤。阴证，四肢逆冷，有汗，四逆汤。

下：阳明汗多而渴，不大便者，调胃承气汤。里未和，热越，故下之，才觉汗多，未至津液干，速下之则为建经，免致用蜜导也。

从治：吐利后汗出而厥，脉欲绝，通脉四逆加猪胆汁汤。

清暑：中暑霍乱，吐利自汗，内热渴甚者，香薷饮。此暑邪干卫，非伤寒比。

流湿润燥：多汗而濡，此其风湿甚，湿邪干于卫也。

---

①　芍药甘草二物：《伤寒总病论》卷一作“芍药甘草汤”五字。

②　蛎：原作“砺”。原书“牡蛎”之“蛎”多有讹作“砺”者，今据本文及《古今医统大全》改，后见径改，不出校。

蜜导：阳明自汗，小便利①，为津液内竭，虽硬不可攻，可蜜导。煎法：用蜜二合，于铜器中微火煎之，稍凝如饴状，搅之勿令焦，欲可丸，并②手捻作挺，令头锐，大如指，长寸半许，当热时急作，冷即硬，纳谷道中，以手急抱，欲大便时急去之。

扑法：汗多不止，用白术、藁本、川芎、白芷各一两，米粉一两半，为细末相和，周身扑之。

盗　汗

谓睡而汗出，觉则方止，非若杂病之虚，是邪在半表半里使然也。

解肌：出而微恶寒，小柴胡加桂汤。

散热：冬阳明脉浮，潮热，或盗汗，黄芩汤。

和解③

下：素有积或热在内，脉实④。

扑法：见前"自汗"。

头　汗

邪搏诸阳，津液上凑，则汗见于头也。瘀热在里，小便不利，渴引水浆，身必发黄。热入血室。阳明被火。水结胸中。寒湿相搏，邪在半表半里。虚烦。

和解：汗下后，胸胁满结，小便不利，往来寒热，心烦，头汗出，柴胡桂姜汤。如往来寒热，手足冷，心下满，脉细恶寒，小便不利，此皆头汗之逆者，小便不利而成关格，盖阳脱也。又头汗出，恶寒，服小柴加桂，汗不止者为难治，喘亦然。

吐：阳明下之，其外有热，手足温，不结胸，心中懊侬，饥不能食，但头汗出，栀子豉汤主之。

利水：心下满，头汗出，水结胸，小半夏茯苓汤。

---

① 利：原脱，据《伤寒九十论·阳明蜜兑证》补。

② 并：原作"饼"，据《伤寒论·辨阳明病脉证并治》改。

③ 和解：此下原文缺。

④ 脉实：此下原文缺。

下：瘀热在里，身黄，茵陈五苓散、茵陈汤。

手足汗

手足漐漐汗出，大便难而谵语者，为热聚于胃可知矣。阳明中寒者，不能食，小便不利，手足濈然汗出，此欲作痼瘕，即是中寒者也。

下：热聚于胃，可下。

温：寒聚于胃，为不可下，当温之。

无　汗

寒邪伤人，独不汗出。寒伤荣而不伤卫，卫无邪气所干，则皮腠得以蜜，津液得以固，是以汗不出也。及其传里为热，则亦便自汗。盖热则荣卫通，服三剂无汗，热病脉躁盛而不得汗，经谓阳脉之极也①，主死。

和解：脉浮而迟，迟为无阳，不能作汗，身必痒，桂麻各半汤。

助阳：阳明主有汗，今反无汗，身痒如虫行皮中，久虚故也，术附汤、黄芪建中汤。熟附配麻黄，发中有补。赵氏释疑：干姜配生附，补中有发。无汗而解者，属少阳也。战而汗解者，太阳也。不战汗解者，阳明也。

针②

蒸法③

头　痛

太阳证居多。三阳经受风寒，伏留而不去，则名厥头痛。痛甚而手足寒者，为黄病。头顶痛属厥阴经，头角痛属少阳，额痛及鼻属④阳明。

---

① 阳脉之极也：语出《脉经》卷七。

② 针：此下原文缺。

③ 蒸法：此下原文缺。

④ 属：原脱，据《古今医统大全》卷十三补。

发汗：伤寒，无汗发热，恶寒不恶风，麻黄汤。不大便六七日，头痛有热，其小便清者，知不在里，仍在表也，须当汗解。痛甚者必衄，葛根葱白汤、荆防散、川芎石膏汤。

解肌：伤风，汗出发热，恶风不恶寒，桂枝汤，轻者柴胡加桂汤。

和解：邪在半表半里，少阳往来寒热，脉弦细，宜小柴胡汤。发热，头疼似疟，为欲愈，桂枝麻黄各半汤。

温经：厥阴少阴证，呕而吐涎沫，吴茱萸汤。夏月头痛，身冷自汗，此中暑湿，术附汤。

分利：夏月头痛恶寒，心下烦躁不快，五苓散。

清镇：自汗头痛，及风暑杂病，俱宜白虎，或少加芎①、荆尤妙，或竹叶石膏汤。

清上：太阳伤寒，须用酒炒黄芩、荷叶、羌活辈。

攻下：表邪入里，不大便，有热，脉沉而滑，尺寸俱长，皆可下之。有热不恶寒，反恶热，或不大便，小便赤者，胃实也，宜调胃承气汤主之。

吐：头痛及发寒热，脉紧寸大，即是痰饮，宜瓜蒂散吐之。

敷痟②：汗后不解，用芷、辛、乌辈同渫白③捣膏，贴额角。

吹搐：汗后不解，用不卧散吹入鼻内。

针④

项　强

发汗：太阳病，项强几几，无汗恶风者，葛根汤。

解肌：太阳病，项背强几几，反汗出恶风者，桂枝加葛根汤。

和解：身热恶风，头项强，腹中满，手足温而渴，小柴胡汤。

下：结胸病，亦项强如柔痓状，大陷胸汤主之。

---

① 芎：原作“萼”，据《古今医统大全》卷十三改。

② 痟（xiāo 消）：头痛。

③ 渫白：疑为“薤白”。

④ 针：此下原文缺。

针[1]

头眩

少阳与太阳并病，故眩者责其虚也。眩冒者，皆发汗吐下后所致，是知其阳虚也。《针经》有云上虚则眩，下虚则厥[2]，与风家眩运盖同。伤寒阳明病，但头眩，不恶寒者，能食而咳，其人必咽痛，为[3]阳明中风，亦是头眩也。诸如此者，皆非逆也。及其诸逆，发汗剧者，言乱目眩者，死也。

和解：半表里，邪渐行于里，表中阳[4]虚，故时时目眩也。中风家多头眩，宜解肌，伤寒亦然。

温经：头眩，身瞤动，或虚弱汗多，真武汤。

吹鼻：眩晕，鼻塞而烦，此头中寒湿，宜瓜蒂散吹鼻中，取下湿水。

胸胁满

胸满多带表证，胁满多侠[5]半表里证，邪气自表传里，必先自胸胁，已次经心腹。

发汗：胸中至表，犹近也。

和解：半表里，胁下痞鞕，冲和汤去枣，加牡蛎。或已汗下，胸胁满，微结，小便不利，渴而不呕，但头汗出，或往来寒热，柴胡姜桂汤。

调中：寒中太阴，误下之，愈不快，䐜胀，或吐或利，理中汤加[6]枳实、陈皮辈。

吐：邪气留于胸中，聚而为实者，非上吐不可，如四日在胸，

① 针：此下原文缺。

② 上虚……则厥：语本《灵枢·卫气》。

③ 为：原脱，据《伤寒明理论》卷一补。

④ 阳：原作“易”，据《伤寒明理论》卷一改。

⑤ 侠：通“挟”。《全三国文·世要论》严可均校注：“侠，与‘挟’通。”

⑥ 加：原脱，据《古今医统大全》卷十三补。

吐之则已。发汗若下之而烦热，胸中窒者，则以栀子豉汤吐之。若胸中痞鞕，气上冲咽喉，不得息者，此为胸中有寒也，则以瓜蒂散吐之。

下：阳明少阳合病，下利，身热胁痛，大柴胡主之。汗后头疼，心下痞，胁满痛，十枣汤。

针：兼谵语，刺期门。

心下满

是不经下后而满者，则有吐下之殊。若下后满者，又有结胸痞气之别。虚邪留滞，则但满而不鞕痛也。脉双弦而迟者，必心下硬，实则心下满，虚则心下悸。

和解：满而不痛，半夏泻心汤。呕而发热者，小柴胡汤。

分消：饮水多，心下满胀，用牡蛎泽泻汤利小水。《伤寒例》[1]云：心下满，心下悸，皆邪在胸而水停也。

吐：病人手足厥冷，脉乍紧，邪结在胸，心下[2]满而烦，饥[3]不能食者，吐。

下：心下满而硬痛，此为[4]结胸，大陷胸汤主之。心下痞，按之濡，脉关上浮者，大黄黄连泻心汤。阳明病，心下鞕满，不可攻之，利遂不止者死，利止者愈。

诸泻心例：心下痞而复恶寒汗出者，附子泻心汤。汗后胃不和，心下痞鞕，干噫[5]食臭，胁下水气，腹中雷鸣下利者，生姜泻心汤。下多，痞而干呕，心烦不得安，下之痞益甚，此非热，但胃中虚，客气上逆，故硬也，甘草泻心汤。

结　胸

有下之早而成者。脉浮紧，心下硬痛，未可下之。按之则痛

---

① 伤寒例：金代成无己《注解伤寒论》卷二有“伤寒例”，未见此下文字。

② 下：原脱，据《伤寒论·辨厥阴病脉证并治》补。

③ 饥：原作“饮”，据《伤寒论·辨厥阴病脉证并治》改。

④ 此为：原作“近手”，据《伤寒明理论》卷一改。

⑤ 噫：原作“咽”，据《伤寒论·辨太阳病脉证并治》改。

为小结胸，不按而痛为大结胸，《直指方》曰藏气闭结而不复流布也。结胸证悉具而加之烦躁者，为不治。药之所以能胜邪者，必待胃气施布药力，始能温汗吐下之，以遂其邪气，邪气胜，胃气绝者，安可为之？

和解：结胸有热，或烦渴，宜先用冲和加枳实，次下本药。《活人书》治水结，冲和去枣加茯苓牡蛎汤，《此事难知》用五苓合枳术汤。饮水不散而结，小半夏加①茯苓汤，或小柴胡去枣加牡蛎。

与水：《直指方》云：结胸，喘促狂乱，极热大燥，用地龙水一服，未效再服，自然汗出愈。又用太乙牛黄丸，竹叶汤②调下，以手揉其心膈，即下。

理中：邪热在上，胸膈痞结，或未辨虚实，先与理中，加枳实尤妙，先理其气，枳实理中丸、桔梗枳壳汤，韩祇和用七物调中丸。看寒热兼证随治之，不按皆痛，热结在心下。太阴证下之，胸必硬满，及用诸药不效者，增损理中丸。结胸，手不可近，用陷胸药不效，枳实理中丸，渴者加瓜蒌。

攻下：大陷胸及大陷胸丸选用。韩祇和用茯苓陷胸汤。《究源方》③ 用鹤顶丹治阴阳二结，如神。

泄热：如汗后未全解，误下之，为小结胸，烦渴脉实，宜三黄泻心汤。表全未解，亦不可用。

逐寒：无热证，此寒实结也，枳实理中丸或三物白散，严氏用槟榔散。

轻：小结④，正在心下，按之痛，脉浮滑，小陷胸汤。无热证者，三物小陷胸汤，白散亦可，此寒实也。

重：热实，脉沉紧，心下痛，大陷胸汤。有兼项强如柔痓状，

---

① 加：原脱，据《类证活人书》卷十补。

② 汤：原字漫漶，据文义补。

③ 究源方：医书名，宋代张松撰，已佚。元代曾世荣《活幼心法》卷三载“鹤顶丹”，用明白矾、真银朱二味，治“阴阳二证结胸神妙”。

④ 小结：指小结胸。

或从心下至脐上不可近，大陷胸汤。

破瘀血：血结胸，喜忘，小腹满，小便不利，抵当汤。

水渍法：《仁存方》① 治结胸，烦乱欲死，凝雪汤渍布，薄胸上，热除为度。当温暖②四肢，防厥逆也。

刺期门：严仁庵刺肺俞③，妇人因血结胸④，热⑤入血室，刺期门，后服小柴胡汤。《良方》用海蛤散。

灸：以黄连二寸许，为末，巴豆七粒，去壳研细，入黄连末捻匀，作饼子，按⑥脐中，以艾炷如指头大灸之，轻者一炷，重者不过二三壮，灸透，热气入腹作声，取下恶物，愈。

痞

不痛为痞。寸脉关脉沉，心下满而不硬，按之不痛，名曰痞。不满不硬，但妨闷者，非痞也，谓之支饮。有下之太早而致者。凡痞而硬，为水停。濡者为气聚。《保命集》云：脾不能行气于四藏，结而不散，为痞⑦。

和解：不满不硬，支结者，小柴胡加桂汤。胸满而濡者，半夏泻心汤、旋覆代赭石汤，轻者通用桔梗枳实汤主之，《直指方》加茯苓、甘草。《补亡》⑧ 云：常氏⑨用茯苓甘草白术生姜汤。成痿，可扶痿汤。

---

① 仁存方：即《仁存孙氏治病活法秘方》，元代孙仁存集。国内不传，日本有江户多纪氏抄本，人民卫生出版社影印辑入《珍版海外回归中医古籍丛书》。

② 暖：原作“发”，据《备急千金要方》卷十、《仁存孙氏治病活法秘方》卷三改。

③ 俞：原作“愈”，据《针灸聚英》卷三改。

④ 胸：此下原衍“亦”字，据《针灸聚英》卷三删。

⑤ 热：原作“然”，据《针灸聚英》卷三改。

⑥ 按：《针灸聚英》卷三作“置”。

⑦ 脾不……为痞：语本《云岐子保命集论类要》卷下。

⑧ 补亡：即《伤寒补亡论》，宋代郭雍撰，伤寒著作。

⑨ 常氏：即常器之，南宋医家，名颖士，精于伤寒之学。宋代郭雍撰《伤寒补亡论》，多取常氏之说。“氏”原作“是”，据《伤寒补亡论》卷六改。

双解：胸满硬，按之不痛，关脉沉紧，大柴胡主之。

攻下：心下痞硬满，引胁下痛，干呕短气，汗出，不恶寒，十枣汤下之。其脉沉实，表证俱无，方可用。

分利：痞满，小便不利，用五苓散。

散湿：痞而不利，《直指方》用术附汤。

泻痞例：满而不痛，半夏泻心汤。泄热而缓脾，色黄，手足温，心下痞，按之濡，其脉关上浮者，黄连泻心汤。泄虚热，痞而恶寒，兼温通阳，方见前。干呕食①臭，胁下有水气者，生姜泻心汤，兼止呕逆。下利腹鸣，例见泻心，用甘草泻心汤，兼调胃。韩祗用和厚朴泻心汤。《宣明论》治痞用槟榔散。

咳　逆

《保命集》云胸中气不交也。少阴经至胸中，交于厥阴，水火相搏而有声，故噫气也。

温：胃寒，先服理中汤，次服旋覆代赭石汤。水寒相搏，小青龙汤去麻黄，加附子。脉微细，宜重温燥之，以橘皮干姜半夏生姜汤、羌活附子汤。

导气：《保命集》云如圣加枳实汤。汗下后喘而噫气，如圣加人参藿香杏仁汤。世俗或用橘皮半夏汤。

清利：少阴下利，咳而呕渴，心烦不得眠，猪苓汤主之。

泻心：便而大②者，宜用之。如脉浮洪，或有热而咳逆者，乃火热奔急上行，肺不得纳故也，宜甘草泻心汤。

下：有少阴因失下所致，脉散者死。便软，用泻心汤；便硬，大承气汤。《活人书》一名哕。《伤寒》③又谓阴阳气欲作汗，升之不上，降之不下而咳逆，此胃④气上逆所致也。

---

① 食：原脱，据《伤寒论·辨太阳病脉证并治》补。

② 便而大：疑为“便结而大渴”。

③ 伤寒：指《伤寒总病论》。

④ 胃：原作“谓”，据《伤寒总病论》卷三改。

劫：《总录》① 治呕哕吐逆，通正散、柿蒂汤。

嗅法：药无效，以硫黄、乳香等分为末，以酒煎，急令患人嗅之。

灸：期门。

腹胀满

伤寒五日，在皮肤、肌肉、胸，六日入胃，是在腹也，太阴证居多，经谓非太阴，腹中无虚满。

和解：腹中满痛，小柴胡去黄芩。

攻下：少阴六七日，不大便，腹满痛者，急下之，小承气汤。大实痛者，桂枝大黄汤。谵妄，脉沉数，烦渴，不拘日，调胃承气汤主之。

温：太阳病，反下之，因而腹满时痛，桂枝芍药汤主之。腹满时减者，虚也。

吐：下后心腹膜满，卧起不安，此妄下，邪气乘虚入郁胸中，为虚，上下不得通利，故宜吐也。要识邪气所②起所在，虚实之的，则温补针艾适当。

和中气：汗后胀满者，厚朴半夏甘草人参汤，此脾胃津液不足，气涩不通，壅滞而为胀满。无求子③用桔梗半夏汤。

少腹满

必有物聚于此而为之满。在上而满者，气也，在下而满者，物也，溺与血也。少腹满硬，小便自利，其人如狂者，血证谛也。当出不出，积而为满。

下：少腹急结者，可攻之，桃仁承气汤，轻者犀角地黄汤。

渗利：少腹硬，小便不利，为无血也，当渗之利之。

---

① 总录：即《圣济总录》，宋徽宗纂，二百卷。

② 所：原作"日渐"二字，据《伤寒明理论》卷一改。

③ 无求子：即朱肱，宋代医家，字翼中，号无求子，吴兴（今浙江湖州）人，著《伤寒百问》，后经补订，成《类证活人书》二十卷。

刺括：有中痧，腹虚胀，或腹中急痛，刺括委中或夺命穴①等处。

烦　热

为烦而热，无时而歇②者是也。有阴有阳，有真阳内郁，阴中伏阳之证。虚。实。

发汗：邪气在表而烦③。

和解：心烦喜呕，或胸中烦而不呕，小柴胡汤。经吐而心烦不眠，酸枣仁汤。

分利：汗后烦热而渴，辰砂五苓散主之。

可水：汗后胃干，烦不得眠，欲饮水，少少与之。

和中：伤寒二三日，心中悸而烦者，是烦之虚也，小建中补之。

下：汗多，烦热脉实④，宜下之。阳明病，不吐不下，心烦者，烦之实也，宜调胃承气汤。

吐：汗后烦热，心胸烦闷，宜人参散吐之，反复颠倒，心中懊侬，但药有轻重之不同尔。实烦而胸中窒者，栀子豉汤。气⑤浮上部，填塞胸心而满者，用瓜蒂散。

和表里，生津液：有寒者附子汤，热者白虎汤。脉浮，表未解也。渴者，热未实，上焦燥也，宜五苓生津，和表里。阴虚而邪盛，热烦于内，心中烦，不得眠者，黄连阿胶汤，以扶阴散热。阴虚客热，下利咽痛，胸满心烦，与猪肤汤，以调阴散热。

---

① 夺命穴：经外奇穴，据《针灸聚英》卷三，穴在“手膊上侧筋骨陷中虾蟆儿上，自肩至肘，正在当中”。

② 歇：原作“渴”，据《伤寒明理论》卷一改。

③ 邪气在表而烦：按文例此下当有方药。《古今医统大全》卷十三用“桂枝麻黄各半汤”。

④ 烦热脉实：原作“烦脉热实”，据《伤寒论·辨阳明病脉证并治》改。

⑤ 气：原作“脉”，据《伤寒明理论》卷下改。

烦 躁

烦为扰扰而烦，躁为愦躁之躁。烦为内不安，躁为外不安。有邪气在表。有邪气在里，有因火劫，有阳虚，有阴盛，诸如此者，证之常也，非逆也。设或结胸证悉具，烦躁者死。发热下利厥逆，躁不得卧者，死①。少阴病，吐利烦躁四逆者，死。少阴病，四逆，恶寒而蜷，脉不出，不烦而躁者，死。少阴病五六日，自利，复烦躁，不得卧寐者死。

两解：恶寒而蜷，时时自烦，欲去衣被，大柴胡主之。散荣卫风寒，太阳中风，脉浮紧②，不汗出而烦躁，大青龙汤主之。

解肌：烦躁消渴，辰砂五苓散。

与水：汗后烦躁，不得眠，欲饮水者，少少与之。

和：下利咽痛，胸满而烦，猪肤汤。自汗心烦，小便多者，芍药甘草汤。

下：五六日不大便，绕脐痛，烦躁，发作有时，此有躁屎，小承气汤下之。

温：阴盛而烦躁，为少阴病，吐利，手足厥冷，烦躁欲死者，吴茱萸汤主之。《证治》云：八石散治烦躁佳。《活人书》云：身冷，脉沉疾，烦躁，不饮水，名阴盛隔阳，霹雳散、火焰丹。《外台》云③：阴躁，欲坐井中④，宜热药⑤温之。

退阴复阳：不渴，无表证，脉沉微者，干姜附子甘草汤。阴盛发躁，名阴躁，四逆汤。

补阳益阴：发汗若下之，病仍不解，烦躁者，茯苓四逆汤。无求子云：昔人患伤寒，身冷脉微，手足厥而躁甚，医以艾汤调

---

① 死：与上句“者”字原倒，据《伤寒论·辨厥阴病脉证并治》乙正。

② 紧：此下原衍“紧”字，据《伤寒论·辨太阳病脉证并治》删。

③ 《外台》云：按此下文字《外台秘要》未见，《类证活人书》卷四引作“《外台秘要》云”。

④ 井中：原作“并水”，据《类证活人书》卷四改。

⑤ 药：原脱，据《类证活人书》卷四补。

硫黄末数钱与之，即时安卧，良久汗出，愈。

扶阴泄热：少阴躁不得眠，黄连鸡子汤，《总录》云鸡清散。治烦躁闷乱，绛雪。治狂躁发热，大安丸、凝水石丸。

分利：下利，咳而呕，烦躁不得卧，猪苓汤。

熨：阴毒，用火熨。

灸：伤寒六七日，脉微，手足厥冷，烦躁，灸厥阴。

懊 侬

比之烦躁而甚者也。又曰：懊侬者，此是心中不安也。经曰表未解，下早所致，有虚有实。

下：阳明病，下之，心中懊侬而烦，胃中有燥屎。阳明病，无汗，小便不利，心中懊侬，必发黄。二者为邪热结于胃中，当须大承气汤、茵陈汤攻之，以涤其内热也。

吐：吐下后，虚烦不得眠，剧者反复颠倒，心中懊侬。阳明病，下之，其外有热，手足温而不结胸，心中懊侬，饥不能食，头汗出。二者为邪热郁于胸中，当用栀子豉汤吐之，以涌其结热也。

舌上胎

伤寒，三四日已后舌上有膜，白滑如胎，甚者或涩或黄或黑，皆热气之浅深也。邪气在表者，舌上即无胎。邪气传里，津液结抟，则舌上生胎也。寒邪初传，未全成热，或在半表里，或丹田有热，胸上有寒邪，初传入里也。恶寒者，必欲呕也。腹中痛者，必欲利也。有脏结白胎者见本条在后。

和解：阳明病，胁下鞕满，不大便而呕，舌上白胎者，小柴胡汤。脉阴阳俱紧，舌上胎滑寒，小柴胡去半夏加人参栝楼汤。腹痛，理中丸。

吐：阳明①，脉浮紧，咽燥，腹满而喘，发热汗出，恶热，心中懊侬，舌上胎者，栀子豉汤吐之。

下：若热聚于胃，则舌为之黄，是热已深也。《金匮》曰：舌

① 阳明：《伤寒论·辨阳明病脉证并治》此下有“病”字。

黄，未下者下之，黄自去。黑滑皆然。经曰：若舌黑者，又为热之极也①。又曰：热病，口干舌黑者死②。

清热生津：七八日不解，热结在里，表里俱热，时时恶风，大渴，舌上干燥而烦，欲饮水数升者，白虎加人参汤主之。

衄　血

伤寒衄者，责热在表。又曰：阳盛则欲衄。有阳明病，口干鼻燥，能食则衄。又有不应发汗而强发汗，因致衄者。有伤寒脉浮，鼻中燥，口燥，但欲漱水，不欲咽者，是欲衄也。经曰：其人发烦目瞑，剧者必衄，衄乃解，所以然者，阳气重故也③。太阳病，脉浮紧，发热，身无汗，自衄者愈。衄者，若但头汗出，身无汗，及汗出不至足者，死。

发汗：伤寒，脉浮紧，不发汗，因致衄者，麻黄汤。脉证谛当方可用，是发散经中邪气尔。衄家不可发汗，则④额上陷，脉紧急，直视不能眴⑤，不得眠，盖慎之也。

解肌：脉浮自汗，桂枝汤。

温：许氏治少阴病，但厥无汗而强发之，必动其血，未知从何道出，或从口鼻，或从目出，是名下厥上竭，为难治。及脐⑥中出，用姜附汤治本⑦。

下：不大便六七日，头痛有热而衄者，与小承气汤下之，或凉膈加生地黄。

分利：衄而渴，心烦饮水，水入即吐者，先服五苓散，次服竹叶汤。

---

① 若舌……极也：语见《伤寒明理论》卷二。

② 热病……者死：语见《伤寒明理论》卷二。

③ 其人……故也：语出《伤寒论·辨太阳病脉证并治》。

④ 则：《金匮要略·惊悸吐衄下血胸满瘀血病脉证治》作“汗出必”三字。

⑤ 眴：当作“瞬”。

⑥ 脐：原作“府”，据《伤寒九十论·脐中出血证》改。

⑦ 许氏……治本：语本《伤寒九十论·脐中出血证》。

凉血：脉微者，为血虚。凡伤寒及温病应发汗而失之，热蕴为衄血及吐者，犀角地黄汤、黄芩芍药汤，不止者用茅花汤。

水贴：汗后热退，血不止，用新井水湿草纸，于鼻上贴之，及头顶项上皆贴，时时易之。

畜　血

畜血①者，血在下焦，结聚而不行，畜积而不散者是也。又曰：热毒流于下而瘀血者，谓之畜血②。此由太阳随经，瘀热在里，血为热所搏，结而不行，畜于下焦之所致，小腹觉有硬满，小便自利者是也③。亦有年高人小便不利者，韩祇和用嚏法通之。

温经：阴证下如豚肝，当温之，芎归术汤。

凉血：阳证溢出鲜血，当清之，芩、连、生熟地黄、地骨、柴胡、芍药、甘草辈。

解肌：太阳病不解，热结膀胱，发狂，血自下者愈，不愈者，宜桂枝汤。

下：太阳病六七日，表证仍在，脉微而沉，反不结胸，其人如狂，以热在下焦，少腹当硬满，小便自利，其人如狂，血证谛也，俱宜抵当汤主之。伤寒有热，少腹满硬，小便自利，大便反黑，脐下痛，宜抵当丸主之，轻者犀角地黄汤、芍药地黄加大黄黄芩汤。孙用和用破棺丹。无求子云：阳毒入胃下血，用消蕴汤。韩祇和用地黄汤。或如外已解，但少腹急结，则畜之轻也，须桃仁承气汤以利之。

补虚消热：许氏治协热下脓血，梅煎散④。《难知》云：伤寒热毒入胃，下脓血，阿胶散。小便出血，《总录》用竹茹汤。

补中，散寒郁：少阴证，下利脓血者，桃花汤，以固脱散寒补正。

---

① 畜血：蓄血。

② 热毒……畜血：语本《针灸聚英》卷二。

③ 是也：此二字原脱，据《古今医统大全》卷十三补。

④ 许氏……梅煎散：语本《伤寒九十论·下脓血证》。

针：少阴证，下利，便脓血者，可刺。阳明病，下血而谵语者，必热入血室，头汗出者，当刺期门。

下 血

兼看失血门。

吐 血

当汗失汗，热毒缊①结而成吐血。有寒气凝血。

凉血：服桂枝汤吐者，必吐脓血，宜犀角地黄汤、黄芩汤、柏皮汤、地血散、芍药地黄汤、三黄丸。

温中：阴证三焦出血，色紫不鲜，此重沓寒湿化毒，凝泣浸渍而成，治要用黑锡丹。《略例》：上焦血，用黄芪桂枝汤；中焦血，用当归建中汤、增损胃风汤；下焦血，芎归术附汤、桂附六合汤。脉迟细，其人无热，所吐血皆紫黑，血寒则凝，宜理中汤。

下：当汗不汗，热毒深入，故吐血。瘀血甚者，抵当丸；脉实者，桃仁承气汤、三黄泻心汤、大黄散。

解错杂之邪：大下后，寸脉沉迟，尺脉不至，咽喉不利，唾脓血者，利不止，为难治，宜麻黄升麻汤。

咳 嗽

有肺寒而嗽，停饮而咳，或邪在半表里。

发汗：太阳证罢，表未解，心下有水气，干呕发热而咳，或太阳发热而咳，并宜小青龙汤。

温经：少阴，或咳或悸，小便不利，四逆散温之。少阴病，腹痛，小便不利，四肢沉重疼痛，自下利者，此为有水气，其人或咳者，真武汤加五味子细辛干姜主之。

和解：太阳发热，呕哕而嗽，小柴胡汤。腹满，脉浮弦，咳嗽潮热，小便难，胁痛鼻干，不得汗，嗜卧，阳明中风也，小柴胡汤。少阳寒热往来而嗽，胸胁满，或泄利，小柴胡去枣人参加

---

① 缊；通“蕴”。《说文通训定声·屯部》：“缊，叚借为‘蕴’。”

五味子干姜汤，此阳邪传表也。少阴病，四肢厥逆，腹中痛，或溏泄而咳，四逆散加五味子干姜主之，此阴邪传里也。

导痰：其人素有痰证，看热湿风火，宜兼治之。有痰而嗽，大半夏汤。疗春冬伤寒，秋夏伤冷湿，咳嗽喉中鸣，上气不得下，橘皮汤。

清利：见前“咳逆”例中。

喘

有邪气在表不利，有水气射肺，有形寒饮冷伤肺，故其气逆上为喘。有肾气乘心，或邪气内盛，正气欲脱，气壅上逆，亦主喘也。经曰：直视谵语喘满者死①。又汗出发润，喘不休者，此为肺绝。身汗如油，喘而不休，此为命绝。

发汗：邪气外盛壅遏，使气不利而喘者，虽汗而喘不已，见其邪气在表也，虽经汗下，亦可发之，宜麻黄杏子石膏汤，故喘而汗出者主之。

解肌：太阳下之，微喘，表未解，用桂枝加厚朴杏子汤。

两解：水停心下，小便不利，腹满而喘，小青龙去麻黄加茯苓汤。汗后饮水多，咳而嗽喘，小青龙去麻黄加杏仁主之，是散水寒也。脉盛自汗，大柴胡汤主之。《伤寒例》用茯苓汤，即败毒散去枳壳，加陈皮，倍柴胡，此兼消痰饮也。

温：《直指方》曰：阴证，喘则必促，脉伏而逆，宜反阴丹，《证治》曰宜理中、四逆辈。阴毒喘促，用来苏丹。

下：或腹满而喘，有潮热者，此外欲解，或短气而促，腹满，并大柴胡汤或小承气汤微解之。兼结胸者，看轻重，用陷胸汤。

分利：水停心下，肾气乘心，为悸为喘，五苓散。

清热：桂枝证，医反下之，利遂不止，脉促者，表未解，喘而汗出者，葛根黄连黄芩汤。

灸：寒邪下陷者，灸肺俞，咳多者主之。

---

① 直视谵语喘满者死：语见《伤寒论·辨阳明病脉证并治》。

呕 吐

大抵表邪传里，里气上逆，则为呕也。有责为热，有责为寒，有停饮，有胃脘有脓痈，脓不必治，脓尽自愈。先呕后渴，此为欲解。先渴后呕，为水停心下。

庞氏云：病到阴，必吐利①。其呕而脉弱，小便复利，身有微热，见厥者已为难治，盖谓虚寒之甚也。

又云：吐家多是胃虚冷②。

发汗：太阳与阳明合病，必自下利，若不利，但呕者，与葛根加半夏汤。《伤寒例》云：两经俱病，邪气壅盛于表，正气怫郁于里，邪正分争，争于下则无利，争于上则为呕，故与半夏以下逆气。

两解：呕而不止，发热，柴胡证具，心下急，郁郁微烦，大柴胡汤主之。胸胁满而呕，日晡发潮热，小柴胡汤加芒硝。

下：干呕短气，汗出，不恶寒者，表解里未和，用③十枣汤。《曾氏家学》治吐逆，大小便不通，厥逆无脉，大承气汤下之，愈。呕多，虽有阳明证，不可下，可用桔梗汤。

和解：半表里证，多呕，与小柴胡和之。胸中有热，胃中有邪气，阴阳不交，腹中痛，欲呕吐者，黄连汤主之，或黄芩加半夏生姜汤，以升降阴阳。

温经：膈上④有寒及寒饮，或呕不渴，干姜附子汤。干呕，吐涎沫，头痛者，吴茱萸汤主之。

温胃：呕吐，手足冷，小橘皮汤。寒多而呕者，理中汤。不饮水而吐，理中去术加生姜。胸中似呕无奈者，生姜汁半夏汤。曾经汗下，关脉迟，胃中虚冷而吐，干姜黄芩黄连人参汤。少阴

---

① 病到……吐利：语出《伤寒总病论》卷一。“到”原作“相”，据《伤寒总病论》卷一改。

② 吐家多是胃虚冷：语本《伤寒明理论》卷二。

③ 用：与上句“和”字原倒，据文义乙正。

④ 上：原作“止”，据《古今医统大全》卷十三改。

吐者，真武去附子加生姜。发汗后水药不下，为逆，诸呕吐，谷不下，并小半夏汤。

分利：中风发热，六七日不解而烦渴，欲饮水，水入即吐，名水逆，宜五苓散。先渴后呕，水停心下，属饮，赤茯苓汤。

清热：有虚热少气，气逆欲吐，竹叶石膏汤。《活人书》治瘥后有余热在胃脘而呕者，竹叶加生姜汁汤。太阳少阳合病，自利而呕，黄芩半夏生姜汤。呕而思水者，急与猪苓汤。

收脏气之真：《治例》云：若热呕，不可无乌梅。

灸：口中和，脉微弱，皆灸厥阴。《脉经》及《千金翼》林氏本①曰：一云灸厥阴五十壮。

悸

气虚。停饮。阳气内弱，心下空虚，正气内动而为悸也。胃不和则烦而悸。悸证有八九证，皆属三阳。

和解：饮水多，厥而必心下悸，虽有他邪，亦先治水，恐水溢为喘为肿为咳为哕为利也，茯苓甘草汤。往来多热②，心下悸，小便不利，心烦喜呕，小柴胡汤主之。发少阳汗，则谵语动悸，小柴胡汤。

补中：虚则心下悸。脉结代，心动悸，炙甘草汤。伤寒三二日，心下悸，小建中汤。发汗过多，其人胸中阳气不足，手冒心，心下悸，欲得按者，与桂枝甘草汤。

温：汗出不解，其人仍发热，心下悸，头眩，身瞤动③，振振欲擗地，真武汤。少阴病，四逆，其人或悸者，四逆散加桂主之。或汗后脐下悸，欲作奔豚，茯苓桂甘大枣汤主之。

镇固原气：脉浮，因火迫劫之，惊狂，卧起不安者，桂枝去芍药加蜀漆牡蛎龙骨救逆汤，以固阳收脱，镇定其浮气也。

---

① 林氏本：指经北宋林亿等人校订的《素问》《脉经》《千金要方》《千金翼方》等医书子。

② 热：原脱，据《伤寒百证歌》卷四补。

③ 动：原作“痛”，据《伤寒论·辨太阳病脉证并治》改。

惊　惕

或因吐下，或因温针，或因火劫。

镇定浮气：见前“悸”下。

和解：伤寒八九日，下之，胸满烦惊，小便不利，谵语，一身尽痛①，不可转侧。满而烦者，阳热客于胸中也；惊者，心恶热而神不守也；便不利，津液不行，里虚也；谵语者，胃热；一身尽重，不能转侧者，阳气内行于里，不营于表也。与柴胡加龙骨牡蛎汤，以解错杂之邪。

凉心：心神烦乱，怔忡，兀兀欲吐，气乱而热，似懊憹状，宜东垣朱砂安神丸。

渴

邪气初传入里，热气散漫，未收敛成热，熏蒸焦膈，搏耗津液，遂成渴也。六经渴有阴证阳证。

和解：少阳渴②，脉弦而呕，邪在半表里，小柴胡加瓜蒌根之类。《证治》曰：厥阴病，消渴，气上冲心，心中疼热，茯苓白术甘草桂枝四物汤。汗下后，胸胁满，微结，小便不利，渴而不呕，但头汗出，往来寒热，心烦者，柴胡桂枝干姜汤。阳明汗多而渴，小柴胡去半夏加人参瓜蒌汤。

解肌表：表邪不解，或有或为之证，小青龙汤去半夏加瓜蒌根主之。

解肌生津：在太阳，脉浮，必用桂枝。脉浮发热，渴欲饮水，小便不利，猪苓汤。少阴下利，咳而呕渴，烦不得眠，猪苓汤。汗多者不可与。

清热生津：吐汗下后七八日不解，表里俱热，恶风大渴，舌上干燥，欲饮水，太阳，服桂枝汤，大汗出，烦渴，中暍，手足

---

① 重：原作“痛”，据《伤寒论·辨太阳病脉证并治》改。
② 少阳渴：原作“太阳”二字，据《卫生宝鉴》卷十二改。

冷，汗出烦渴，四肢①不收，并用白虎加人参汤主之。汗后脉洪大而渴，阳明脉长，有汗，发热而渴，白虎汤之类。夏至左右烦渴发热，不恶寒，虚烦，竹叶石膏汤主之。

温中：少阴自利而渴，小便色白，下焦虚寒也，甘草干姜汤。心烦，但欲寐，或自利而渴，属少阴，理中汤。《活人书》云：自利而渴，属少阴，白通汤加猪胆汁、通脉四逆、真武汤之类选用之。

分利：小便不利而渴，必发黄，茵陈五苓散。汗后脉浮烦渴者，亦宜五苓散主之。

与水：厥阴脉微，引饮，宜少少与之，但渴与水，常令不足，勿极意也。

清镇：天水散。或加辰砂。

下：阳明脉长而实，有汗而渴，调胃承气汤主之。脉沉滑，热实烦躁而渴，大陷胸汤。阳毒，发狂烦躁，大渴潮热，咽痛，黑奴丸，不大渴者不可与。

厥阴证：《此事难知》云：烦满囊缩，大小便不通，发热引饮，尺寸脉俱微缓②。《直指方》云：厥阴属肝，心之母也，里热已极，子气乘母，侠心火以为烦，烦则消渴矣③。

振

近乎战也。伤寒振者，皆责其虚寒也。下后复发汗，必振寒者，表里俱虚也。亡血家发汗，则寒栗而振者，血气俱虚也。其振振欲擗地，有身为④振振摇者，皆为发汗过多亡阳，经虚不能自主持，故身为振摇也。

温经：太阳病，发汗后不解，其人仍发热，心下悸，头眩，身瞤动，振振欲擗地，真武汤主之。

---

① 肢：原作“股”，据《古今医统大全》卷十三改。
② 烦满……微缓：语见《医学纲目》卷三十一。
③ 厥阴……渴矣：语见《普济方》卷一百三十三。
④ 为：原作“而”，据《伤寒明理论》卷二改。

和经益阳：吐下后里虚，气上逆，阳不足，起则头眩，脉沉紧，发汗则动经，身为振振摇者，茯苓桂枝白术甘草汤或小建中汤主之。

战 栗

为病欲解也。战为正与邪争，争则为鼓栗而战。振但虚而不至争，故止耸动而振也。栗为心战，战外为栗①，皆阴阳之争也，战者正气胜，栗者邪气胜也。

助阳：见前"无汗"下。

温经散寒：具前"振"和经益阳下，桂苓白术甘草汤。

攻逆：韩氏②治汗下后战，与救逆汤，微减，与羊肉汤，再投而战解③。

灸：阴气内盛，正气大虚，心栗而鼓颔，身不战者，已而遂成寒逆者，宜灸之。

摇 头

阳脉不至④，则头为之摇。有里痛所致。卒口噤，背反张，独摇头者，痉病，风主动使然也。至于阳反独留，形体如烟熏⑤，直视摇头者，为心绝。

四 逆

四肢⑥逆而不温者是也。积凉成寒，积温成热，非一朝一夕之故。六腑气绝于外者，四肢手足寒冷，足胫⑦寒逆，少阴也。四肢

---

① 栗为……为栗：《伤寒明理论》卷二："战者身为之战摇者是也。栗者心战是也。"

② 韩氏：指韩祗和，参见本卷结胸篇"韩祗和"条注。

③ 治汗……战解：参见《伤寒微旨论》卷下。

④ 至：《伤寒明理论》卷三作"治"。

⑤ 熏：原脱，据《伤寒明理论》卷三补。

⑥ 肢：此下原衍"避"字，据《伤寒明理论》卷二删。

⑦ 胫：原作"经"，据《针灸聚英》卷二改。

厥冷，身寒者，厥阴也。经曰诸四逆厥者，不可下①。吐利烦躁，见四逆者死。

温：若使得之手足便厥而不温者，是阴经受邪，阳气不足，可用四逆汤辈温之。

散热收阴：若手足自热而至温，从四逆而至厥，传经之邪也，与四逆散，甘草、枳壳、柴胡、芍药，以散伤阴之热而收阴气，此非虚寒之证也。

热之：《活人书》有玉女散、霹雳散，许学士用黑锡丹，近世用三建汤。阴病，下利清谷，里寒外热，手足厥逆，脉微欲绝者，身反不恶寒，其人面赤色，或腹痛，或干呕，或咽痛，或利止脉不出者，此阴盛于内，不相通也，与通脉四逆汤，以成无己谓厥证甚于四逆，详仲景治例，则四肢②通冷，其病为重。

熨法：气虚阳脱，体冷无脉，气息欲绝，不省人，及伤寒阴厥，百药不效，用葱以索缠如臂大，切去根及叶，唯存白，长二寸许，如大饼餤③，先以火熁④一面令通热，以热处着病人脐上，以熨斗贮火熨之，令葱饼热气透入肌肉，更作三四饼，坏则易之，良久病人常⑤渐醒，手足温，有汗，即瘥，更以四逆汤之类温之，若熨而手足不温，不可治也。

灸⑥

厥

有阴阳不相顺接，便为厥。厥者，手足逆冷是也，阳气内陷，热气逆伏而手足冷也。先热而后厥者，热伏于内也；先厥而后热者，阴退而阳气得复也。始得便厥者，是阳气不足而阴气胜也。

---

① 诸四……可下：语本《伤寒论·辨厥阴病脉证并治》。
② 肢：原作“逆”，据《医经溯洄集·伤寒四逆厥辨》改。
③ 餤（dàn 淡）：饼类。
④ 熁：熏烤。原作“熻”，据《圣济总录》卷二十三改。
⑤ 常：《圣济总录》卷二十三作“当”。
⑥ 灸：此下原文缺。

大抵厥逆为阴所主，寒者多矣①。发热七八日，身冷，此名脏厥，难治。有冷厥、热厥。《证治》引孙兆云：若证未辨阴阳，且与四顺丸试之。《直指方》云：未辨疑似，且与理中丸试之。阳厥则有热，阴厥则无热。厥为阴之盛也，若更加之恶寒而蜷者，阴气之极也，则难可制。经曰：少阴病，恶寒身蜷而利，手足厥冷者，不治②。

温：得病后四肢逆冷，脉沉而细，足挛，卧而恶寒，引衣盖覆，不饮水，下利清谷而厥逆者，阴厥也，四逆汤。厥逆，脉不至者，通脉四逆汤。高保衡云：寒厥，外多静而了了，脉虽伏，按之迟弱，阴气胜，阳不得复，厥多热少，当温之，理中汤。手足指头微冷，谓之清，理中汤。庞氏曰：寒热而厥，面色不泽，昏昧，当用绵衣包手足令温暖，必大汗而解也③。或急服五味子汤。少阴病，吐利，手足厥冷，烦躁欲死者，吴茱萸汤。厥日多，热日少，为阳气退，病进也，谓其脉浮迟，或微细，或沉，皆里有寒也。冷厥，才病便厥，故当温之。

正阳回阴：无热证而厥，当归四逆加吴茱萸生姜汤、白通汤，或白通加猪汁汤选用之。虚者，宜附子汤。

补原气：《证治》曰：有热者，黄芪人参建中汤。热厥，必四五日才发，半日之间热复来也。发热日多，厥日少，病自愈。外证多昏愦，脉虽伏，按之数而有力，兼下两解，下例法中约之。

解表：寒热而厥，面色不泽，冒昧，两手忽无脉，或一手无脉，必是有正汗也，与麻黄桂枝各半汤。厥而心下悸，先治其水，茯苓甘草汤。

两解：初得之身热头痛，已后大便秘，小便赤，或畏热，或饮水，扬手掷足，烦躁不得眠，谵语昏愦而厥，阳厥也，用大柴

---

① 矣：原作“差”，据《伤寒明理论》卷中改。

② 少阴……不治：语出《伤寒论·辨少阴病脉证并治》。

③ 寒热……解也：语本《伤寒总病论》卷一。“令”原脱，据《伤寒总病论》卷一补。

胡汤。

清热渍形：厥而渴者，白虎汤。

下：其脉沉滑，头面有汗，指爪温，皆阳实，伏热在内也，小便赤，大便秘，脉沉滑，四肢逆冷，热深也，皆宜急下之，大小承气汤。《片玉》云：热深厥深，调胃承气汤。

吐：诸阳受气于胸中，邪气留客，则阳气不得敷布，而手足为之厥，脉乍紧，心中满而烦，饥不能食，病在胸中，当吐之，瓜蒂散。

刺：具后“不仁”例中。

灸：庞氏曰：脉促而厥者，灸之①。

谵　语

有被火劫，有汗出，有下利，有下血，有燥屎在胃，有三阳合病，有过经，有亡阳。诸如此者，脉短者死，脉自和②则愈。又身微热，脉浮大者生，逆冷，脉沉细，不过一日死。实则谵语，气收敛在内，而实者本病也。或气上逆而喘满，或气下夺而自利者，皆为逆也。经曰直视谵语，喘满者死，下利者亦死③，谓其正气脱绝也。

和解：发汗多，亡阳，反身和，谵语者，此为津液不和，不可下，与柴胡桂枝汤，和其荣卫。伤寒发热，经水适来，昼日明了，暮则谵语，如见鬼状，此为热入血室，无犯胃气及上焦，速用小柴胡汤和之。

两解：身热四五日，大便秘，小便赤，谵语昏愦，反热厥者，阳厥也，急用大柴胡汤。

温：亦有阳虚阴盛而谵妄，脉沉细弱者，当温经助阳。

清热：谵语，不恶寒，反恶热，白虎汤。烦不得眠，白虎加栀子汤。三阳合病，腹满身重，难以转侧，口中不仁，面垢谵语，

① 脉促……灸之：语本《伤寒总病论》卷二。
② 和：原作“利”，据《伤寒论·辨阳明病脉证并治》改。
③ 直视……亦死：语出《伤寒论·辨阳明病脉证并治》。

遗尿，脉必滑实，不可下，宜白虎汤。腹满微喘，口干咽烂，或不大便，久则谵语，是因被火劫所致，亦用白虎汤。

逐瘀血： 瘀血狂言，小便自利，大便实，小腹满，手①不可近，抵当汤。昼则谵语喜忘，小腹满，小便不利，男子为瘀血，妇人为热入血室，宜抵当汤。

下： 下之缓，微热，病久真气昏，神气不清所致，脉虚而长，微弦滑者，宜大承气汤，或柴胡饮子。汗出谵语，此为风也，须下之，过经方可，早则言必乱，以表虚里实，下利谵语者，有燥屎也，并宜小承气汤主之。有潮热，反不能食者，胃中必有燥屎五六枚也。经曰：大热入胃，胃②中水竭，躁烦，必发谵语，又身热汗出，大便硬，为胃实，俱用调胃承气汤。

解错杂之邪： 伤寒八九日，下之，胸满烦惊，小便不利，谵语，一身尽重，不可转侧者，柴胡加龙骨牡蛎汤，兼敛镇神气。

刺： 服汤迟，热入胃中，令津液燥，中焦上焦不荣，成血结胸状，须当刺期门。下血谵语者，此为热入血室，刺其期门，随其虚实而泻之。胁下满，如结胸状而谵语者，是反经水适来，皆热入血室也。

郑　声

汗后者及病久③，人声转者是也。为重语也，正为声转也。若声重而转其本音者，亦是矣。止为正气虚而不全，故使转声而不正也。如大小便利，不渴，手足冷，脉微细弱者是。

补： 助阳扶正也。

和解： 见前“谵语”例中。

短　气

气短而不能相续者是。似喘而不摇肩，似呻吟而无痛者，短

---

① 手：此下原衍“足”字，据《古今医统大全》卷十三改。
② 胃：原脱，据《伤寒论·辨太阳病脉证并治》补。
③ 久：原脱，据《伤寒明理论》卷二补。

气也。

发汗：短气但坐，以汗出不彻故也，更发汗则愈。

下：干呕短气，汗出，不恶寒，此表解里未和，十枣汤。太阳病，医反下之，烦躁短气，心中懊侬，心下硬，则为结胸，大陷胸汤。

两解：有短气腹满而喘，有潮热者，大柴胡汤主之，此短气之实者也。

温经：腹濡满而短气者，邪在表而为虚也。趺阳脉浮而紧，紧则为寒，微则为虚，微虚相搏，则为短气之虚者也。风湿相搏，汗出短气，小便不利，恶风，不欲去衣，甘草附子汤。

分利：水停心下，短气，五苓散。

瘛　疭

瘛者，筋脉急也；疭者，筋脉缓也。急者则引而缩，缓者则纵而伸，或缩或伸，动而不止，名曰瘛疭也，俗谓之搐是也。邪热气极也，热盛则风搏并经络，风主动，故四肢瘛疭而不宁也。经曰：太阳终者，戴眼反折，瘛疭，绝汗乃出①。大如贯珠，着身不流，是见瘛疭，为已过之疾也。又有四肢漐习②，为四肢动不止，似瘛疭而无力，不得伸缩者，此为肝绝也。

发汗：或汗不流，是汗出时盖覆不周，故腰背手足搐搦，用牛蒡根。

两解：疏风涤热，用防风通圣散。

筋惕肉瞤

此发汗过多，亡阳之所致。《内经》曰：阳气者，精则养神，柔则养筋。发汗过多，津液枯少，阳气太虚，筋肉失所养，故惕惕然而跳，瞤瞤然而动，虚甚也。谓伤寒吐下后发汗，虚烦脉微，八九日心下痞，胁下痛，气上冲咽喉，眩冒，筋脉动惕者，久而

---

① 太阳……乃出：语本《素问·诊要经终论》。

② 漐习：汗出而颤。漐，汗出貌。习，鸟数飞，喻手足之颤。

成痿，此为逆之甚也。又太阳病发汗，复下之后，表里俱虚，复加烧针，因胸烦，面色黄，肤瞤者，为难治。

温经：前“振”温经下病机悉具，用真武汤。

和经益阳：谓虚甚者宜茯苓桂枝甘草白术汤。

疏风湿：动气在左，不可发汗，发汗则筋惕肉瞤，此为逆，先服防风白术牡蛎汤，次服小建中汤。

郁　冒

郁结为气不舒，冒为昏冒而神不清也，世俗谓之昏迷是也。多虚极乘寒所致，或因乱下使然。又或少阴病，下利止而头眩，时时自冒者。又为死证，盖谓虚极而脱也。

渍形为汗：太阳病，误先下之而不愈，因复发汗，以此表里俱虚，其人因致冒。冒家汗出自愈，所以然者，汗出表和也。

温中：吐下后极虚，复发汗者，又与水，因得哕。

下：有热而怫郁，或不得卧，有燥屎故也。

刺：太阳少阳并病，头痛，或冒闷如结胸状，当刺大椎第一间、肺肝二俞[①]，慎不可汗。

动　气

奔豚者，动气也，为筑筑然动于腹中者是矣。藏气不治，随藏所主，发泄于脐之四傍，动跳筑筑然，谓之动气。《难经》所谓脐左右上下有动气，是藏气不治，真气虚，虽有表里攻发之证，即不可汗下。

行气逐热：汗下后脐四傍有动气，方见《保命集》中。

补养气血：行气养血，枳壳散；行气清热，防葵散。

温卫：汗下后脐下有动气，茯苓散。

自　利

谓不经攻下，为自溏泄。自利不渴，属太阴也，以其藏寒也。

---

① 俞：原作“愈”，据《伤寒论·辨太阳病脉证并治》改。

下利，欲饮水者，以有热也。身热脉大为逆，自利家身凉脉小为顺。经曰：下利，日十余行，脉反实者，死。下利至甚，厥不止者，死①。直视谵语，下利者，死。下利，手足厥冷，无脉者，灸之不温，脉不还，死。少阴病，自利，复烦躁，不得卧寐者，死②。此数者，皆邪拥，正气下脱而死者也。《金匮》曰：六府气绝于外者，手足寒，五藏气绝于内者，利下不禁③。

发汗：太阳与阳明合病，必自下利，葛根汤以发之。呕者，加半夏，或用升麻葛根汤。

和解：太阳与少阳合病，下利，黄芩汤。三阳病，身必热。

下：阳明与少阳合病，身热，胁满干呕，或往来寒热，必自下利，脉长者，大承气汤主之。发热后重，泄色黄赤，此为有热。下利，脉迟而滑者，内实也。脉滑而数者，皆有宿食也，或小承气汤。自利清水，心下痛，口中燥，即宜下。

分利：咳而呕渴，下利，心烦不得眠，猪苓汤。

清热：自利而渴，属少阴，白虎汤或黄连阿胶散。脉浮大而长，《千金翼》用葛根黄芩黄连汤。协热利，白头翁汤。下血，《类要》柏皮汤。邪自阳伤入少阴，肾虚客热，下利咽痛，胸满心烦者，猪肤汤主之。肠垢，即热也。协热而利，必脐下热，赤石脂丸、白头翁汤、黄芩汤。

温：自利不渴，属太阴，理中丸。自利，小便色白，少阴病形悉具，此为有寒。恶寒脉微，自利清谷，此有寒。少阴必泻④，肾虚也，可温中，白通、诸四逆汤主之。鸭溏者，寒也，协寒而利，脐下必寒，四逆汤、理中汤。少阴吐利，手足微冷，烦躁欲死，吴茱萸汤。少阳十余日，下利不止，手足微冷，无热证，理中汤。少阴病，脉紧下利，脉暴微，手足反温，脉紧反去者，此

① 下利，日十……死：语出《伤寒论·辨厥阴病脉证并治》。
② 直视……死：语本《伤寒论·辨少阴病脉证并治》。
③ 六府……不禁：语本《金匮要略·呕吐哕下利病脉证治》。
④ 必泻：当作“下利”。

为欲解。挟太阳脉证，便不可用温药。

凉血：阳病下利，便脓血者，协热也。下后脉数不解，下利不止，必协热而便脓血。伤寒，先热后厥，后复传阳，至七日传经尽，当愈。至七日热不退者，其后必便脓血。先厥而利，寒极变热，利当自止而咽痛，为喉痹，热上行也，利不止，必便脓血，其喉不痹，热下行也，俱用犀角地黄汤。又一证云：下利，寸①脉反②浮数，尺中自涩，其人必圊脓血③。

劫：少阴病，二三日至四五日，腹痛，小便不利，下利不止，便脓血者，此下焦不约而里寒也，宜用桃花汤以固涩之。痞满而利不止者，用赤石脂禹余粮汤。如开肠洞泄，便溺遗失，薛汝明家传名朱雀汤。

解错杂之邪：邪传里，下后寸脉沉迟，手足冷，或吐脓血，下利不止，为难治，麻黄升麻汤以润肺除热助阳。

刺：少阴下利，便脓血者，可刺之，宣通气血。

灸：下利，脉微涩，呕而汗出，必④更衣，反少者，当温其上以消阴。少阴吐利，手足不冷，反发热，脉不至，灸少阴太溪穴。

热入血室

男子由阳明而伤，女人则随经而入，男子则下血谵语，妇人则月水适来，皆以经气所虚，宫室不辟，邪得乘虚而入，血自下则愈。

和解：妇人伤寒，经水适来，得之七八日，昼则明了，暮则谵语，如见鬼状，此热入血室也，其血必结，寒热如疟，宜小柴胡汤以和血也，许氏小柴胡汤加生地黄，《保命集》加牡丹皮，《元戎》云先服小柴胡去其热，次以四物汤和之⑤。

---

① 寸：原脱，据《伤寒论·辨少阴病脉证并治》补。

② 反：原作“又”，据《伤寒论·辨少阴病脉证并治》改。

③ 下利……脓血：语本《伤寒论·辨少阴病脉证并治》。

④ 必：《伤寒论·辨少阴病脉证并治》此下有“数”字。

⑤ 先服……和之：语见《素问病机气宜保命集》卷下。

温经：《保命集》云：表虚自汗，身凉拘急，脉沉而迟，桂枝加附子红花汤。《活人书》云：发热恶寒，经水凝滞，桂枝加红花汤。《索矩》云：其血必结，宜育肠汤。

下：大实满者，桃仁承气汤。《活人书》云：少腹满，小便和，属抵当汤证。

刺：七八日热除，而脉迟身凉，胸胁满，如结胸状，谵语者，此热入血室，刺期门，汗出愈。《保命集》云：用甘草芍药汤不已，刺隐白。

不须治：热入血室，无犯冒气及上二焦，必自愈，是不须治也，谓针药皆不可，以表里无留邪，但不妄犯，热随血散，必自愈。

发　黄

瘀热在里，身必发黄。有湿热，有畜血，有湿热而实，有风湿热而虚，有寒湿，有痞气。伤寒至于发黄，为疾之已甚也，是以有不治之者多矣，非止寸口近掌无脉，鼻气冷，为不治之疾。又若形体如烟熏，直视摇头者，是为心绝。环口黧黑，柔汗发黄，此为脾绝。

发汗：发热，一身尽痛，身目俱黄，太阳中湿也，宜麻黄连翘赤小豆汤。脉浮而紧，不可下，宜桂枝[1]麻黄各半汤。身热不去，瘀热在里，发黄，小便微利，亦宜麻黄连翘赤小豆汤。

和解：往来寒热，一身尽痛，小柴胡汤加栀子。脉浮弦，咳嗽短气，腹满，心胁痛，鼻干无汗，嗜卧，一身及目悉黄，小便难，有潮热，少阳中风也，小柴胡汤主之。

下热：阳明身热，头汗出，小便不利，渴饮水，此瘀热在里，身黄，茵陈蒿汤主之。

逐血：身黄，脉沉结，少腹硬而小便自利，其人如狂者，又为畜血在下焦使之黄也，桃仁承气汤主之。

① 桂枝：此二字原脱，据《医垒元戎》卷一补。

散热：伤寒，身黄发热，为热未实，与栀子柏皮汤。若大便自利而黄者，茵陈栀子黄连三物汤。

分利：发热头汗，渴饮水，小便利，大便反快，五苓加茵陈蒿。《补亡》云：茵陈蒿汁调五苓散。小便不利，四肢沉重似疟，不欲饮，茵陈五苓散，得汤，小便利如皂荚汁，则黄从小便出也。

外治：春夏时身黄而热闷，挼韭菜，向胸间擦之。

内消：伤寒后因饮食致黄者，用枳术内消也。

温经散湿：伤冷中寒，脉弱气虚，小便如常，变为阴黄，理中加茵陈汤。发热身黄，一身尽痛，或小便自利，与术附汤。韩衹和云：病人三五日后①，服②下药太过，虚其③脾胃，津竭，渴饮水，自伤，此阴湿伤脾④变黄，宜温之⑤。茵陈茯苓汤、茯苓橘皮汤、小茵陈汤、茵陈四逆汤、茵陈附子汤、茵陈吴茱萸汤，皆治阴黄。《阴证略例》云：病后饮食劳动，中州变寒⑥之证生黄，非坏之而得，只用建中、理中、大建中足矣⑦。

搐鼻法：初觉发黄，以瓜蒂散吹鼻内，口噙⑧水，搐出鼻中黄水，甚验。

发　狂

有阳毒，多呕烦躁，脉实面赤是也。畜血发狂，多脉沉微，但欲漱水不咽入，小腹满。有火劫狂者，伤寒至于发狂，为邪热至极也。伤寒热毒在胃，并于心藏，使神不宁而志不定，遂发狂也。其或狂言，目反直视，又为肾之绝。汗出辄复热，狂言不能食，又为失志死。

---

① 后：原作“脉”，据《伤寒微旨论》卷下改。
② 服：原作“浮”，据《伤寒微旨论》卷下改。
③ 其：原作“甚”，据《伤寒微旨论》卷下改。
④ 脾：原作“痹”，据文义改。
⑤ 病人……温之：语本《伤寒微旨论》卷下。
⑥ 寒：原作“黄”，据《玉机微义》卷四十五改。
⑦ 《阴证略例》……足矣：见《玉机微义》卷四十五引“《略例》”。
⑧ 噙：原作“擒”，据《古今医统大全》卷十四改。

发散①

水渍：用新汲水湿布，搭于胸上。

温散②

双解：热病六七日，未得汗，脉洪大或数，面赤目胀，身体大热，烦躁，狂言欲走，大渴甚。

逐热：三阳热极，脉大身热，渴而狂者，黄连解毒汤。不已，用承气汤。

疏风：庞氏曰：人患时气六七日，因发狂，目瞪口噤，手挛腘曲，或张口，不知人事，口鼻气绝，但心头温，面色和，六脉皆动，一如尸厥，不知人五六日，因作成败计救之，用风引汤加附子，灌下两服，遂省③。

逐血：血上逆则喜忘，血下畜则内争，其人如狂，用抵当汤，轻者犀角地黄汤，又《活人书》承气汤。喜忘如狂，身黄屎黑，血证谛也，抵当汤。无求子云：胸满唇燥④，舌青口躁⑤，但漱水不咽，无热，为有瘀血，必发狂也，下血用犀角地黄汤加芍药。

下：畜血者，其人如狂，以热在下焦，小肠当硬，小便自利，下血乃愈，抵当汤。脉弦而长，调胃承气汤。脉沉实，有表证，大柴胡汤。小腹结急者，用桃仁承气汤。

壮阴：阳气独胜，阴气暴绝，必发躁，狂走妄言，面赤咽痛，发斑，或下利赤黄，脉洪实或滑促，宜酸苦之药收阴抑阳，若消⑥葶苈生艾汤主之，令阴气复，大汗解矣。

拆阳：阳毒狂躁发斑，甚者逾垣上屋，轻者桔梗大黄汤。阳毒，升麻栀子汤。

清镇：吐下后及虚人未解者，宜与人参白虎汤、辰砂之类，

---

① 发散：此下原文缺。
② 温散：此下原文缺。
③ 人患……遂省：语本《伤寒总病论》卷五。
④ 燥：原作"痿"，据《类证活人书》卷十改。
⑤ 躁：当作"燥"。
⑥ 若消：《伤寒类证活人书》卷四、《伤寒补亡论》卷十四作"苦酒"。

清其浮火也。《直指方》用寒水石、黄连末各一钱，冷水调下。又，龙胆草一物汤治阳狂。

救逆：火劫者，医以火于床下或周身用火，迫劫出汗，其人亡阳，烦躁惊狂，卧起不安，桂枝去芍药加蜀漆牡蛎龙骨救逆汤，或桂枝甘草龙骨牡蛎汤。

劫法：火邪，凡灸及烧针后，证似火劫发狂者，并用柴胡加龙骨牡蛎汤。

霍乱

上吐而下利，挥霍而撩乱也。邪在中焦，胃气不治，为邪所伤，使阴阳乘鬲，遂上吐而下利，躁忧烦乱，乃谓之霍乱，其与①但称吐利者是有以异也。干霍乱者，上不得吐，下不得泄，所伤之物不得出，正气隔绝，多不可治。但有热证而霍乱者，切不可用附子等燥热药，如抱薪救火也。

温中：寒多不渴者，理中丸主之，无求子曰用扁豆汤、治中汤、四顺附子汤、小麦汤。吐利，手足冷，腹痛甚，加吴茱萸。《百证歌》云：吐利，转筋入腹者，鸡矢白汤主之②。脉微缓，四肢冷，建中加③附子当归汤。沉细，四君子加芍药良姜汤。

表散：通用藿香正气散加桂。风寒暑湿，邪自外入，正气散、除湿汤。

分利：吐利，头痛而热，热多，欲饮水，五苓散主。

两解：发热脉弦，汗出不解，心下痞而吐，大柴胡汤主之。一法具自利下。

和解：呕而潮热，小柴胡汤。干霍乱，盐汤、紫苏丸主之。

解肌：汗后霍乱，身体重者，桂枝汤。

消暑：吐利大渴，烦躁，冷汗出，两脚转筋，但尺脉迟沉，手足微厥，此暑证也，宜清暑益气汤、白虎加参汤、香薷饮。

---

① 其与：此二字原脱，据《伤寒明理论》卷三补。

② 吐利……主之：语见《伤寒发微论》卷一。

③ 加：原作“汤”，据《古今医统大全》卷三十八改。

平胃：脉弦，木克土，平胃散加木瓜。

散通阴阳：吐利止，汗出而厥，不饮水，四肢拘急，脉微欲绝，通脉四逆加猪胆汁汤。

大便不利

脉数为热，阳邪偏结于内，阴气不能相杂，故其证能食，不大便，名阳结；脉沉迟为寒，阴邪偏结于内，阳气不能相杂，故其证不能食，身重，大便闭，为阴结。

汗：小便难，为有津液，可作汗。小便数，不可误汗。证似烦，卧不着席，服栀子汤或五苓，得汗而解。

下：潮热，大便硬，阳盛阴虚，下证已具，阳结证，赵氏用调胃承气汤，《难知》用七宣丸，《医镜》用五柔丸、枳实汤、备急丸，许氏用大柴胡汤。

吐：三下不通，不可不攻，便当上吐提之。

导：密导，猪胆汁导之。

滋阴：阳盛阴虚者，频进兔肉。

和解：阳结证，能食，不大便，或头汗出，恶寒，手足冷，或心满不食，大便硬，不可下，与冲和汤。

润肠：大便坚，小便数，不可下。跌阳①脉浮涩，麻仁丸、枳实丸。

温：阴结，《活人书》用金液丹，《索矩》用审慎丸，《难知》用厚朴汤，《医镜》用半硫丸。庞氏云：脏厥，四逆辈，极冷服之②。

浴：用棕榈皮烧汤，坐盆内浴之，亦谓外迎。

熏：虚者，用皂角烧烟熏，大便即通。

熨：服药不通，即以盐炒热，熨脐下，须臾即通。若脐下冷结不通，不可便熨，冷散攻心必死，须先服温药，久乃可熨。

---

① 跌阳：趺阳。跌，疑是“趺”的误字。
② 脏厥……服之：语本《伤寒总病论》卷一。

小便不利

膀胱主藏津液，邪热畜于内，津液不下行，故小便不利。

分利：太阳汗后，脉浮，小便不利，微热消渴，五苓散，渴甚者猪苓汤。

和解：伤寒五六日，已汗复下，小便不利，心烦，桂枝干姜汤，渴者小柴胡汤。

攻下：小便不利，大便乍难乍易，微热，胃中有燥屎也，大小承气汤选用之。

下热：伤寒七八日，身黄如橘子色，小便不利，腹微满者，头汗出，小便不利，渴饮水浆，瘀热在内，必发黄，并用茵陈蒿汤。

温：风湿自利，身疼微肿，小便不利，甘草附子汤。

温经散湿：少阴二三日不已，至四五日，腹痛，小便不利，四肢沉重疼痛，自利者，真武汤主之。

固下散寒：少阴病四五日，腹满痛，小便不利，下利脓血，桃花汤。

散传阴之热闭：少阴病，四逆，其人或咳或悸，或小便不利，或腹中痛，或吐利下重者，四逆散主之。

解错杂之邪：伤寒八九日，下之，胸满烦惊，小便不利，谵语，一身尽重，不可转侧者，柴胡龙骨牡蛎汤。

灸：阴寒甚而下闭者，灸之。阴证，小便不利，又阴囊缩入小腹，痛欲死者，灸石门穴，仍以返魂丹、当归四逆汤。世有医人见小水不通，炒盐及热药于脐下熨之，致阴气被热熨，无处出，即上冲心，往往有死者。

坐药：妇人用之，男子用猪胆套定。

小便自利

血证、阳明、少阴。小便秘，小便赤，知其内有热。小便自利，其人如狂，少腹满，知不为热，乃畜血也。若阳明津竭自利与夫少阴自利，乃胞寒不禁，可不温乎？

逐血：太阳身黄，小便当不利，今反自利，其人如狂，血证谛也，抵当汤。伤寒有热，小腹满，应小便不利，今反自利，为有血也，抵当丸下之，不可余药。尿血，玄胡散。

温：少阴四逆，小便自利，虚寒也，四逆汤及真武汤去茯苓。

蜜导：阳明自汗，应小便不利，而反自利，津液内竭也，屎虽硬，不可攻，宜蜜导煎①、猪胆汁法。

小便数

小便数者，乃频数也，肾与膀胱俱虚，客热乘之，虚不能制水。又小便热则水行涩，涩则小便不快，故令数起也。若大便坚，是为脾约，约者俭也，脾主为胃行其津液，今胃强脾弱，约束不行，致小便数而大便难也。

温：太阳自汗，四肢拘急，难以屈伸，心烦，微恶寒，脚挛急，小便数者，不可行桂枝，宜与甘草干姜汤、芍药甘草汤。

下：太阳汗吐下后，小便数而胃不和，谵语者，少与调胃承气汤。太阳汗吐下后，小便数，大便因硬者，小承气汤。溲数则小便数而大便坚，脾约丸。

身　痛

阳证、阴证、湿证。太阳之痛，但拘急耳，中湿之痛，不可转侧，阴毒之痛，体势沈笃，宛如被杖，以此别之。

发汗：太阳无汗，脉浮身痛，麻黄汤。

解肌：汗后霍乱身痛，少与桂枝汤。

温经：阴毒，呕逆下利，身痛如被杖，唇青面黑，阴毒②，甘草四逆汤、真武汤。中湿，一身尽痛，小便不利，大便③反快者，甘草附子汤，小便利者，术附汤。太阳中风，因而伤湿，一身痛重，白虎加术汤。

---

① 蜜导煎：《伤寒论·辨阳明病脉证并治》作“蜜煎导”。

② 阴毒：此二字疑衍。

③ 大便：此二字原脱，据《伤寒六书》卷六（伤寒明理续论）补。

分利：中湿身痛，小便不利，五苓散。

建中：汗后脉沉迟，身痛，血不足也，黄芪建中汤，桂枝加芍药半夏生姜汤。

胁　痛

少阳证，表解里未和，素有痞积在脐傍，痛引小腹，入阴筋者，名脏结，主死。

和解：往来寒热，胸胁满痛，柴胡牡蛎汤。

下①

针：刺关元，仍服小柴胡汤。

腹　痛

有实有虚，寒邪热邪，燥屎旧积。按之不痛为虚，痛者为实。

建中：阳脉涩，阴脉弦，并泄利，建中汤、桂枝芍药汤、小建中汤，薛汝名芍药汤。

和血：厥阴证，小腹痛，当归四逆汤。

温中：少阴病，厥逆，或利而嗽，四逆五味子干姜汤。少阴，腹痛泻利，手足厥逆，脉微欲绝，不恶寒，面色赤，里寒外热，通脉四逆汤加芍药。

两解：少阴病二三日至四五日，腹痛，小便不利，四肢沉重疼痛，自下利者，此有水气，或咳或呕，真武汤。

下：关脉实，大便秘，更腹满为实，绕脐腹痛，烦躁，发作有时，有燥屎也，大小承气汤。腹满时痛，桂枝加大黄汤。

逐热：胸中有热，胃中有邪气，腹中痛，欲呕吐者，此上热下寒也，黄连汤。

外接法：《略例》云②

熨：用灰包熨之。具阴证阴毒下。

---

① 下：此下原文缺。

② 《略例》云：此下原文缺。

灸：庞氏云：合灸不灸，令病人冷结，久而弥困，气冲心而死①。

刺括：欲吐利，烦躁者，多有痧毒，俗以刺括委中穴、夺命穴。

咽　痛

阳毒，少阴证，伏气，亦有阳厥应下，反发汗，则必口赤烂。不可下，不可汗。

清热：少阴腹痛，犹有热，咽痛者，黄连龙骨汤。口疮赤烂，宜升麻六物汤。脉阴阳紧，主无汗，有汗曰亡阳，属少阴，法当咽痛，用猪肤汤、甘桔汤。大抵咽痛不问阴阳二证，皆可用也。

温中：又有非时暴寒，伏于少阴之经，脉微弱而咽痛，次必下利，古方谓之肾伤寒，先用半夏桂甘汤，次服四逆汤。下利不止，手足彻冷，无热证者，四顺汤丸，即理中汤丸②加甘草一倍是也。少阴中风，胸满心烦，咽痛自汗，腰痛连胻，头痛吐沫，脉弦，《三因》用桂枝、附子。

解毒：阳毒，脉浮数而大，唾脓血，《千金》《外台》用乌扇膏治之。

散结下痰：脉数而滑，甘桔半夏汤。

噙化：口疮赤烂，以黄柏。

敷消：咽痛有疮，黄柏、细辛末敷之。或用蜜炙焦，碾为末，每用半钱，掺口中，亦佳。

吹点③

针④

---

① 合灸……而死：语本《伤寒总病论》卷二。《伤寒总病论》卷二“困”作“固”。

② 丸：原作“元”，据《古今医统大全》卷十三改。

③ 吹点：此下原文缺。

④ 针：此下原文缺。

蛔厥

蛔厥者，病人元有蛔，此为脏寒，蛔上入膈，故时或发烦，须臾复①止。得食而呕又烦者，蛔闻食臭出②，其人当自吐蛔。或因发其汗，胃中冷，故长虫出。又有胃气困③乏，虽饥不能食，此④食到口，蛔闻食气而上，虚寒并于胸中，所以食与蛔并吐而出也。

温胃：理中丸，或用四逆汤、乌梅丸。

利：消渴吐蛔，但用理中加大黄，入蜜以利之。

狐惑

其候齿燥⑤，恶饮食，面目乍赤乍白，唇黑，舌上白，唇黑有疮，四肢沉重，喜眠。虫食其脏⑥为惑，其声嗄，虫食下部为狐，其咽干，甚者虫食脏而死。

杀虫：雄黄锐散膏，纳谷道中。

凉血：唇疮声嗄，桃仁汤。

清热安虫：黄连犀角汤。

多眠

太阳，少阴，风温，狐惑。凡病者多不得眠，伤寒反多眠者，其说有四：惟太阳欲解则多眠，此神将复也；如少阴脉沉细，但欲寐者，神昏也，故多眠；风温为病，当不了了，故多眠；狐惑，亦神恍惚也。

和解：太阳病，脉细多眠，外已解也，小柴胡汤。

---

① 复：原作“腹”，据《金匮要略·趺蹶手指臂肿转筋阴狐疝蛔虫病脉证治》改。

② 出：原脱，据《金匮要略·趺蹶手指臂肿转筋阴狐疝蛔虫病脉证治》补。

③ 困：原作“因”，据《古今医统大全》卷十四改。

④ 此：当作“比”，等到之意。

⑤ 燥：原作“躁”，据《古今医统大全》卷十四改。

⑥ 脏：原作“候”，据《古今医统大全》卷十四改。

温：少阴，尺寸俱沉细，但欲寐者，少阴证也，四逆汤。

不　眠

吐下后，汗后，差后，烦热。汗为心之液，汗多则神脱，故不眠；大汗则神不清，故不眠；大下则动血，心主血，故不眠；差后热气与诸阳并，阴气未复，亦不眠。

吐：具前懊侬下。

温：下后复发汗，不得眠，无表证，脉沉，干姜附子汤。

与水：太阳大汗出，胃中干，不得眠，欲饮水者，少少与之。

分利：下后而渴不得眠，猪苓汤。脉浮，小便不利，不得眠，五苓散。

逐热：大热，呕，错语不眠，黄连解毒汤。

和解：吐下后，昼夜不得眠，酸枣仁汤。

扶阴泄热：少阴二三日已上，心烦不眠，黄连鸡子汤。

水　气

水为至阴，其性则寒，病有内热，得水则消烁之，身热内寒得水，两寒相搏，故水停心下。

两解：表不解，心下有水气，干呕，发热喘咳，或渴或利，或小便不利，少腹满，小青龙汤主之。心下有水气，咳而喘，发①热不渴，服汤已渴者，此寒去欲解，小青龙汤。

下：结胸，无大热，此水结在胁，但头汗出，大陷胸汤。

温：少阴腹痛，小便不利，四肢疼痛，下利，此有水气，或咳呕，或小便利，真武汤。厥而心下悸，宜先治水，茯苓甘草汤。

分利：中风，发热六七日，渴欲②饮水，水入即吐，有表里证，名水逆，五苓散主之。

软坚清热：病在阳，当以汗解，反以水潠之，其热被却③，不

---

① 发：原脱，据《伤寒论·辨太阳病脉证并治》补。

② 渴欲：此二字原倒，据《伤寒论·辨太阳病脉证并治》乙正。

③ 却：《伤寒论·辨太阳病脉证并治》作“劫”。

得去，弥更益烦①，肉上栗起，欲水反不渴，文蛤散。

漱水不欲咽

此证属阳明，凡内有热者，欲饮水，今欲漱而不欲咽，是热在经，里无热也。阳明气血俱多，经中热甚，迫血妄行，故知必作衄也。凡伤寒脉浮，鼻中燥，口燥，但欲漱水不欲咽者，是欲衄也。亦有瘀血漱水者。

凉血：阳明，身热头疼，漱水不咽，必发衄，犀角地黄汤主之。不止，茅花汤。

逐血：外证无寒热，漱水不欲咽，必发狂，此瘀血停留，桃仁承气汤，甚者抵当汤，取尽黑物为度。

口燥咽干

阳明，少阳，少阴。咽干者，此津液枯燥，慎不可发汗。

清热凉胃：口干，少津液，脉浮紧微数，白虎加人参汤。此阳明燥渴，邪在胃，缘土能制水，故用白虎滋津液水。

和解：口苦，脉浮紧，咽干舌燥，宜小柴胡汤。此少阳邪在中焦，口苦舌干，则以小柴胡和之。

下：少阴病，得之三二日，口燥咽干，急下之，大承气汤。此热在下焦，销烁肾水，不可缓也。

瘢

有下之太早，热气乘虚入胃，故发瘢。下之太迟，热留胃中，亦发瘢也。阳证，热药过多，胃热焦烂，亦发瘢也。有温毒，有热病，有时气所致，有表证脉浮数，有表虚里实，热毒不散所为，不可发汗，不可轻易下。有阳毒发瘢者，若热毒深入，瘢发紫黑，是毒热陷于内，不可治也。

消散：阳毒已深，内外结热，舌卷焦黑，鼻如煤烟，狂言见鬼，面赤，瘢瘢如锦，五日可治，六七日不可治，宜阳毒升麻汤，

---

① 烦：原作“坚”，据《伤寒论·辨太阳病脉证并治》改。

或白虎加人参，名化斑汤。瘢毒，始因炽热发为赤瘢，热证具者，或咽痛，并用玄参升麻汤。表证多，宜防风通圣去硝、黄。

解利：温毒呕者，葛根橘皮汤。呕吐清汁，眼赤口疮，下部生疮，咳而下利，黄连橘皮汤。

泄热：伤寒五六日，瘢出，猪胆鸡子汤。兼咽痛者，紫雪，细细咽之。发赤瘢，大青四物汤。

凉血：温毒，冬月太暖，人受不正之气，至春发为瘢烂瘾疹，如锦纹，谓之温毒，阳脉浮数，阴脉实大者，黑膏化毒丹。

下：温毒，身无大热，烦渴，大便实，或腹满痛，及生赤斑瘾疹者，调胃承气汤。瘢见，无大热，脉虚秘闷，当归丸。

补：汗下后胃虚极而发者，此火游于外所致，宜补以降之，宜白虎加人参、白术。

调胃温中：阴证发瘢，亦出胸背，又出手足，亦稀少而微红，若作热疾，投之凉药，大误矣。此无根失守之火聚于胸中，上独熏肺，传于皮肤而为瘢点，但如蚊蚋蚤虱咬形状，而非锦纹也。调中温胃，加以茴香、芍药，以大建中、阴毒升麻鳖甲汤之类，其火自下，瘢自退，可谓治本而不治标也。

百合病

百脉一宗，悉致其病，无经络之状，欲食不食，欲卧不卧，有寒非寒，有热非热，默默不知所苦，服药即吐，如有鬼邪。

清热凉血：百合知母汤、百合地黄汤。

洗浴：一月不解变成渴者，用百合一升，水一斗渍一宿，温暖洗身。

昼夜偏剧

热入血室，阴虚，亡阳。阴虚则夜不宁，阳虚则昼不安。

和解：妇人伤寒发热，昼则明了，暮则谵语，为热入血室，宜小柴胡加牡丹皮。以阴虚而邪入之也，故暮谵昼了。

温经：下之后，复发汗，昼则烦躁不得眠，夜而安静，不呕不渴，无表里证，脉沉微，身无大汗者，宜干姜附子汤，谓下而复发汗，以亡阳而卫在阴也，故昼躁夜静。

不　仁

谓不柔和，则痒[1]痛寒热，任其屈伸灸刺，皆不知也。正气为邪气闭伏，郁而不散，荣卫血气虚少，不能通行，故斯然也。经曰：少阴肾气微，精血少，奔气促迫，上入胸鬲，宗气反聚，血结心下，阳气退下，热归阴股，与阴相动，令身不仁。此为尸厥，其乘寒之厥，郁冒不仁，即此尸厥可知矣。

温：《直指方》用甘草干姜汤、桂枝芍药加干姜各半汤，以意度用。

灸：中极穴亦名玉泉。

针：昔越人入虢，太子病尸厥，以郁冒不仁为可治，刺之而得痊，实神医之诊也。设或脉浮而洪，身汗如油，喘而不休，水浆不下，形体不仁，此又为命绝，虽越人其能起之欤？

遗　尿

风温被下必失溲。三阳合病，下焦气绝，不归其部，浊[2]邪中下，不可汗下。仲景云：溲便遗失，狂言，反目直视者，此为肾绝也。

温：下焦脱阴，阳虚，用附子。

清热：三阳合病，腹满身重，难以转侧，口不仁，面垢[3]，谵语遗尿，发汗则谵语，下之则额上生汗，手足厥冷，自汗而热，宜白虎加人参主之。

灸[4]

循衣摸床

伤寒吐下后未解，不大便五六日至十余日，其人日晡所发潮

---

① 痒：原作“庠”，据《伤寒明理论》卷三改。
② 浊：原作“渴”，据《注解伤寒论》卷一改。
③ 面垢：原作“向经”，据《伤寒论·辨阳明病脉证并治》改。
④ 灸：此下原文缺。

热，不恶寒，独语①如见鬼状，若剧者，发则不识人，循衣妄撮床，惕不安，微喘直视，脉弦者生，涩者莫不死。仲景云：太阳中风，以火劫之，两阳相熏灼，其身发黄，鼻衄血，循衣摸床，小便利者可治②。

又云：病人循衣缝，不可治。

下：大承气汤、小承气汤可选用之。若微者，但发热谵语。

直　视

心肾气绝也。《针经》曰：骨之精为童③子，筋之精为黑，血之精为白。五脏血气调和，荣于目则明矣。今邪气拥盛，正气已绝，故衄家不可发汗，汗则额上陷脉紧急，直视不能眴④也。

下：其或有目⑤中不了了，睛不和，无表里证，大便难，身微热者，非直视，此内实也，可用大承气、大柴胡汤选用之。

痓　病

痓属太阳经，太阳经先因中风，又感寒湿而致然也。

又云：大发湿家汗，则成痓。外证发热恶寒，与伤寒相似，但其脉沉迟弦细，而项背反张强硬，口噤如发痫状，此为异耳。仰目是阳痓。《直指方》云：无汗，先谵语者发刚痓，眼合是阴痓。

又云：有汗先厥发柔痓。阳痓易瘥，阴痓难愈。

发汗：《证治》曰：太阳无汗，小便少，气上冲胸⑥，口噤，欲作刚痓，麻黄加葛根汤。云岐子⑦用麻黄加独活防风汤。柔痓，

---

① 独语：此二字原脱，据《伤寒论·辨阳明病脉证并治》补。

② 太阳……可治：语本《伤寒论·辨太阳病脉证并治》。

③ 童：通“瞳”。《正字通·立部》：“童，与‘瞳’通。”

④ 眴（xuàn 炫）：当作“瞬”。

⑤ 目：原作“日”，据《伤寒明理论》卷三改。

⑥ 气上冲胸：“气”原作“阴”，“胸”原作“昏”，并据《金匮要略·痓湿暍病脉证》改。

⑦ 云岐子：即张璧，金代医家，号云岐子，易州（今河北易县）人，张元素之子，著有《云岐子脉法》《云岐子保命集论类要》等。

太阳有汗，不恶寒，脉迟濡细弦，四体不收，时或搐搦，闭目合面，桂枝加葛根汤。

温：阴痉厥逆，筋脉拘急，汗出不止，桂心白术散。项强头摇，口噤，附子散。闭目合面，附子防风散。

下：胸满口噤，卧不着席，脚挛急，其人必咬牙，此刚痉，宜大承气汤。许氏次用小续命汤调之。

分利：头项强，小腹满，小便难，已成痉，五苓散。

疏风养血：防风当归散。

太阳阳明合病

发汗：喘而胸满者，不可下，宜麻黄汤。

和解：不下利，但呕者，葛根加半夏汤。

两解：止利发表，葛根汤。

太阳少阳合病

和解：黄芩汤止利，利者为邪在半表半里，非汗下所宜。

止呕清热：呕者，胃气逆也，黄芩加半夏生姜汤。

三阳合病

腹满身重，难以转侧，口中不仁，谵语遗尿，皆不可汗下。

清热和表里：白虎汤。

太阳阳明并病

发汗：太阳发汗，汗出不彻，转属阳明，续自微汗出，不恶寒，若面色缘缘正赤者①，阳气②怫郁，不得越散，当汗不汗，烦躁，不知痛处，其人短气，但坐，此缘汗出不彻故也，先以麻黄汤再汗之，太阳经未罢，以桂枝麻黄各半汤。

下：太阳证罢，但发潮热，手足汗出，大便难，谵语，大承气汤。

---

① 缘缘正赤者：此五字原脱，据《伤寒论·辨太阳病脉证并治》补。

② 阳气：此二字原脱，据《伤寒论·辨太阳病脉证并治》补。

太阳少阳并病

刺：太阳少阳并病，头痛眩冒，时如结胸，心下痞硬，当刺肺俞、肝俞。不可发汗，发汗则谵语。脉弦，五日谵语不止，当刺期门。太、少并病，心下硬，颈强而弦者，刺大椎。

阴证似阳

烦躁，面赤身热，脉反沉微。韩氏《微旨》曰：面色虽见阳证，皆是阳在上焦，其下二焦阴气已盛，若调理得下焦有阳，则上焦阳气必降下之，上焦虽见阳，其热浅于下焦也。

温：见前发热温经例云。《直指方》云：理中汤、四逆、甘草干姜汤随证轻重用。

阳证似阴

大便秘，小便赤，其脉沉滑，四肢逆冷，以其伏热深也。

下：治法见前厥证例下。

阴盛隔阳

伤寒六七日，无大热，身冷脉细，烦躁，不饮水，此阴盛隔阳也。

正阳回阴：许氏云：脉沉紧而细，不饮水者，当用附子霹雳散①。饮水者不可与服。

温：《伤寒例》云：面少赤，阴盛于内，隔阳在外，其病必重，用通脉四逆汤，正合仲景法。

阳盛拒阴

下②

阳证阳毒

阳毒之证，初受病时所感邪毒深重，加以当汗失汗，当下失

---

① 脉沉……附子霹雳散：语本《伤寒百证歌》卷二。

② 下：此下原文缺。

下，或吐下后邪热乘虚而入，或误服热药，使毒热散漫，如抱薪救①火，无不延②燎。至于六脉洪实，舌卷焦黑，鼻中如烟煤，身面锦瘢，狂言直走，逾垣上屋，登高而歌，弃衣而走，皆其证也，五日可治，六七日不可治。

又云：三阳病不治，阳气独盛，阴气暴绝，变为阳毒，必发狂，内外热结，舌又卷，鼻内煤烟，脉洪实滑促③。

消散：见前瘢证例。

吐：升麻栀子汤。

下④

水渍：若热甚者，时狂时昏，口噤咬牙，药不可下者，用水渍法，候牙宽，狂乱稍定，投药亦良。如黑奴丸，不可轻用。

阴证阴毒

阴毒之证，初受病时所感寒邪深重，致阴气独盛，或汗吐下后变成阴毒，六脉沉微，腹中绞痛，或自下利，四肢沉重，咽喉不利，虚汗呕逆，唇青面黑，手足厥冷，身如被杖，短气不得息，此阴毒之候，三日可治，四五日不可治。

又云：积阴盛于下，则微阳消于上，故其候沉重，四肢逆冷，脐腹筑痛，身疼如被杖，厥逆或冷，六脉沉细，时来疾，尺部小短而微，寸口有⑤时大者，皆其候也。阴毒本因肾气虚寒，嗜欲过多⑥，或伤冷物，复伤风邪，内既伏阴，外又感寒，或先感寒而内伏阴，内外皆阴，故阳气不守，遂发头痛腰重，腹痛眼睛疼，身体倦怠而不甚热，四肢逆冷矣。阴病深则咽喉不利，心下胀满，结硬躁渴，虚汗不止，或时郑声，指甲面色俱青⑦。

---

① 救：原作“积”，据文义改。
② 延：原作“廷”，据文义改。
③ 三阳……滑促：语本《伤寒百证歌》卷一。
④ 下：此下原文缺。
⑤ 有：原作“盛”，据《伤寒百证歌》卷一改。
⑥ 过多：此二字原脱，据《伤寒百证歌》卷一补。
⑦ 积阴……俱青：语本《伤寒百证歌》卷一。

温经：真武汤、四逆汤、厚朴丸、白术汤、肉桂散。

正阳回阴：霹雳散、正元散、天雄散、附子散。

劫：金液丹。

熨：腹中急痛，灰包熨之，葱饼熨之。

薰：逆冷囊缩者，以炒豆投热醋中，如法薰之。

灸：关元、气海、神阙。

阴阳易

男子病新瘥，妇人与之交，曰阳易；妇人病新瘥，男子与之交，曰阴易。易之①互为病也，男子则阴肿，小腹绞痛，妇人则里急，腰胯连腹内痛，男女或热上冲胸，头重不举，眼中生花，或云生眵②，手足拳，百节解散。

又云：其人身体重，少气，小腹里急，或引阴中拘挛，热上冲胸，头重不举，眼中生花③。其不易自病者，名女劳复，以其内损真气，外动邪热，痛引入腹，阳脱邪盛，多不可治矣。离经脉见者，皆主死。一呼一至曰损，脉离经，太过曰至，不及曰损。一呼三至曰至，脉离经。二脉唯阴阳易病有之。

导阴气：烧裩散、猳鼠橘皮汤。

分利：小便不利，五苓散。

温散：当归白术汤、干姜汤。见后劳复解表。

劳　复

有瘥后劳役复，有食复，有女劳复。劳复者，伤寒病邪毒犯于腑脏，如水浸墙壁，水退土尚未坚，再犯之，热乃随至，是谓劳复，非但强力持重，若梳浴动气，则为劳矣。又新瘥后当静卧，切勿早起，梳头洗面，非但体劳，亦不可多言语用心，使意劳烦，凡此皆令人劳复。食复④者，大病后将理为急，盖邪毒传染腑脏，

---

① 易之：此二字原倒，据文义乙正。

② 眵：原作“胗”，据《伤寒总病论》卷三改。

③ 其人……生花：语本《伤寒补亡论》卷十五。

④ 复：原作“服”，据文义改。

真气耗损，正气未完，凡饮食劳动不可不慎也。如饮酒食肉，甘鲜肥腻等物，皆不可犯，但糜粥自养，少食而频，易于克化。

又云：伤寒新瘥后食猪肉、羊血、肥鱼油腻等，必大下利。若食饼饵脍炙果实脯馐难消之物，胃气尚虚弱，不能消化，必更结热，皆难救也①。

又云：新病瘥后，但得少食糜粥，常令稍饥，不可过饱，不得他有所食，虽思之，勿与也②。又忌狗肉及诸般骨汁。女劳复者，若新瘥后未满百日，气力未平复而犯房室者，皆死，此瘥后大忌也。

解表：新瘥后津液未复，血气尚虚，劳动则生热，脉浮，以汗解之，宜枳壳栀子汤、鼠矢豉汤、豭鼠矢汤、当归白术汤、干姜汤。

和解：劳役复发热，冲和汤。

清热：瘥后渴，竹叶石膏汤。劳复发热欲绝，麦门冬汤。

下：新瘥后胃气尚弱，饮食稍多，脉沉实，劳复，至腹满谵语，枳实大黄汤、大柴胡汤。

吐：宿食而热复，枳实栀子豉汤吐之。

补：补中益气汤。

升阳益胃③

养荣④

余　证

瘥后昏沉，汗不流⑤，水气。

发汗：瘥后昏沉，又无寒热，终不惺惺⑥，或潮热颊赤，缘发汗不尽，余毒在心包络所致也，知母麻黄汤取微汗。

---

① 伤寒……救也：语本《备急千金要方》卷十。
② 新病……与也：语本《备急千金要方》卷十。
③ 升阳益胃：此下原文缺。
④ 养荣：此下原文缺。
⑤ 流：原作“汗”，据文义改。
⑥ 惺惺：清醒貌。

汗不流，是汗出盖覆不周，汗出不匀，致腰背手足搐搦，或冷或热，牛蒡根散。

洁净府：大病瘥后，从腰以下有水气者，牡蛎泽泻散，以小便利为佳。

火 邪

虚邪，实邪。火邪者，谓其不当用火而用之，故[①]谓之火邪。凡伤寒汗不出，服发汗药至于再三而汗不行，此津液内竭也。其证固危，若寻常汗证，药未至切而汗不行，遽以火迫于床榻[②]之下，劫夺取汗，炎气薰灼，邪热交并，变为惊狂等证，实者则烦躁不已，虚者真阳脱亡，当量其虚实而解散之。太阳汗下，心下痞，表里俱虚，复加烧针，胸烦，面青肤瞤者难治，色黄手足温者可治。太阳中风，以火劫之，邪因火热，两阳薰灼，热发于外，身必发黄，热搏于内，则小便难，火热太甚，则手足躁扰，捻衣摸床，为难治。小便利者，火气未剧[③]，尚可治也。

滋津：少阴，咳利谵语，被火气劫故也，小便必难。

凉血：太阳，以火薰之，不得汗，发躁不解，必下清血者，名为火邪，犀角地黄汤。

发汗：脉浮，宜以汗解，用火灸之，邪无从出，病从腰以下必重而痹，名火逆，麻黄杏子薏苡甘草汤。

救逆：见发狂例下。

解错杂之邪[④]

表里俱见

表里俱见，疑似之间，最宜详辨，在表宜汗，在里宜下。今既两证俱有，大率以表证多则先治其表，里证多则先和其里[⑤]。

---

① 故：原作“欲”，据《古今医统大全》卷十四改。
② 榻：原作“塌”，据《古今医统大全》卷十四改。
③ 剧：原作“遽”，据《古今医统大全》卷十四改。
④ 解错杂之邪：此下原文缺。
⑤ 和其里：此三字原脱，据《古今医统大全》卷十三补。

解肌：若肢节痛，不烦渴，脉浮大，虽痞，宜汗之，桂枝汤。六七日不大便，头痛有热，脉浮大，小便清①者，知不在里，尚在表也，桂枝汤。太阳表未解而数下之，遂协②热利不止，心下痞硬，表里不解，桂枝人参汤。

建中：太阳病，医下之，因尔腹痛，桂枝加芍药汤。有表证而脉迟者，不可汗，亦不可下，宜小建中汤。

误下，利不止，喘而渴，葛根黄连黄芩汤。

吐：咽燥口苦，腹满而喘，发热汗出，不恶寒，反恶热，此阳明证也。脉反浮而紧，是有表里俱见，下可汗下，宜栀子豉汤吐之。

分利：脉浮而大，是表，其人发渴，小便赤，却当下，五苓散。

和解：脉弦细，不欲食，则当下。其人头汗出，身热，微恶寒，手足冷，此两证俱见，宜小柴胡汤。

两解：脉浮大，是表，其人心下痞，却当下。若烦渴躁热，小便赤涩，宜用大柴胡汤和其胃气。

无表里

无表里证者，但非汗③证，又非下证，俱可用小柴胡汤。服后俟其余证，更以小柴胡加减法治之，亦良。

和解：伤寒四五日至十三日过经，无表证与里证，又未可下。小柴胡汤不愈，大便硬者，大柴胡汤。

逐血：下后脉数不解，至六七日不大便，有瘀血也，抵当汤。脉数，善饮消谷，六七日不大便，亦瘀血证也。

下：六七日目中不了了，睛不和，无表里证，发热大便难，脉虽浮数，大柴胡汤，甚者大承气汤。

---

① 清：原作“青”，据《伤寒论·辨太阳病脉证并治》改。
② 协：原作“胁”，据《伤寒论·辨太阳病脉证并治》改。
③ 汗：此下原衍“下”字，据《古今医统大全》卷十三删。

过经不解

大便利，呕，烦。

和解：伤寒十三日不解，胸满而呕，日晡潮热，已而微利，此本柴胡证，下之而不得利，今反利者，知医以丸药下之，非其治也。潮热者，实也，先与小柴胡汤以解外，后服柴胡加芒硝汤。

两解：太阳病，过经十余日，反二三下之，后四五日柴胡证在，与小柴胡汤。呕不止，心下微烦，为未解，大柴胡汤。

攻下：伤寒，十三日不解，过经谵语，以有热也，当以汤下之。若小便利者，大便当硬，而反下利，脉和者，知医以丸药下之，非其治也。其自下利者，脉当微厥，今反和者，内实也，宜调胃承气汤。太阳过经十余日，心下欲吐，胸痛，大便反溏，腹微满，微烦，若不经吐下者，当与柴胡汤，若曾经吐下者，则邪气乘虚入胃为实，调胃承气汤。

汗后不解

虚，实，渴。病之初感，始于太阳经，故以发汗为截，要汗之既行，如油然作云，沛然下雨，云归空霁，其病乃愈。倘汗出不解者，或表邪未尽而然，或邪热传里而然，或因邪气乘虚内客为之，所以各不同也。

温经：发汗，病不解，反恶寒者，虚也，芍药甘草附子汤，脉细身倦者方可服。太阳病，发汗，汗出不解，仍发热，心下悸，身瞤动，振振欲擗地，真武汤。发汗后，身疼痛，脉沉者，桂枝加芍药人参新加汤。太阳发汗，遂漏不止，其人恶风，小便难，四肢微急，难以屈伸，桂枝加附子汤。大汗出，热不去，内拘急，四肢疼，下利恶寒，四逆汤。

补中：发汗过多，叉手冒心，心下悸，欲得按，桂枝甘草汤。

和中气：汗后腹胀满，厚朴生姜人参汤。

分利：太阳病，发汗后，大汗出，胃中干燥，不得眠，欲饮水者，少少与之，令胃气和则愈。若脉浮，小便不利，微热消渴者，五苓散。发汗已，脉浮数，烦渴，五苓散。

发汗： 服桂枝汤，脉洪大，与桂枝汤如前法。若形如疟，日再发，汗出必解，麻黄汤。

两解： 发热，汗出不解，心中痞硬，呕吐下利，大柴胡汤。

清热生津： 服桂枝汤，大汗出，大烦渴不解，脉洪大，白虎加人参汤。

温： 发汗后，脐下悸，欲作奔豚，茯苓桂枝甘草大枣汤。

下： 发汗后，不恶寒，但恶热，及蒸蒸发热者，实也，调胃承气汤。发汗后，不可更行桂枝。汗出而喘，无大热者，麻黄杏仁甘草汤。

下后不解

身热不去，利不止，胸腹满，烦。夫伤寒之邪，不过汗吐下之三法也。三法得当，病势易衰，则愈矣。傥[1]三法失宜，加以病势危恶，则传变不已，诚可虑也。况发汗吐下后，邪气乘虚而未散，或壅窒而未尽，则当量其虚实以治之。先贤谓知邪气之虚实，发汗吐下之不瘥，温补针艾之适当，则十全之功可自得矣[2]。若过经者，以六日传六经，七日为一候，若不愈，至十三日乃再传经尽，所以谓之过经也。

吐： 伤寒五六日，大下后，身热不去，心中结痛，未欲解也，栀子豉汤。下后，心烦腹满，卧起不安，栀子厚朴[3]汤。

下： 阳明下之，心中懊恼而烦，栀子豉汤。有燥屎者，大承气汤。

温： 太阳下后，脉促胸满，桂枝去芍药汤。若微寒，去芍药方中加附子汤。医以丸药下之，身热不去，微烦，栀子干姜汤。

清热： 太阳桂枝证，医反下之，利遂不止，脉促者，表未解，喘而汗出者，葛根黄连黄芩汤。

渗利： 服桂枝汤，或下之，仍头项强，无汗，翕翕发热，心

---

① 傥：倘若。

② 知邪……得矣：语见《伤寒明理论》卷一。

③ 朴：原作“桂”，据《伤寒论·辨太阳病脉证并治》改。

下满微痛，小便不利，桂枝去桂加茯苓白术汤。

两解：太阳过经十余日，二三下之，呕不止①，心下微烦，大柴胡汤下之。

解错杂之邪：六七日，大下后，寸沉而迟，手足厥逆，下部②脉不至，咽喉不利，唾脓血，泄利不止，为难治，麻黄升麻汤。

下后热

太阳，阳明。仲景云：大发其汗，使阳气微，又大下之，使阴气弱，其人亡血，病当寒，后乃发热，无休止时③。阴阳既虚，气血俱弱，故其热不可止息，所用葶苈、栀子，亦酸苦涌泄之义也。

渗利：见前下后不解例。

吐：阳明下之仍外热，心中懊憹，饥不能食，头汗出，栀子豉汤。

壮阴：大下后则伤血，故脉涩，葶苈苦酒汤。

汗后恶寒

表未解，大便实，大便利。汗后恶寒，但表解未尽，则为轻证，法当再汗之。若阳微于外，寒积于内，厥逆自利，则用四逆汤。若阳微于外，热伏于内，大便实者，下之。若汗后脉不浮，汗衰准前躁疾者，此名阴阳交，交者死。此篇可与不得汗及前恶寒例兼看。

发表：汗后恶寒，表未解者，汗之，宜麻黄汤。

两解：汗后热不退，大便实，微恶寒者，先解表，表解后用大柴胡汤、小承气汤。

温：汗后阳微，恶寒，大便不实者，芍药附子甘草汤。汗后恶寒，自利厥逆者，四逆汤。

急下急温

少阴急下急温，阳明急下。急下急温者，病势已迫，将有变

---

① 呕不止：此下原衍“呕不止”三字，据《伤寒论·辨太阳病脉证并治》删。

② 部：原作“利”，据《伤寒论·辨厥阴病脉证并治》改。

③ 大发……止时：语本《注解伤寒论》卷一。

也，故称急者，非若他证尚可缓也。少阴属肾主水，口燥咽干，乃热邪内炎，肾水将竭，故当急下。如腹胀，不大便，土胜水也，亦当急下。阳明属胃土，汗多热盛，急下以存津液。腹满痛，为土实，急当下之。热病，目不明，热不已者死，今目睛不和，证亦危矣，须急下。少阴急温二证，内寒已甚，急温无疑也。

下：少阴病，得之二三日，口燥咽干者，急下之，大承气汤。少阴病，自利纯清水，心下必痛，口燥咽干者，急下之，大承气汤。少阴病六七日，腹胀，不大便，急下之，大承气汤。阳明发热，汗多者，急下之，大承气汤。伤寒六七日，目中不了了，睛不和，无表里证，大便难，身微热，急下之，大承气汤。发汗不解，腹满痛，急下之，大承气汤。

温：少阴脉沉，急温之，四逆汤。少阴隔上有寒饮，干呕，不可吐，急温之，宜四逆汤。

汗吐下后不解

汗吐下后，吐后，吐下后，汗后下，下后汗。

和解：五六日已发汗，复下之，胸胁满，微结，小便不利，渴而不呕，但头汗出，往来寒热，心烦，为未解，柴胡桂姜汤。太阳，汗吐下解后，心下痞硬，噫气不除，旋覆代赭石汤。

解肌：太阳，先发汗不解，而复下之，脉浮者，则知病在外，当须解外，桂枝汤。

温：发汗若下之，病仍不解，烦躁不得眠，茯苓四逆汤。大汗若大利而厥者，四逆汤。下后复发汗，昼日烦躁不得眠，夜而安静，不呕不渴，无表证，脉沉微，身无大热，干姜附子汤。此下后复发汗，必振寒，脉微细，此内外俱虚也。伤寒本寒，医复吐下之，食入口即吐，干姜黄连黄芩人参汤。

吐：发汗吐下后，虚烦不眠，剧者反复颠倒，心中懊侬，栀子豉汤。发汗若下之，烦热，胸中窒，栀子豉汤。

下：吐下后不大便五六日至十余日，日晡发潮热，不恶寒，独语如见鬼，循衣摸床，脉弦者生，涩者死。但发热谵语，大承气汤。吐后腹胀满，邪热入胃也，调胃承气汤。太阳吐下后，微烦，小便数，大便硬，小承气汤。

清热生津：吐下后七八日不解，热结在里，表里俱热，时时恶风，大渴，舌上干燥，烦欲饮水，白虎加人参汤。

和经益阳：吐下后心下逆满，气上冲胸，头眩，脉沉紧，发汗则动经，身为振摇，茯苓桂枝白术甘草汤。

温　病

春月病发热恶寒，头疼，脉来浮数，温病，当分治。

解肌：升麻解肌汤。

和解：小柴胡竹叶汤。

下：发渴烦躁，大便秘，脉实者，大柴胡微利之。

温　疟

重感于寒，变为温疟，脉尺寸俱盛兼弦数。

和解：先热后寒，小柴胡汤，或白虎加桂枝。

清热：但热不寒，止用白虎。

温　毒

阴脉实大，阳脉洪数，发热发癍，瘾疹，咳兼心闷。

清热：玄参升麻汤。

凉血：黑膏。

风　温

发汗：败毒散、独活汤。许氏用续命汤减麻黄、附子。

解肌：柴胡桂枝汤，或白术汤加减用。

清热：汗后恶热，无下证，知母石膏汤。

疏风：头目昏眩，四肢烦痛，荆芥散、金匮风引汤。

湿　温

其人伤湿，因而中暑，名曰湿温。发热头疼，胸间多汗，两胫冷，妄言，脉阳濡而弱，阴小而急，不可发汗，汗出必不能言，耳聋，不知痛所在，身青，面色变，名曰重暍，必死。

清暑益气：东垣清暑益气汤。

清热：白虎加苍术汤。

温：冷香饮子、茯苓白术汤。

分利：五苓散。

降痰逆：消暑丸、橘皮汤。

暍 证

太阳，烦热。中暑暍，脉洪紧盛，身热恶寒，头痛，心烦躁渴乃是。中暑有四候，自汗一也，烦渴二也，脉虚三也，面垢四也。但不恶寒，不身痛，为中暍。手足虽冷，脉虽虚，不可服热药，当以清暑之剂及利小便为佳。

消暑：香薷饮。

分利：发热头疼，小便不利，色赤，头疼恶心，烦躁，心下不快，并宜五苓散、益元散。

和解：发热头疼，烦躁冷脉，小柴胡汤。

清热：中暑发热，不恶寒，竹叶石膏汤。

降火：黄连解毒汤加香薷。

利痰：痰逆恶寒者，橘皮汤。

清热生津：太①阳中暍者是也，汗出恶寒，身热而渴。太阳中暍，发热恶寒，身重痛，脉弦细芤迟，小便已洒然毛耸，手足冷，劳即热，口前开②板齿燥。二证俱宜白虎加人参汤。

熨：昏愦不省，葱饼熨法。

热 病

有汗，无汗。热病与伤寒一也，夏为热病者，此夏月时雨盛，故于治伤寒药内加以寒凉，解其内外之烦毒。盖桂枝、麻黄，其性颇热，不加寒凉之剂，则有黄瘢之变也。

---

① 太：原脱，据《金匮要略·痉湿暍病脉证》补。

② 前开：原作“烂前”，据《金匮要略·痉湿暍病脉证》改。

伤寒药方

治证俱见前。

麻黄汤麻黄先别煮三两沸，掠去其沫，更益水如本数，乃内余药，不尔令人发烦

麻黄去根节，一两半　桂枝一两　甘草半两　杏仁去皮尖，炒，五十粒①

上㕮咀，每服五钱，水一盏半煎八分，去滓，温服。

六物麻黄汤

麻黄去根节，一两　葛根七钱半　人参半两　甘草炙，半两　苍术米泔水浸，七钱半

上为末，每服五钱，水一盏半，枣二枚，煎八分，去滓，温服。犹恶风，加荆芥七钱，丁香皮半两。

麻黄附子细辛汤

麻黄去根节　细辛各二两　附子一个，炮，去皮脐

上㕮咀，每服五钱，水一盏半煎八分，去滓，温服。

麻黄知母石膏汤

麻黄汤内加知母半两，石膏一两。

麻黄连翘赤小豆汤

麻黄去根节　甘草炙　连翘各一两　赤小豆半升　杏仁十二枚，去皮尖，炒　大枣六枚　生姜一两　生梓白皮切②

上㕮咀，每服五钱，水一盏半煎八分，去滓，温服。

麻黄杏子甘草石膏汤

麻黄一两三钱一字半　杏仁五十个，去皮尖　甘草六钱二字半　石膏二两六钱二字半

上㕮咀，煎服法如前。

---

① 粒：原作“笠”，据嘉靖本改。
② 切：原作“柈”，据《伤寒论·辨阳明病脉证并治》改。

麻黄升麻汤

麻黄二两半　升麻　当归各二两二分　赤芍药一分　黄芩三分　桂枝　茯苓去皮　甘草　石膏　白术各一钱　干姜　麦门冬去心，各一钱　萎蕤　知母去须，各三分

上咀，煎服法如前。

麻黄杏仁薏苡仁甘草汤

麻黄去根节　薏苡仁各半两　甘草二钱半　杏仁十个，去皮尖，炒

上咀，煎服法如前。

桂枝汤

桂枝　赤芍药各一两半　甘草一两　生姜一两半　大枣十二个

上㕮咀，每服五钱，水一盏半煎八分，去滓，温服。啜稀粥取微汗。

桂枝麻黄各半汤

桂枝五钱二字半　芍药　甘草　麻黄去根节，各三钱一字半　杏仁去皮尖，炒，二十四个　生姜三钱一字半　大枣四枚

上咀，煎服法如前。

桂枝大黄汤

桂枝汤内加大黄一两三钱一字半，芍药一两，减甘草一半。

桂枝二越婢一汤

桂枝　芍药　麻黄去根节　甘草炙，各三分　石膏三钱一字　生姜四钱一字半　大枣五枚

上㕮咀，每服五钱，水一盏半煎八分，去滓，温服。

桂枝二麻黄一汤

桂枝　芍药四钱半字　麻黄去根节　甘草炙，各三钱二字半　杏仁去皮尖，炒，十六个　生姜四钱半字　大枣五枚

上咀，煎服法如前。

桂枝葛根汤

桂枝汤内加葛根一两三钱一字半。

桂枝附子汤

桂枝汤内加附子一枚①。

桂枝加厚朴杏子汤

桂枝汤内加杏仁二十一个，厚朴半两。

桂枝甘草汤

桂枝一两三钱一字，甘草六钱二字半。

上㕮咀，每服五钱，水一盏半煎八分，去滓，温服。

桂枝去芍药加蜀漆龙骨牡蛎救逆汤

桂枝三两　甘草炙，二两　生姜切，三两　龙骨四两　牡蛎五两，煅　大枣十一枚，擘破　蜀漆三两，洗去腥②

上㕮咀，每服五钱，水一盏半煎八分，去滓，温服。

桂枝加附子红花汤

桂枝二两半　芍药　生姜各一两半　甘草一两，炙　附子炮，去皮脐　红花各五钱

上咀，煎服法如前。

桂枝加红花汤

桂心　芍药　甘草炙，各三两　红花二两

上㕮咀，每服五钱，水一盏半，生姜四片，枣二枚，煎八分，去滓，温服。

桂枝人参汤

桂枝　甘草各一两三钱一字半　白术　人参　干姜各一两，炮

上㕮咀，每服五钱，水一盏半煎八分，去滓，温服。

桂枝加芍药人参新加汤

桂枝汤内加人参一两，芍药、生姜各三钱一字半。

桂枝去桂加茯苓白术汤

芍药　茯苓去皮　白术各二钱　甘草一钱

上㕮咀，每服五钱，水一盏半，生姜三片，枣一枚，煎八分，

① 枚：原作“枝”，据《伤寒论·辨太阳病脉证并治》改。
② 腥：原作“脚”，据《伤寒论·辨太阳病脉证并治》改。

去滓，温服。

大青龙汤

麻黄三两　桂枝一两　杏仁二十个，去皮尖　甘草①　石膏半鸡子大一块　生姜一两　大枣五个

上㕮咀，每服五钱，水一盏半煎八分，去滓，温服。

五苓散

泽泻一两一钱　白术　茯苓去皮　猪苓各三分　桂枝半两

上为细末，每服三钱，白汤调下。

辰砂五苓散

五苓散内加辰砂半两。

葛根汤

葛根一两　麻黄三分　桂枝半两　生姜三分　甘草　芍药各半两　大枣二个

上㕮咀，每服五钱，水一盏半煎八分，去滓，温服。

葛根柴胡汤

柴胡一两　甘草六钱　枣三枚　人参三钱　黄芩三钱　生姜三钱　葛根三分　半夏三钱，汤洗

上咀，煎服法如前。

葛根葱白汤

葛根　芍药　知母各三钱　川芎　生姜各六钱

上用葱白一把，咀，煎服法如前。

葛根黄芩黄连汤

葛根　黄芩　甘草各二钱　黄连三钱

上咀，煎服法如前。

葛根加半夏汤

芍药二两　麻黄三两　生姜　甘草炙，各二两　葛根四两　桂枝二两　枣十二枚　半夏半升，汤洗

上咀，煎服法如前。

---

① 甘草：用量原缺。

葛根橘皮汤

葛根　橘皮去白　杏仁去皮尖，炒　知母去须　黄芩　麻黄去根节　甘草各一钱

上咀，煎服法如前。

七物柴胡汤

柴胡二两　苍术米泔浸　荆芥穗　麻黄去根节，各一两　甘草炙，七钱

加当归一两，酒浸。

上为末，生姜一块，枣三枚，葱白三寸，同前法煎服。

小柴胡汤

柴胡二两　黄芩　人参各三分　半夏六钱一字，汤洗　甘草　生姜各三分　枣子三枚

上㕮咀，每服五钱，水一盏半煎八分，去滓，温服。

小柴胡加桂汤

本方中去人参，加桂三分。

小柴胡加茯苓汤

本方中加茯苓三分。

小柴胡去半夏加人参瓜蒌汤

本方中去半夏，加人参三钱三字，瓜蒌根①。

小柴胡去枣人参加五味子干姜汤

本方中去参、枣，加五味子一合，干姜半两。

小柴胡加芒硝汤

柴胡二两　黄芩三分　人参　甘草各二分　半夏汤洗，六钱　枣三枚　芒硝　生姜各半两

上㕮咀，每服五钱，水一盏半煎八分，去滓，入硝再煎三二沸，温服。

柴胡桂枝汤

柴胡一两三钱　桂枝　黄芩　人参各半两　半夏汤洗，四钱一字

---

①　瓜蒌根：用量原缺。

枣三枚　甘草三钱　生姜　芍药各半两

上㕮咀，每服五钱，水一盏半煎八分，去滓，温服。

柴胡桂姜汤

柴胡二两　桂枝三分　瓜蒌根一两　黄芩三分　干姜炮　甘草　牡蛎煅，各半两

上咀，煎服法如前。

柴胡干姜汤

柴胡　瓜蒌根各一两　桂枝一两半　牡蛎煅，一两　干姜炮　甘草炙，各五钱

上咀，煎服法如前。

柴胡龙骨牡蛎汤

柴胡二两　黄芩　生姜　铅丹　人参　桂枝　茯苓各三分　半夏汤洗，一合　大黄三钱　大枣三枚　龙骨　牡蛎各三分

上㕮咀，每服五钱，水一盏半煎八分，去滓，温服。

柴胡桂枝干姜汤

柴胡四两　黄芩一两半　牡蛎煅　甘草炙　干姜各一两

上咀，煎服法如前。

四逆汤

附子一枚，生，去皮，作八片　甘草六钱二字半　干姜半两

上咀，煎服法如前。

当归四逆汤

当归三两，酒浸　桂枝　芍药　细辛各三两，去叶　枣二十五个　甘草炙　通草各二两

上㕮咀，水一升煮取四合，去滓，分二服。强人可用大附子，加干姜半两。

通脉四逆汤

甘草二两　附子大者，一个，生用　干姜三两

上煎服法如前。

通脉四逆加猪胆汁汤

甘草一两　干姜三钱，炮　附子一枚，炮，去皮脐　猪胆汁半合

上三味㕮咀，水三盏煎一盏半，去滓，下猪胆汁搅匀，分作二次温服，其脉即来。本方中只用干姜二两。

茯苓四逆汤

茯苓二两，去皮　人参三钱一字　附子一枚，生，去皮，破八片　甘草六钱二字半　干姜半两

上㕮咀，水一升七合煮取一升，去滓，分三服。

当归四逆加吴茱萸生姜汤

本方中加吴茱萸七合，生姜二两六钱，依本方煎服。

茵陈四逆汤

干姜一两半　甘草炙，二两　附子炮，一枚，去皮，破八片　茵陈六两

上㕮咀，每服五钱，水一盏半煎八分，去滓，温服。

真武汤

白术　茯苓去皮　芍药　生姜各三分　附子一枚，炮，去皮脐

上㕮咀，每服五钱，水一盏半煎八分，去滓，温服。

小建中汤

桂枝二两半　芍药三两　甘草炙，一两

上㕮咀，每服五钱，水一盏半，生姜五片，枣二枚，煎八分，去滓，入稠饧一大匙再煎，温服。

黄芪建中汤

黄芪蜜制　肉桂去皮，各三两　甘草炙，二两　白芍药六两

上㕮咀，每服五钱，姜三片，枣一枚，水一盏半，煎八分，温服。

调胃承气汤

大黄一两　甘草半两　芒硝九钱

上㕮咀，水一大盏先煎大黄、甘草，煎七分，去滓，下硝煎一二沸，顿服之。

大承气汤

大黄半两　厚朴一两　枳实一①枚，麸炒　芒硝半两

上水二盏半先煎厚朴、枳壳，至一盏，次下大黄，煎取六分，

① 一：原脱，据《儒门事亲》卷十二补。

去滓，次入芒硝，再煎一二沸，放温服，以利为度，未利再服。内加甘草五钱，名三乙承气汤。

小承气汤

大黄一两　厚朴半两　枳实一①枚，麸炒

上㕮咀，作一服，以水一大盏煎至三分，去滓，温服，以利为度。未利者，再服之。

桃仁承气汤

桃仁十二个，去皮尖　大黄一两　桂枝　甘草　芒硝各半两

上㕮咀，作一服，水二盏煎八分，去滓，下硝再煎一二沸，温服，以利为度。

大柴胡汤

柴胡二两　黄芩三分　芍药三分　半夏六分三字，汤洗　枳壳一枚，麸炒　生姜一两三分　大枣三枚　大黄半两

上㕮咀，每服五钱，水一盏半煎八分，去滓，温服②，以利为度。

栀子豉汤

肥栀子四枚，擘破　香豉半两

上作一服，用水二盏先煎栀子，至一盏，内豉同煎七分③，去滓，温服，得快④吐即止。

栀子干姜汤

栀子四枚　干姜半两

上㕮咀，每服五钱，水一盏半煎七分，去滓，温服。

栀子柏皮汤

栀子十五个　黄柏皮一两　甘草一两

上咀，煎服法如前。

---

① 一：原脱，据《儒门事亲》卷十二补。

② 温服：此二字原脱，据《伤寒论·辨太阳病脉证并治》补。

③ 七分：原字漫漶，据嘉靖本补。

④ 快：原作“决”，据《伤寒论·辨阳明病脉证并治》改。

栀子厚朴汤

大栀子七个　枳实二钱，麸炒　厚朴姜制，半两

上剉如麻豆大，以水一盏半煎，绞汁半盏，温服。

枳壳栀子汤

枳壳一个　肥栀子三个半　豆豉一两二分

上以清浆水二盏煎八分，内枳壳、栀子煎，次下豉，再煎六分，去滓，温服。

枳实栀子豉汤

枳实一个，麸炒　栀子三个半　豆豉一两二钱半

上以清浆水二盏煎服同前。

猪苓汤

猪苓　茯苓去皮　阿胶　泽泻　滑①石各半两

上㕮咀，每服五钱，水一盏半煎七分，去滓，然后下阿胶，候消尽服。

黄芩汤

黄芩　芍药　甘草各三两　大枣三个

上㕮咀，每服五钱，水一盏半煎八分，去柤，温服。

黄芩芍药汤

黄芩三分　芍药　甘草各半两

上咀，煎服法如前。

黄芩半夏生姜汤

黄芩汤内加半夏八钱一字，生姜半两。

黄连汤

黄连　甘草　干姜各二分　大枣三枚　人参二分　半夏汤洗，六钱一字　桂枝三分

上㕮咀，每服全剂，用水三盏煎一盏半，去滓，分二服。

黄连阿胶汤一名黄连鸡子汤

黄连四两　黄芩一两　芍药二两　鸡子黄二枚　阿胶三两

---

①　滑：原作“骨”，据《伤寒论·辨阳明病脉证并治》改。

上五味，以水五升先煎三物，取二升，去滓，内胶烊尽，稍冷内鸡子黄，搅令相得所，温服七合，日三次。

大黄黄连泻心汤

大黄二两　黄连　黄芩各一两

上三味，以麻沸汤①二升渍之，须臾绞去滓，分温再服。

黄连泻心汤

黄连　生地黄　知母　甘草各半两

上㕮咀，每服一两，水一盏半煎八分，去滓，温服。

黄连解毒汤

黄连一分　黄芩　黄柏各半两　栀子四个

上㕮咀，每服五钱，水一盏半煎一盏，去滓，温服。

黄连龙骨汤

黄连一两　黄芩　芍药各一分　龙骨半两

上咀，煎服法如前。

黄连犀角汤

黄连半两　犀角镑，一两，如无，以升麻代之　乌梅七个　木香七分

上咀，煎服法如前。

黄连橘皮汤

黄连二钱　陈皮　杏仁炒，去皮尖　枳实各一钱半，麸炒　麻黄去根节　葛根各一钱半　厚朴姜制　甘草各一钱

上咀，煎服法如前。

白虎汤

知母一两半　甘草一两　石膏四两　粳米一合

上㕮咀，每服五钱，以水一盏半同煎至八分，去滓，温服。

白虎加人参汤

本方加人参半两，煎服法如前。

白虎加桂汤

本方中加官桂三两，煎服法如前。

① 麻沸汤：将沸而冒气泡的水。

白虎加苍术汤

本方中加苍术三分，煎服法如前。

炙甘草汤

甘草炙　生姜各三分　人参半两　生地黄四两　桂枝三分　麦门冬去心，一合　大枣八枚　麻仁一合

上㕮咀，每服五钱，水一盏半入酒半盏，煎八分，去滓，下阿胶一片，煎胶烊尽，温服，日三。

甘草附子汤

甘草炙，一两　附子一个，去皮尖　白术一两　桂枝二两

上㕮咀，每服五钱，水一盏半煎七分，去滓，温服。

甘草干姜汤

甘草炙，四两　干姜炮，二两

上咀，煎服法如前。

甘草泻心汤

甘草炙，二两　黄芩　干姜各一两半　半夏一两一分　大枣六个　黄连　人参各半两

上咀，煎服法如前。

瓜蒂散

瓜蒂炒　赤小豆各等分

上各捣罗已，合治之，取一钱匕，豉一合先渍之，须臾煮作稀糜，去滓，取汁和散，温顿服。不吐，少少加，得快吐乃止，诸亡血虚家不可服。热汤调服亦可。

来复丹

硝石一两，同硫黄①并为细末，入定锅②内，以微火慢火炒，用柳篦子不住③手搅，令④阴阳气相入，不可煎⑤太过，恐伤药力，再研极细，名二气

① 黄：原作“煎”，据《和剂局方》卷五改。
② 锅：原作“楪”，据《和剂局方》卷五改。
③ 住：原作“柱”，据《和剂局方》卷五改。
④ 令：原作“冷”，据《和剂局方》卷五改。
⑤ 煎：原作“尖”，据《和剂局方》卷五改。

末　太阴玄精石研，飞　舶上硫磺用透明不侠沙石者，各一两　五灵脂用水澄沙土石，日干　青皮去白　陈皮去白，各二两

上用五灵脂、二橘皮为细末，次入玄精石末及前二气末，拌匀，以好①滴醋打糊，为丸如莞豆②大，每服三十粒，空心粥饮吞下。

灵砂

水银一斤　硫黄四两

上二味，用新铁铫炒成砂子，或有烟焰，即以醋洒，候研细，入水火鼎③，醋调赤石脂封口，铁线扎④缚，晒干，盐泥固济，用炭二十斤煅，如鼎子裂，笔蘸赤石脂频抹其处，火尽为度，经宿取出，研为细末，糯米糊为丸如麻子大，每服三粒，空心枣汤、米饮、井水或人参汤任下。忌猪羊血、绿豆粉、冷滑之物。量病轻重，增至五七粒。

阴旦汤

芍药　甘草炙，各二两　干姜炮　黄芩各三两　桂枝四两　大枣十五个

上㕮咀，每服五钱，水一盏半煎八分，去滓，温服。

理中汤

人参　甘草炙　干姜炮　白术各二钱

上咀，作一贴，煎八分，去滓，温服。

芍药甘草附子汤

芍药　甘草各三两　附子炮，去皮脐，一枚

上㕮咀，每服五钱，水一盏半煎七分，去滓，温服。

升麻汤

升麻去腐　苍术米泔浸　麦门冬去心　麻黄去根节，各一两　黄芩　大青各半两　石膏二两　淡竹叶七片

---

① 好：原作“如”，据《和剂局方》卷五改。

② 莞豆：《和剂局方》卷五作“豌豆”。

③ 水火鼎：一种炼丹用的鼎，由用于加热的火鼎和用于冷却的水鼎组成。

④ 扎：原作“札”，据《和剂局方》卷五改。

上咀，煎服法如前。

升麻葛根汤

升麻去腐　葛根　甘草　芍药各三两

上咀，煎服法如前。

升麻栀子汤

升麻一两半，去腐　柴胡三两半　栀子十个　石膏二两半　生地黄汁半斤

上剉如麻豆大，每服五钱，水一盏煎八分，去滓，温服。

升麻六物汤

升麻去腐　栀子仁各三两　大青　杏仁去皮尖，炒　黄芩各一两半

上剉如麻豆大，每服五钱，水一盏半，入葱白三茎，煎至一盏，去滓，温服。

升麻鳖甲汤

升麻二钱，去腐　当归酒浸　甘草各二钱　鳖甲醋炙　雄黄半两，另研　蜀椒一钱半，去目

上㕮咀，每服五钱，水一盏半煎八分，去滓，温服。

附子泻心汤

大黄二两　黄连　黄芩各一两　附子一枚，炮，去皮脐

上㕮咀，水三大盏煎七分，去滓取汁，入三黄泻心中搅匀，暖动，分二服。

附子汤

附子一枚，去皮脐，炮　茯苓一两半，去皮　人参一两　芍药一两半　白术二两

上㕮咀，每服五钱，水三盏煎七分，去滓，温服，日三次。

附子防风汤

柴胡两半　白术一两　茯苓去皮　甘草各三分　五味子一两　干姜炮　附子去皮脐　防风去芦，各一分　桂心半两　生姜四片

上咀，煎服法如前。

附子散

附子炮，去皮脐，七钱半　桂心半两　当归半两，酒浸　半夏汤洗

干姜炮，二钱　白术半两

上为细末，每服二钱，水一盏，生姜半钱，煎六分，去滓，不拘时热服，覆取汗，未汗再服。

霹雳散

上以附子一枚及半两者炮熟，取出，用冷灰埋之，细研，入真腊茶一大钱同和，分作二服，每用水一盏煎至六分，临熟入蜜半匙，候温冷服之，须臾躁止，得睡汗出，瘥。

温中汤

丁皮一两　干姜炮，二钱　白术　陈皮　丁香各二钱　厚朴制，一两

上为细末，每服二钱，葱白三寸，荆芥五穗，煎至七分，去滓，热服。未快，手足尚逆，呕吐，加舶上丁皮二钱，干姜二钱。

大陷胸汤

大黄一两半　甘遂一字，细末　芒硝一两八钱半

上用水二盏煎大黄，至八分，去滓，下硝一沸，次下甘遂末，温服，快利止。

大陷胸丸

大黄二两　葶苈三分　杏仁一合，去皮尖，炒　芒硝三分

上捣罗上二味为细末，内杏仁、芒硝，合研如脂，用白蜜少许和，丸如弹子大，一丸入甘遂末一字，水二盏半顿服，一宿乃下，如不下再服。

小陷胸汤

黄连三钱一字　半夏汤洗，六钱一字　瓜蒌实大者，一个

上㕮咀，水二盏先煎瓜蒌，至一盏半下诸药，煮①取八分，去滓，温服。

三物白散

桔梗三分　巴豆一钱，去皮油　贝母三分

上为末，内巴豆研匀，以白饮和服。强人半钱，羸人或减之。病在膈上必吐，在胁下必利。不利，进热粥一杯，若利过不止，

---

① 煮：原脱，据《伤寒论·辨太阳病脉证并治》补。

服冷粥一杯。

小半夏茯苓汤

半夏五两，汤洗七次　白茯苓三两，或用赤者

上㕮咀，每服五钱，水一盏半煎八分，去滓，入生姜自然汁，热服。

半夏泻心汤

半夏洗，一两一钱　黄芩　人参去芦　甘草炙　干姜炮，各一两　黄连半两

上㕮咀，每服五钱，水一盏半，姜五片，枣一枚，煎八分，去滓，温服。

大半夏汤

半夏汤洗　白茯苓去皮　生姜各一分

上㕮咀，煎服法如前。

小半夏汤

半夏五两，汤洗　赤茯苓三两，去皮

上咀，煎服法如前。

茵陈汤

茵陈蒿半两　大黄三钱　肥栀子三枚半

上㕮咀，水三升三合先煎茵陈，减一半，内二味煎取一升，去滓，分三服。小便利出如皂角汁，一宿腹①减，黄从小便出也。

茵陈五苓散

茵陈蒿末一两　五苓散末半两

上相和，每服二钱，食前米饮调下。或浓煎茵陈蒿汤调五苓散，亦得。

茵陈茯苓汤

茯苓去皮　官桂各一两　猪苓七钱半　滑石一两半　茵陈一两半

加当归一两，酒浸。

上㕮咀，水一盏半煎八分，去滓，温服。

---

① 腹：原作“复”，据《伤寒论·辨阳明病脉证并治》补。

茵陈四逆汤

干姜炮，一两半　甘草炙，二两　附子炮，一枚，去皮，破八片　茵陈一两

上咀，煎服法如前。

小茵陈汤

附子一个，作八片　甘草炙，一两　茵陈三两

上为粗末，每服七钱，水二盏煎一盏，去滓，温服。

茵陈附子汤

茵陈汤内加附子。

茵陈吴茱萸汤

茵陈汤内加吴茱萸。

术附汤

甘草一两　生姜一两半　大枣六枚　白术二两　附子炮，一个半

上㕮咀，每服五钱，水一盏半煎八分，去滓，温服。

吴茱萸汤

吴茱萸一两半　人参三分　生姜一两半　大枣三个

上㕮咀，每服五钱，水一盏半煎八分，去滓，温服。

竹叶石膏汤

石膏二两八钱一字　麦门冬去心，一两半　人参　甘草各三钱一字　半夏汤洗，四钱半字　竹叶二两

上㕮咀，每服五钱，内粳米三十粒再煎，米熟汤成，去滓，温服。去石膏，名竹叶汤。

十枣汤

芫花　甘遂　大戟各等分

上先以水一升半煮肥枣擘破，十个，煮取八合，去滓，内药末，强人一钱，羸人可服半钱，再单饮枣汤送下。平旦服，若下少，病不除者，明日更服，加半钱，利后糜粥自养。合下不下，令人胀满，通身浮肿而死。

牡蛎泽泻散

牡蛎煅　泽泻　蜀漆　商陆　葶苈炒　海藻　瓜蒌各等分

上为细末，米饮调方寸匕，小更得利为佳。

生姜泻心汤

生姜二两　黄芩　甘草　人参各一两半　干姜半两　半夏一两一分　黄连半两　大枣六个

上㕮咀，每服五钱，水一盏半煎八分，去滓，温服。

冲和汤即小柴胡汤

冲和去枣加茯苓牡蛎汤

冲和汤内去枣，加牡蛎一两三钱一字半。

枳实理中丸

茯苓去皮　人参　白术　干姜炮　甘草炙，各二两　枳实十六个，麸炒

上为细末，炼蜜丸如梧桐子大，每服五十丸，食远温酒或白汤送下。

桔梗汤

桔梗半两　甘草一两

上㕮咀，每服五钱，水一盏半煎八分，去滓，温服。

桔梗枳壳汤

桔梗　枳壳麸炒，各等分

上㕮咀，每服五钱，水一盏半煎八分，去滓，温服。

桔梗枳实汤

桔梗　半夏曲各一两　枳实半两，麸炒　陈皮①

上咀，煎服法如前。

桔梗大黄汤

大黄半两　柴胡　黄芩　栀子　桔梗各一两　甘草一钱

上㕮咀，每服五钱，水一盏半煎八分，去滓，温服，以通泻为度。

理中丸

人参　甘草炙　干姜炮　白术各二两

---

① 陈皮：用量原缺。

上为细末，炼蜜为丸如弹子大，沸汤半盏化一丸服。

增损理中丸

人参　白术　干姜炮，各二两　甘草三两　枳壳二十四片，麸炒　黄芩一两

上为细末，炼蜜和丸如弹子大，沸汤半盏化一丸服。

茯苓甘草汤

茯苓去皮　桂枝各二钱　甘草一钱　生姜三钱

上㕮咀，作一服，水一盏半煎八分，去滓，温服。

茯苓桂甘大枣汤

茯苓一两　桂枝一两一钱　甘草半两　大枣四枚

上㕮咀，每服五钱，用甘澜水一盏半煎至一盏，去滓，服。甘澜水法：取水一斗，置大盆中，以杓扬之，水上有珠子五六千颗相逐，取用之，一名劳水，性本咸，劳之则甘也。

茯苓桂枝白术甘草汤

茯苓四两，去皮　桂枝三两　白术二两　甘草二两

上㕮咀，每服五钱，水一盏半煎八分，去滓，温服。

茯苓白术汤

茯苓去皮　干姜炮　甘草炙　白术　桂枝各一两

上㕮咀，每服四钱，水一盏半煎八分，去滓，温服。

三黄泻心汤

大黄　黄连　黄芩各等分

上㕮咀，每服五钱，水一盏半煎八分，去滓，温服。痛闷者，加芒硝。

海蛤散

海蛤　滑石　甘草各一两　芒硝半两

上为末，每服二钱，以鸡子清调下。

旋覆代赭汤

旋覆花一两，去梗　人参六钱二字半　代赭石三钱一字　甘草一两　生姜一两六钱一字　半夏汤洗，八钱一字　大枣十二枚

上㕮咀，每服五钱，水一盏半煎八分，去滓，温服。

槟榔散

橘叶一大握　沙木①一握　小便　酒各半盏

上煎数沸，调槟榔末二钱，食后温服。

抵当汤

水蛭十个　虻虫十个　大黄一两　桃仁七枚

上㕮咀，作一服，水二盏煎八分，去滓，温服。血不下，再服。

抵当丸

水蛭五个　虻虫五个　桃仁六个　大黄三钱

上为细末，只作一丸，以水一大盏煎七分，顿服，卒时当下。血未下，再服。

小青龙去麻黄加附子汤

本方中去麻黄，加附子半两

小青龙去麻黄加茯苓汤

本方中去麻黄，加茯苓一两

小青龙去半夏加瓜蒌根汤

本方中去半夏，加瓜蒌根三分

羌活附子汤

羌活　附子炮，去皮脐　茴香炒，各一钱半　木香一钱　干姜生，一枣大

上为细末，每服二钱，水一盏，盐一捻，煎十数沸，热服。

如圣加枳实汤

甘草　桔梗　枳实麸炒，各五钱

上㕮咀，每服五钱，入五味子半钱，水一盏半煎八分，去滓，温服。

如圣加人参藿香杏仁汤

甘草　桔梗　人参　藿香各五钱　杏仁三个，去皮尖，炒

上㕮咀，每服五钱，水一盏半煎八分，去滓，温服。

---

① 沙木：杉木。

橘皮半夏汤

橘皮去白①，三两　半夏汤洗七次，五个

上㕮咀，每服五钱，水一盏半，姜七片，煎七分，去滓，温服。

柿蒂汤

柿蒂　丁香各一两

上㕮咀，每服三钱，水一盏半，姜五片，煎八分，去滓，温服。

厚朴汤

白术五两　厚朴姜制　陈皮去白　甘草炙，各三两　枳壳麸炒　半夏汤洗，各二两

上㕮咀，每服五钱，水一盏半，姜三片，枣二枚，煎八分，去滓，温服。

厚朴半夏甘草人参汤

厚朴姜制，二两，去皮　生姜二两，切　半夏汤洗，六钱一字　人参一钱　甘草炙，半两

上㕮咀，每服五钱，水一盏半煎八分，去滓，温服。

厚朴丸

陈皮半两　人参七钱　白术　藿香　当归各半两　细辛二钱半

上为细末，炼蜜为丸如弹子大，每服一丸，水一盏煎六分，和滓热服。

犀角地黄汤

生地黄二两　黄芩一两　黄连　大黄各五钱

上㕮咀，每服五钱，水一盏半煎八分，去滓，温服。

酸枣仁汤

酸枣仁一升，汤去皮　甘草二钱半　知母半两　麦门冬去心，二合半　茯苓去皮　川芎　干姜各三分

上为末，每服四钱，水一盏半煎六分，去滓，温服。

---

① 橘皮去白：原作“茯苓去皮”，据《和剂局方》卷四改。

人参散

人参　栀子　蓝叶　甘草　白鲜皮各半两

上㕮咀，每服五钱，水一盏半煎八分，去滓，温服。

猪肤汤

猪肤五两

上用水三升三合煮取一升七合，加白蜜三合半，白粉二合，熬香，和令相得，分三服。

芍药甘草汤

芍药　甘草各二两

上㕮咀，每服五钱，水一盏半煎八分，去滓，温服。

火焰散

舶上硫黄　附子生用　新腊茶各一两

上为末，酒调，分摊涂新碗五①口中，于火上荡干，合在瓦上，每一碗②下烧熟艾一拳大，烧烟熏尽，冷即刮取，细研，每服二钱，酒一盏煎七分，有火焰起勿讶，温服。

丹砂丸

舶上硫黄　水银　太阴石　太阳石　玄精石各一两，另研　硝石半两

上为末，用无油铫子文武火炒，诸药末令匀，如灰色，如粉，生姜自然汁浸蒸饼，为丸如绿豆大，每服五丸，龙脑牛黄生姜蜜水下③，压躁也，阳毒，枣汤下，阴毒，荏④汤下。不许于屋底炒。

干姜附子汤

干姜炮，一两　附子一枚，生用

上㕮咀，每服五钱，水一盏半煎八分，去滓，温服。入麝香一字，研细服。一名姜附汤。

---

① 五：原脱，据《类证活人书》卷十六补。
② 每一碗：原作“分作五碗”四字，据《类证活人书》卷十六改。
③ 下：原脱，据《类证活人书》卷十六补。
④ 荏：白苏。原作“任”，据《类证活人书》卷十六改。

干姜黄芩黄连人参汤

干姜　黄连　黄芩　人参各三钱

上㕮咀，作一服，水一盏半煎八分，去滓，温服。

茅花汤

茅花一大块

上以水三盏煎浓汁一盏，分二服，即瘥。如无花，以根代之。

破棺丹

大黄二两，半生半熟　芒硝

上为末，炼蜜丸如弹子大，每服半丸，病重一丸或二丸，食后童便入酒半盏化服，或白汤合酒化服。

阿胶散

黄连炒，二两　栀子仁半两　阿胶炙令燥①　黄柏去粗皮，炙，各一两

上为粗末，每服四钱，水一盏煎七分，去滓，温服。

桃花汤

赤石脂四两半，研末　糯米二合半　干姜一分

上以水二大盏煎三②味，米熟去滓，内赤石脂细末一方寸，温服六分，日三服。愈勿更服。

茯苓汤

即败毒散去枳壳，加陈皮，倍柴胡。

败毒散方

柴胡去苗　甘草炙　桔梗　人参去芦　羌活去苗　芎䓖　茯苓去皮　枳壳去穰，麸炒　前胡去苗，洗　独活去苗，各等分③

上㕮咀，每服三钱，水一盏半，姜三片，薄荷少许，同煎七分，去滓，温服。

---

① 燥：原作“佳”，据《圣济总录》卷三十三改。

② 三：当作“二”。

③ 去苗……等分：原字漫漶，据嘉靖本补。

小橘皮汤

陈皮一两　生姜二两

上㕮咀，水三盏煎二盏，去滓，分二服，下咽即愈。

橘皮汤

甘草一钱　人参二钱　陈皮半两

上用青季竹刮青茹一团，姜四片，枣一枚，水一盏半，煎八分，去滓，温服。

姜汁半夏汤

半夏不拘多少，汤洗

上㕮咀，每服半两，水一盏半，生姜自然汁半盏，煎七分，去滓，温服。

赤茯苓汤

赤茯苓去皮　陈皮　人参各二分　白术　芎䓖　半夏汤洗，各一两

上㕮咀，作一服，水一盏半煎八分，去滓，温服。

白通猪胆汁汤

溺一合二勺半，用童子小便　猪胆一个，用四分之一　附子一枚，生，去皮脐，破八片，用二片　干姜一分　葱白一根

上用水一盏煎五分，去滓，入尿、胆汁和得所，分温服。

天水散

滑石六两，白腻好者　甘草一两

内加辰砂。

上为细末，每服三钱，入蜜少许，温水调下，或无蜜亦可，日一二服，或冷水调服。

黑奴丸

大黄二两　黄芩　芒硝　梁上尘　釜底煤　皂突黑①研入　小麦奴②各一两　麻黄去根节，三两

---

① 黑：《肘后备急方》卷二作“墨”。

② 小麦奴：小麦果穗感染黑粉科真菌麦散黑粉产生的菌瘿。

上为细末，炼蜜为丸如弹子大，每服一丸，新汲水研化，服。渴，饮冷水尽足，须臾汗出，愈。未汗，再服一丸，即瘥。小麦奴乃麦未熟子成①，捻之成黑勃是也。

桂苓白术甘草汤

茯苓四两，去皮　桂枝三两　白术二两　甘草炙，二两

上㕮咀，每服五钱，水一盏半煎八分，去滓，温服。

乌梅丸

乌梅七十五个　细辛　附子　人参　黄柏　桂枝各一两半　干姜二两半　黄连四两　蜀椒②　当归各一两

上十味异捣筛为末，以苦酒渍乌梅一宿，去核，蒸之五升米下，饭熟杵成泥，和药令相得，内臼中，与蜜杵三千下，丸如桐子大，先食饮服十丸，日三，加至二十丸。禁生冷滑物。

羊肉汤

当归酒浸　白芍药各一两　附子炮，去皮脐，四钱　龙骨半两　生姜二两　牡蛎二两，煅　桂枝七钱半

上为粗末，每服一两，羊肉四两，葱白五寸，去黄心，同咀烂，以水五升熬至一半以来，滤绞去滓，分三服饮之。

黑锡丹

黑锡溶③，去滓　硫磺透明，各二两　附子炮，去皮脐　破故纸酒浸炒　肉豆蔻面裹煨　茴香炒　金铃子蒸，去皮核　阳起石酒浸炒　木香不见火　沉香各一两　肉桂半两　胡芦芭酒浸炒，一两

上用新铁铫内如常法将黑锡、硫黄结砂子，地上出火毒，自朝至暮，研令极细，余药并杵罗为细末，一处和停，酒糊丸如桐子大，阴干，入袋内擦令光莹，每服五七十丸，空心姜盐汤或枣汤下，妇人艾醋汤下。一切冷痰，盐酒汤空心下三四十丸。年高

① 麦未熟子成：《类证活人书》卷十六作“小麦未熟时丛中不成麦”一十字。

② 椒：原作“树”，据《伤寒论·辨厥阴病脉证并治》改。

③ 溶：《杨氏家藏方》卷九作“镕”。

时有客热，服之大效。

三建汤

天雄炮，去皮　附子炮，去皮　大川乌炮，去皮脐，各净秤一两

上㕮咀，每服四钱，水二盏，姜十片，煎八分，不拘时服。气不顺，加木香、沉香、丁香、胡椒，名丁胡三建汤。

五味子汤

五味子半两　人参　麦门冬去心　杏仁去皮尖，炒　生姜各一两　枣子三个

上㕮咀，水二大盏煎一盏，去滓，分二服。

防风白术牡蛎汤

防风去芦　白术　牡蛎煅，各等分

上为末，每服二钱，米饮调，常时酒调极佳，日三服，汗止。

枳壳散

枳壳麸炒，五钱半　赤茯苓去皮　当归酒浸　京三棱炮，各二两　木香不见火　诃黎勒各五钱

上为细末，每服四钱，沸汤点服。

防葵散

防葵一两　木香不见火　黄芩　柴胡各半两

上㕮咀，每服五钱，水二盏煎八分，去滓，温服。

茯苓散

赤茯苓一两，去皮　槟榔三钱　大腹皮　川茴香炒　良姜炒，各五钱　桂心五钱

上咀，煎服法如前。

白头翁汤

白头翁　黄柏　秦皮　黄连各一两半

上咀，煎服法如前。

蘖皮汤

黄柏三两　黄芩二两　黄连一①两

① 一：此上原衍“各”字，据文义删。

上㕮咀，每服五钱，水一盏半煎八分，去滓，温服。

赤石脂丸

赤石脂　干姜各一两　黄连　当归酒浸，各二两

上为细末，炼蜜丸如桐子大，每服三十丸，米饮下。

赤石脂禹余粮汤

赤石脂　禹余粮各一两

上㕮咀，每服五钱，水一盏半煎八分，去滓，温服。

风引汤

大黄　干姜　龙骨各四两　桂枝三两　甘草　牡蛎各三两　滑石　石膏　凝水石　赤石脂　白石脂　紫英石各六两

内加附子。

上为粗末，以囊盛之，取三指撮，井花水三升煎，去滓，三次服。

苦酒葶苈生艾汤

苦酒一升　葶苈一合　生艾无生者，熟艾煮汁亦可

上煎取七合，作三服。

治中汤

人参　干姜炮　白术　甘草　陈皮　青皮各等分

上㕮咀，每服五钱，水一盏煎四沸，去滓，热服。

四顺附子汤

附子生去皮脐　白姜炮　甘草炙　人参各一两

上㕮咀，每服四钱，水二盏煎七分，去滓，温服。

藿香正气散

半夏汤洗　厚朴各二两，姜制　藿香三两　陈皮三两　大腹皮　白芷　茯苓　紫苏　白术　桔梗各二两　甘草炙，二两半

上㕮咀，每服五钱，水一盏，姜三片，枣一枚，煎八分，去滓，热服。

除湿汤

半夏汤洗，二两　厚朴姜制，二两　藿香一两　橘皮一两　甘草七钱　苍术米泔浸，二两

上㕮咀，每服四钱，水一盏半，生姜七片，枣一枚，煎七分，去滓，温服。

清暑益气汤方见中暑门

参苏饮

南木香　紫苏叶　干葛　半夏洗　前胡　人参　茯苓去皮，各三分　枳壳麸炒　桔梗　甘草炙　陈皮去白，各半两

上㕮咀，每服四钱，水二钟，姜三片，枣二枚，煎八分，去柤，温服。

五柔丸

大黄四两　前胡一两　半夏汤洗　苁蓉酒浸　芍药　茯苓去皮　细辛　当归酒浸　葶苈炒，各半两

上为末，炼蜜丸如桐子大，每服二十丸，温水送下。

绛雪

龙脑半字　硼砂一钱　朱砂三钱

上研匀，每用一字，掺于舌上，津咽之。

金液丹

硫黄净，拣去沙石，十两，研细，飞过，用瓷合①子盛，以水和赤石脂封口，以盐泥固济，晒干，地内先埋一小罐子，盛水令满，安盒在上，用泥固济讫②，慢火养七日七夜，候足，加顶火一片煅，候冷取出，研为细末。

上药末一两，用蒸饼一两汤浸，握去水，搜③为丸如桐子大，每服三十丸，多至百丸，温米饮送下，空心服之。

半硫丸

生硫黄研　半夏各等分

上为末，生姜自然汁煮糊，为丸如桐子大，每服三十丸，空心米饮下，酒亦可。

---

①　合：同“盒”。《梁书·傅昭传》：“明帝闻之，赐漆合烛台等。”

②　用泥固济讫：“固”原作“因”，“讫”原作“乾”，并据《和剂局方》卷五改。

③　搜：原作“脉”，据《和剂局方》卷五改。

脾约丸

大黄酒浸，二两　厚朴姜制　枳壳麸炒　白芍药各半两　麻子仁　杏仁去皮尖，炒，三分

上为细末，炼蜜丸如桐子大，每服二十丸，温水下，不拘时候。未利，加至二十丸至三十丸，止于五十丸。下利，服糜粥将理。

甘桔汤

甘草二两　桔梗一两

上吹咀，每服五钱，水一盏半煎至八分，去滓，温服。

甘桔半夏汤

甘桔汤内加半夏。

半夏桂甘汤

半夏汤洗　桂枝　甘草炙，各一两

上剉如麻豆大，每服四钱，水一盏半煎至七分，放冷，少少呷，良久咽之。

文蛤散

文蛤一两

上一味为末，水煎服一钱，或沸汤调服亦可。

玄参升麻汤

玄参　升麻　甘草

上吹咀，每服五钱，水一盏半煎至七分，去滓，温服。

百合知母汤

百合七个　知母一两

上先以水洗百合，渍一宿，当白沫出，去其水，更以全水二升煮取一升，去滓，别以泉水二升煮知母，亦取一升，去滓后合和，煎取一升五合，再服。

百合地黄汤

桃仁炒，去皮尖　槐子　艾各一两　大枣十五个

上以水二大盏煎一盏半，去滓，分三服。

桂心白术散

白术　桂心　附子炮，去皮脐　川芎　甘草炙，各等分

上㕮咀，每服五钱，水二盏半，姜四片，枣三枚，煎八分，去滓，温服。

白术汤

白术　细辛　附子炮，去皮脐　桔梗　川乌炮，去皮尖，各一两　干姜炮，半两

上㕮咀，每服五钱，水一盏半煎八分，去滓，温服。

肉桂散

肉桂去皮，三钱　赤芍药　陈皮去白　前胡去苗　当归酒浸，各一两　附子炮，去皮脐　白术　木香各三钱，不见火　厚朴姜制　良姜炒，各三钱　人参一两　吴茱萸半两，洗炒

上㕮咀，每服五钱，水一盏，枣三枚，煎六分，去滓，不拘时稍热服。

正元散

麻黄去根节　陈皮去穰　大黄煨　甘草炙　干姜炮　肉桂去皮　白芍药　半夏汤洗　附子炮，去皮脐　吴茱萸洗，焙，各等分

上麻黄加一半，茱萸减一半，同为末，每服一大钱，水一盏，生姜五片，枣一枚，煎七分，去滓，热呷出汗，以被盖覆，汗出愈。阴毒，不可用麻黄出汗。

烧裩散

妇人裩当①烧灰，妇人病，男子裩当烧灰也

上一味，以水和服方寸匕，以小便利，阴头肿，即愈也。

鼠矢豉汤

栀子十四枚　枳壳三枚，麸炒　雄鼠屎二七个

上为粗末，每服四钱，葱白一寸，豉三十粒，水一盏半，煎一盏，去相，分二服。

---

① 裩（kūn 昆）当：裤裆。裩，同“裈”，满裆裤。《类篇·衣部》：“裈，或作‘裩’。”当，同“裆”。《仪礼·乡射礼》胡培翚正义：“郑以‘当’为‘裆’者，盖古人字少，得相假借。”

猳鼠矢汤

韭根一大把　猳鼠矢①十四粒，两头尖者是

上二味，水二盏煎七分，去滓，再煎三沸，温服，得粘汗效，未汗再服。

麦门冬汤

麦门冬去心　甘草炙，二两

上㕮咀，每服五钱，粳米一盏，枣二枚，竹叶十五片，同煎一盏，去滓服。不能服者，绵滴口中。

知母麻黄汤

知母一两半　麻黄去根节　甘草炙　芍药　黄芩各一两　桂枝半两

上㕮咀，每服五钱，水一盏半煎八分，去滓，温服。

牛蒡根散

牛蒡根十条　麻黄去根节　牛膝　天南星各六钱

上剉细，于砂盆内研细，用好酒一升同研，以新布捩②取汁后，用炭火半秤烧一地坑内通赤，去③火扫净，投药汁在坑内，再烧令黑色，取出，于乳钵内细研，每服半钱，酒调下，日三服。

黑膏方

生地黄八两　豉一升

上以猪膏一斤合煎④之，煎令三分取一，绞去滓，同雄黄、麝香如大豆者，内中搅匀，尽服之，毒便从皮中出，则愈。忌芜荑。每用约弹子大，未效再服。

大青四物汤一名阿胶大青汤

大青四两　阿胶　甘草各一两　豉八合

上三味用水煎后，入胶令烊尽，温服。

---

① 猳（jiā 加）鼠矢：雄鼠屎。

② 捩（liè 列）：扭挤。

③ 去：原脱，据《古今医统大全》卷十四补。

④ 煎：原作“露”，据《肘后备急方》卷二改。

竹皮汤

刮青竹皮一升

上一味，以水三升煮一升，绞去滓，分服，立愈。

香薷饮

香薷一斤　厚朴制　白扁豆各半斤

上㕮咀，每服五七钱，水一盏半煎八分，去滓，温服。

麻仁丸

郁李仁　麻子仁各六两，另研　大黄二两半或一两半，炒　山药　枳壳炒，各七钱半　槟榔半两　羌活　木香各五钱半

上为细末，炼蜜为丸如梧桐子大，每服三十丸，温水下。

五苓合枳术汤

五苓散方见前、枳术汤二药相合，煎服。

枳术汤

枳实麸炒，半两　白术二两

上二味，以水五升煎取三升，分温三服。

消暑丸

半夏醋煮，四两　甘草　茯苓去皮，各二两

上为末，姜汁糊丸如桐子大，每服五十丸，食远白汤下。

冷香饮子见中暑门

通正散见《总录方》

正气散见中寒门

五积散见中寒门

防风通圣散见中风门

小续命汤见中风门

川芎石膏汤见头痛门

平胃散见脾胃门

益元散即前天水散

补中益气汤见老人门

朱砂安神丸见怔忡门

柴胡饮子见热证门

七宣丸见二便不通门

鹤顶丹见《究源方①》

太乙牛黄丸见《直指方》

消蕴汤见《无求子方》

扁豆汤见《无求子方》

竹茹汤见《总录方》

鸡清散见《总录方》

审慎丸见《索矩方》

育肠汤见《索矩方》

紫雪见《和剂方》

地黄汤见《韩祗和方》

枳实丸

栀子厚朴②汤

升麻解肌③汤

三物小陷胸汤

荆防散

枳实汤

七物调中汤

茯苓陷胸汤

茯苓橘皮汤

厚朴泻心汤

大安丸

凝水石丸

梅煎散

防风当归散

---

① 方：原作“门”，据本卷正文改。

② 朴：原作“桂”，据《伤寒论·辨太阳病脉证并治》改。

③ 肌：原作“饥”，据文义改。按原书“肌”多有讹作“饥”者，今据文义改，后见径改，不出校。

朱雀汤

小麦汤

鸡矢白汤

玄胡散

当归丹

知母石膏汤

不卧散

备急丸

乌扇膏

紫苏丸

八石散

海藏大羌活汤

羌活　独活　防己　防风　黄芩　黄连　苍术　白术　甘草炙　川芎　细辛各三钱　知母　生地黄各一两

上㕮咀，每服七钱，水二钟煎八分，去柤，不拘时热服。未解，再服一二服。

易简诸方

《肘后方》治伤寒结胸。

陈橘皮逐个用全者，汤浸去穰，不切，每个入巴豆一粒，以线紧缠橘皮，于麸炒令微黑色，去豆不用

上为末，每服半钱，米饮调下，不拘时服。

《孙真人方》治汗后咳逆，声闻四邻者。

莲花青皮四瓣全者，不拘多少

上为细末，每服二钱，食后白汤调下。

阴证一醉汤　治阴证神效。

上用好酒一壶极热，就将鸡刺血入壶中，极热令患人饮之，衣被盖覆，汗出为效。男用雌，女用雄鸡，立愈，随意量饮。

唐本注①云：辟瘟疫病，用狐狸鼻尖及粪烧之，以薰除此病。狐粪②在竹木间石上头尖坚者是也。

辟瘟丹

苍术　降真香　安息香　青木香　桃木香　香白芷　柏香叶　皂角　虎头骨各等分

上为末，枣肉为丸如弹子大，以红为衣，于岁除夜及正旦一日慢火煨烧之，吉，其瘟自退。凡修合，择于清净房室，焚香，存念更生永命天尊③。清早晨及将雄黄研水，涂入鼻孔中，及临卧亦可。涂鼻中，与同床共卧之，亦不传染。

屠苏酒　治证同前。

大黄　川椒去目　桔梗　桂心各半两　防风半两　白术　川乌　菝葜各一钱

上八味剉碎，以绛囊贮之，岁除日悬挂井中，令沉至泥，正旦出之井，却将囊浸酒中，略煎，向东从小至大饮之，弃囊于井中。

《外台秘要》：辟时行瘟疫，取上等朱砂一两，细研，炼白蜜和丸如麻子大，常以太岁日平旦，一家大小勿食诸物，面向东立，各吞三七丸，永无疫疾，勿令近齿。

本草云：治瘟疫，五月一日取冢上土及砖，瓦器中盛之，著门外阶下，合家不患时气。

《日华子》云：治天行呕吐，不下食，取腊月兔头并皮毛，烧令烟尽，劈破作黑灰，捣罗为末，米饮调服方寸匕，则下食。不瘥，更烧服之，频用，皆效无比。

一方，凡天行疫疠者，以东行桃枝细剉煮汤，合家澡浴，佳。

一方，伤寒后男子阴阳易，用丹黍米三两煮薄粥，和酒饮之，

---

① 唐本注：宋代唐慎微撰集《证类本草》时取历代旧注，称出于唐高宗显庆间纂修《唐本草》时的注解为“唐本注”。

② 粪：此下原衍“抛”字，据《证类本草》卷十八删。

③ 更生永命天尊：道教神祇名号，即文昌帝君。

发汗出，愈。随人加减用之，效。

《肘后方》：辟瘟疫病，正月上寅日①取女青②末三两，用红绢缝三角囊盛，系前帐中，大吉。

一方，治瘟疫病，取马蹄屑二两，男左女右，缝绢囊盛，带之。

一方，治伤寒时气，毒攻手足，肿痛欲断，用牛肉切大片裹肿处，愈止。或用虎杖根剉，水煮，适寒温，以浴③手足，至上踝水尺许为度，效。

《伤寒类要》治伤寒天行病后食④复，含头垢如皂角子大一丸，吐之，大效。

一方，治天行病六七日，热盛心烦，狂见鬼者，绞人屎汁，饮数合，效。

一方，治温病劳役及食复，烧人屎存性，为末，酒调方寸匕，不拘时服。

《圣惠方》治时气三日外，忽觉心满坚硬，脚手心热，变黄，不治杀人，以瓜蒂七枚，杵末如大豆许，吹两鼻中，令黄出，残末水调服之，得吐黄水一二升，瘥。

一方，治阴毒伤寒，四肢逆冷，宜熨之，以吴茱萸一升，酒和匀湿，绢袋二只蒸令极热，熨两脚心，候气通畅匀暖即停熨，累用极验。

一方，治伤寒狐惑，毒蚀下部，肛外如䘌，痛痒不止，以雄黄半两，先用瓶一个，口稍大者，内入灰，上如装香火，将雄黄烧之，候烟出，当患处熏之，效。

《梅师方》治伤寒发豌豆疮，未成脓，研芒硝，用猪胆汁相和，涂疮上，立效。

---

① 上寅日：每月上旬的寅日。

② 女青：《本草纲目》卷十六："时珍曰：女青有二：一是藤生，乃苏恭所说似萝藦者；一种草生，则蛇衔根也。"

③ 浴：《证类本草》卷十三作"渍"。

④ 食：《证类本草》卷十五作"劳"。

《百一方》治天行病，小腹满，不得小便，细研雄黄末，炼蜜丸如小枣核大，入溺孔中，令入半寸，亦以竹管拄阴令痛，嗍①之通。

一方，治阴证伤寒，因女色者，用陈皮一两，炒焦，以酒一大钟烹之，滤酒，热饮之，汗出愈。凡汗后再不可饮酒。

《本草》云：治时气烦渴，用生藕汁一盏，生蜜一匙，和匀，不拘时分二服。

一方，治伤寒，用雄鼠粪头尖硬者一合，葱白五茎，同豆豉汁半盏同煎数沸，去柤，不拘时服。

一方，治交接劳复，阴肿，或缩入腹，绞痛，用新蚯蚓数条，研绞汁，不拘时服之，良。

一方，治发狂无常，不避水火，用苦参末，蜜为丸如梧桐子大，每服三十丸，薄荷汤下，不拘时。

《卫生易简方》治伤寒，下部生䘌疮，用乌梅肉三两，炒焦为末，炼蜜丸如梧桐子大，每服三十丸，食前以石榴皮煎汤送下。

一方，治伤寒病后，邪入经络，体瘦肌热，或咳嗽，用柴胡二钱，甘草半钱，水二盏煎八分，食后热服。

一方，治卒无医药处，觉伤寒藏病方，以滚沸汤吃半碗，约人行五里再服，至两次微觉汗出，愈。或加老姜末半两，连须葱数茎，煎热服，汗出妙。

一方，治伤寒，解热并疫气，**真珠散**。

白细腻瓜蒌根一两

上为细末，每服一钱，不拘蜜水调下。若解疫气，用麻黄、葱白、豆豉各少许，同前药一钱，水二钟煎八分，去柤，微热食后服。

一方，治中寒无汗，用黑豆半升，炒令爆熟，淬好酒一碗，漉去豆，乘热服之，汗出即愈。

一方，治伤寒舌出寸长，连日不收。

---

① 嗍（suō 蓑）：吮吸。

上用梅花片脑为末，掺舌上，随手而收。用一二分重。

《梅师方》治伤寒汗出不解，已三四日，胸中闷吐方，豉一升，盐一合，水四升煎取一升半，分服，当吐。

《伤寒类要》治伤寒三二日咽痛者，与甘草二两，炙，水三升煮取一升半，服五合，日三。

《古今录验》治伤寒后痢日久，津液枯竭，四肢浮肿，口干，冬瓜一枚，黄土泥厚裹五寸，煨，令烂熟，土去，绞汁服之。

《圣惠方》治时气头痛壮热，用生葛根净洗，捣取汁一大盏，豉一合，煎至六分，去豉，不计时候分作二服，汗出即瘥，未汗再服。若心热，加栀子仁十枚同煎，去滓服。

《肘后方》治热病不解而下痢欲死，龙骨半斤，捣研，水一斗煮取五升，候极冷稍饮，得汗即愈。

《简要济众》：主伤寒后毒气攻手足及身体虚肿，**豉酒方**：豉五合微炒，以酒一升半同煎五七沸，任性稍热服之。

《肘后方》治伤寒时气温病，毒攻手足，肿，疼痛欲断，亦治毒攻阴肿，细剉黄柏五斤，以水三升煮，渍之。

《深师方》：疗伤寒热病口疮，黄柏皮。削去上粗皮，取里好处薄削，以崖蜜渍之一宿，唯欲令浓，含其汁良久，吐更含。若胸中热，有疮，时饮三五合，尤佳。

《圣惠方》治伤寒，小腹胀满，小便不通，用石燕捣罗为末，不计时候葱白汤调服半钱，得通为度。

《肘后方》治伤寒及时气温病，头痛壮热，脉盛，干艾叶三升，以水一斗煮取一升，去滓，顿服取汗。

《龙鱼河图》① 曰：岁暮夕四更中，取二七豆子，二七麻子，家人头发少许，合麻子、豆著井中，祝敕井②吏，其家竟不遭伤寒，辟五瘟鬼。

---

① 龙鱼河图：汉代纬书之一，作者不详，载玄女助黄帝制伏蚩尤等事，多神异之说。原书佚，后世有辑本。

② 井：原作“并”，据《艺文类聚》卷八十五改。

《伤寒类要》治瘟病，令不相染方，桃树虫矢末，水服方寸匕。

一方，辟瘟疫法，熬豆，和白术浸酒，常服之。

《肘后方》：辟瘟病，取赤小豆，新布囊盛之，置井中三日，出，举家服，男子十枚，女二十枚。

《外台秘要》：主伤寒渴饮，瓜蒌根三两，以水五升煮取一升，分二服。青①淡竹沥一升，水二升，煮好银二两，减②半去银，先与病人饮之，然后服瓜蒌汤，其银汁须冷③服。

一方，治天行后两胁胀满，熬盐熨之。如小便涩，亦用熨脐下。

一方，治胸心痰饮，伤寒热病，瘴疟须吐者，以盐末一大匙，以水或暖汤送下，须臾则吐。吐不快，明旦更服，甚良。

《伤寒类要》治伤寒饮食劳复，以曲一饼煮取汁，饮之。

《图经》曰：治伤寒咳噫④，日夜不定者，其方以荜澄茄三分，高良姜三分，二物捣罗为散，每服二钱，水六分煎十余沸，入少许醋搅匀，和滓如茶热呷。

《伤寒类要》治天行热病，手肿欲脱者，以稻穰灰汁渍之，佳。

《食疗》：伤寒热毒下血，羚羊角为末，服之，即瘥。

《梅师方》治伤寒瘥后交接发动，因欲死，眼不开，不能语，栀子三十枚，水三升煎取一升，服。

一方，治阴阳病，身体重，小腹急，热必冲胸膈，头重不能举，眼中生翳，膝胫拘急，干姜四两，末，汤和温服，覆取汗，得解。

《圣惠方》治时气热毒，心神烦躁，用蓝靛⑤半大匙，以新汲

---

① 青：原作"清"，据《外台秘要》卷二改。
② 减：原脱，据《外台秘要》卷二补。
③ 冷：原作"令"，据《外台秘要》卷二改。
④ 噫：原作"瘾"，据文义改。
⑤ 靛：原作"淀"，据文义改。

水一盏服。

一方，治伤寒发狂惊怖，心烦恍惚，以撒法即二分即番红花，用水一盏浸一宿，服之，效。天方国传。

一方，治厥阴欲死者，用百草霜，不拘多少，铫内炒烟起，将好酒淬上，翻滚，漉去柤，通口服之，遍身汗出，立愈。

一方，治伤寒无汗，用干姜、代赭石各等分，热醋调，涂两手足心，合掌握定，夹于大腿内侧卧，汗出为妙。

又法，用胡椒、丁香各七粒，共为细末，用葱一根捣为膏，亦涂两手足心，依前出汗，尤妙。

一方，歌曰：

阴证伤寒体小堪，以人性命一时观。

生矾三钱二钱丹，干姜半两七丁香。

巴豆两粒椒四十，酽醋调来手内摊。

男左女右分明说，须臾汗出便安然。

一方，治天行时气温疫病，及小儿热痫狂啼，大人服丹石，发动此疾，酒后暴热，用腊月八日收取雪，磁器成①之，遇此服之，效。

《本草衍义》曰：治天行病，温疫热证，用半天河服之，效。此是大烂槐树中雨水也，遇此收之用之，治与腊雪同。

一方，治伤寒发黄，以真丹涂周身，近火令汗出，效。

《集验方》治天行热病瘥后百日，食五辛者必目暗，鲫作腄②薰之。

《食忌方》治阴毒伤寒，煮百合浓汁，服一升，良。

《伤寒类要》治天行病，毒攻手足，疼痛欲断，握地作坑，约深三尺，烧令赤，以酒灌坑中，内手足在内，衣被覆之，勿令泄气，薰蒸取效，痛止。

---

① 成：同“盛“。《释名·释言语》：“成，盛也。”王先谦疏证补：“成、盛声义互通。”

② 腄（chuái 揣阳平）：干肉（鱼）。

卷之五

目　录

脾胃门 附宿食

黄疸门 附黄肿病、黄胖病

积热门

二阳病门

虚损门 附虚寒

补益门

自汗门 附盗汗、头汗、心汗、心腋汗、阴汗、脚汗

消渴门

卷之五

积聚门

《内经》云：积者，盖厥气生足悗①，悗生胫寒，胫寒则血脉凝涩，血脉凝涩则寒气上入于肠胃，入于肠胃则䐜胀，䐜胀则肠外之汁沫②迫聚不得散，日以成积。卒然多食饮，则肠满。起居不节，用力过度，则络脉伤。阳络伤则血外溢，血外溢则衄血；阴络伤则血内溢，血内溢则后血。肠胃之络伤，则血溢于肠外，肠外有寒汁沫，与血相抟，则并合凝聚，不得散而积成矣。卒然外中于寒，若内伤于忧怒，则气上逆，气上逆则六输不通，温气不行，凝血蕴里不散，津液涩渗，著而不去，而皆成积矣。

《难经》云：病有积有聚，何以别之？然。积者阴气也，聚者阳气也，故阴沉而伏，阳浮而动。气之所积名曰积，气之所聚名曰聚，故积者五脏所生也，聚者六腑所成也。积者阴气也，其始有常处，其痛不离其部，上下有所终始，左右有所穷处，聚者阳气也，其始发无根本，上下无所留止，其痛无所③处，谓之聚，故以是别知④积聚也。

又云：五脏之积，各有名乎？以何月何日得之？然。肝之积，名曰肥气，在左胁下，如覆杯，有头足，久不愈，令人发咳逆痎疟，连岁不已，以季夏戊己日得之。何以言之？肺病传于肝，肝当传脾，脾季夏适王，王者不受邪，肝复欲还肺，肺不肯受，故留结为积，

① 足悗：《类经》卷十三："寒逆于下，故生足悗，谓肢节痛滞不便利也。"

② 沫：原作"味"，据《灵枢·百病始生》改。

③ 所：《难经·五十五难》作"常"。

④ 知：原作"之"，据《难经·五十五难》改。

故知肥气以季夏戊己日得之。心之积，名曰伏梁，起脐上，大如臂，上至心下，久不愈，令人烦心，以秋庚辛日得之。何以言之？肾病传心，心当传肺，肺以秋适王，王者不受邪，心复欲还肾，肾不肯受，故留结为积，故知伏梁以秋庚辛日得之。脾之积，名曰痞气，在胃脘，覆大如盘，久不愈，令人四肢不收，发黄疸，饮食不为肌肤，以冬壬癸日得之。何以言之？肝病传脾，脾当传肾，肾以冬适王，王者不受邪，脾复欲还肝，肝不肯受，故留结为积，故知痞气以壬癸日得之。肺之积，名曰息贲，在①右胁下，覆大如杯，久不已，令人洒淅寒热，咳喘，发肺壅，以春甲乙日得之。何以言之？心病传肺，肺当传肝，肝以春适王，王者不受邪，肺复欲还心，心不肯受，故留结为积，故知息贲以春甲乙日得之。肾之积，名曰贲②豚，发于少腹，上至心下，若豚状，或上或下无时，久不已，令人喘逆，骨痿少气，以夏丙丁日得之。何以言之？脾病传肾，肾当传心，心以夏适王，王者不受邪，肾复欲还脾，脾不肯受，故留结为积，故知贲豚以夏丙丁日得之③。此五积之要法也。

《折衷方》云：或形如成块，结于肓膜之间，药入肠胃，熏蒸之所不及④，诚难疗理。倘遇斯疾，不可不早为之调治也。

《脉经》云：脉来细而附骨者，积也。寸口，积在胸中；微出寸口，积在喉中；关上，积在脐傍；上关上，积在心下；微下关，积在少腹；尺，积在气街。脉出在右，积在右，脉出在左，积在左，脉两出，积在中央，各以其部处之。脉来小沉而实者，胃中有积聚，不下食，食即吐。肺积脉，浮而毛，按之辟易；心积脉，沉而芤，上下无常处；肝积脉，弦而细；肾积脉，沉而急。脉沉重而中散者，因寒食成癥。脉左转而沉重者，气癥，阳在胸中；脉⑤右转出，不至寸口者，内有肉癥也。

---

① 在：原作“左”，据《难经·五十五难》改。
② 贲：通“奔”。《说文通训定声·屯部》：“贲，叚借为‘奔’。”
③ 五脏……得之：语本《难经·五十五难》。
④ 及：此下原衍“及”字，据文义删。
⑤ 脉：原脱，据《脉经》卷一补。

又云：实强者生，沉细者死。

治 法

奔豚，积属肾，肾主骨，此积最深，难疗，大忌吐涌，以其在下，止宜下之。故予①尝以独圣散吐肥气，揃以木架，必燠室中吐兼汗也。肝之积，便言风也，吐出数升后，必有血一二滴，勿疑，病当然也，续以磨积之药调之。尝治伏梁，先以茶调散吐之兼汗，以禹功、导水夺之，继之以降火之药调之。又尝治痞气，万举万全，先以瓜蒂散吐其酸苦黄胶腥腐之物三二升，次以导水、禹功下二三十行，末以五苓淡剂等药调之。又尝治息贲，用瓜蒂散，不计四时，置燠室中，更以火一炉，以助其汗，吐汗下三法齐行，此病不可逗遛②，久则伤人。又尝治贲豚，以导水、通经三日一下之，一月十下，前后百行，次用治血化气磨积之药调之，此积虽不伤人，亦与人偕老。若六聚之物在腑，属阳而无形，亦无定法，仿此而行之，何难之有？

治积，或以所恶者攻之，或以所喜者诱之，则易愈。如硇砂、水银治肉积，神曲、麦蘖治酒聚③，水蛭、虻虫治血积，木香、槟榔治气积，牵牛、甘遂治水积，雄黄、腻粉治涎积，礞石、巴豆治食积，各从其类也。若用群对之药分其药势，则难取效。须要认得分明是何积聚，兼见何证，然后增减斟量使之，不尔反有所损，要在临时通变也。

养正积自除，譬如满座皆君子，纵有一小人，自无容地而出，令其真气实，胃气强，积自消矣。

附：养生方导引法

一法，以左足践右足上，除心下积。

---

① 予：原作“然”，据《儒门事亲》卷三改。

② 逗遛：耽误。

③ 聚：《普济本事方》卷三作“积”。

一法，病心下积聚，端坐伸腰，向①日仰头，徐②以口内气，因而咽之，三十过而止，开目。

一法，左胁侧卧，伸臂直脚，以口内气，鼻吐之，周③而复始，除积聚，心下不便。

一法，以左手按右胁，举右手，极形，除积及老血。

一法，闭口微息，正④坐向王气⑤，张鼻取气，逼置脐下，小口微出十二通气，以除结聚，低头不息十二通，以消饮食，令身轻强，行之冬月，令人不寒。

一法，端坐伸腰，直上展两臂，仰两手掌，以鼻内气闭之，自极七息，名曰蜀王乔⑥，除胁下积聚。

一法，向晨去枕，正偃卧，伸臂胫，瞑目，闭口不息，极张腹、两足，再息，顷间吸腹，仰两足，倍拳⑦，欲自微息，定复为，春三夏五，秋七冬九，荡涤五脏，津润六腑，所病皆愈。复⑧有疾积聚者，张吸其腹，热乃止，癥瘕散破即愈矣。

茶调散方见头痛门

禹功散

导水丸二方并见水肿⑨门

瓜蒂散方见风痫门

五苓散方见伤寒门

肝积肥气丸

---

① 向：原作“回”，据《诸病源候论》卷十九改。

② 徐：原作“除”，据《诸病源候论》卷十九改。

③ 周：原作“通”，据《诸病源候论》卷十九改。

④ 正：原脱，据《诸病源候论》卷十九补。

⑤ 王气：旺气，此指东方。

⑥ 蜀王乔：即王乔，《淮南子·齐俗》载其为蜀地人，后得道仙去。此指王乔所创功法。

⑦ 倍拳：反向屈曲。倍，同“背”。《说文解字·人部》：“倍，反也。”段玉裁注：“此‘倍’之本义。”

⑧ 复：《诸病源候论》卷十九作“腹”。

⑨ 肿：原作“踵”，据嘉靖本改。

肺积息贲汤二方并在胁痛门

心积伏梁丸 治心积起于脐，上至心，大如臂，久不已，病心烦，身体髀股皆肿，环脐而痛，其脉沉而芤。

茯苓 厚朴制 人参 枳壳麸炒 白术 半夏洗 三棱炮，各等分

上为细末，面糊为丸如梧桐子大，每服五十丸，食远米饮下。

脾积痞[1]气丸 脾之积在胃脘上，覆大如杯，久不愈，四肢不收，黄疸，饮食不为肌肤，心痛彻背，背痛彻心，脉浮而长。

乌头炮，二钱半 附子炮，五钱 赤石脂煅，醋淬[2] 川椒炒出汗 干姜炮，各一两 桂心五钱

上为末，炼蜜为丸如梧桐子大，朱砂为衣，每服九丸或十五丸，食远米饮下。

肾积奔豚汤 治肾之积，发于小腹，上至心，如豚奔走，上下无时，久不已，病喘逆骨痿少气，其脉沉而滑。

甘李根皮焙 干葛各一两一分 当归酒浸 川芎 白芍药 甘草炙 黄芩各二两 半夏四两，洗

上咀，每贴七钱半，生姜五片，水二钟，煎八分，食前温服。

六 聚

京蓬煎丸 治癥瘕痃癖，冷热五积六聚，宿食不消，呕吐辛酸，久服消积聚，进饮食，止呕吐。

京三棱酒浸三日，夏一日 蓬术醋浸如前，剉用，去皮，巴豆二十粒，于银石器内炒黄，去豆不用 枳壳麸炒 茴香盐同炒 木香 青皮 槟榔各一两

上为末，姜汁糊丸如桐子大，每服五十丸，食远温酒下，姜汤亦可。

大七气汤 治六聚，状[3]如癥瘕，随气上下，发作有时，心腹

---

① 痞：原作“脾”，据目录改。
② 淬：原脱，据《三因极一病证方论》卷八补。
③ 状：原作“壮”，据《严氏济生方》卷五改。

疼痛，攻刺腰胁，上气窒塞，喘嗽满闷，小腹膜胀，二便不利。

三棱煨　蓬术煨　青皮　陈皮　桔梗炒　肉桂　益智各一钱半　甘草炙，半钱　藿香洗去土　香附子炒，各一钱半

上咀，分二贴，每贴水二钟，煎八分，食远温服。

鸡爪三棱丸　治五脏痃癖气块。

鸡爪三棱　石三棱　京三棱各煨　木香　青皮　陈皮各五钱　硇砂七钱半　槟榔　肉豆蔻各一两

上为细末，姜汁糊为丸如桐子大，每服五十丸，食远姜汤送下。

散聚汤　治久气积聚，状如癥瘕，随气上下，发作有时，心腹绞痛，攻刺腰胁，小腹膜胀，大小便不利。

半夏汤洗七次　槟榔　当归各七钱半　陈皮去白　杏仁去皮尖，麸炒　桂心各二两　茯苓　甘草炙　附子炮，去皮脐　川芎　枳壳去白，麸炒　厚朴姜制　吴茱萸汤泡洗，各一两

上㕮咀，每服四钱，水一盏煎八分，服。大便不利，加大黄。

广茂溃坚汤方见胀满门　治中满腹胀，内有积块，坚硬如石，令人坐卧不能，大小便涩滞，上气喘促，面色痿黄，通身虚肿。

木香三棱汤　和脾胃，进①饮食，消化生②物，治心腹刺痛，霍乱吐利，胸膈胀闷。

木香　神曲炒，各一两　京三棱炮　甘草炙，各二两　陈皮去白　益智各四两　广茂六两

上为末，每服二钱，入盐一捻，沸汤点服，空心食前。

枳壳散方见气门　治五种积气，三焦痞塞，胸膈满闷，背膂引痛，心腹胀，胁肋刺痛，饮食不下，噎塞不通，呕吐痰逆，口苦吞酸，羸瘦少力，短气烦闷。常服顺气宽中，消痃癖积聚，散惊忧忿怒。

硇砂煎丸　消磨积块痃癖，一切凝滞，老人虚人无妨。

---

① 进：原作“过”，据《御药院方》卷四改。

② 生：《御药院方》卷四作“生冷”二字。

黑附子二个，各重五钱已上，正①坐妥者，炮，去皮脐，剜作瓮子　木香三钱　破故纸纸箱内炒②　荜拨真③者，各一两　硇砂三钱

上先将硇砂用水一盏续续化开，于瓮内熬干，为末，安④在附子瓮内，却用剜出附子末盖口，用和成白面裹，约半指厚，慢灰火内烧匀黄色，去面，同木香等药为细末，却用元裹附子熟黄面为末，醋调煮糊，丸桐子大，每服十五丸至三十丸，生姜汤送下。此药累有神效。

木香硇砂煎丸　治妇人，消痃癖积聚，血块刺痛，脾胃虚寒，宿食不消，久不差者。

木香　硇砂　官桂　附子炮　干漆炒去烟　猪牙皂角　细墨　乳香研　京三棱炮　广茂炮　大黄炒，令为末　没药研　干姜炮　青皮各一两　巴豆霜半两

上除研药外，同为末，以好醋一升化开硇砂，去租脚，银石器中慢火熬，次下巴豆霜、大黄末，熬成膏，将前药末膏内和，丸如桐子大，每服三五十丸，食后温酒送下。

青盐丸　治一切冷积，作痛无时，宿食不消，及治一切酒食所伤，神效。

青盐　硇砂各一钱　细曲末三钱　盐豉六十个　大椒三十粒　巴豆三十个，去皮心膜，出油

上入拣枣三十个同末，入巴豆匀，醋糊丸如桐子大，每服三十丸，温姜汤下，积在上食后。

玄胡丸　解化伤滞，内消饮食，治吐利，癥瘕气结，虫烦不安，心腹胀痛。顺三焦，和脾胃。

木香　当归　玄胡索　青皮去白　雄黄飞，另研　广茂炮　槟榔各四两　京三棱炮，六两

---

① 正：此上原衍“上”字，据《卫生宝鉴》卷十四删。
② 纸箱内炒：《卫生宝鉴》卷十四作“隔纸微炒”。
③ 真：原作“直”，据《卫生宝鉴》卷十四改。
④ 安：原脱，据《卫生宝鉴》卷十四补。

上八味为末，入雄黄匀，糊丸如桐子大，每服三十丸，生姜汤下，不拘时。

破积导饮丸 治内有积块坚硬，饮食不消，心下痞闷。

槟①榔 陈皮去白 广木香 青皮去白 枳壳麸炒 枳实麸炒 广茂炮 半夏洗七次 京三棱炮 神曲炒 麦蘖炒 干生姜 茯苓去皮 甘草炙 泽泻各五钱 牵牛头末二钱，一方六钱 巴豆去心膜，三十个，取霜

上为末，入巴豆匀，生姜汁打糊，丸如桐子大，每服三十丸，温姜汤送下，食前。

磨积三棱丸 治远年日近②诸般积聚，癖痃气块，或气积酒积，诸般所伤，无问男子妇人老幼并宜服之，常服进饮食。

木香 麦蘖 京三棱炮 广茂炮 枳壳麸炒 石三棱去皮 杏仁麸炒③，各半两 干漆炒烟尽，三钱 鸡爪三棱半两 葛根三钱 官桂二钱半 黑牵牛半两，半生半熟 丁香 香附子 青皮去白，各二钱 缩砂三钱 白牵牛半两，半生半熟 陈皮去白，三钱

上为末，醋糊丸如桐子大，每服二十丸，生姜汤下，食后，日二服。病大者四十日消，温水送下亦得。

醋煮三棱丸 治一切积聚，远年日近皆治之，如神效。

川芎二两，醋煮微软，切作片子 京三棱四两，醋煮软，竹刀切作片子，晒干 大黄半两，醋湿纸裹，火煨过，切片

上三味为末，水糊丸如桐子大，每服三十丸，温水下，无时。病甚者一月效，小者半月效。

流气丸 治五积六聚，癥瘕块癖，留饮，以上之疾皆系寒气客搏于肠胃之间，久而停留，变成诸疾，此药能消导滞气，通和阴阳，消旧饮，虽年④高气弱，亦宜服之。

---

① 槟榔：此上原衍“槟”字，据嘉靖本、《卫生宝鉴》卷十四删。
② 日近：《卫生宝鉴》卷十四作“近日”。
③ 炒：原脱，据嘉靖本、《卫生宝鉴》卷十四补。
④ 年：原作“气”，据《卫生宝鉴》卷十四改。

木香　川茴香炒　红橘皮去白　菖蒲　青皮去白　萝卜子炒　广茂炮　槟榔　补骨脂炒　神曲炒　枳壳去穰，麸炒　荜澄茄　缩砂　麦蘖曲各一两，炒　牵牛炒，一两半

上为末，水糊丸如桐子大，每服五十丸，细嚼白荳蔻仁一枚，白汤送下，食后。

积气丹　治一切新久沉积气块，面黄羸瘦，损气无力，癥瘕积聚，口吐酸水。

槟榔二个　芫花　三棱　黄连　牛膝　章柳根①　广茂各一两　硇砂一钱　肉豆蔻　青皮　陈皮　石菖蒲各二钱　巴豆　木香各二钱半　大戟　大黄　甘遂　白牵牛　干姜　青礞石　牛膝各五钱

上为末，醋糊丸如梧桐子大，每服一丸，临卧烧枣子汤下。每夜一丸，有积者肚内作声，病退为度。

干柿丸　取虚实积，下膈，甚妙。

朱砂研，为衣　没药研　猪牙皂角去皮弦子，为末　干漆碎，炒烟尽，为末　京三棱炮，为末　青礞石为末　干姜炮，为末，各一钱　水银一钱，结沙子　轻粉二钱　巴豆三十粒，去皮膜，醋煮十沸，研

上件各研匀，软饭和丸如绿豆大，煎柿蒂汤，冷下五丸。加减用，妇人有胎气勿用。

神效五食汤丸　取虚实积食，气蛊胀满，积块水气，年深癖癥，并皆治之。

大戟刮去皮　甘遂生，各半两　猪牙皂角去皮子，生用　胡椒生，各一两　芫花米醋浸一宿，炒黄，一两　巴豆去心膜，醋煮二十沸，研，半两

上除巴豆外，杵为末，入巴豆再研匀，糊丸如绿豆大，每服五七丸，气实者十丸，夜卧，水一盏，用白米、白面、黑豆、生菜、猪肉各少许，煎至半盏，去柤，用汤温下药，取下病。忌油腻粘滑物，妇人有胎，不可服之。

圣散子　治远年积块，及妇人干血气。

---

①　章柳根：即商陆。

硇砂　川大黄各八钱　麦蘖六两　干漆三两，炒烟尽　萹蓄　茴香炒　槟榔　瞿麦各一两

如治妇人干血气，加穿山甲二两炮。

上为末，每服五钱，临睡温酒调下，仰卧，此药只在心头，至明大便如烂鱼、小便赤为验，取去①。药无毒，性如君子，有神效。小儿一钱，十五以上五钱或七钱。

胜红丸　治脾积气滞，胸膈满闷，气促不安，呕吐清水，丈夫酒积，妇人脾血积气，小儿食积，并皆治之。

陈皮　青皮　三棱　莪术二味同醋煮　良姜炒　干姜炮　香附子炒，去毛，二两

上为末，醋糊丸如桐子大，每服三十丸或五七十丸，食远姜汤下。

起祖三棱煎丸　治癥瘕积聚，化痰饮，宽中顺气，心腹坚胀，胁下紧硬，喘满短气，不进饮食，大便或泄或秘。

杏仁炒，去皮尖，一两　萝卜子微炒　神曲炒　干漆炒，各二两　京三棱生细剉，另为末，以曲酒三升石器内熬膏　麦蘖炒，各二两　硇砂一两，飞，煎如盐，研细　青皮去白，二两

上为末，三棱膏和丸如梧桐子大，每服十五丸至二十丸，食远米饮下。加阿魏五钱，名阿魏丸。

香棱丸　治五积，破痰癖，消癥块，冷热积聚。

木香　丁香各五钱　三棱剉，酒浸②一宿　枳壳剉，麸炒　莪术细剉，一两，入去皮巴豆三十粒同炒黄色，去巴豆不用　青皮　川楝肉剉，炒　茴香炒，各一两

上为末，醋糊为丸如梧桐子大，朱砂为衣，每服二三十丸，食远盐酒送下。

晞露丸　治寒伤于内，气凝不流，结于肠外，久为癥瘕，时作疼痛，腰不得伸，乃脾積结瘕之疾。

① 去：原作“出”，据《卫生宝鉴》卷十四改。
② 浸：原作“没”，据嘉靖本、《卫生宝鉴》卷十四改。

京三棱　蓬术各一两，二味并酒浸，入巴豆一十粒同炒黄色，去豆不用　干漆五钱，炒尽烟　茴香三钱，盐炒　硇砂四钱，另研　轻粉一钱　川乌炮，五钱　青皮去白，三钱　雄黄另研，三钱　穿山甲炮，三钱　麝香半钱，另研

上为细末，姜汁糊为丸如梧桐子大，每服三十丸，食远姜酒吞下。

三棱丸　化积聚，去米面五谷等积。

陈仓米一两，巴豆新者五枚去壳，同仓米用慢火炒巴豆焦色，去巴豆不用　陈皮一两　三棱煨，一两　缩砂仁　麦蘖炒，各二钱　南木香一钱

上为细末，醋糊为丸如绿豆大，每服十五丸至二十丸，食远姜汤送下。

小三棱煎丸　治食癥酒癖，气块血瘕，时发刺痛，全不思食，及积滞不消，心坚腹胀，痰逆呕哕，吞酸，胁肋胸膈痞闷，脾气横泄。

京三棱　蓬术各二两　芫花五钱

一方加青皮一两半。

上同入磁器中，用醋五升浸，封口，以灰火煨熟，取棱、莪出，将芫花以余醋炒燋焙干，为末，醋糊为丸如桐子大，每服十五丸，食远姜汤下。妇人血分，男子脾气横泄肿满，桑白皮汤下。

癥　瘕

大硝石丸

硝石三两　大黄四两，另为末　人参　甘草各一两半

上为细末，好醋置砂锅中，以竹作准，每一升作一刻，住①锅中，先纳大黄，常搅不息，慢火尽一刻，乃纳余药，微火熬可丸如梧桐子大，每服三十丸，空心米汤下，三日一服，取下如鸡肝，或如米泔，赤黑恶物。避风冷。

保安丸　治癥积，心腹内结如拳，渐上抢心痛，及脐腹痛不

---

① 住：《备急千金要方》卷十一作“柱”。

可忍。

大黄三两，新水浸一宿，蒸，切片，焙干　干姜炮，一两　大附子炮，去皮脐，半两　鳖甲一两半，好醋煮一伏时，炙黄

上为细末，用三年米醋一升先煮去四五合，后和药，丸如梧桐子大，每服二十丸，空心醋汤或米饮任下，取积如鱼肠脓血烂肉青泥而下。

开结妙功丸　治怫热①内盛，癖痃癥瘕，积聚疼痛，湿热肿胀，肢体麻痹，走注痛。

三棱炮　茴香炒　神曲炒　麦蘖炒，各一两　大黄一两，为末，醋半升熬膏　干姜二钱，炮　川乌四钱，炮　半夏洗，五钱　官桂二钱　巴豆四粒，去油　牵牛头末三两

上为末，用大黄膏丸如梧桐子大，每服十五丸，空心生姜汤下。

三圣丸　治积年癥瘕癖块，诸药不瘥，用此至效。

舶上硫黄五钱　水银五钱　硇砂二钱半

三味乳钵内细研如粉，却以生铁铫内文武火镕成汁，以火筋搅令匀，停冷②，刀刈③下，以纸裹，置地坑内埋，去火毒，取出再研细，次以后药：

赤芍药　当归酒洗　京三棱煨　蓬术煨　红花各二钱半

上细剉，好酒一升煎至一半，漉出，砂盆内研，生布捩取汁，再熬，放冷，入飞罗④面糊，丸如绿豆大。消磨癖块，空心温酒下三丸至五丸，妇人产后伤饮食结伏，腹胁间时发疼痛，当归浸酒下七丸至十丸。所捩了药柤焙干，另入：

熟地黄五钱　蒲黄　芫花各一两，炒焦

上为末，飞罗⑤面糊丸如梧桐子大，治女人血脏冷气攻心疼及

---

① 怫（fú 服）热：郁热。怫，郁结不舒。
② 冷：原作“令”，据《世医得效方》卷四改。
③ 刈（yì 翼）：割。
④ 罗：原脱，据《世医得效方》卷四补。
⑤ 罗：原脱，据文义补。

一切血积，温酒下一二十丸，空心服，神效。

息积证方见胁痛门

气　积

木香槟榔丸

皇甫真人一块气二方见气门

起祖三棱丸

血　积

治瘀血凝滞，腹内刺痛，宜**抵当汤**方见伤寒门。

妇女血瘕，月水不通，脐下坚结，大如杯，久不治，必成血蛊，小三棱丸极效方见□。

软金丸　治血积食积，专治妇人心胸腹脐急痛，或淋闷，产后经病刺痛，干血气劳，往来寒热，夜多盗汗。

当归酒洗，焙干，五钱　干漆生用　巴豆去油，各二钱　斑蝥全用，为末　轻粉　硇砂　粉霜各一钱

上为细末，研枣肉为膏，同研匀，旋丸如小豆大，每服一丸，空心新水下。

痰涎积

蚌粉丸　治积聚，涎块结于心腹之间，致令心腹刺痛。

蚌粉一两　巴豆七粒，去壳

上同炒赤色，去巴豆，为末，醋糊为丸如桐子大，每服二十丸，痰涎积，空心茶下，腹脐痛，炒茴香酒下，妇人血痛，炒姜酒下，败血冲心，童便当归酒下。

水饮积

泛饮水浆，腹脚肿满，肠鸣走气，喘急气促，宜服三花神佑丸，青木香丸方见疝门、控涎丹方见风痫门皆可服。

酒　积

曲蘖丸　治酒癖不消，心腹胀满，噫酸，哕①逆不食，胁肋痛。

神曲炒　麦蘖炒，各一两　黄连五钱，剉，同巴豆五粒炒黄，同用

上为末，沸汤搜和，丸如梧桐子大，每服五十丸，食远姜汤下。

酒癥丸　治饮酒过度，头旋，恶心呕吐，酒积，遇酒即吐，久②而成癖。

雄黄如皂子大，一粒　巴豆不去油皮　蝎梢各十五个

上同研，入白面五两，水和如莞豆大，候稍干，入麸炒香，将一粒放水中，浮即去麸，每服二丸，食远温酒下，茶亦可。

状元丸　治膈气酒积，涎嗽，腹满吐逆。

巴豆五十粒，去壳油　神曲五钱　半夏一两　雄黄另研，五钱

上白面八钱为末，水丸如绿豆大，细糠炒赤色，食后白汤下三二丸。呕吐，姜汤下。

醉乡宝屑　治酒伤积。

平胃散内加丁香、缩砂、麦蘖、神曲，或香苏散亦可，并用姜、枣、盐煎服。

又方，内加丁香、砂仁、香附子、甘草，细剉，嚼服。又名醉乡宝屑。

茶　积

脾积丸　治食积，饮食减少，面黄腹痛。

仓米半③升，巴豆七粒去皮，同炒，去豆　青皮　陈皮去白，各④二两

---

① 哕（yè 夜）：干呕。
② 久：原作“又”，据《和剂局方》卷三改。
③ 半：此上原衍“米”字，据文义删。
④ 各：原脱，据文义补。

上①为末，醋丸如梧桐子大，每服二三十丸，食远姜汤下。

鱼蟹积

香苏散方见咳嗽门，多加生姜、陈皮，煎服。

果菜积

平胃散方见脾胃门，加丁香、麝香，盐汤点服。

丁香脾积丸方见宿食门

感应丸方见痢疾门

化铁丹

八梅十六豆，一豆管三椒。

青陈各半两，醋打面糊调。

每服十五个，是铁也能消。

五积丸

皂角去皮弦，灰火中埋，不令烟出，但烟则灰盖存性

上为末，每一两入巴豆霜一钱，研匀，醋糊丸如桐子大，每服三五丸，白汤下。

诸 积

鳖甲桃仁煎丸

桃仁炮，去皮尖，五两，水研，漉汁②三升　京三棱煨，一两　九肋鳖甲醋炙黄，三两　木香　槟榔　青皮各一两

上为末，将桃仁汁慢火熬二升，再加醋一升再熬如糊，拌和，丸如桐子大，每服七十丸，淡醋汤下，空心食前，日二服。

破块丸　治受瘴气结成气块，腹中不消，服之立效。

荜拨一两　大黄一两　麝香少许

上为末，炼蜜丸如梧桐子大，每服三十丸，空心冷酒下，冷汤亦可，日三服。

金不换内消丸　专治积聚气蛊，胸膈膨胀，肚腹饱满，心紧

---

① 上：原作“又”，据嘉靖本改。

② 汁：原作“升”，据嘉靖本改。

束等证。

苍术半升，米泔水浸一日夜，去皮　枳壳一两五钱，温水浸一宿，晒干，麸炒　青皮一两，温水浸半日，去穰　三棱一两，醋煮，去毛　蓬术一两，醋煮　香附子一两，炒，去皮　大茴香一两，炒　干漆一两，炒　藿香一两，洗去土　陈皮一两　厚朴一两三钱，去皮　杏仁一两三钱，去皮尖　砂仁一两三钱　破故纸二两三钱，炒　猪牙皂角二两，去皮弦子　黑牵牛二两　草果一两，去皮　百草霜一两，可用乡村烧草柴灰锅底上黑孚①者，余锅不可用

上十八味为细末，面糊为丸如梧桐子大，每服七十丸，量人禀气饮食厚薄加减，临卧好酒或茶清或盐汤、白汤送下，不拘时，照依前丸数汤引服之。暂待一二时间便食饭饮酒，自觉肚腹内宽快，不分多寡服，并无肚腹响泄，有体健扶阳之益。及治小儿五六岁以上饮食停滞，饱懑便用，不数丸，已上增添丸子，咬碎，用茶清、米汤送下，服之即愈。此丸男女皆可服，惟有孕妇切不可服，宜忌之。此方在前西杨学士老先生寿登八十五，传与许学士先生，许学士又传与人，服用数十年，其效不可尽述。

阿魏丸　治诸积聚癥瘕痞块。

山楂　南星皂角水浸　半夏皂角水浸　麦芽　神曲各一两　黄连一两　连翘　阿魏醋浸　瓜蒌　贝母各半两　风化硝　石碱　萝卜子蒸　胡黄连各二钱半

上为末，姜汁浸蒸饼为丸如桐子大，每服五十丸，食远姜汤下。

小阿魏丸　治证同前。

山楂三两　石碱二钱　半夏一两，皂角水浸透，晒干

上末，阿魏半两，醋浸糊②丸，服依前。

---

① 黑孚：色黑而轻虚。孚，作“浮”。《本草纲目》卷七：“百草霜……皆是烟气结成，但其体质有轻虚、结实之异。”

② 阿魏……浸糊：此七字原脱，据《医学纲目》卷三十八补。

加味青木香丸　治糍糕伤脾，噫醋不食，心腹作痛，百①药不效。

青木香丸方见气门，三百粒　白丁香十粒　小酒曲二钱　巴豆霜三枚

上同为细末，研匀，汤浸蒸饼为丸如梧桐子大，每服二三十丸，生姜橘皮汤下，不拘时。一方只用小酒曲、木香为末，盐汤调服，口有酒香效。

妙应丹　治诸脏气虚损，积聚闷烦，及饮食中蛊毒，或食水陆瓜果，子卵入腹而成虫蛇鱼鳖，或宿食留饮，妇人产后败血不消，女子月水不通，结为癥瘕，时发寒热，唇口焦黑，肢体瘦削，嗜卧多魇，食少腹痛，大便糟粕，变成冷痢。

附子四个，七八钱，生，去皮脐，剜空，入硇砂一两七钱，面裹煨热，去面　荜拨　木香煨　青皮　破故纸各三两半

上为末，面糊为丸如梧桐子大，每服三十丸，食远姜汤下，或橘皮汤下，泄痢，米汤下，加至五十丸。

倒仓法　丹溪曰：人之七情厚味，停痰瘀血，互相纠缠，日积月深，郁结成聚，甚者如桃核之穰，诸般奇形之虫，成于中，形于外，发为瘫痪，为劳瘵②，为蛊胀，为癞疾，为无名奇病，宜行此法。

用黄犍牛③肉，择肥者买一二十斤，长流水煮糜烂，融入汤中为液，以布滤去粗滓，取净汁再入锅，文武火熬成琥珀色，则成矣。每饮一钟，少时又饮如此者，积十数钟，寒月则重汤温而饮之。病在上者欲其吐多，病在下者欲其利多，病在中者欲其吐利俱多，全在活法而为缓急多寡也。须晴明日早，于一室明快不通风处以安病人，视所出之物可尽病根则止。吐利后或渴，不得与汤水，其小便必长，取以饮病者，名曰轮回酒，与一二碗，非惟

---

① 百：原作“一日”二字，据《世医得效方》卷四改。

② 瘵：原作“瘥”，据《格致余论·倒仓论》改。

③ 犍牛：阉割过的公牛。

可以止渴，抑且可涤濯余垢。睡一二日，觉饥甚，乃与粥淡食之，待三日后始与少菜羹，自养半月，觉精神焕发，形体轻健，沉疴悉除。其后须五年忌牛肉。

独圣散

瓜蒂一两

上咀如麻豆大，炒令黄色，为细末，每服量虚实久新，或药三钱，茶末一钱，酸齑①汁一盏调下。若用吐法，天气明②，阴晦无用。如病卒暴者，不拘于此法。吐时辰巳以③前。故《内经》曰：平旦至日中，天之阳，阳中之阳也。论四时之气，仲景曰大法春宜吐④，是天气在上，人气亦在上，一日之气，卯辰寅候，故宜早不宜夜也。先令病人隔夜不食，服药不吐，再用热齑⑤水投之。

灸法

治卒厥上气，两胁心下痛满，奄奄欲绝，此⑥为奔豚气，即急以汤以浸两手足，频频易之。次灸气海百壮，在脐下一寸半；又灸关元百壮，脐下三寸；又灸期门百壮，乳头尽处动脉者是。

奔豚腹肿，灸章门百壮，直脐季肋端。

奔豚抢心，不得息，灸中极五十壮，脐下四寸。

一法，久冷及妇人癥瘕，肠鸣泄痢，绕脐疠痛，灸天枢百壮，穴在脐傍二寸，勿针。

积聚坚大如盘，冷胀，灸胃脘百壮，穴在上脘下一寸。

---

① 齑：原作“荠”，据《素问病机气宜保命集》改。
② 明：《素问病机气宜保命集》卷中作“晴明”二字。
③ 以：《素问病机气宜保命集》卷中作“午”。
④ 大法春宜吐：语见《注解伤寒论》卷八。
⑤ 齑：原作“荠”，据《素问病机气宜保命集》改。
⑥ 此：原作“比”，据《备急千金要方》卷十七改。

易简诸方

《外台秘要》治卒暴癥，腹中有物，坚如石，痛欲死，取蒴藋根一小束，洗，沥去水，细切，以酒二升渍三宿，去柤，温服五合至一升，日三服。欲急速服，于热灰中煨令药味出，服之。此方无毒，已愈十六人，神验，药尽再服之。

一方，疗心腹宿癥及卒得癥，取朱砂细研，搜饭令朱匀，雄鸡一只，先饿二日，后以朱饭饲之，著鸡于板上，收取粪，曝燥为末，温酒调服方寸匕至五钱，日三服。若病困者，昼夜可六服。一鸡少，更饲一鸡，取足服之，候愈即止。

《集验方》治鳖癥及心腹宿癥，及卒得癥，以白雄鸡屎不拘多少，小便和，于器中火上炒令焦，为末，服方寸匕，多服不限度，服之愈。

《千金方》治癥瘕积聚，去三尸，益气，延年却老，以雄黄二两细研为末，九度水飞过，却入新净竹筒内盛，以蒸饼一块塞口，蒸七度，用好粉脂一两为丸如绿豆大，酒下七丸至十丸，日三服，三年后道成，益力不饥。

《肘后方》治卒暴癥，腹中有物①如石，痛如②刺，昼夜啼呼，牛膝二斤，酒一斗渍，密封，热灰火中温令味出，服五合至一升，量力服之。

《千金方》治腹胀积聚癥瘕，葶苈子一升炒，以酒五升浸七日，去柤，日温服三合，不拘时。

《外台秘要》疗食鱼肉等成癥结在腹，并诸毒气方，用狗粪五升绵裹，烧存性，为细末，酒五升渍再宿，取清，分十服，日二服，后日三服使尽，随所食癥结即便出矣。

《千金方》治鳖癥，取蓝叶一斤捣，以水三升绞取汁，服一升，日二服。

---

① 物：原脱，据《肘后备急方》卷四补。

② 痛如：此二字原脱，据《肘后备急方》卷四补。

《外台秘要》熨癥法，吴茱萸三升擂碎，以酒和煮熟，布裹熨癥上。冷更炒，更番用之。癥移走，逐熨之，都①消乃止也。

《藏经》云：五月五日取胡蒜十斤，去皮，桂一尺二寸，灶中黄土如鸭卵大一枚，合②捣，以苦酒和，涂以布，搨病，不过三次瘥。

《外台秘要》治卒暴癥，肿中有物如石，痛刺啼呼，若不治百日死，多取商陆根捣汁，或蒸之，以布蘸汁，重叠，搨于痛处，冷复易之，昼夜勿息。

《千金方》治食鱼鲙及生肉，致③胸膈不化，必成癥瘕，捣马鞭草汁，饮之一升，入生姜亦得，即消。

熨癥法，铜器受二斤许，贮鱼膏，令深二三寸，作大火炷六七枚，燃之令膏暖，重纸覆癥上，以器熨之，昼夜无息，膏尽更益也。

一方，治肉癥，思肉不已，食讫复思，用白马尿三升，空心饮，当吐肉，肉不出即死。

《药性论》云：治癥癖病，鳖甲、诃黎勒皮、干姜末等分，面糊为丸如梧桐子大，每服三十丸，食远姜汤下。

《藏经》云：宋明帝④宫人患腰痛牵心，发则气绝。徐文伯⑤视之，曰发瘕。以油灌之，吐物如发，引之长三尺，头已成蛇，能动摇，悬之滴水，物尽，惟一发。

《肘后方》治腹中冷癖，水谷癃结，心下停痰，两胁痞满，按之鸣转，逆⑥害饮食，取大蟾蜍一枚，去皮及腹中物，支解之，同芒硝，大人一升，中人七合，瘦弱人五合，以水六升煮取四升，每服一升。一服后未得下，更一服，得下则九日十日更进一服。

《胜金方》治膜外气及气块痛，延胡索不限多少，为末，猪胰一具，切作块子，炙熟，蘸药末食之。

---

① 都：原作“后”，据《外台秘要》卷十二改。
② 合：原作“令”，据《备急千金要方》卷十一改。
③ 致：《备急千金要方》卷二十四作“住”。
④ 宋明帝：南朝刘宋皇帝，名刘彧，465年至472年在位。
⑤ 徐文伯：南北朝医家，字德秀，著有《徐文伯药方》等，已佚。
⑥ 逆：此下原衍“防”字，据《肘后备急方》卷四删。

脾胃门 附宿食

东垣曰：《五脏别论》云：胃、大肠、小肠、三焦、膀胱，此五者，天气之所生也，其气象天，故泻而不藏，此受五脏浊气，名曰传化之府，此不能久留，输泻者也。所谓五脏者，藏精气而不泻也，故满而不能实；六腑者，传化物而不藏，故实而不能满。所以然者，水谷入口，则胃实而肠虚，食下则肠实而胃虚，故曰实而不满，满而不实也。《阴阳应象大论》云：谷气通于脾，六经为川，肠胃为海，九窍为水注之气。九窍者五脏主之，五脏皆得胃气，乃能①通利。《通②评虚实论》云：头痛耳鸣，九窍不利，肠胃之所生也。胃气一虚，耳目口鼻俱为之病。《经脉别论》云：食气入胃，散精于肝，淫气于筋③。食气入胃，浊气归心，淫精于脉。脉气流经，经气归于肺，肺朝百脉，输精于皮毛，毛脉合精，行气于腑，腑精神明，留于四脏，气归于权衡，权衡以平，气口成寸，以决死生。饮入于胃，游溢精气，上输于脾，脾气散精，上归于肺，通调水道，下输膀胱，水精四④布，五经并行，合于四时五脏，阴阳揆度，以为常也。

又云：阴之所生，本在五味；阴之五宫，伤在五味。至于五味，口嗜而欲食之，必自裁制，勿使过焉，过则伤其正也。谨和五味，骨正筋柔，气血以流，腠理以密，如是则骨气以精，谨道如法，长有天命。《平人气象论》云：人以水谷为本，故人绝水谷则死，脉无胃气亦死。所谓无胃气者，非肝不弦肾不石也。历观诸篇而参考之，则元气之充足，皆由脾胃之气无所伤，而后能滋养元气。若胃气之本弱，饮食自倍，则脾之气既伤，而元气亦不

---

① 能：原作“服”，据《脾胃论》卷上改。
② 通：原脱，据《脾胃论》卷上补。
③ 筋：原作“筯”，据《脾胃论》卷上改。
④ 四：原作“曰”，据《脾胃论》卷上改。

能充，而诸病之所由生也。《内经》之旨，皎如日星，犹恐后人有所未达，故《灵枢经》中复申其说。经云：水谷入口，其味有五，各注其海，津液各走其道。胃者，水谷之海，其输上在气街，下至三里。水谷之海有余则腹满，水谷之海不足，则饥不受谷食。人之所受气者，谷也；谷之所注者，胃也；胃者，水谷气血之海也；海之所行云气者，天下也；胃之所出气血者，经隧也；经隧者，五脏六腑之大络也。

又云：五谷入于胃也，其糟粕、津液、宗气，分为三隧。故宗气积于胸中，出于喉咙，以贯心肺而行呼吸焉。荣气者，泌①其津液，注之于脉，化而为血，以荣四末，内注五脏六腑，以应刻数焉。卫者，出其悍气之慓疾，而行于四末、分肉、皮肤之间而不休者也。

又云：中焦之所出，亦并胃中，出上焦之后，此所受气者，泌糟粕，蒸津液，化为精微，上注于肺脉，乃化而为血，以奉生身，莫贵于此。圣人谆复其辞而不惮其烦者，仁天下后世之心亦惓惓②矣。故夫饮食失节，寒温不适，脾胃乃伤。此因喜怒忧恐，损耗元气，资助心火，火与元气不两立，火胜则乘其土位，此所以病也。《调经论》云：病生阴者，得之饮食居处，阴阳喜怒。

又云：阴虚则内热，有所劳倦，形气衰少，谷气不盛，上焦不行，下脘不通，胃气热，热气熏胸中，故为内热。脾胃一伤，五乱互作，其始病遍身壮热，头痛目眩，肢体沉重，四肢不收，怠惰嗜卧，为热所伤，元气不能运用，故四肢困怠如此。圣人著之于经，谓人以胃土为本，成文演义，互相发明，不一而止。粗工不解读，妄意施用，本以活人，反以害人。今举经中言病从脾胃所生及养生当实元气者条陈之。《生气通天论》云：苍天之气，清净则志意治，顺之则阳气固，虽有贼邪，弗能害也。此因时之

---

① 泌：原作“必”，据《脾胃论》卷上改。
② 惓（quán 全）惓：诚恳貌。

序，故圣人传精神，服天气，而通神明。失之则①内闭九窍，外壅肌肉，卫气散解，此谓自伤，气之削也。阳气者，烦劳则张，精绝辟，积于夏，使人煎厥，目盲②耳闭，溃溃乎若坏都。故苍天之气贵清净，阳气恶烦劳，病从脾胃生者一也。《五常政大论》云：阴精所奉其人寿，阳精所降其人夭。阴精所奉，谓脾胃既和，谷气上升，春夏令行，故其人寿；阳精所降，谓脾胃不和，谷气下流，收藏令行，故其人夭。病从脾胃生者二也。《六节藏象论》云：脾、胃、大肠、小肠、三焦、膀胱者，仓廪之本，荣之居也，名曰器，能化糟粕，转味而入出者也，其华在唇四白，其充在肌，其味甘，其色黄，此至阴之类，通于土气。凡十一脏，皆取决于胆也。胆者，少阳春升之气，春气升则万化安，故胆气春升则余脏从之，胆气不升则飧泄③肠澼，不一而起矣。病从脾胃生者三也。经云：天食人以五气，地食人以五味。五气入鼻，藏于心肺，上使五色脩明，音声能彰；五味入口，藏于肠胃，味有所藏，以养五气，气和而生，津液相成，神乃自生。此谓之气者，上焦开发，宣五谷味，熏肤，充身，泽毛，若雾露之溉。气或乖错，人何以生？病从脾胃生者四也。岂特四者？至④于经论⑤天地之邪气，感则害人五脏六腑，及形气俱虚，乃受外邪，不因虚邪，贼邪不能独伤人，诸病从脾胃而生明矣。圣人旨意，重见叠出，详尽如此，且垂戒云法于阴阳，和于术数，食饮有节，起居有常，不妄作劳，故能形与神俱，而尽终其天年，度百岁乃去，由是言之，饮食起居之际，可不慎哉⑥？

---

① 则：原脱，据《素问·生气通天论》补。
② 盲：原作“肓”，据《脾胃论》卷上改。
③ 飧泄：泄泻而水谷不化。
④ 至：原脱，据《脾胃论》卷上补。
⑤ 论：原作“纶”，据《脾胃论》卷上改。
⑥ 《五脏别论》……慎哉：语本《脾胃论》卷上。

《脾胃胜衰论》① 云：胃中元气盛，则能食而不伤，过时而不饥。脾胃俱旺，则能食而肥；脾胃俱虚，则不能食而瘦。或少食而肥，虽肥而四肢不举，盖脾实而邪气盛也。又有善食而瘦者，胃伏火邪于气分，则能食②。脾虚则肌肉削，即食㑊也，叔和云多食亦饥虚③，此之谓也。夫饮食不节则胃病，胃病则气短，精神少而生④大热，有时而显火上行⑤，独燎其面。《黄帝针经》云：面⑥热者，足阳明病。胃既病，则脾无所禀受，脾为死阴，不主时也，故亦从而病焉。形体劳役则脾病，脾病则怠惰嗜卧，四肢不收，大便泄泻。脾既病，则其⑦胃不能独行津液，故亦从而病焉。大抵脾胃虚弱，阳气不能生长，是春夏之令不行，五脏之气不生。脾病则下流乘肾，土克水则骨乏无力，是为骨蚀⑧，令人骨髓空虚，足不能履地，是阴气重叠，此阴盛阳虚之证，大法云汗之则愈，下之则死。若用辛甘之药滋胃，当升⑨当浮，使生长之气旺。言其汗者，非正发汗也，为助阳也。夫胃病其脉缓，脾病其脉迟，且其人当脐有动气，按之牢若痛。若火乘土位，其脉洪缓，更有身热、心中不便之证，此阳气衰弱，不能生发，不当于五脏中用药法治之，当从《藏气法时论》中升降浮沉补泻法用药耳。如脉缓，病怠惰嗜卧，四肢不收，或大便泄泻，此湿胜，从平胃散。若脉弦，气弱自汗，四肢发热，或大便泄泻，或皮毛枯槁，发脱落，从黄芪建中汤。脉虚而血弱，于四物汤中摘一味或二味，以本显证中加之。或真气虚弱，及气短脉弱，从四君子汤。或渴，

---

① 脾胃胜衰论：《脾胃论》卷上篇名。此下至“亦可作明辨矣”皆本其原文。
② 食：原作“实”，据《脾胃论》卷上改。
③ 多食亦饥虚：语见高阳生《王叔和脉诀》。
④ 生：原作“主”，据《脾胃论》卷上改。
⑤ 行：原脱，据《脾胃论》卷上补。
⑥ 面：原作“而”，据《脾胃论》卷上及《灵枢·邪气藏府病形》改。
⑦ 其：原作“与”，据《脾胃论》卷上改。
⑧ 蚀：原作“能”，据《脾胃论》卷上改。
⑨ 升：此下原衍“当升”二字，据《脾胃论》卷上删。

或小便闭涩，赤黄多少，从五苓散去桂，摘一二味加正药中。已上五药，当于本证中随所兼见[①]证加减。假令表虚自汗，春夏加黄芪，秋冬加桂。如腹中急缩，或脉弦，加防风，急甚加甘草。腹中窄狭，或气短者，亦加之。腹满，气不转者，勿加。虽气不转而脾胃中气不和者，勿去，但加厚朴以破滞气，然亦不可多用，于甘草五分中加一分可也。腹中妨闷，此非腹胀，乃散而不收，可加芍药收之。如肺气短促或不足者，加人参、白芍药。中焦用白芍药，则脾中升阳，使肝胆之邪不敢犯也。腹中窄狭及缩急者去之，及诸酸涩药亦不可用。腹中痛者，加甘草、白芍药。稼穑[②]作甘，甘者己也，曲直作酸，酸者甲也，甲己化土，此仲景妙法也。腹痛兼发热，加黄芩。恶寒，或腹中觉寒，加桂。怠惰嗜卧，有湿，胃虚不能食，或沉困，或泄泻，加苍术。自汗，加白术。小便不利，加茯苓，渴亦加之。气弱者，加白茯苓、人参。气盛者，加赤茯苓、缩砂仁。气复[③]不能转运，有热者微加黄连，心烦乱亦如之。小便少者，加猪苓、泽泻。汗多，津液竭于上，物加之，是津液还入胃中，欲自行也。不渴而小便闭塞不通，加炒黄柏、知母。小便涩者，加炒滑石。小便淋沥者，加泽泻，且五苓散治渴而小便不利，无恶寒者，不得用桂。不渴而小便自利，妄见妄闻，乃瘀血证，用炒黄柏、知母以除肾中燥热。窍不利而淋，加泽泻、炒滑石。只治窍不利者，六一散中加木通亦可。心脏热者，用钱氏方中导赤散。中满或但腹胀者，加厚朴。气不顺，加橘皮。气滞，加青皮一，橘皮三。气短，小便利者，四君子汤中去茯苓，加黄芪，以补之。如腹中气不转者，更加甘草一半。腹中刺痛，或周身刺痛者，或里急者，腹中不宽快是也，或虚坐而大便不得者，皆血虚也。血虚则里急，或血气虚弱而目睛痛者，皆加当归身。头痛者，加川芎。苦头痛，加细辛，此少阴头痛也。

---

① 见：原作“中”，据《脾胃论》卷上改。
② 穑：原作“墙”，据《脾胃论》卷上改。
③ 复：原作“腹”，据《脾胃论》卷上改。

发脱落及脐下痛，加熟地黄。予平昔调理脾胃虚弱，于此五药中加减。如五脏证中互显一二证，各对证加药，无不验。然终不能使人完复，后或有因而再至者，亦由督、任、冲三①脉为邪，皆胃气虚弱之所致也。法虽依证加减，执方料病，不依《素问》法度耳。是以检讨《素问》《难经》及《黄帝针经》中说，脾胃不足之源乃阳气不足，阴气有余，当从六气不足升降浮沉法随证用药治之。盖脾胃不足，不同余脏，无定体故也。其治肝、心、肺、肾有余不足，或补或泻，惟益脾胃之药为切。经言：至而不至，是为不及，所胜妄行，所生受病，所不胜乘之也②。

至而不至者，谓从后来者，为虚邪，心与小肠来乘脾胃也，脾胃脉中见浮大而弦，其病或烦躁闷乱，或四肢发热，口苦，舌干咽干，盖心主火，小肠主热，火热来乘土位，乃湿③热相合，故烦躁闷乱也。四肢者，脾胃也，火乘之，故四肢发热也。饮食不节，劳役所伤，以致脾胃虚弱，乃血所生病，主口中津液不行，故口干咽干也。病人自以为渴，医者治以五苓散，谓止渴燥而反加渴燥，乃重竭津液，以至危亡。经云虚则补其母，当于心与小肠中以补脾胃之根蒂也，甘温之药为之主，以苦寒之药为之使，以酸味为之臣佐，以其心④苦缓，急食酸以收之。心火旺则肺金受邪，金虚则以酸补之，次以甘温及⑤甘寒之剂，于脾胃中泻心火之亢盛，是治其本也。

所胜妄行者，言心火旺，能令母实，母者肝木也，肝木旺则挟⑥火势，无所畏惧而妄行也，故脾胃先受之，或身体沉重，走疰疼痛，盖湿热相抟，而风热郁而不得伸，附著于有形也。或多怒

---

① 三：原作“任”，据《脾胃论》卷上改。
② 至而……之也：语本《素问·六节藏象论》。
③ 湿：原作“滋”，据《脾胃论》卷上改。
④ 心：原作“辛”，据《脾胃论》卷上改。
⑤ 及：原作“反”，据文义改。
⑥ 挟：原作“狭”，据《脾胃论》卷上改。

者，风热下陷于地中也。或目①病而生②内障者，脾裹血，胃主血，心主脉，脉者，血之府也，或云心主血，又云肝主血，肝之窍开于目也。或妄见妄闻，起妄心，夜梦亡人，四肢满闭转筋，皆肝木大盛而为邪也。或生痿，或生痹，或生厥，或中风，或生恶疮，或作肾痿，或为上热下寒，为邪不一，皆风热不得升长，而木火遏③于有形中也。

所生受病者，言肺受土、火、木之邪，而清肃之气伤。或胸满少气短气者，肺主诸气，五脏之气皆不足而阳道不行也。或咳嗽寒热者，湿热乘其内也。

所不胜乘之者，水乘水之妄行而反来侮土，故肾入心为汗，入肝为泣，入脾为涎，入肺为痰，为嗽为涕，为嚏，为水出鼻也。一说下元土盛克水，致督、任、冲三脉盛，火旺煎熬，令水沸腾而乘脾肺，故痰涎唾出于口也。下行为阴汗，为外肾冷，为足不任身，为脚下隐痛，或水附木势而上，为眼涩，为眵，为冷泪，皆由肺金之虚而寡于畏也。

夫脾胃不足，皆为血病，是阳气不足，阴气有余，故九窍不通。诸阳气根于阴血中，阴血受火邪则阴盛，阴盛则上乘阳分，而阳道不行，无生发升腾之气也。夫阳气，走空窍者也；阴气，附形质者也。如阴气附于土，阳气升于天，则各安其分也。今所立方中有辛甘温药者，非独用也，复有甘苦大寒之剂，亦非独用也，以火酒二制为之使，引苦甘寒药至顶，而复入于肾肝之下，此所谓升降沉浮之道，自耦而奇，奇而至耦者也。阳分奇，阴分耦，泻阴火，以诸风药升发阳气，以滋肝胆之用，是令阳气生，上出于阴分，末用辛甘温药接④其升药，使大发散于阳分而合⑤走九窍也。经云：食入于胃，散精于肝，淫气于筋。食入于胃，浊

---

① 目：原字漫漶，据《脾胃论》卷上补。
② 生：原作“主”，据《脾胃论》卷上改。
③ 遏：原作“过”，据《脾胃论》卷上改。
④ 接：原作“按”，据《脾胃论》卷上改。
⑤ 合：《脾胃论》卷上作“令”。

气归心，淫精于脉。脉气流经，经气归于肺，肺朝百脉，输精于皮毛，毛脉合精，行气于腑。且饮食入胃，先行阳道，而阳气升浮也，浮者阳气散满皮毛，升者充塞头顶，则①九窍通利也。若饮食不节，损其胃气，不能克化，散于脉②，归于心，溢于肺，食入则昏冒③欲睡，得卧则食在一边，气暂得舒，是知升发之气不行者此也。经云：饮入于胃，游溢精气，上输于脾，脾气散精，上归于肺。病人饮入胃，遽④觉至脐下，便欲小便，由精气不输于脾，不归于肺，则心火上攻，使口燥咽干，是阴气太盛，其理甚易知也。况脾胃病则当脐⑤有动气，按之牢若痛，有是者乃脾胃虚，无是则非也，亦可作明辨矣。

张仲景云：人受气于水谷以养神，水谷尽而神去，故云安谷则昌，绝谷则亡，水去则荣散，谷消则卫亡，荣散卫亡，神无所依。又云：水入于经，其血乃成，谷入于胃，脉道乃行。故血不可不养，卫不可不温，血温卫和，得尽天年⑥。

《内经》云：平脾脉来，和柔相离，如鸡践地，曰脾平，长夏以胃气为本。病脾脉来，实而盈数，如鸡举足，曰脾病。死脾脉来，锐坚如鸟之喙⑦，如鸟⑧之距，如屋之漏，如水之流，曰脾死。

《玉机微义》论内外伤云：古人以脉上辨内外伤于人迎气口，人迎脉大于气口为外伤，气口脉大于人迎为内⑨伤。此辨固是，但其说有所未尽耳。外感风寒，皆有余之证，是从前客邪来也，其

---

① 则：原作“作”，据《脾胃论》卷上改。
② 脉：《脾胃论》卷上作“肝”。
③ 冒：原作“胃”，据《脾胃论》卷上改。
④ 遽：原作“处”，据《脾胃论》卷上改。
⑤ 脐：原作“剂”，据《脾胃论》卷上改。
⑥ 张仲景……天年：语见《脾胃论》卷上。
⑦ 喙：原作“啄”，据《素问·平人气象论》改。
⑧ 鸟：原作“为”，据《素问·平人气象论》改。
⑨ 内：原作“因”，据《玉机微义》卷十八改。

病必见于左手，左手①主表，乃行阳二十五度；内伤饮食，及饮食不节，劳役所伤，皆不足之病也，必见于右手，右手主里，乃行阴二十五度。故外感寒邪，则独左寸人迎脉浮紧，按之洪大，紧者急甚于弦，是足太阳寒水之脉，按之洪大而有力，中见手少阴心火之脉，丁与壬合，内显洪大，乃伤寒脉也。若外感风邪，则人迎脉缓而大，或大于气口一陪②，或两陪三陪③。内伤饮食，则右寸气口脉大于人迎一陪，伤之重者，过在少阴则两陪，太阴则三陪，此内伤饮食之脉。若饮食不节，劳役过甚，则心脉变见于气口④，是心火刑肺，其肝木挟心火之势，亦来薄肺，经云侮所不胜，寡于畏⑤者是也。故气口脉急大而⑥数，时一代而涩也。涩者，肺之本脉，代者，元气不相接，脾胃不及之脉。洪大⑦而数者，心脉刑肺也。急者，肝木挟心火而反克肺金也。若不甚劳役，惟右关脾脉大而数，谓独大于五脉，数中显缓，时一代也。如饮食不节，寒温失所，则先右关胃脉损弱，甚则隐而不见，惟内显脾脉之数微缓，时一代也。宿食不消，则独右关脉沉而滑，经云脉⑧滑者有宿食也⑨。

治 法

气口紧盛伤于食，心胃满而口无味。口与气口同，气口曰坤口，乃脾之候，故胃伤而气口紧盛。夫伤者，有多少，有轻重。如气口一盛，脉得六至，则伤于厥阴，乃伤之轻也，枳术丸之类

---

① 左手：此二字原脱，据《玉机微义》卷十八补。
② 陪：通“倍”。《文选·潘岳·闲居赋》王念孙杂志：“陪字当读为‘倍’。”《玉机微义》卷十八作“倍”。
③ 两陪三陪：嘉靖本作“两倍三倍”。
④ 口：此下原衍“口”字，据《玉机微义》卷十八删。
⑤ 侮所……于畏：语本《素问·五运行大论》。
⑥ 而：此下原衍“涩”字，据《玉机微义》卷十八删。
⑦ 大：原作“者”，据《玉机微义》卷十八改。
⑧ 脉：原作“大”，据《金匮要略·腹满寒疝宿食病脉证治》改。
⑨ 古人……食也：语本《玉机微义》卷十八。

主之。气口二盛，脉得七至，则伤于少阴，乃伤之重也，雄黄圣饼子、木香槟榔丸、枳壳丸之类主之。气口三盛，脉得八至九至，则伤太阴，填塞闷乱，则心胃大痛，备急丸、神保丸、消积丸之类主之。

实烦，以瓜蒂散吐之。如经汗下，谓之虚烦，又名懊侬，烦燥不得眠，知其木郁也，以栀子豉汤吐之。昧者将鬲咽不通，上支两胁，腹胀，胃虚不足，乃浊气在上则生䐜胀之病吐之，况胃虚必怒，风木以来乘凌胃中，《内经》以铁落①镇坠之，岂可反吐，助其风木之邪？不宜吐而吐，其差舛如天地之悬隔。大抵胸中窒塞，烦闷不止者，宜吐之耳。

白粥、粳米、绿豆、小豆②、盐豉之类皆淡渗，利小便。且小便数，不可更利，况大泻阳气，反行阴道。切禁湿面，如食之觉快，勿禁。药中不可服泽泻、猪苓、茯苓、灯心、琥珀、通草、木通、滑石之类，皆行阴道而泻阳道也。如渴，如小便不利，或闭塞不通，则服，得利勿再服。

忌大咸，助火邪而泻肾水真阴。及大辛味、蒜、韭、五辣、醋、大料物、官桂、干姜之类，皆伤元气。

若服升沉之药，先一日将理，次日腹空服，服毕更宜将理十日，先三日尤甚，不然则反害也。

附：养生方导引法

云：脾胃气不和，不能饮食，敧身，两手一向偏侧，急努身舒头，共手竞扒相牵，渐渐一时尽势，气共力皆和，来去左右亦然，各三七。项前后两角缓舒手，如是似向外扒，放纵身心，摇二七，递互③亦然，去太仓④不和，臂要⑤虚闷也。

---

① 落：原作“酪”，据《脾胃论》卷中改。
② 豆：原作“绿”，据《脾胃论》卷下改。
③ 互：原作“牙”，据《诸病源候论》卷二十一改。
④ 太仓：指胃。《灵枢·胀论》：“胃者，太仓也。”
⑤ 要：同“腰”。《楚辞·离骚》洪兴祖补注：“要，与‘腰’同。”

升阳补气汤 治饮食不时，饥饱劳役，胃气不足，脾气下溜，气短无力，不能①寒热，早饭罢转增昏闷，须要眠睡，怠惰，四肢不收，懒倦动作，及五心烦热。

升麻 羌活 独活 防风 白芍 泽泻 甘草炙，各一钱 厚朴半钱，制 柴胡二钱半 生地黄一钱半

上为粗末，每五钱，水煎，入姜三片，枣二枚。如腹胀及②窄狭，加厚朴；腹中似硬，加砂仁三分。

升阳顺气汤 治因饮食不节，劳役所伤，腹胁满闷，短气，遇春则口无味，遇夏虽热③犹寒，饥常如饱④，不喜食冷。

升麻 柴胡各一钱 黄芪一两 半夏三钱 甘草炙，半钱 陈皮一钱 人参三钱 神曲炒，一钱 当归身一钱 黄柏二钱 草豆蔻仁二钱

上㕮咀，每三钱或半两，水煎，入生姜三片。

参术调中汤 泻热补气，止嗽定喘，和脾胃，进饮食。

黄芪四分 桑白皮五分 人参 甘草炙 白茯苓各五分 五味子二十个 白术三分 地骨皮 麦门冬去心 陈皮各二钱 青皮二分

上㕮咀，作一服，水二盏煎八分，去柤，大温服，早饭后。忌多言语，劳役。

升阳汤 治脾胃，泻阴火。

羌活 黄芪炙 甘草炙 苍术制，各六分 升麻一钱三分 柴胡二钱四分 人参 黄芩各一钱半 黄连酒浸，炒，八分 石膏夏可用八分

上咀，分二贴，每贴水二钟，姜三片，煎八分，去柤，食远温服。禁语言一二时，忌酒面生冷之物。

升阳益胃汤 治脾胃病，怠惰嗜卧，四肢不收，节痛体重，口舌干，大小便不调，兼肺病洒淅恶寒，惨惨不乐，面色恶而不

---

① 能：通“耐”。《汉书·赵充国传》颜师古注：“能，读曰‘耐’。”
② 及：原作“大”，据《内外伤辨惑论》卷一改。
③ 热：原作“然”，据《内外伤辨惑论》卷一改。
④ 饱：原脱，据《内外伤辨惑论》卷一补。

和，乃阳气不伸故也，当升阳益胃，时值秋燥令行，尤宜此服之。

羌活　独活　防风　白芍药各八分　柴胡　白术　泽泻　茯苓各五分　人参　甘草炙　半夏洗，各一钱六分　黄芪二钱二分　黄连三分半　陈皮七分　泽泻不渴勿用　茯苓小便利、不渴勿用

上咀，分二贴，每贴水二钟，姜三片，枣一枚，煎至一钟，去柤，食远温服。宜啖美食助药力，益升浮①而滋胃气。若胃气稍强，少食果以助谷药之力，经云五谷为食，五果为助者此也。

上二方，如气不和，加制厚朴以破滞气；腹中夯闷，此非腹胀，乃散而不收，可加芍药收之；如肺气短促不足，加人参、白芍药；腹痛，加炙甘草、白芍药；腹痛兼发热，加黄芩；恶寒，腹中寒，加官桂；怠惰嗜卧，沉困泄泻，加苍术制；自汗，加白术；渴，小便不利，加茯苓；气弱，加白茯苓、人参；气盛者，加赤茯苓、砂仁；心烦乱，加黄连；小便少，加猪苓、泽泻，汗多勿加；不渴而小便不通，加炒黄柏、知母；小便涩痛，加滑石；腹刺痛，或周身刺痛，腹中不宽快，或虚坐而大便不得者，皆血虚也，气虚弱而目②睛痛者，皆加当归身；头痛，加川芎、细辛；脐下痛，加熟地黄；冬月咳嗽，加麻黄不去节，秋凉亦加；春月天温咳嗽，加佛耳草、款冬花；脉洪大，兼见热证，少加黄芩、黄连、生地黄、甘草；头痛有痰，加半夏、生姜；腹中气上逆者，冲脉逆也，加黄柏、黄连；心下痞，加黄连、生姜、陈皮，若冬月加黄连、木香、藿香。

平胃散　治一切脾胃不和。

苍术米泔浸，五六分　厚朴姜制　陈皮去白，各三钱半　甘草炙，二钱

上咀，分二贴，每贴水二钟，姜三片，枣一枚，煎八分，去柤，食远服。若泻脾湿，加茯苓、丁香、白术，名调胃散，加藿

---

① 浮：《脾胃论》卷上此下有“之气”二字。

② 目：此下原衍“中”字，据《脾胃论》卷上删。

香、半夏，名不换金正气散。若气不舒快，中脘[1]痞塞，加香附子、砂仁。若欲进加食，神曲、麦蘖炒、吴茱萸洗、蜀椒、白姜、官桂，名吴茱萸汤。加葱白、豆豉煎，治伤寒时气，热服取汗，名对金饮子。

四君子汤 和脾胃，进饮食。

人参 白术 茯苓 甘草炙，各等分

上㕮咀，每贴七钱，水二钟煎八分，去柤，食远服。加陈皮、半夏，名六君子汤。只加陈皮，名异攻散。呕吐，加藿香、砂仁；泻，加木香、肉豆蔻，姜枣煎服。

补中益气汤方见老人门 夫脾胃虚者，因饮食劳倦，心火亢甚，而乘其土位，其次肺气受邪，须用黄芪最多，人参、甘草次之。脾胃一虚，肺气先绝，故用黄芪以益皮毛而闭腠理，不令自汗；上喘气短，损其元气，人参以补之；心火乘脾，炙甘草之甘温以泻火热而补脾胃中元气，若脾胃急痛，腹中急缩者，宜多用之，经云急者缓之。白术苦甘温，除胃中热，利腰脊[2]间血。胃中清气在下，升麻、柴胡以引之，引黄芪、甘草甘温之气味上升，能补卫气之散解而实其表也。又缓带脉之缩急，二味苦平，味之薄者，阴中之阳，引清气上升也。气乱于胸中，为清浊相干，用陈皮以理之，又能助阳气之升以散滞气，助诸甘辛为用也。脾胃气虚，不能升浮，为阴火伤其生发之气，荣血大亏，营气不营，阴火炽盛，是血中伏火日渐煎熬，血气日减，心主血，减则心无所养，致使心乱而烦，病名曰悗，悗者心惑而烦闷不安也，故加辛甘微温之剂生阳气，阳旺则能生阴血。更以当归和之，少加黄柏以救肾水，能泻阴中之伏火。如烦不止，少加生地黄补肾水，水旺而心火自降。如气浮心乱，以朱砂安神丸镇固之则愈。安神丸方见热门。

头痛，加蔓荆子三分，痛甚加川芎五分，顶痛脑痛，加藁本

① 脘：原作"胱"，据《普济方》卷二十二改。
② 脊：原作"剂"，据《脾胃论》卷中改。

五分，细辛三分，诸头痛并用此四味。头痛有痰，沉重懒倦者，乃太阴厥头痛，加半夏半钱，姜三分。

耳鸣目黄，颊颔①肿，颈肩臑②肘臂外后廉痛，面赤，脉洪大者，以羌活一钱，防风七分，甘草五分，藁本七分，通其经血，加黄芩三分消其肿，人参五分，黄芪七分，益元气而泻大邪。

嗌痛颔肿，脉洪大，面赤，加黄芩三分，桔梗七分，甘草三分。口干嗌干者，加葛根五分，升引胃气上行以润之。

心下痞，夯闷者，加芍药、黄连各一钱。如痞腹胀，加枳实三分，厚朴七分，木香三分。如天寒，少加干姜。心下痞，觉中寒，加附子、黄连各一钱。不能食而心下痞，加生姜、陈皮各一钱。能食而心下痞，加黄连半钱，枳实三分。脉缓有痰而痞，加半夏、黄连各一钱。

腹中痛，加白芍半钱，甘草三分。如恶寒，觉冷痛，加中桂半钱。夏月腹中痛，不恶寒，不恶热者，加黄芩五分，芍药一钱，甘草五分，以治时热也。腹痛在寒凉时，加半夏、益智、豆蔻之类。

胁下痛或缩急，俱加柴胡。

脐下痛，加真熟地黄半钱，有寒者加肉桂半钱。

双和散 补血益气，治虚劳少力，健脾助胃。

黄芪 川芎 当归 熟地黄各一两 官桂 甘草炙，各七钱半 白芍二两半

上㕮咀，每服五钱，水二盏，姜三片，枣二枚，煎八分，温服。

调中益气汤 夫脉弦洪缓，而沉按之中之下得涩③，其证四肢满闭，肢节烦疼，难以屈伸，身体沉重，烦心不安，忽肥忽瘦，四肢懒倦，口失滋味，大小便清利而数，或上饮下便，或大便涩

① 颔：原作“领”，据《内外伤辨惑论》卷一改。
② 臑（nào 闹）：上臂。
③ 得涩：《脾胃论》卷中作“得时一涩”四字。

滞不行，一二日一见，夏月飧泄，米谷不化，或便后见血见白脓，胸满短气，咽膈不通，不得①安卧，嗜睡无力，不思饮食。

升麻二分　黄芪一钱　甘草半钱　苍术四分　木香一分　人参五分　柴胡　橘皮各二分

上㕮咀，作一②服，水二盏煎八分，食前温服。

厚朴温中汤　治脾胃虚寒，心腹胀满，及秋冬客寒犯胃，时作疼痛。

厚朴炙　陈皮各一两　茯苓　草豆蔻　甘草炙　木香各半两　干姜二钱

上㕮咀，每服五钱，水二盏，姜三片，煎八分，食前温服。

益胃散　治服寒药过多，或脾胃虚弱，胃脘痛。又名温胃汤。

白豆蔻　姜黄　干生姜各二钱　泽泻　砂仁　甘草炙　人参　厚朴　陈皮　黄芪各七分　益智仁六钱

上为细末，每服五钱，水煎温服。如脉弦，恶寒腹痛，乃中气弱也，以仲景小建中加黄芪，钱氏异功散加芍药，选而用之。

神圣复气汤　治复③气乘冬足太阳寒气、足少阴肾水之旺④，子能令母实，手太阴肺实，反来侮土，火木受邪，腰背胸膈闭塞疼痛，善嚏，口中涎，目中泣，鼻流浊涕不止，或如⑤息肉，不闻香臭，咳嗽痰沫，上热如火，下寒如冰，头作阵痛，目中流火，视物䀮䀮，耳鸣耳聋⑥，头并口鼻或恶风寒，喜日阳，夜卧不安，常觉痰塞，膈咽不通，口失味，两胁缩急而痛，牙齿动摇，不能嚼物，阴汗，前阴冷，行步攲⑦侧，起居艰难，掌中寒，风痹麻

① 不得：此二字原脱，据《脾胃论》卷中补。
② 一：原脱，据《脾胃论》卷中补。
③ 复：原脱，据《脾胃论》卷下补。
④ 之旺：此二字原脱，据《脾胃论》卷下补。
⑤ 如：原脱，据《脾胃论》卷下补。
⑥ 聋：原作“韵”，据《脾胃论》卷下改。
⑦ 攲：原作“歌”，据嘉靖本、《脾胃论》卷下改。

木①，小便数而昼多，夜频②而欠，气短喘喝③，少气不足以息，卒遗失无度，妇人白带，阴户中痛，牵心而痛，面如赭色，食少④，小大便不调，烦心，霍乱逆气，里急而腹皮色白，后出余气，腹⑤不能努，或肠鸣，膝下筋急，肩甲⑥大痛，此皆寒水来⑦复火土之仇也。

干姜炮，三分　半夏汤洗，七分　柴胡一钱　藁本八分　防风　人参　郁李仁研，各半钱　升麻七分　附子炮，二分　当归身六分　羌活一钱　甘草八分　白葵花五朵，去心

上㕮咀，都作一服，水五盏煎至二盏，入：

黄芪一钱　陈皮五分　草豆蔻面裹煨，一钱

在内⑧，煎至一盏，再入下项药：

黄柏酒浸　黄连酒洗　枳壳　生地黄各二分

已上四味，预一日别用新水浸，又以：

华细辛二分　川芎　蔓荆子各三分

预一日用新水半大盏分作二处，浸此三味并黄柏等，煎正药作一大盏，不去柤，入此浸者药，再上火煎至一大盏，去柤，空心稍热服。又能治咬颊咬唇咬舌，舌根强硬等证，如神。宜食肉汤，不宜食肉，不助经络中火邪也。大抵肾与膀胱经中有寒，元气不足者，皆宜服之，神验。于月生月满时隔三五日一服，如病急，不拘时分。

益胃汤　治头闷，劳动则微痛，不喜饮食，四肢怠堕⑨，躁热

---

① 木：原作“大”，据《脾胃论》卷下改。
② 频：原作“烦”，据《脾胃论》卷下改。
③ 喝：原作“渴”，据《脾胃论》卷下改。
④ 少：原脱，据《脾胃论》卷下补。
⑤ 腹：原作“复”，据《脾胃论》卷下改。
⑥ 甲：同“胛”。《释名·释形体》：“甲，阖也，与胸胁背相会阖也。”
⑦ 来：原作“木”，据《脾胃论》卷下改。
⑧ 在内：《脾胃论》卷下作“右件入在内”五字。
⑨ 堕：通“惰”。《文选·枚乘·七发》李善注引郭璞《方言注》：“堕，懈堕也。”

气短，口不知味，肠鸣，大便微溏黄色，身体昏闷，口干，不喜食冷。

黄芪半钱 甘草二分 黄芩三分 当归半钱 苍术一钱半 陈皮 升麻各五分 柴胡 人参 白术 益智仁各三分 半夏二分

上㕮咀，作一服，水煎，食前稍热服。忌生冷硬物酒湿面。

强胃汤 治因饮食劳倦所伤，腹胁满闷，短气，遇①春口淡无味，遇夏②虽热而恶寒，常如饱，不喜食冷物。

前方减黄芩、苍白术、益智，加草豆蔻、黄柏、曲③、生姜。

沉香磨脾散 治脾胃虚④寒，腹中胀痛。

人参 沉香各一分 丁香 檀香 木香 白豆蔻 缩砂仁 半夏曲 辣桂 乌药各半两 藿香叶三分 甘草炙，三钱半

上㕮咀，每五钱，水二盏，姜三片，枣一枚，煎八分，温服。

人参开胃汤 助胃进食。

人参 橘红 丁香 木香 藿香 神曲炒 麦蘖炒 白术 茯苓 缩砂仁 莲子肉 厚朴制 半夏曲 甘草炙，各等分

上㕮咀，每服五钱，水二盏，姜三片，煎八分，温服。

八珍汤 和血气，理脾胃。

当归 赤芍药 川芎 熟地黄 人参 白茯苓 甘草 砂仁各等分

上㕮咀，每服七钱，水二盏，姜三片，枣一枚，煎八分，去柤，食远温服。

参苓白术散 治脾胃虚弱。

石莲肉 薏苡仁 砂仁 桔梗炒，各半斤 白扁豆⑤姜汁浸，炒，十二两 白茯苓 人参 甘草炙 白术 山药各一斤

上为末，每服三钱，食远枣汤调服。

---

① 遇：原作“如”，据《脾胃论》卷下改。
② 夏：原脱，据《脾胃论》卷下补。
③ 曲：原作“面”，据《脾胃论》卷下改。
④ 虚：原作“寒”，据《杨氏家藏方》卷六改。
⑤ 豆：原作“头”，据《和剂局方》卷三改。

进食散　治脾胃虚冷，久病人全不食者。

青皮　陈皮　良姜炒　肉桂　甘草炙，各一两　川乌炮　草果仁各三个　诃子五个，煨，取肉

上为末，每服二钱，食远姜汤调服，煎服亦可。

七珍散　开胃养气，温脾进食。

人参　白术　黄芪密炙　山药　茯苓　粟米炒　甘草炙，各二钱

上咀，分二贴，每贴水一钟，姜三片，枣一枚，煎八分，食远服。加扁豆蒸用，名八珍散。

加味进食散　治证同前。

半夏曲　草果仁　良姜炒　麦蘖炒　附子炮　肉豆蔻煨　丁香　厚朴制　陈皮各钱半　人参　青皮各七分半　甘草炙，半钱

上咀，分二贴，每贴水二钟，姜三片，枣一枚，煎八分，食远服。

消食丸　治证同前。

乌梅去核，炒干　干姜炮，各二两　小麦蘖炒黄，一两半　神曲剉，炒，一两一钱

上为细末，炼蜜为丸如梧桐子大，每服二三十丸，米饮下，日进三服。一方仓粟米饭丸，更妙。

思食丸　治证同前。

乌梅干，取肉五钱　干姜炮，二钱　麦蘖炒，六钱　神曲炒，九钱　人参　甘草炙，各二钱

上为细末，炼蜜为丸如梧桐子大，每服二三十①丸，食远米饮送下。

凝神散　收敛胃气，清凉肌表。

人参　白术　茯苓　山药各二钱　粳米　白扁豆炒　知母　生地黄　甘草炙，各一钱　竹叶　地骨皮　麦门冬去心，各半钱

上咀，分二贴，每贴水二钟，姜三片，枣一枚，煎至八分，食远温服。

---

① 十：原作“丸”，据嘉靖本改。

参香枳术丸 开胃进食。

白术一两半 陈皮四钱 木香三钱 人参三钱半 干生姜二钱半 枳实一两，麸炒

上为末，荷叶烧饭丸如桐子大，每服五十丸，食远白汤下。

和中丸 补胃进食。

陈皮 人参 干生姜各一两 木瓜二两 甘草炙，三两

上为末，汤浸蒸饼为丸如梧桐子大，每服三十丸，食后白汤下。

人参养胃汤方见伤寒门 治脾胃虚弱，冷物所伤，呕吐不食。加香附、砂仁，名香砂养胃汤。

养胃进食丸 治证同前。

人参 茯苓 甘草炙 白术 陈皮 厚朴姜制，各三两 苍术五两，制焙 麦蘖炒 神曲炒，各一两半

上为细末，面糊为丸如桐子大，每服三十丸，空心生姜汤送下。

香砂枳术丸 治脾胃虚弱，饮食减少，胸膈痞闷，宜服之。

枳实麸炒，一两 白术二两 砂仁 香附子各五钱

上为细末，汤浸蒸饼为丸如桐子大，每服三十丸，食远白汤送下。

枳术丸 治痞，消食强胃。

枳实去穰，麸炒，二两 白术四两

上为末，荷叶裹烧饭捣烂和药，丸如桐子大，每服六七十丸，白汤送下，不拘时服。

半夏枳术丸 治食冷内伤脾胃。

白术二两 枳实去穰，麸炒 半夏洗，各四两

上为末，丸服同前。

曲蘖枳术丸 治为人所勉劝强食之，以致心腹胀闷不快。

神曲炒 麦蘖炒 枳实炒，各二两 白术四两

上为末，丸服同前。

木香枳术丸 破痰气，消饮食，开胃进食。

枳实去穰，麸炒，二两　白术四两　木香一两

上为末，丸服同前。

加味枳术丸　治痞，消食化痰，止嗽，宽中利膈，助胃和脾。

白术二两　枳实炒　半夏汤洗　神曲炒　山楂①　麦芽各一两，炒　姜黄　陈皮各五钱　木香二钱半

上为末，荷叶烧饭为丸如桐子大，每服一百丸，食远姜汤下。

橘皮枳术丸　治老幼元气虚弱，饮食不消，或脏腑不调，心下痞闷。

橘皮　枳实麸炒，各一两　白术二两

上为末，丸服依前。

白术散　治胃中虚热，生胃津液，功效特异，伤寒因下太过，宜此调理。

人参　白术　藿香洗去土　木香　茯苓各一两　粉葛二两

上㕮咀，每服七钱，水二盏，姜三片，枣一枚，煎八分，服。

椒术养脾丸　治脾胃不和，扶脾壮胃，顺气温中，脏寒脾泻腹痛，并皆治之。

平胃散一斤　川椒四两，去目及闭口者，微炒出汗，为末　红枣半斤，蒸熟，去皮核　蒜半斤，去皮，入猪肚内熟煮，去肚不用

上将蒜枣二味捣膏，和平胃散及椒末，丸如桐子大，每服五十丸，空心米饮或盐汤送下。服此药忌生冷腌藏阴物。

千金大养脾丸　治脾胃虚弱，停寒留饮，膈气噎塞，翻胃吐食，常服养脾壮气，多进饮食。

枳壳去穰　神曲　陈皮去白　麦蘖炒　三棱炮　茴香　白姜炮　肉豆蔻　缩砂去皮　蓬术炮　茯苓去皮　良姜　益智去壳　胡椒　木香　藿香去梗　薏苡仁　红豆　白术　丁香　人参　白扁豆炮　苦梗炒　山药　甘草各等分

上为末，炼蜜丸如弹子大，每服一丸，细嚼，白汤、温酒任下。

---

① 山楂：此下原衍“一两”二字，据文义删。

参苓平胃丸 治脾胃虚弱，脏寒泄泻不止。

人参一两 茯苓二两，去皮 厚朴五两，去皮，姜制 陈皮五两 苍术八两，米酒①浸一日 甘草一两，炙

上为细末，水糊丸如桐子大，每服四五十丸，空心煎姜枣汤下。

养脾丸 治脾胃虚冷，心腹胀满，呕逆恶心，脏寒泄泻。

大麦蘖炒 白茯苓去皮 人参去芦 白术各半斤 干姜炮 缩砂去皮，各二斤 甘草爁，一斤半

上为细末，炼蜜为丸，每两作八丸，每服一丸，细嚼，生姜汤送下。

沉香温胃丸 治中焦气弱，脾胃受寒，饮食不美，气不调和，脏腑积冷，心腹疼痛，大便滑泄，腹中雷鸣，霍乱吐泻，手足厥逆，大便利无度，又治下焦阳虚，脐腹冷痛，及疗伤寒阴湿，形气沉困，自汗。

沉香 甘草炙 当归 良姜 吴茱萸 人参 木香 茯苓去皮 白术 白芍药各半两 附子炮 巴戟酒浸 干姜炮 茴香各一两 官桂七钱 丁香三钱

上为细末，用好醋打面糊，为丸如桐子大，每五七十丸，热米饮空心下，日二服。忌一切生冷物。

宿 食

雄黄圣饼子 治一切酒食所伤，心腹满不快。

雄黄五钱 巴豆一百个，去油心膜 白面十两，重罗过

上件三味内除白面八九两，余药同为细末，共面和匀，用新水和作饼子如手大，以浆水煮，煮至浮于水上漉出，控，旋看硬软捣作剂，丸如桐子大，捻作饼子，每服五七饼，加至十饼、十五饼，嚼破一饼利一行，二饼利二行，茶酒食前任下。

黑丸子方见痢门 治中脘有宿食，吞酸恶心，口吐清水，心痛

① 酒：原作“泪”，据嘉靖本改。

腹疼。

感应丸 治男子妇人小儿停积宿食冷物，不能克化，有伤脾胃，或泻臭如抱坏鸡子，或下痢脓血，并宜服此通利。

百草霜用村家锅底上细末，二两 杏仁去皮尖，肥者二百四十粒 干姜炮，一两 巴豆七十粒，去皮心膜，去油，研如粉 肉豆蔻二十个，煨 南木香二两半 丁香一两半

上除巴豆粉、百草霜、杏仁三味外，余四味杵为细末，与前三味同拌，研令细，用蜡匮。先将蜡六两镕化作汁，以重绢滤粗，更以好酒一升于银石器内煮蜡，镕滚数沸倾出，候酒冷，其蜡自浮于上，取蜡秤用。凡春夏脩合，用清油一两，秋冬用清油一两半，于铫内熬令香熟，次下酒煮蜡四两，同化作汁，就锅内乘热拌和前项药末成剂，分作小锭子，以油单纸裹之，旋丸如梧桐子大，每服二十丸，空心姜汤送下。

如意丸 治虚中积冷，气弱有伤，不能传化，心下坚痞，两胁胀满，心腹疼，噫腐及霍乱吐泻，米谷不消，久痢赤白，脓血相杂，久病面黄羸瘦。

枳壳麸炒 槟榔 陈皮 半夏汤洗 莪术煨 三棱煨 干姜炮 黄连各一两 巴豆十二粒，去壳

上㕮咀，用醋煮，焙干为末，面糊为丸如梧桐子大，每服十丸，空心茶清或姜汤下亦可。

丁香脾积丸 治证同前。

神曲炒 青皮 陈皮去白 丁香各半两 麦蘖炒 砂仁 甘草炙，各一两二钱 蓬术煨，半两 香附炒，二两 陈仓米四两，同巴豆三十粒炒黄色，去豆

上为细末，面糊为丸如梧桐子大，每服五十丸，食远熟水下，干嚼亦可。

太仓丸 治脾胃因饥饱不时生病。

陈仓米一两 陈皮二两，汤洗

上为末，姜糊为丸如梧桐子大，每服五十丸，食远米饮下。

一方

仓米四两，巴豆二十粒同炒赤色，去豆　陈皮汤浸，等分，炒干

上为末，如前丸服。

一方

陈仓米一升，巴豆去壳，四两，同炒黄，豆秤用，米四两入　陈皮一两

上为末，神曲糊丸如桐子大，每服三十丸，食后姜汤下。加入麝香少许，妙。

宽中进食丸　滋形气，喜饮食。

草豆蔻五钱　砂仁二钱半　半夏洗　麦蘖炒，五钱半　枳壳麸炒，四钱　神曲炒，五钱半　甘草一钱半，炙　干姜二钱半　陈皮二钱半　木香一钱　白术三钱　白茯苓三钱　猪苓去皮，二钱半　泽泻　人参　青皮　槟榔各二钱半

上为末，汤浸蒸饼为丸如梧桐子大，每服三十五十丸，米饮下，食远服。

葛花醒酒汤　治饮酒太过，呕吐痰逆，心神烦乱，胸膈痞塞，手足战摇，饮食减少，小便不利。

白豆蔻　砂仁　葛花各五钱　木香半钱　陈皮去白，一钱半　白术二钱　青皮去白，一钱　白茯苓一钱半　猪苓去皮，钱半　泽泻二钱　神曲炒，二钱　人参钱半

上㕮咀，每服七钱，水二钟，姜三片，煎八分，去柤，食远服，得微汗酒病去矣。或作末亦可服。百杯丸见心腹痛门、黑丸子见痢疾门皆可。

醉乡宝屑　治酒积食积，致伤胸满。

陈皮　砂仁各四两　丁香一钱　粉草一两四钱　生姜一斤　葛花根三两　盐一两　红豆一两六钱　白豆蔻一两　巴豆十四粒，铁线穿

剉细咀，用水三碗同巴豆煮干，去豆不用，晒干，食后细嚼，白汤送下。

又方宝屑　治证同前。

丁香　香附子　砂仁　甘草各等分

上剉细咀，嚼服。

保寿丸 治一切气疾，消酒化食。

杏仁炒，去皮尖 萝卜子炒 神曲炒 麦蘖炒，各等分

上为细末，煨蒜，去心研烂，为丸如梧桐子大，每服五十丸，食远白汤下。

大枳壳丸 治一切酒食所伤，胸膈痞闷，胁肋胀满，心腹疼痛，饮食不消，痰逆，呕恶吞酸。

枳壳麸炒 茯苓去皮 白术 厚朴制 半夏洗 人参 木香 青皮 三棱煨 莪术煨 槟榔 神曲炒 陈皮去白 麦蘖炒，各一两 生干姜五钱 牵牛头末 大黄各二两

上为末，姜糊①为丸如桐子大，每服五七十丸或百丸，食远姜汤②送下。

易简诸方

一方，和脾胃，进饮食，茴香二两，生姜四两，同捣令匀，净器内盛，湿纸盖一宿，次以银石器中文武火炒令黄焦，为末，酒糊丸如桐子大，每服十丸或十五丸，不拘时茶酒任下。

《食疗》云：治脾胃气虚，风热，不能食，用生姜汁，半鸡子壳，生地黄汁少许，蜜一匙头，和水三合，顿服。

《食医心镜》：下气消谷，去痰癖，肥健人，取萝卜作羹食，或绞汁服，不拘时三钟，又治消渴。

《梅师方》治食狗肉不消，心下坚或䐜胀，口干，忽发热妄语，用芦根一斤，水二碗煎取一碗，顿服之，效，不拘时。

《日华子》云：宣一切宿滞，治肺气水气，傅一切恶疮疥癣单方，日服续随子十五粒，用白汤送下。泻多，以酸浆水并薄酸粥吃，即止。

《梅师方》治食狗肉不消，心下坚或胀，口干，忽发热忘语方，用杏仁一升去皮尖，水二升煎沸，去滓取汁，为三服，下肉

① 姜糊：《御药院方》卷四作“姜汁面糊”四字。

② 汤：原脱，据嘉靖本、《御药院方》卷四补。

为度。

《藏经方》治停积宿食，留饮不除，腹胀为患，用大黄、茯苓、芒硝各三两，巴豆一分，捣，炼蜜为丸如梧桐子大，每服二三丸，食远姜汤送下。

一方，椒目二两，巴豆一两去皮心，炒捣，以枣膏丸如麻子大，服二丸或三丸，食远白汤送下。

一方，用巴豆一枚去心皮，炒之，椒目十枚，豆豉十六粒，合捣，面糊丸，每服二丸。当吐利，吐利不尽，更服二丸或三五丸下之，妙。

一方，治食鱼鲙及生肉，积于胸膈不消化，吐之又不出，积使成癥瘕，用朴硝如半鸡子一块，大黄一两，上二味㕮咀，以酒二升煮取一升，去滓，尽服之，立消。若无朴硝者，以芒硝代之，皆可用。

一方，治食生冷杂物，或寒时衣薄当风，或夜食便卧，不即消，心腹烦痛胀急，或连日不化，烧地令极热，即敷薄荐簟席向卧，盖覆取汗，即立愈。

《孙真人方》治一切宿食不消，用诃黎勒一枚，入夜含之，至明嚼咽，效。

《易简方》治酒食过饱满闷，用青皮二两汤浸，去穰，炒黄，葛根一两，缩砂仁半两，为末和匀，浓煎，或茶调一二钱服，可常服，消食化气醒酒，不拘时。

一方，治宿食留饮，积聚中脘，噫臭吞酸，心腹刺痛，用巴豆去心膜，别研、缩砂仁、胡椒、乌梅去核、丁香各一百个，为末，炊饼糊丸如绿豆大，每服五七丸，临卧熟水送下。一方，以百草霜、杏仁、半夏各一百粒，代胡椒、丁香。

一方，治宿食腹胀，快气宽中，用木香、黑牵牛炒，萝卜子炒，槟榔等分，为末，滴水丸如梧桐子大，每服三十丸，食后生萝卜汤送下。

一方，治过食杂果伤脾，腹胀气急，用肉桂不见火一两，麝香一钱别研为末，饭丸如绿豆大，大人十五丸，小儿七丸，白汤送下，又用朴硝一两煎汤服，泻即愈，空心服。

《卫生方》治片粉索粉①伤，煎紫苏浓汁，加杏仁，去皮尖，研泥，不拘时服。

《圣惠方》治食鸭肉成病，胸满面赤，不下食，用秫②米煮汁，服一钟效，不拘时。

《肘后方》治食过饱烦闷，但欲卧而腹胀，用大麦面炒令微香，空心白滚汤调服方寸匕，效。无面，以麦蘖亦可。

一方，治饮酒后常患酒病不愈者，以搜风顺气丸一料服之，永不患酒病。方见风门。

《食医心镜》主③脾胃气虚，食即汗出，猪肝一斤薄切④，于瓦上曝令⑤熟干，捣筛为末，煮白粥，布绞取汁和，众手丸如梧桐子大，空心饮下五十丸，日五服。又主脾胃气冷，吃食呕逆，下赤白痢。

一方，主⑥脾胃中热，去身肿，除痹，消谷止胀，大豆一升，炒⑦令熟，杵末，饮服之。

---

① 片粉索粉：两种食物名。
② 秫：原作"林"，据《太平圣惠方》卷三十九改。
③ 主：原作"正"，据《证类本草》卷十八改。
④ 切：原作"起"，据《本草纲目》卷五十改。
⑤ 令：原作"食"，据《证类本草》卷十八改。
⑥ 主：原脱，据《证类本草》卷二十五补。
⑦ 炒：原脱，据《证类本草》卷二十五补。

黄疸门 附黄肿病、黄胖病

《内经》云：溺黄赤，安卧者，黄疸。

巢氏《病源》曰：黄病者，一身尽疼，发热，面色洞黄①，七八日后壮热在②里，有血当下之，法如豚肝状，其人少腹内急。若其人眼睛涩疼，鼻骨疼，两髆及项强，腰背急，即是患黄，多大便涩，但令得小便快，即不虑死。不用大便多，多即心腹胀不存③，此由寒湿在表，则热畜于脾胃，腠理不开，瘀热与宿谷相抟，烦郁不得消，则大小便不通，故身体面目皆变黄色。

又云：黄疸之病，此由酒食过度，腑脏不和，水谷相并，积于脾胃，复为风湿所搏，瘀结不散，热气郁蒸，故食已如饥，令身体面目及爪甲小便尽黄而欲安卧。若身脉④多赤黑多青皆见者，必⑤寒热身痛，面色微黄，齿垢黄，爪甲上黄，黄疸也。渴而疸者，其病难治；疸而不渴，其病可治。发于阴部，其人必呕；发于阳部，其人振寒而微热。

又云：酒疸者，虚劳之人，若饮酒多，进谷少者，则胃内生热，因大醉当风入水，则身目发黄，心中懊痛，足胫满，小便黄，面发赤班，若下之，久久变为黑疸，面目黑，心中如啖蒜齑状，大便正黑，皮肤爪之不仁，其脉浮弱，故知酒疸。心中热，欲呕者，当吐之则愈。其小便不利，其候当心中热，足下热，是其候证明也。脉浮先吐之，沉弦先下之。

谷疸之状，食毕头眩心忪，怫郁不安而发黄，由失饥大食，

---

① 洞黄：深黄。
② 在：原作“口”，据《诸病源候论》卷十二改。
③ 存：《太平圣惠方》卷五十五作“安”。
④ 脉：原作“体”，据《诸病源候论》卷十二改。
⑤ 必：原作“心”，据《诸病源候论》卷十二改。

胃气冲熏所致。阳明病，脉迟，食难用①饱，饱②者则发烦，头弦者必小便难，此欲为谷疸，虽下之，其腹必满，其脉迟故也。

女劳疸之状，身目皆黄，发热恶寒，小腹满急，小便难，由大劳大热而交接，交接竟入水所致也。

黑疸之状，苦小腹满，身体尽黄，额上反黑，足下热，大便黑是。夫黄疸、酒疸、女劳疸，久久多变为黑疸。

《要略》云：寸口脉浮而缓，浮则为风，缓则为痹，痹非中风，四肢苦烦，脾色必黄，瘀热以行。尺脉浮为伤肾，趺阳脉紧为伤脾。风寒相搏，食谷即眩，谷气不消，胃中苦浊，浊气下流，小便不通，阴被其寒，热流膀胱，身体尽黄，名曰谷疸。

《脉经》曰：脉沉，渴欲饮水，小便不利者，皆发黄。凡黄候，其寸口脉近掌无脉，口鼻冷，并不可治。

治法

血证发黄，何以明之？疸证之黄，小便不利，血证之黄，则小便自利耳。况夫脾受湿热，郁而不行，亦多有腹胀之候。治法纲领，大要疏导湿热于大小便之中。人徒见茵陈汤、五苓散、黄连丸、三黄丸辈，随试辄效，则目之以寻常。不思单阳无阴，病势已极，疸而不渴，犹可用工，疸而复渴，其或腹膨③，全济者鲜。甚则寸口无脉，鼻出冷气，与夫形如烟熏，摇头直视为心绝，环口黧黑，油汗发黄为脾绝，此皆仓扁所望而惊者也，孰谓黑疸之能有瘳乎？

疸，轻者小温中丸，重者大温中丸。热多加黄连，湿多者，茵陈五苓散加食积药。湿热因倒胃气，服下药大便下④利者，参、芪加山栀、茵陈、甘草。

---

① 用：原作“因”，据《诸病源候论》卷十二改。
② 饱：原作“饮”，据《诸病源候论》卷十二改。
③ 膨：原作“澎”，据《仁斋直指方论》卷十六改。
④ 下：原作“不”，据《丹溪心法》卷三改。

黄疸乃脾胃经有热所致，当究其所因，分利为先，解毒次之。诸疸口淡怔忪，耳鸣脚软，微寒发热，小便白浊，此为虚证，治宜四君子汤吞八味丸，不可过用凉剂，强通小便，恐肾水枯竭，久而面黑黄色。及有渴者不治，不渴者可治。

黄疸，通身面目悉黄，宜生料五苓散加茵陈，又宜小柴胡加茵陈、茯苓、枳实，加少朴硝。茵陈汤，《千金方》东引桃根细者煎，空心服。

谷疸，食已头眩，心中怫郁不安，饥饱所致，胃气蒸冲而黄，宜小柴胡加谷芽、枳实、厚朴、山栀、大黄，谷疸丸。

酒疸，身目黄，心中懊侬，足胫满，尿黄面黄，面赤斑，酒过胃热，醉卧当风，水湿得之，小柴胡加茵陈、豆豉、大黄、黄连、葛粉。脉微数，面目青黑，或大便黑，白术散。脉弦涩，当归白术汤、《济生方》五苓加葛根汤。

女劳疸，因房事后为水湿所搏，故额黑身黄，小腹满急，小便不利，以大麦一撮，同滑石、石膏末各一钱，煎服。

黄汗者，因脾胃有热，汗出入水澡浴所致，故汗出黄染衣而不渴，黄芪散、茵陈汤，又以苦丁香豆大深吸鼻中，出黄水，瘥。

发黄，脉沉细迟，四肢逆冷，身冷，自汗不止，宜茵陈四逆汤。急黄者，脾胃有热，谷气郁蒸，因为热毒所加，故卒然发黄，心满气喘，命在顷刻，故云急黄。有得病即身体面目发黄者，有初不知是黄，死后乃身面黄者，其候得病但发热心战者，是急黄也，宜速用栀子丸主之。

风黄疸者，风湿在腑脏，与热气相抟，便发于黄，既小便或赤或白，好卧而心振，面虚黑，名为风黄疸，艾煎丸主之。

三黄丸方见积热门

四君子汤方见脾胃门

八味丸方见虚损门

小温中丸方见宿食门

茵陈四逆汤方见伤寒门

秦艽散　治五疸口淡，耳鸣脚弱，发寒热，小便白浊。

秦艽　当归酒浸　芍药　白术　官桂　赤茯苓　陈皮　熟地黄　小草　川芎各一钱四分　半夏七钱，洗　甘草炙，半钱

上咀，分二贴，每贴水二钟，姜三片，煎八分，去柤，不拘时服。

黄　汗

黄芪散　治黄汗。

黄芪蜜炙　赤芍药　茵陈各三钱　石膏六钱　麦门冬去心　豆豉各钱半　甘草炙，各七钱半

上咀，分二贴，每贴水二钟，姜三片，煎八分，去柤，食前温服。

黄　疸

茵陈散　治黄疸。

茵陈　木通　山栀各一钱六分　大黄炒，一钱二分　石膏二钱二分　瓜蒌实一钱六分　甘草炙，八分

上㕮咀，作一贴，水二钟，姜三片，葱一茎，煎八分，去柤，食前温服。

小半夏汤　治黄疸，小便色不异，自利，腹满而喘，不可除热，热去必哕。

半夏汤洗，钱①半

上咀，作一贴，水二钟，姜五片，煎八分，去柤，不拘时服。

茵陈五苓散方见伤寒门　治伏暑发黄。

搐鼻方　治黄疸，遍身如金色。

瓜蒂二钱　母丁香一钱　大黄一两，醋拌炒　黍米四十九粒　赤小豆半钱

上为细末，每夜两鼻内搐之，便睡，次日取下水，便服后黄连散。

黄连散　治黄疸，二便秘涩，壅热，累效。

---

①　钱：原字漫漶，据嘉靖本补。

黄连七钱　大黄一两，醋拌炒　黄芩五钱　甘草炙，五钱

上为细末，每服二钱，食半饱温汤调服，日三服。

茵陈蒿汤方见后　治瘀热发黄。

栀子硝石汤　治黄疸腹满，小便不利，面赤，自汗出，为表和里实，下之。

大黄　黄柏各五钱　栀子二钱　硝石五钱

上咀，分二贴，每贴水二钟煎一钟，入硝石煎二三沸，去柤，食前温服。

急黄证

栀子丸　治时行及瘴疟疫疠忽发黄，若腹胀气喘，不治。

茵陈　栀子　芒硝　大黄蒸，各二钱半　杏仁炒，一钱半　豆豉半钱，浸软研　常山　鳖甲醋炙，各一钱　巴豆去油，一钱

上为末，饼丸如桐子大，每服三丸，米饮下，得吐利效，未效，加一丸。此证杀人最急，如觉体气有异，便急制服之，不拘时。

苦参散　治人无故忽然振寒，皮肤曲尘①出，小便赤色，大便秘，若不妨饮食，诸药不效，因为久黄。

苦参　黄连　瓜蒂　黄柏　大黄蒸，各二钱半　苦葶苈炒，五钱

上为末，每服二钱，米饮调下，不拘时服，当吐下效。

茯苓栀子汤　治黄疸，寒热呕吐而渴欲饮冷，身面目黄，小便不利，不得安卧，全不思食。

白茯苓二钱半　泽泻钱半　茵陈三钱　防己　黄芩　黄连　山栀仁　白术　苍术米泔浸，炒　陈皮　青皮各一钱

上剉，分二贴，每贴水二钟煎八分，去柤，食远温服。一方加枳实一钱麸炒。

谷　疸

苦参丸　治胃弱瘀热，热②郁发黄。

---

① 曲尘：酒曲上所生的菌，色淡黄如尘，因以指淡黄色。

② 热：原字漫漶，据嘉靖本、《世医得效方》卷三补。

苦参三两　龙胆草一两　栀子仁半两，炒　人参七钱半

上为末，以猪胆汁入熟蜜少许搜和，丸如桐子大，每服五十丸，食远煮大麦饮下，服三日不效，稍加之。

谷疸，食已即饥①，心中怫郁不安，饥饱所致②，胃气中蒸所致，宜服小柴胡汤方见伤寒门，加谷芽、枳实、厚朴、山栀、大黄，姜枣煎服，效。

红圆子方见疟门　用生姜甘草煎汤，送下本方。内去胡椒、红矾，加良姜，大麦饮下。

谷疸丸　治饥饱失宜，蕴积发黄。

苦参三两　龙胆草一两　牛胆一枚

上将牛胆汁入炼蜜，丸如桐子大，每服五十丸，空心白汤下。一方不用牛胆，用猪胆，加山栀炒五钱，人参七钱半，同前法丸，大麦煮饮送下。

脾　疸

龙脑丸　治胸中郁热，肺热喘嗽，口臭喉腥，或口甜，丈夫吐血，妇人热血崩，并皆治之。

龙脑薄荷净叶，五两　真蒲黄二两　麦门冬去心，二两　阿胶一两　甘草　人参各一两　川当归　黄芪各一两半　木通一两　生地黄三两　柴胡好者，半两

上为细末，炼蜜丸如桐子大，每服二十丸，病上焦，食后用熟水吞下，微嚼破更好，下焦空心服。小儿加减与之。

茵陈蒿汤　治谷疸，寒热不食，食即头眩，心胸不安，久黄为谷疸。

茵陈九钱　大黄四钱半　山栀一钱半

上㕮咀，分二贴，每贴水二钟煎八分，去柤，食远温服。

酒　疸

如神散　治酒毒不散发黄，久久浸渍，流入清气道中，宜此

---

① 即饥：《丹溪心法》卷三作“头眩”。

② 所致：此二字原脱，据《丹溪心法》卷三补。

嗃鼻。

苦瓠子　苦胡芦子各二七粒　黄黍米三百粒　安息香二皂子大①

上为细末，以一字嗃入鼻中，滴尽黄水，愈。

葛根汤　治酒疸。

甘草炙，半钱　葛根六钱　枳实麸炒　山栀子　豆豉各三钱

上㕮咀，分二贴，每贴水二钟煎八分，食远服。本方去葛根、甘草，加大黄五钱，名栀子枳实大黄汤，治酒疸，心中懊恼或热痛，可服。

酒蒸黄连丸　治酒疸发黄，小便不利。

黄连去须，三十二两　好酒五升

上将黄连以酒煮干为度，研为细末，水煮面糊，丸如梧桐子大，每服三十丸，食后，煎二陈汤方见痰饮门，内加葛根、茵陈等分，姜、枣煎汤送下。又疗伤酒过多，热毒下血，大便泄泻，温米饮吞下，食前，日二服。

白术汤　治酒疸因下后变成黑疸，目青面黑，心中如啖韭状，大便黑，皮肤不仁，其脉微而数。

桂心　白术各三钱　豆豉　葛根　杏仁去皮尖，炒　甘草炙，各钱半　枳壳三钱，麸炒

上㕮咀，分二贴，每贴水三钟，姜三片，煎八分，去柤，食远服。

当归白术汤　治酒疸发黄，结聚饮癖，心胸坚满，不进饮食。

白术　茯苓　枳壳麸炒　前胡　杏仁去皮尖，炒，各二分　当归酒浸　黄芩　茵陈　甘草炙，各七分　半夏汤洗七次，七钱半

上㕮咀，分二贴，每贴水二钟，姜三片，煎八分，去柤，食后温服。

千金无价散　治酒疸食黄。

苦丁香　母丁香　赤小豆　黄黍米各等分

上为细末，每用一字嗃鼻内，先服凉膈散，倍加猪苓，大效。

---

①　子大：此二字原脱，据《三因极一病证方论》卷十补。

六物饮 治酒疸肚胀。

荜拨 荆芥穗 川楝子连皮 生姜 乌梅 甘草各等分

上以石舂中捣细，用磁器盛，以自己尿去其头尾浸，用两重纱盖，星露一宿，拂明饮其汁，续用车前子、山茵陈、竹园荽①煎汤乘热调五苓散服，自觉黄水从小便出而肚不胀，愈。

辰砂妙香散方见虚门 治醉后行房，酒热畜于心经，再加辰砂二钱，茵陈汤调下，日三服，不拘时候服。

人参散 治饮酒房劳，酒入百脉，令人恍惚失常。

人参 白芍药 栝楼根 枳壳麸炒 茯神 酸枣仁各二钱 甘草炙，半钱 熟地黄四②钱

上㕮咀，分二贴，每贴水二钟煎八分，去柤，食远温服。

女劳疸

滑石散 治女劳疸病。

滑石一两半 枯矾一两

一方不用矾，用石膏等分

上为细末，每服二钱，食远大麦煎汤调服。

食劳疳黄

胆矾丸 治男妇食劳气③，面黄虚肿，痃癖。

胆矾三钱 黄蜡一两 肥枣五十个

上研，磁石器内用醇米醋三盏，先下胆矾，共枣慢火④熬半日，取枣去核，次下蜡，再慢火熬一二时，成膏，入蜡茶⑤末二两，和丸如绿豆大，每服二三十丸，食后茶清送下，日三服。

枣矾丸 治食劳目黄，身皆黄色。

皂矾不以多少，沙锅炭火煅令通红，醋点赤红

---

① 竹园荽：即海金沙。
② 四：原作“白”，据嘉靖本改。
③ 气：《古今医统大全》卷十八无此字。
④ 火：原作“米”，据嘉靖本、《古今医统大全》卷十八改。
⑤ 蜡茶：《古今医统大全》卷十八作“腊茶”。

上为细末，枣肉和丸如梧桐子大，每服二三十丸，食后姜汤下。

黄肿病

铁砂丸 治黄肿病。

针砂半斤，醋煮赤 南木香二两 人参二两 皂矾一钱 百草霜四两 枣三十枚，去核

上将枣肉同蒸饼汤浸一宿，和丸如梧桐子大，每服十五丸至三十丸，空心、临卧各一服，温酒送下，二十日见效。

大温中丸 治食积，黄肿病。

陈皮 苍术米泔浸，炒 厚朴姜制 三棱煨 蓬术 青皮各五两 香附子一斤 甘草二两 针砂醋煮红，三两

上为细末，醋糊丸如梧桐子大，每服五十丸，空心姜汤下，午后盐汤下，临卧温酒下。

黄胖病

紫金丸 理脾胃，进饮食，退黄胖病。

针砂银锅内醋煅赤，细研 紫金皮酒浸 香附炒 三棱煨 苍术米泔浸，焙干 陈皮 青皮 厚朴姜制 砂仁各一两

上为细末，面糊丸如梧桐子大，每服三十丸，食前白汤下①，或酒或川椒汤亦可。忌沙鱼、牛肉等物。

诸疸风证

艾煎丸 治因伤风，瘀热不解，发为风疸，举身黄，寒热，好卧不欲动，小便黄。

生艾二月采，捣烂，铜器煎膏 大黄蒸 黄连炒 栝楼根 凝水石煨 苦参 葶苈炒

上各等分，为细末，艾膏为丸如桐子大，初服六七丸，至二十丸，白汤送下。热加苦参，渴加栝楼根，小便热加葶苈，便多

---

① 下：原脱，据《古今医统大全》卷十八补。

加寒水石，便白加黄连，大便难加大黄，并加倍。

易简诸方

一方，治黄疸变成黑疸，医所不治者，用土瓜根不拘多少，捣取汁一盏，空心作一服，服后须臾，病①当小便出，愈，不尔再服。

《食疗方》治黄疸，用秦艽一两，㕮咀，分作二贴，每贴用好酒一钟煎至半钟，去柤，空心服，或得利止。凡黄有数种，伤酒曰②酒黄，夜食误食鼠粪亦作黄，因劳发黄，多痰，目有赤脉，日益憔③悴，或面赤恶心是，崔元亮④用之治人，皆极效。秦艽须用新好，罗纹者尤佳。

一方，治心急黄疸，以百合蒸过⑤，蜜和食之，作粉食尤佳。红花者名山丹花，不堪食，白花者可用。

《外台秘要》治黄疸，用柳枝一把，水一钟煎取浓汁半钟，不拘时服。

一方，治黄疸，以麻黄一把去节，绵裹，用醇酒五钟煎取半钟，去柤，不拘时温服。又治伤寒证发黄疸，宜汗之则愈。冬月以酒，春夏用水煎之，良。

一方，治黄疸，身眼皆如金色，脩合不可令妇人、鸡、犬见之，取东引桃枝一握，细切碎，用水二钟煎至一钟，去柤，空心酒服。服后三⑥五日，其黄离离⑦如簿⑧云散，多服瘥，百日方平复。身黄渐散后，可时时饮一盏清酒，则眼中黄易散，不饮酒则

① 病：此下原衍“汗”字，据《备急千金要方》卷十删。
② 曰：原作“因”，据《肘后备急方》卷四改。
③ 憔：原作“樵”，据《肘后备急方》卷四改。
④ 崔元亮：唐代磁州（今属河北）人，著《海上方》，原书佚，部分佚文见《证类本草》等。
⑤ 过：原作“合”，据《肘后备急方》卷四改。
⑥ 三：原作“二”，据《证类本草》卷二十三改。
⑦ 离离：飘动貌。
⑧ 簿：《证类本草》卷二十三作“薄”。

黄散迟。忌食热面猪鱼等物，愈①。

一方，治黄疸，苦瓠白瓤炒令黄，捣为末，每服半钱，日一服，空心服之，十日则愈。用瓠瓠者吐，当详之。

《食医心镜》治大热黄疸，伤寒头痛，风热瘴疠，此剂利小便，以新茵陈细切，干者为末，煮姜食之，乃愈。

一方，治黄疸，取藜芦埋灰②中③煨色变，为细末，每服半钱，不拘时水调服，服后大吐即效。

《百一方》治黄疸，皮肤眼睛如金色，小便赤，取秦艽一两，牛乳二钟，同药煎至半钟，去柤，入芒硝五钱，空心温服，以利为度。

一方，治黄疸，皮肤眼如金色，小便赤，取青小麦捣取汁，服一盏。或青麦苗捣汁，不拘时服，多服良。

一方，治皮肤眼睛如金色，用生蔓菁子捣为细末，熟水调，每服三钱，不拘时服。

孙尚药治黄疸，以柴胡一两，甘草一分，上㕮咀，作一贴，水一碗，白茅根一握，同煎至半碗，去柤，任意徐徐服之。

《本草》云：治黄疸，浓煎桦木④汁，不拘多少，时饮之，多服效。

一方，治黄疸病，取柞木皮烧灰，为末，每服三钱，不拘时水调服。

一方，治面目黄疸，取小豆、黍米、鸡矢白各二分，捣为细末，分三服，不拘时白汤调服，黄汁当出，即瘥。

一方，治黄疸，用黄雌鸡一只，退去毛并肠肚，洗净，以生地黄一斤㕮咀，入鸡腹内，用线缚定，置铜器中蒸令熟，食之，黄退止。

---

① 愈：《证类本草》卷二十三无此字。

② 灰：原作“火”，据《证类本草》卷十改。

③ 中：此下原衍“中”字，据《证类本草》卷十删。

④ 桦木：《证类本草》卷十四作“桦木皮”三字。

《食疗》云：治黄疸，用生茅根一把，细切，以猪肉一斤煮作羹，食肉饮汁，妙。

一方，**苦酒汤**：治身体洪肿发热，自汗如蘗汁，其脉沉，用黄芪五两，芍药、桂心各三两，上剉散，每服四钱，苦酒三合，水一盏半，煎至七分，去柤，不拘时服。初服①当心烦，以苦酒阻②故也，至六七日稍愈。

一方，治黄疸，用生萝卜子焙，为末，白饮调下方寸匕，日三，不拘时。

一方，治缓疸③，蔄茹一两，捣为末，不拘时，每服二钱，温水调服。

一方，治黄疸，用丝瓜连子烧灰，为末，因面得病，面汤下，因酒得病，酒调，数服可愈。

一方，治黄疸，用梅树根，以酒煎服，效。

一方，治瘭疸④，着手足肩背，累累如米起，色白，刮之汁出，皮肤发热，用芜菁子炒熟捣烂，帛裹敷之，效。

《肘后方》治酒疸，心中懊痛，足胫满，小便黄，饮酒发赤黑黄班，由当风入水所致，以黄芪二两，木兰一两，为末，每服三钱，酒调，不拘时，日三服，多服愈。

一方，治酒毒遍身黄者，用五灵脂一两，入麝香少计，上为细末，米饮和丸如绿豆大，每服十五丸，食前米汤送下。

《圣惠方》治黑疸多死，宜急治，用瓜蒌根一斤捣，绞汁六合，顿服，当有黄水随小便出，如未出，更服之。

一方，治酒疸黄病，用木鳖子醋磨，服一二盏必利，见效。

一方，治酒疸病，用野葛根切作片，细嚼，或煎汤，不拘服时之，止渴，解大热。

---

① 服：原作“发”，据《三因极一病证方论》卷十改。

② 阻：原作“咀”，据《三因极一病证方论》卷十改。

③ 缓疸：疽的一种，入此系将“疽”误作“疸”而致。缓，原作“绥”，据《太平圣惠方》卷六十二、《证类本草》卷十一改。

④ 瘭（biāo 标）疸：疽的一种，入此系将“疽”误作“疸”而致。

一方，酒黄疸病，葛根一两，白豆蔻五粒，酒一钟半煎一钟，去柤，不拘时服。

唐本注云：主热病烦满，目黄赤，小便黄，酒疸，捣苜蓿取汁，服一升，令人吐利，即愈。

《伤寒类要》治黄疸，苦葫芦穰如大枣许大，以童子小便二合浸之三两食顷，取两酸枣许，分内两鼻中，病人深吸气①，及黄水出。

《经验方》治遍身如金色，瓜蒂四十九个，须是六月六日收者，丁香四十九个，用甘锅子烧，烟尽为度，细研为末，吹鼻内，瘥。

① 深吸气：此三字原脱，据《证类本草》卷二十九补。

积热门

《内经》云：诸病喘呕吐酸，暴注下迫，转筋，小便浑浊，腹胀大，鼓之有声如鼓，痈疽疡疹，瘤气结核，吐下霍乱，瞀郁肿胀，鼻塞鼽衄，血溢血泄，淋闭身热，恶寒战栗，惊惑悲笑，谵妄，衄衊血污①，皆属于热②。

又曰：阳胜则热。

又曰：阴虚则内热。

又曰：阳盛则外热，内外皆热，则喘而渴，故欲冷饮也。

又曰：阳盛则身热，腠理闭，喘粗，为之俛仰，汗不出而热，齿干以烦冤，腹满死，能冬不能夏。

又曰：有四肢热，逢风寒如炙于火者，是人阴气虚，阳气盛也。

又曰：人身非常热也，为之热而烦满者，阴气少而阳气胜，故热而烦满也。

又曰：三阳之病发寒热。

又曰：病热而有所痛者，是三阳之动也。

又曰：阴虚生内热者，因有所劳倦，形气衰少，谷气不③盛，上焦不行④，下脘不通，胃气热，热气熏胸中，故内热；阳盛则外热者，因上焦不通利，则皮肤致密，腠理闭塞，玄府不通，卫气不得泄，故外热。

又曰：人数醉若饱以入房，气聚于脾中，不得散，酒气与谷气相搏，热盛于中，故热遍于身，内热而溺赤也。

《此事难知》曰：一身尽热，先太阳也，从外而之内者，先无

---

① 血污：血淤。
② 诸病……于热：语见《素问玄机原病式·六气为病》。
③ 不：原作“上”，据《素问·调经论》改。
④ 行：原作“能”，据《素问·调经论》改。

形也，为外伤；手足不和，两胁俱热如火，先少阳也，从内而之外者，先有形也，为内伤；脉人迎、气口俱紧盛，或举按皆实大，发热而恶寒，腹不和而口液，此内外俱伤也。

《脉经》曰：大热病，气热脉满，是谓重实。尺寸脉俱虚，是谓重虚。粗大者，阴不足，阳有余，为热中也。王冰云：粗大，谓脉洪大也。脉洪为热，脉缓而滑，脉尺粗常热者，皆热中也。阳气有余，为身热无汗。脉反涩者，为太过，血少阴虚也①。

《难经》曰：热病之脉，阴阳俱浮，浮之而滑，沉之散涩。

《脉经》曰：弦数多热，数为热极，数脉为虚为热，数洪热烦。脉来如悬钩而浮，为热。滑数，心下结热。盛紧而数，寒热俱发。沉细滑疾者，热。脉盛滑紧者，病在外，热。脉沉而紧，上焦有热，下寒。脉浮紧且滑直者，外热内冷，内不通。寸口脉浮大而疾者，名曰阳中之阳，病苦烦满身热，头痛，腹中热。寸口脉实，热在脾肺。数，为吐，为热在胃口。关脉滑数，胃中有客热。缓②而滑，为热中。牢脉，为脾胃盛热。尺脉实，为身热心痛。数，为脐下热痛。浮，为下热风。凡脉洪大，伤寒热病也。谨按经曰脉浮紧发热，为伤寒卒病，脉浮而大者，风，脉浮数无热者，为风，脉浮如数而有热者，气也，皆与热证脉相类③。

《脉经》曰：热病，脉小或细，喘逆，不得大小便，腹大而胀，汗出而厥逆泄注，脉大小不调，皆难治。热病，已得汗而脉尚躁盛，此阴脉之极也，死；热病，不得汗而脉躁盛者，此阳脉之极也，死。脉浮而涩，涩而身有热者，死④。

治 法

肺热者，轻手乃得，微按全无，日西热甚，乃皮毛之热。其

---

① 《脉经》……虚也：语见《玉机微义》卷七。
② 缓：原作“绥”，据《玉机微义》卷九改。
③ 《脉经》……相类：语见《玉机微义》卷九。
④ 《脉经》……死：语见《玉机微义》卷九。

证必见喘咳寒热，轻者泻白散，实则凉膈散，虚则人参白虎汤。

心热者，微按至皮肤之下，肌肉之上，轻手乃得，微按至皮毛之下则热，少加力按之则全不热，是热在血脉也。其证烦心心痛，掌中热而哕，以黄连泄心汤、导赤散，实则泻心汤，虚则朱砂安神丸。

脾热者，轻手扪之不热，重按至筋骨又不热，不轻不重，在轻手重手其间，热在肌肉，遇夜尤甚。其证必怠惰嗜卧，四肢不收，无气以动，泻黄散，实则调胃承气汤，虚则人参黄芪散。

肝热者，重按之肌肉之下至骨之上，乃肝之热，寅卯间尤甚，其脉弦，四肢满闷，便难转筋，多怒多惊，四肢困热，筋痿，不能起于床，泻青丸，实则柴胡饮子。

肾热者，轻手重手俱不热，如重手按至骨分，其蒸热①手如火，其人骨苏苏如虫蚀，其骨困热不任，亦不能起于床，实则滋肾丸，本滋阴法也，无实不可泻。

论内外不足，发热自汗之证，大禁发汗。若饮食劳倦，杂病发热，自汗表虚之证，认作有余，便用麻黄发之，汗大出则表益虚也。

气实脉盛，身热烦扰，宜三乙承气汤、凉膈等药下之。热在中，四顺清凉饮，在下，八正之类。

夜热多，或有汗，或鼻衄，身热而便难，四物去芎，加黄连、生地、地骨皮之类。

日热多，热在气分，柴胡饮子、白虎汤。

有轻手按之甚热，重手取之不甚热，此热在肌表，宜清之，竹茹、竹叶、地骨、麦门冬之类。

有神气怫郁而热，宜清神散。

热在上而阴水不升，虚火沸腾，宜升阳泻火法，虚者补之。

初病阳证而失于下，至变似阴而不可下，用白虎之类。

有食伤太阴而热，或停食而下之。

① 蒸热：《玉机微义》卷九作“热蒸”。

痰液不散，郁结成热，宜导开之。

因积滞而蓄热，当先消[1]积而热自退。

有丹毒热肿，气郁结滞，并可解散，随证用药。此候欲发疮毒，分六淫治。

坠浮溜之火，紫雪、朱砂、琥珀、犀角之类。

阴虚精耗，元气脱者，用滋阴药。

润燥。治法见燥门。

有畜血证，宜下之。治法见失血门。

小便降火急速，或有与小便单服。又，解肌生津例、虚者补中例加木通。

以水沃于外，或令坐水中，当审脉证而行之。

汗下后元气虚而下陷，阴阳之气揭薄而不起，为虚热，宜与来复丹、灵砂以扬之。

汗下后脉躁，身热大渴，饮水不已者，新掘井泉，取水饮之。

有郁冒[2]诸风，为热，宜防风通圣、川芎、石膏之类。

有肺燥郁热，或火乘之者，宜清之，白虎加地骨。

元气不足，胃气下[3]陷，为热，补中益气汤，血虚者加血药。

从治，药使酒煎，或温热为佐使。

反治，蜜煎乌头之类。

其候欲发瘢疹身热，宜升麻汤等药发之。

一男子，年二十三，病发热，肌热消瘦，四肢困倦，嗜卧盗汗，大便溏多，不思饮食，肠鸣，舌不知味，懒于言语，时来时去，近半载。其脉浮数，按之无力，正应《脉诀》云脏中积冷荣中热，欲得生精要补虚，先灸中脘，引清气上行，肥凑[4]理，又灸

① 消：原作“涓”，据《杂病治例·发热》改。

② 冒：原作“胃”，据《杂病治例·发热》改。

③ 下：原作“不”，据《杂病治例·发热》改。

④ 凑：通“腠”。《文心雕龙·养气》：“使刃发如新，凑理无滞。”《卫生宝鉴》卷五作“腠”。

气海穴，乃生①发元气，滋荣百脉，灸三里，助②胃气，撤③上热使下于阴分，以甘寒之剂泻热火，佐以甘温，养其中气，又食粳米、羊肉之类，固其胃气，以④慎言语，节饮食，至数月病减，得平复。

身热，脉弦数，战栗而不恶寒者，瘅疟也。治法见疟门

发热身疼，而身如熏黄者，湿也。治法见黄疸门。

一身尽疼，发热，日晡所剧者，此名风湿。治法见中湿门。

汗出而身热者，风也。治法见伤风门。

中脘有痰，令人增寒发热，恶风自汗，寸口脉浮，胸痞满，有类伤寒，但头不痛，项不强为异。治法见痰饮门。

虚烦，与伤寒相似，身热，脉不浮紧，不恶寒，但热而烦，或不烦，头不痛。治法见虚烦门。

脚气为病，大便坚，脚膝肿痛，两胫或有肿满，或枯细者，方其发时，亦有发热增寒呕恶，似伤寒证也。治法见脚气门。

发热恶寒，脉来浮数者，温病也。身热头痛，自汗多眠，阳脉浮滑，阴脉濡弱者，风温也。治法见伤寒门。

脉虚身热，得之伤暑。治法见中暑门。

四肢发热者，或口干舌干咽干，盖心生大小肠，主热，火热来乘土位，乃湿热相合，故烦躁闷乱也。四肢者，脾土也，火乘之，故四肢发热也。

或身体沉重，走注疼痛，盖湿热相搏，而风热郁而不得伸也。

川芎石膏汤

升麻汤

白虎汤

灵砂

---

① 生：原作“主”，据《卫生宝鉴》卷五改。
② 助：原作“肋”，据《卫生宝鉴》卷五改。
③ 撤：原作“澈”，据《卫生宝鉴》卷五改。
④ 以：《卫生宝鉴》卷五作“戒于”二字。

来复丹并见伤寒门

清神散方见□

补中益气汤方见虚损门

朱砂安神丸方见怔忡门

人参黄芪散方见痨瘵门

防风通圣散方见中风门

雄黄解毒丸方见厉风门　治暴热者病在心肺，并解上膈壅①热，痰涎不利，咽喉肿闭，一应热毒，并宜服之。

妙香丸　治积热者病在肾肝宜服，若男妇时疾伤寒，解五毒潮热，及小儿惊痫百病等疾，并治之。

巴豆三百一十五粒，去心皮膜，炒熟，可取霜去油　牛黄研　龙脑研　腻粉研　麝香研，各三两　辰炒研，飞，九两　金箔九十片

上各研匀，镕黄蜡六两，入白沙蜜三两，同炼令匀，为丸，每两作三十丸，每服一丸，食后白汤送下。潮热积热，伤寒结胸，发黄狂走，躁热口干，面赤，大小便不通，大黄、甘草炙煎汤下，小儿金银薄荷汤下，一丸分作三丸服。

龙脑鸡苏丸　除烦热郁热，肺热咳嗽，鼻衄吐血，血崩下血，热淋消渴，惊悸，解酒毒胃热，口臭口苦，开心明目。

薄荷叶一两六钱　生地黄六钱　麦门冬四钱　蒲黄炒　阿胶炒，各二钱　黄芪一钱　人参　木通各二钱　银州柴胡同木通浸二日，取汁入膏　甘草一钱半

上为末，用蜜三两二钱炼过后，下地黄末，木通、柴胡汁，熬成膏，丸桐子大，每二十丸，嚼破汤下。

三黄汤　治积热结滞脏腑，大便秘结，心膈烦燥。

黄连去芦须　黄芩去芦　大黄煨，各十两

上㕮咀，每服四钱，水一盏煎七分，空心服。

木香金铃散　治暴热心肺上喘者，谓之高喘。

大黄五钱　金铃子去核　木香各三钱　轻粉少许　朴硝二钱

① 壅：通“壅”。《洪武正韵·董韵》：“壅，与‘壅’同。”

上为末，柳白皮煎汤调下，食后服三四钱，以利为度，喘止已。

大黄散 治上焦虚烦燥热，不能睡卧。

栀子 大黄 郁金各五钱 甘草二钱半

上㕮咀，每贴五钱，水一盏半煎八分，去柤，食远服，得利已。

牛黄散 治上焦热而烦，脏腑闭结者。

大黄一两 牵牛半两

上为末，有厥冷者用酒调服二三钱，无厥冷，手足烦躁，蜜汤调，食后服。

柴胡饮子 解一切肌骨蒸热，畜积热作往来，及伤寒发热，汗不解，或骨蒸，肺痿喘嗽，妇人余疾，产后经病，皆治。

柴胡 人参 黄芩 甘草 大黄 当归酒浸 芍药各等分

上㕮咀，每服七钱，水二钟，姜三片，煎八分，食后服。

一方，治证同前。

柴胡 甘草各三钱二分 黄芩 当归酒浸 芍药 大黄各一钱 人参 半夏各八分

依前法煎服。一方倍加半夏，五味子、桔梗各等分，依前法煎服。

防风当归饮子 治脾肾真阴虚损，肝心风热郁甚，阳盛阴衰，一切虚热上攻，悉皆治之，宣通气血，调顺饮食。

防风 当归酒浸 大黄 柴胡 滑石研，各四钱 人参 黄芩 甘草 芍药各二钱

上咀，分二贴，每贴水二盏，姜三片，煎八分，去柤，食远服。痰嗽，加半夏。如渴热，空心服后，服地黄丸方见后。

薄荷煎 治上焦积热，口舌生疮，咽喉肿痛，痰涎壅塞。

薄荷一斤，取头末二两半 砂仁半两，取末一钱 脑子半钱，别研 川芎半两，取末二钱 甘草半两，取末二钱半

上为末，入脑子和匀，炼蜜丸如弹子大，每服一二丸，临卧嚼咽下。一方元□。

凉膈散 治上焦热甚，阳明少阳之气中血药也。

大黄 朴硝 甘草各二钱四分 山栀子 薄荷 黄芩各一钱二分 连翘四钱八分

上㕮咀，每服七钱，水二钟，竹叶三片，蜜少许，煎至八分，食后服。加生姜煎服亦可，或作末服。肺金邪热嗽痰，加半夏洗；咽嗌不利，肿痛涎嗽，加桔梗一钱三分，荆芥穗六分；鼻衄呕血，加当归酒浸、芍药、生地黄各一钱；淋闭，加滑石二钱四分，茯苓六分。凉膈与四物各①半，能益血泄热，名双和散。钱氏去连翘，加藿香、石膏，名泻黄散。

金花丸即解毒汤 治证同前。

栀子 黄柏 黄连 黄芩各等分

上为末，滴水为丸如桐子大，每服五十丸，食远白汤下。大便结，加大黄；腹满呕吐，欲作痢者，加半夏、茯苓、厚朴，生姜煎，名半夏解毒汤。

调胃承气汤方见伤寒门 治中焦实热，胃热，实而不满。

八正散方见淋门 治下焦积热，二便闭涩，多渴咽干，口舌生疮，肿痛淋血。

泻青丸方见小儿门 治肝经郁热。

泻心汤 治心热。

黄连一两

上为末，水调二三分，量病人大小与之。

泻黄散方见小儿门 治脾热，口臭咽干。

泻白散方见小儿门 治肺热。

滋肾丸 治肾热。

黄柏三钱 知母二钱 桂一分半

上为末，熟水丸桐子大，每服七八十丸至百丸，食前百沸汤下。

半夏汤 治胆腑实热，精神不守，热泄病。

---

① 各：原作“合”，据《医学纲目》卷五改。

半夏　宿姜各三钱　黄芩　远志　茯苓各二钱　生地黄五钱　黍米数合　酸枣仁一合

上㕮咀，长流水煎服。

导赤散方见遗精门　治小肠实热，小便赤涩而渴。

前胡散　治胃气实热，唇口干裂，中心热躁，大便秘结，非时烦渴，睡中口内生涎①。

大黄半两　桔梗　枳壳　前胡　杏仁各一钱　葛根二钱

上为末，每二钱，入姜煎服。

泻白汤　治大肠实热，腹胀不通，侠脐痛，食不化，喘，不能久立，口生疮。

橘皮　淡竹茹　黄芩　栀子仁　蘗皮炙，各半两　茯苓去皮　芒硝各一两　生地黄五两

上㕮咀，每服四钱，水二盏，姜三片，枣一枚，煎八分，空心服。

赤茯苓汤　治膀胱实热，腹胀，小便不通，口苦舌干，咽肿不利。

赤茯苓　猪苓　葵子　枳实　瞿麦　木通　黄芩　车前子　滑石　甘草各等分

上㕮咀，每服七钱，水二盏，姜三片，煎八分，食前服。

天门冬散　治肺壅脑热，鼻干无涕②，大便秘涩，卧眠心躁。

天门冬去心　大黄　升麻　桑白皮　枳壳麸炒　甘草各五钱　荆芥一两

上㕮咀，每服七钱，水二盏煎八分，食后温服。

人参泻肺汤　治肺经积热，上喘咳嗽，胸胁胀满，痰多，大便涩滞。

黄芩　栀子　枳壳炒　人参　薄荷　连翘　甘草炙　杏仁炒，去皮　桑白皮炒　大黄　加桔梗炒，各等分

---

① 涎：原作“延”，据嘉靖本、《玉机微义》卷九改。

② 涕：原作“渴”，据《幼幼新书》卷三十三改。

上㕮咀，每服七钱，水二盏煎八分，食后通口服。

牛黄泻心散 治心经邪热，狂语，精神不爽。

脑子 牛黄 朱砂各二钱半 大黄末生，一两

上同研极细，每服三钱，凉生姜蜜水调下。

清心丸 治经络中热，梦漏①，心忪恍惚，膈热。梦遗不可全作虚冷，亦有经络热而得之也。

黄柏二两，生用 龙脑二钱

上二味，为细末，炼蜜和丸如桐子大，每服一十丸，临卧麦门冬酒送下。

荆黄汤 治风热结滞，或生疮疖。

荆芥四两 大黄一两

上㕮咀，每服三钱，水一盏煎七分，空心服。

当归承气汤 治热发于上，不利于下，阳狂奔走，骂詈不避亲疏。

大黄 当归各五钱 甘草二钱半 芒硝四钱半

上㕮咀，分二贴，每贴水二盏，姜三片，枣二枚，煎八分，食远服。

皮肤如火燎而热，手足不热，肺热也，目睛赤，烦躁引饮，独用黄芩一味主之。若两胁下热，宜服柴胡饮子主之方在前。

若一身尽热，或日晡肌热者，皆血热也，**四顺清凉饮子**主之。

当归酒浸 甘草 大黄 芍药各等分

上㕮咀，每贴七钱，水二盏煎至八分，不拘时服。

若夜发热，亦可服，或用桃仁承气汤方见伤寒门选而用之。

昼则行阳，大抵宜服柴胡饮子；夜则行阴，大抵宜四顺清凉饮子。

地黄丸 治肾气虚，寝汗发热，五脏齐损，憔悴瘦弱，骨蒸痿弱，下血。

山药 山茱萸肉各四两 泽泻 牡丹皮 白茯苓各三两 熟地

① 梦漏：梦遗。

黄八两

上为末，炼蜜为丸如桐子大，每服五十丸，空心盐汤送下，食后服防风当归饮子，此养血益阴之法也。方在前。

人参散 治身热头痛，积诸热在胸膈，服此神效。

石膏 甘草各一两 滑石四两 寒水石二两 人参半两

上为细末，每服一二钱①，温水调服，早晚食后，兼服金花丸，一名既济解毒丸。

黄连丸 治膈热，解酒毒，厚肠胃。

黄连半斤，净，用酒二升浸，以瓦器置甑上，累蒸至烂，取出晒干

上为末，滴水为丸如梧桐子大，每服五十丸，食前温水送下。

易简诸方

《食医心镜》治热攻心，烦躁恍惚，以牛蒡根捣汁一升，食后分为三服，良。

《圣惠方》治热烦闷，不能食，用豨莶草生捣汁，服三四合。

一方，治心烦，去热，取香薷煎汤作羹，煮粥及生食并得。

一方，治胸中大热，下气消痰化食，橘皮半两微炒，作末，如茶②法煎服之，不拘时。

一方，治热，去烦渴，甜瓜去皮，食后吃之。煮皮作羹食之，亦佳。

一方，治时气热毒，心神烦躁，用蓝靛半大匙，以新汲水一盏调，不拘时服。

一方，治胸中烦热，或渴，心燥，用葛粉四两，先以水浸粟米半升，经宿漉出，与葛粉相拌令匀，煮熟，空心食之。

一方，治膈上烦热，多渴，通利九窍，滑石二两捣碎，以水三盏煎取二盏，去滓，下粳米二合煮粥，温食之。效。

一方，治大热心闷者，槐子烧存性，为末，食后酒调服一钱。

① 钱：原作“盏”，据嘉靖本、《儒门事亲》卷十二改。

② 茶：原脱，据《证类本草》卷二十三补。

一方，治心热风，用黑驴乳，食后暖服三大合，日再服。

一方，治骨节热积，渐黄瘦，黄连一两碎切，以童子小便五大合浸经宿，微煎三四沸，去滓，食后分两服，如人行四五里再服。

《圣惠方》治肺脏壅热烦闷，新百合四两，蜜半盏，和蒸令软，时时含一枣大，咽津。

《集验方》治风热心躁，口干狂言，浑身壮热，及中诸毒，**龙脑甘露丸**，寒水石半斤，烧半日，净地坑内盆合四面，湿土壅起，候经宿取出，入甘草末、天竺黄各二两，龙脑二分，糯米膏丸弹子大，蜜水磨下。

《外台秘要》主发热口干，小便涩，萎蕤五两，煮汁饮之。

一方，主发热口干，小便涩，取甘蔗，去皮尽，令吃之，咽汁。若口痛，捣取汁服之。

二①阳病门

东垣曰：二阳之病发心脾，有不得隐曲，女子不月，释之者谓男子则脾受之而味不化，故少精，女子则心受之而血不流，故不月。分心脾为男女各受立说，窃独谓不然。夫二阳，阳明也，胃与大肠之脉也。肠胃有病，心脾受之，发心脾，犹言延及于心脾也。虽然，脾胃为合，胃病而及脾，理固宜矣。大肠与心本非合也，今大肠而及心何哉？盖胃为受纳之府，大肠为传化之府，食入于胃，浊气归心，饮入于胃，输精于脾者，以胃之能纳，大肠之能化耳。肠胃既病，则不能受，不能化，心脾何所资乎？心脾既无所资，则无以运化而生精血矣。故肠胃有病，心脾受之，则男为少精，女为不月矣。心脾当总言，男女不当分说，至隐曲不月，方可分说耳。若如释者之言，则男之精独资于脾而不资于心，女之血独资于心而不资于脾，有是理耶？盖男女之精血，皆由五脏六腑之相养而后成，可谓之男精资于脾，女血资于心乎？经本曰男女皆有心脾之病，但在男子则隐曲之不利，在女子则月事之不来耳②。

治 法

二阳者，谓足阳明胃、手阳明大肠经。肠胃积热，久而不散，心受之则血不流，故女子不月，脾受之则味不化，故男子少精。其病面色痿黄，肌肤瘦削，骨蒸潮热，或往来寒热，咳嗽喘满，痰盛有血，饮食乍进而乍退，精神或好而或恶，此火多水少，阳盛阴虚之病也。治法降心火，益肾水，先以凉膈加当归、桔梗徐徐饮之，次以柴胡饮子或防风当归饮子服之。血不流者，宜琥珀

---

① 二：原作“三”，据目录改。

② 二阳……来耳：语见《医经溯洄集》卷二。

散以通之，精不足者，宜药肉①以补之。后之俗医见此，例呼为劳证，名既谬而法亦乖矣。

凉膈散

防风当归饮子

柴胡饮子三②方并见积热门

琥珀散 治妇人女子月水凝滞，胁肋胀刺，腹脐疞痛不忍，产后恶露不尽下，血上冲心，迷闷不省，一应血气腹痛，并治。

牡丹皮 赤芍药 蓬术 三棱 刘寄奴 熟地黄 玄胡索炒 当归酒浸 乌药去木 官桂各一两

上剉细，先以前五味内加大黄一两，同黑豆一升，生姜半斤切片，米醋四升，砂锅内同煮，焙干，入后五味，同为末，每服二钱，空心酒调下，仍宜服：

神应丹方见痨瘵门

① 药肉：疑有误。

② 三：原作“二”，据文义改。

虚损门 附虚寒

《袖珍方》云：诸虚之与劳极，虽曰皆由体气虚弱，心肾有亏，水火不自升降而致此疾，然各有其所因，不可不究。诸虚者，或禀赋素弱，又为寒暑劳役所伤，或色欲过度，俱能戕贼真气，以致肌体羸①瘦，腰膝无力，小便频数，大便滑泄，目眩耳聋，遗精自汗，甚则虚炎上攻，面红发喘，此皆诸虚之证。劳极者，七情伤乎五脏也。尽力谋虑，劳伤乎肝，应乎筋极；曲运神机，劳伤乎心，应乎脉极；意外过思，劳伤乎脾，应乎肉极；预事而忧，劳伤乎肺，应乎气极；矜持志节，劳伤乎肾，应乎骨极。此五劳应乎五极者也。劳极精气，变生诸证，其脉多弦。治疗之法，虚者补暖之，劳极者温而精而安其五脏，又随其冷热调之。故《素问》云：形不足者，温之以气；精不足者，补之以味。凡滋补之药，当用平和，不可骤用峻补，缘肾水枯竭，不足以当之，又恐愈甚上炎之患，慎之慎之。

《难经》曰：至脉从下上，损脉从上下也。一损损于皮毛，聚而毛落；二损损于血脉，血脉虚少，不能荣于五脏六腑；三损损于肌肉，肌肉消瘦，饮食不能为肌肤；四损损于筋，筋缓不能自收持；五损损于骨，骨痿不能起于床。反此者，至脉之病也。从上下者，骨痿不能起于床者死；从下上者，皮聚而毛落者死。然治损之法，损其肺者益其气，损其心者调其荣卫，损其脾者调其饮食，适其寒温，损其肝者缓其中，损其肾者益其精。

《脉经》云：脉来耎②者为虚，缓者为虚，微则为虚，弱为虚，濡为虚，弦为中虚，脉来细而微者血气俱虚，脉小者血气

① 羸：原作“羸”。原书“羸”多有讹作“羸”者，今据《名方类证医书大全》改，后见径改，不出校。

② 耎（ruǎn 软）：软弱。

俱少①。

《内经》云：脉虚气虚尺虚，是谓重虚。所谓虚者，言无常也。尺虚者，行步恇然②；脉虚者，不象阴也。如此者，滑则生，涩则死。

《要略》云：脉芤③为虚，脉沉小迟者脱气。

治 法

形气不足，病气有余，是邪胜也，急泻之；形气有余，病气不足，急补之。

形气不足，病气不足，此阴阳俱不足也，不可刺之，刺之重不足，重不足则阴阳俱竭，血气皆尽，五藏空虚，筋骨髓枯，老者绝灭④，壮者不复矣。形气有余，病气有余，此谓阴阳俱有余也，急泻其邪，调其虚实，故曰有余者泻之，不足者补之，此之谓也。

劳则气耗，劳则喘且汗出，内外皆越，故气耗矣。夫喜怒不节，起居不时，有所劳伤，皆损其气，气衰则火旺，火旺则乘其脾土，脾主四肢，故困热，无气以动，懒于言语，动作喘乏⑤，表热自汗，心烦不安。当病之时，宜安心静坐以养其气，以甘寒泻其火热，以酸味收其散气，以甘温补其中气，经言劳者温之，损者温之者是也。

平人脉大为劳，以黄芪建中汤治之。

陷下则灸之，夫病有邪气陷下，正气陷下者也。然经谓邪气陷下者，是经虚气少邪入，故曰感虚乃陷下也，故诸邪陷下在经者宜灸之。正气陷下者，若东垣所谓饮食劳倦，内伤元气，胃脘

---

① 《脉经》……俱少：语本《玉机微义》卷十九。

② 恇（kuāng 匡）然：怯弱貌。

③ 芤：原作“乳”，据《金匮要略·血痹虚劳病脉证并治》改。

④ 老者绝灭：“老”原作“者”，“灭”原作“减”，并据《灵枢·根结》改。

⑤ 乏：原作“之”，据《兰室秘藏》卷一改。

之阳不能升举，并心肺之气陷入于中焦，药以扶持元气胃气是也。然用药亦有轻重，轻者用升浮之剂，如补中益气汤、益胃升阳汤之类是也，重者宜用劫剂，来复丹、灵砂丹之类是也。况①诸邪陷下②宜灸之证，亦有标本不同。

补中益气汤

益胃升阳汤并见脾胃门

来复丹

灵砂丸二方见伤寒门

柏子仁汤 治肝脏虚寒，两胁胀满，筋脉拘急，腰膝无力，小腹疼痛，面青口噤。

柏子仁炒，去壳 白芍药 防风 茯神 当归酒浸 川芎 附子炮，各一钱六分 细辛 桂心 甘草炙，各六分

上㕮咀，每服七钱，水二钟，姜三片，煎八分，去柤，不拘时服。

平补镇心丹 治心血不足，或时怔忡，夜多异梦，落③堕层崖，常服安心肾，益荣卫。

白茯苓去皮 五味子 车前子 茯神去皮木④ 麦门冬去心 肉桂去皮，各一两二钱半 远志甘草水煮，去心 天门冬去心 山药姜浸，炙，各一两半 酸枣仁去皮，炒，二钱半 熟地黄一两半 人参五钱 龙齿二两半 朱砂另研，为衣

上为细末，炼蜜为丸如桐子大，每服三十丸，空心米饮下，或温酒任下。

辰砂妙香散 治男子妇人心气不足，精神恍惚，虚烦少睡，夜多盗汗，常服补益气血，安镇心神。

麝香二钱，另研 山药姜汁炙，一两 人参五钱 木香二钱半 茯

① 况：原作“沉”，据《玉机微义》卷十九改。
② 下：原作“不”，据《玉机微义》卷十九改。
③ 落：原字漫漶，据嘉靖本补。
④ 木：原作“水”，据《仁斋直指方论》卷九改。

苓去皮　茯神去皮木　黄芪各一两，蜜炙　桔梗五钱　甘草炙，五钱　远志去心，炒，一两　辰砂三钱，另研

上为细末，每服二钱，温酒调，不拘时服。

益黄散　补脾虚。

青皮　诃子肉　甘草炙，各二钱　陈皮六钱　丁香六钱

上㕮咀，分二贴，每贴水二盏煎至八分，去柤，空心温服。

四君子汤方见脾胃门　补益脾胃，进美饮食。

附子建中汤　治脾胃虚寒，腹胁胀满，身体沉重，面色痿黄，呕吐不食，水谷不化，大腑自利。

肉豆蔻面煨　白豆蔻　附子炮　厚朴姜汁炒　白术　干姜炮　红豆　神曲　丁香　椒①　木香不见火　甘草炙，各半钱

上㕮咀，作一贴，水二钟，姜三片，枣一枚，煎八分，去柤，食远温服。

白石英汤方见咳嗽门　治肺气虚弱，恶寒咳嗽，鼻流清涕，喘息气微。

新增黄芪益损汤普阳②徐氏传　治诸虚劳倦客热，肌肉消瘦，四肢烦热，心悸盗汗，减食多渴，咳嗽有血不止，急服，功效如神。

肉桂　熟地黄　半夏汤洗　甘草炙　当归酒洗　川芎　黄芪蜜炙　白术　芍药　五味子　木香　桑白皮炒　知母去须　地骨皮　秦艽　鳖甲醋炙　人参　茯苓去皮　紫菀　桔梗　柴胡去芦　天门冬去心　生地黄　石斛　枳壳麸炒　香附子炒　麦门冬去心

上二十七味㕮咀，各等分，合一处拌③匀，每贴一两半，水二钟，生姜三片，枣一枚，煎至八分，去柤，不拘时服。

黄芪益损汤　治男女禀受怯弱，骨蒸潮热，妇人胎前产后，最为要药，补虚，益正气。

---

① 椒（hú 壶）椒：胡椒。

② 普阳：疑为“晋阳”。

③ 拌：原作“伴”，据文义改。

肉桂　熟地黄　石斛去根，酒炒　当归酒浸　川芎　黄芪蜜炙　白术各一两　甘草炙，五钱　白芍药二两　五味五钱　南木香三钱，不见火

上㕮咀，每服七钱，浮麦百粒，水二钟煎八分，去柤，食远温服。下元积冷，气虚眩晕，加附子炮，寒热，渴，加人参，各五钱；如痰嗽，加半夏，潮热，加鳖甲醋炙，各五钱。

十补丸　治肾脏虚弱，面色黧黑，足冷耳聋，肢体羸瘦，足膝软弱，小便不利，腰膝疼痛，但是肾虚之证，皆可服之。

附子炮　五味子各二两　山茱萸肉　山药剉，炒　牡丹皮去木　鹿茸去毛，酒蒸　肉桂　干熟地黄　白茯苓去皮　泽泻各一两

上为细末，炼蜜丸如梧桐子大，每服七十丸，空心盐酒下。

小菟丝丸方见淋门

八味丸

山药丸二方见后，并宜服之效。

四君子汤　治肺损，皮聚毛落，宜益气。

人参　白茯苓　白术　黄芪蜜炙，各等分

上㕮咀，每贴七钱，姜三片，水二钟，煎八分，去柤，食前温服。

八物汤　治心肺损，皮聚毛落，血脉虚弱，妇人月水愆期，宜益气和血。

四君子汤合四物汤方见妇人门，名八物汤。

上㕮咀，每贴七钱，水二钟煎八分，去柤，食远温服。

十全大补汤　治心肺及胃损，饮食不为肌肤，宜益气和血，调进饮食。

煎八物汤，内加官桂、甘草各一钱，上用姜枣煎服。此药专治男妇诸虚不足，五劳七伤，不进饮食，久病虚损，时发寒热，气攻骨节，拘急疼痛，夜梦遗精，面色痿黄，脚膝无力，一切病后气不如旧，忧愁思虑，伤动气血，喘嗽中满，脾胃气弱，五心烦闷，并皆治之。此药性温不热，平补有效，养气育神，醒脾止渴，顺正辟邪，温脾暖胃，其效不可尽述。

牛膝丸 治肾损，骨痿不能起于床，宜益精，肝损，筋缓不能自收持，宜缓中。

牛膝酒浸 萆①薢 杜仲酥炒，去丝② 苁蓉酒浸 菟丝子酒浸 防风 胡芦巴炒 补骨脂炒 沙苑蒺藜各一两 官桂五钱

上为细末，酒煮猪腰子，捣烂如泥，和丸如桐子大，每服五十丸，空心温酒送下。腰痛不能起动，服之甚效。

黑地黄丸 治阳盛阴虚，肝肾不足，房室虚损，形瘦无力，面多青黄而无常色，益荣血，养肾气。

苍术一斤，米泔③浸 熟地黄一斤 白姜春秋七钱，夏五钱，冬一两

上为末，蒸枣肉为丸④如桐子大，每服五十丸至百丸，空心酒下，盐汤亦可。加五味子，名肾气丸，神品药也，如阳虚阴盛，心肺不足，及男妇面无血色，食少嗜卧，肢体困倦，宜服之。

八味丸 治肾气虚乏⑤，下元冷惫，脐腹疼痛，又治脚气上冲，小腹不仁，虚劳不足。

牡丹皮 白茯苓去皮 泽泻各三两 熟地黄八两 山茱萸肉 山药各四两 附子去皮脐 官桂各二两

上为末，炼蜜丸如梧桐子大，每服五十丸，空心温酒下。若加五味子，名肾气丸。钱氏去附、桂，名地黄丸，治肾气虚损，久新憔悴，寐汗发热，五脏齐损，瘦弱虚烦，骨蒸痿弱，下血。随证加药法：血虚阴衰，地黄为君，补肾水，益精血；精滑，山茱萸为君；小便或多或少，赤黄，茯苓为君；淋沥，泽泻为君；心虚，肠胃间积热，心火盛，心气不足，牡丹皮为君；皮肤燥涩，山药为君。以上但为君者，分两与熟地黄同。春夏宜服肾气丸，夏宜服地黄丸，冬宜服八味丸。

杜仲丸 补心肾，益气血，暖元脏，缩小便，壮力，行步

---

① 萆：原作“草”，据《素问病机气宜保命集》卷下改。
② 丝：原作“炙”，据《素问病机气宜保命集》卷下改。
③ 泔：原作“甘”，据《素问病机气宜保命集》卷下改。
④ 为丸：此二字原脱，据《素问病机气宜保命集》卷下补。
⑤ 乏：原作“之”，据《和剂局方》卷五改。

如飞。

干莲肉四两，去心　龙骨七钱半，瓦上火煨红，净地上冷①一时　益智仁一两，去皮　破故纸去泥沙　小茴香一两，炒　川牛膝去苗，一两，酒浸，焙干　茯神去皮　桃仁汤浸，去皮，炒，一两

上八味依法修制为细末，务要极细，再用干山药四两净末煮糊，为丸如梧桐子大，每服五十丸，食前枣汤送下。

仙方椒苓丸　补益心肾，明目驻颜，顺气祛风，延年益寿，久服者甚有神效。

真川椒一斤，去目，除闭口者，炒令汗出　白茯苓十两，去皮

上为细末，炼蜜入石臼中，捣一千杵，丸如梧桐子大，每服五六十丸，空心盐酒或盐汤下。

和中丸　治病人瘦弱，厌厌不能食。

陈皮　人参各一两　木瓜二两　干姜一两　甘草炙，三两

上为末，汤浸蒸饼丸如梧桐子大，每服五十丸，食远白汤送下。

损其肾者益其精，盖肾有二，右为命门相火，左为肾水，同质而异事也。形不足者，温之以气，精不足者，补之以味，气化精生，味和形长，无阴则阳无以化，当以味补肾真阴之虚而泻其大邪，三才封髓丹、滋肾丸、地黄丸之类是也。阴本既固，阳气自生，化成精髓。若相火阳精不足，宜用辛温之剂。世之用辛热之药者，乃治寒甚之病邪，非补肾精也。

三才封髓丹　降心火，益肾水。

天门冬去心　熟地黄　人参各一两　黄柏六两　缩砂三两

上为细末，水丸如梧桐子大，每服五十丸，用苁蓉半两切作片子，酒一大盏浸一宿，次日煎沸，去柤，空心送下此药。一方有甘草一两半。

还少丹　大补心肾，益脾胃，一切虚损，神志俱耗，筋力顿衰，腰腿沉重，肢体倦怠，血气羸乏，小便混浊。

① 冷：原作“令”，据文义改。

山药　牛膝酒浸一宿，焙干　远志去心　山茱萸肉　白茯苓　五味子　巴戟酒浸，去心　石菖蒲　苁蓉酒浸一宿，焙干　楮实子各一两　枸杞子一两半　杜仲去皮，姜汁合酥涂炙　茴香各一两　熟地黄一两半

上为末，炼蜜同枣肉丸如梧桐子大，每服三五十丸，空心温酒盐汤下，日三服。五日有力，十日精神爽，半月气力壮，二十日目明，一月夜思饮食，手足温，筋骨壮盛。加减法于后：热，加山栀子一两；心气不宁，加麦门冬一两去心；少精，加五味子一两；阳弱，加续断一两。常服永无瘴疟，妇人暖子宫，滋容色。

秘方杜仲丸　治诸虚百损，五劳七伤，固元气，生精，补益心肾，安神定志，益寿延年。

小茴香四两，酒浸　胡芦巴四两，酒浸　远志去心，酒浸，二两　杜仲一两，去皮，姜汁炒　核桃二两，去心　苁蓉二两，同核桃捣成泥　石斛二两，酒浸　仙灵脾二两，酥炙　木香二两　莲花肉四两，酒浸　青盐二两　牛膝二两，酒浸　破故纸四两，酒浸

上各用酒浸一宿，漉出焙干，为末，入苁蓉、核桃研泥，将原浸药余酒打糊，为丸如梧桐子大，每服四五十丸，空心盐汤或酒送下。

六和丸　益老扶羸，助①脾和血，进美饮食。此药平和不燥，虽见功迟，久则大有补益。

熟地黄　破故纸炒　菟丝子酒蒸　白茯苓去皮　山药各十两　胡桃五十个，去壳，另研

上将熟地黄、破故纸、菟丝子三味酒浸一宿，次早饭甑上蒸②，日中曝干，九蒸九曝，十分干，次和白茯苓、山药二味杵臼中，捣令极细为末，次用胡桃研烂，和五味令匀，酒煮面糊为丸如梧桐子大，每服五十丸，空心温酒或盐汤下。

人参养荣汤　治积劳虚损，四肢倦怠，肌肉消瘦，面少色，汲汲短气，饮食无味。

---

① 助：原作“肋”，据嘉靖本、《寿亲养老新书》卷二改。
② 蒸：此下原衍“一”字，据《寿亲养老新书》卷二删。

白芍药三两　当归去芦　陈皮去皮　黄芪蜜炙　桂心去皮　人参　白术煨　甘草炙，各一两　熟地黄制　五味子　茯苓各七钱半①　远志炒，去心，半两

上㕮咀，每服八钱，水二盏，姜三片，枣二枚，煎服。遗精，加龙骨一两；咳嗽，加阿胶。

人参黄芪汤

陈皮一两　人参一两　黄芪三两　白术一两　甘草五钱　当归二两　茯苓一两

上㕮咀，每服八钱，水二盏煎至八分，去滓，食后温服。

鹿茸大补汤　补虚损，益气血。

人参　北五味子　当归酒浸　白术　白茯苓去皮　熟地黄洗　白芍药　黄芪炙　甘草炙　阿胶炒酥　续断洗　半夏制　山药炮　石斛　酸枣仁浸，去皮，焙　柏子仁略炒，各一两　远志酒浸，取肉焙　川白姜生，各三分　辣桂半两　鹿茸二两，去皮毛，酥炙黄

上㕮咀，每服五钱，水二盏，姜三片，枣二枚，煎八分，温服。

黄芪十补汤　补虚劳，养血气。

黄芪蜜炙　当归酒浸，焙　熟地黄洗　茯神各半两　白芍药一两　人参　白术　酸枣仁微炒　半夏制　陈皮　北五味子　肉桂　天台乌　甘草炙　麦门冬去心，各一分　木香　沉香各一钱

上㕮咀，每服五钱，水二盏，姜五片，枣二枚，煎八分，食前温服。

双和汤　五劳六极七伤通用。

白芍药二钱半　当归酒浸　川芎　黄芪蜜炙，各一两　熟地黄洗，酒蒸　辣桂去粗皮　甘草炙，各三分

上粗末，每服五钱，姜枣煎，食前服。或入二陈汤同煎。

芪附汤　治气虚阳弱，虚汗不止，肢体倦怠。

黄芪蜜炙　附子炮，等分

① 半：原作“两”，据《和剂局方》卷五改。

上㕮咀，每七钱，水二钟，生姜三片，煎八分，服。

参附汤 治真阳不足，上气喘急，自汗盗汗，气短头晕。

人参半两 附子炮，去皮脐，一两

上㕮咀，分三服，加生姜煎服。

茯神汤 治脉虚极，或咳则心痛，喉中介或肿。

茯神 人参 远志去心 通草 麦门冬去心 黄芪蜜炙 桔梗 甘草等分

上㕮咀，每服五钱，水二盏，姜三片，煎八分，温服。

补气汤 治气虚，脉浮而软，怔忡无力，自汗。

黄芪二两，蜜水拌炒 人参 甘草炙，各半两 麦门冬去心 桔梗炒，各一两

上㕮咀，每服五钱，水二盏，姜三片，煎八分，服。

人参养荣丸 治男子妇人诸虚不足，羸乏①少力。此药大能生血气，补益荣卫，尽有功效。

人参 白术 当归 生地黄 陈皮 白茯苓各一两 砂仁 香附子炒 胡黄连 甘草炙，各半两

上为末，酒糊丸如桐子大，每服五七十丸，空心白汤，或酒盐汤亦可。

仙传草还丹 此方乃翊圣真君②降授与雪梓宫张真人③，大治虚劳，添精补髓。常服神清气爽，瘟疫不侵④，视听倍常，步骤轻健，眉须如漆，返老还童，延年益寿，久服可登地仙。

补骨脂 熟地黄酒浸 远志去心 地骨皮 牛膝酒浸 石菖蒲各等分

上为细末，酒糊为丸如梧桐子大，每服五十丸，空心盐酒或盐汤下。

---

① 乏：原作“之”，据《奇效良方》卷二十一改。

② 翊圣真君：道教神名，为北极四圣真君之一。

③ 雪梓宫张真人：即张守贞，北宋初终南山道士，事见《云笈七签》卷一百零三《翊圣保德真君传》。

④ 侵：原作“浸”，据《寿亲养老新书》卷二改。

秘传如意丸　治诸虚百损，补气生精，益心肾，壮脾胃，安神定志，益寿延年。

生地黄酒浸　熟地黄　麦门冬去心，酒浸，焙　天门冬酒浸，去心，焙，各一两　川椒去目①，焙　胡芦巴酒浸，焙　破故纸酒浸，焙　杜仲酒浸，炒，断丝　白茯苓去皮　茴香盐同炒　石菖蒲　菟丝子酒浸，焙　肉苁蓉酒浸，焙　川黄柏酒拌，炒紫色　木香各二两　山栀仁四钱　青盐一两，炒　干菊花一两　穿山甲二十八片，酥炙　枸杞子一两　枣肉十两，去皮核　胡桃仁十两，去衣膜

上除桃、枣肉另捣外，其余药碾为细末，和枣肉、胡桃仁泥一处，酒打面糊为丸如梧桐子大，每服九十丸，空心盐汤、温酒任下，干物压之。

仙方菖蒲丸　治证同前。

防风二两五钱，去芦　石菖蒲八两，去皮须，蜜内浸曝七次　甘草五两，去皮，炙　人参三两，去芦，坚实者　当归二两五钱，去土　白术二两五钱，去芦，不用油的　远志二两五钱，去心　菊花一两五钱，择净　白茯苓三两五钱，去皮

上为细末，秤净分两，和合蜜搜，和捣三千杵，丸如梧桐子大，每服五六十丸，空心盐汤送下。

秘传固本丸　此药治诸虚，生精血，补五脏，除百病，美容颜，进饮食，平补气血，下元诸虚，无不治验，药性不燥不热，多服为佳。

人参去芦　生地黄　熟地黄怀庆者佳　麦门冬去心　枸杞子　菟丝子水洗去土，用酒浸二宿，研为饼，晒干　覆盆子　小茴香盐炒　五味子　肉苁蓉酒浸一宿　巴戟去心　山茱萸去核　牛膝酒浸　杜仲去粗皮，姜汁炒，断丝　当归酒浸　茯苓去皮　川椒焙出汗　木通去皮　黄芪蜜炙，已上十九味各二两　木香一两　官桂半两　黄柏四两，酒炒　知母四两，去须，酒炒

上为细末，炼蜜为丸如梧桐子大，每服五六十丸。服半月后

① 目：原作“木”，据文义改。

加至七八十丸，空心温酒下或淡盐汤任下。忌诸般生冷豆粉之物。此药极效，不可尽述。

加味虎潜丸 治诸虚不足，腰腿疼痛，行步无力。壮元阳，滋肾水。

熟地黄八两 黄柏酒浸，炒 人参 黄芪蜜炙 当归酒浸 破故纸炒 锁阳酒浸 龟板酥炙 茯苓各二两 杜仲酥炙，去丝 牛膝酒浸 菟丝子酒浸，蒸，各二两 知母酒浸，炒 虎胫骨酥炙，各二两 山药炒 枸杞子炒 芍药各三两

一方加沉香一两。

上为细末，炼蜜和猪脊髓为丸如梧桐子大，每服五六十丸，空心盐汤送下，好酒亦可，干物压之。

沉香大补丸 专治下焦虚弱，补益元气，久服身轻体健，五脏调和，血脉通泰，功效甚妙。

黄柏四两，酒浸，炒褐色 知母一两半，酒浸，焙干 熟地黄二两，酒浸 芍药一两 陈皮一两，去白 牛膝一两，酒浸 锁阳一两，酒浸 当归一两，酒浸 败龟板二两，酥炙 虎胫骨七钱半，酥炙 山茱萸肉一两 山药一两 人参二两 沉香一两 白茯苓一两 牡丹皮一两 杜仲一两，酥炙① 泽泻一两 大茴香一两

上件各要制度②如法，晒干，碾为细末，酒煮黑羊羔肉，熬为膏，去骨，内加猪脊髓二付，再加火熬，和药，为丸如梧桐子大，每服四五十丸，空心好酒送下，干物压之。

固真丹 治诸虚百损，五劳七伤，水火不升，下元虚冷，脐腹疼痛。

人参一两 干山药一两半，微炒 当归酒浸 黄芪炒 黄柏炒 白术各一两 杜仲酥炙炒，断丝，一两 补骨脂一两，炒 五味子半两，炒 泽泻半两 白茯苓一两 牡丹皮一两 山茱萸肉一两 熟地黄四

---

① 酥炙：原作“炒五丸”三字，据《仁斋直指方》卷九改。

② 制度：制作。

两，汤头烂[1]膏于石臼内捣如泥

上前药为极细末，和地黄膏搜匀，却入炼蜜，为丸如梧桐子大，每服八九十丸，空心淡盐汤送下。腰腿无力，加牛膝一两酒炒，败龟板一两半酥炙；夏天服，加桂半两；脉弱食少，再加附子半两炮。

无比山药丸 治丈夫诸虚百损，五劳七伤，头痛目眩，手足逆冷，或烦热有时，或冷痹骨疼，腰髋不随，饮食虽多，不生肌肉，或少食而胀满，体无光泽，阳气衰绝，阴气不行。此药补经脉，起阴阳，安魂魄，开三焦，破积聚，厚肠胃，强筋骨，轻身明目，除风去冷。

熟地黄酒浸 赤石脂煅 巴戟去心 茯神去皮木 山茱萸 牛膝剉，酒浸 泽泻各四两 干山药二两 五味子六两 肉苁蓉酒浸 菟丝子酒浸 杜仲去皮，炒，各二两

上为末，炼蜜丸如梧桐子大，每服二十丸至三十丸，食前温酒下，或米饮下。服七日后，令人身轻体健，润泽，唇口赤，手足暖，面光悦，身体安，音声响，是其验也，十日后长肌肉。此药通中入脑，鼻必酸疼，效。

固本锁精丸 治丈夫元气阳虚惫，精气不固，梦寐遗精，夜多盗汗，遗泄不禁等证，并皆治之。此药大补元气，涩精固阳，累用神效。

山药一两 枸杞二两 人参二两半 黄芪二两半 石莲肉二两半 知母一两，剉碎，酒拌，晒干，炒赤色 海蛤粉二两半 北五味一两 锁阳二两

上为细末，用白术六两碎切，用水五碗煎至二碗，倒过术，汁另放，再用水四碗煎至二碗，去滓，与前汁二碗同煎熬至一碗，如膏，搜和前药末，为丸如梧桐子大，每服五十丸，加至六七十丸，空心温酒或淡盐[2]汤下。

---

① 烂：《仁斋直指方》卷九作“阑”。

② 淡盐：此二字原倒，据《古今医鉴》卷八乙正。

仙传斑①龙丸　蜀中有一道人，童颜漆发，眉宇疏秀，自歌曰：尾闾不禁沧海竭，九转神丹都漫说。惟有班龙顶上珠，能补玉堂关下穴。仙人许仲源②得受其方，道人曰：吾饵此药，今寿四百二十三岁。缘汝有仙骨，故此相授。言讫，化白鹤飞去。许仙后传于世。此药理百病，养五脏，补精髓，壮筋骨，益心志，安魂魄，令人悦泽，驻颜轻身，延年益寿，久服成地仙矣。

鹿霜十两　鹿胶十两　菟丝子十两，酒浸一日，蒸，焙干为末　柏仁子十两，去壳净，另研　熟地黄十两，酒浸一宿，蒸，焙干为末

上为细末，先将鹿胶用无灰酒于磁器内慢火化开，却将胶酒煮糊，和杵二千下，丸如梧桐子大，每服四五十丸，空心盐汤下，或酒亦可。

煮炼鹿霜胶法

用新麋角三对，每对各长二寸，截断，长流水浸三日，刷去垢，每一斤用楮实子一两，桑白皮、黄蜡各二两，以铁锅器内以水煮三昼夜，鱼眼汤③慢④火煮，不可断火，常添热汤，不可添冷水，毋令露角，三日取出角，削去黑皮，薄切晒干，碾为末，即成鹿霜也。上将煮鹿角汁滤去滓，如熬胶法同，却以慢⑤火熬，倾磁盆内，候冷凝切作片，阴干成胶。

滋肾丸　治虚损劳逸，不渴，小便闭⑥，邪热在血分也，宜用之。

肉桂一钱半　黄柏二两，酒拌阴干，为末　知母二两，酒浸阴干

右上二味气俱阴，以同肾气，故能补而泻下焦火也。桂与火邪同体，故曰寒因热用。凡诸病在下焦，皆不渴也。上为细末，

---

① 斑：原作“班”，据目录律齐。

② 许仲源：唐代蜀中人，《历代真仙体道通鉴》卷三十五载其遇道士传斑龙丸，后修仙得道事。

③ 鱼眼汤：汤微沸起泡如鱼眼状。

④ 慢：原作“熳”，据《仁斋直指方》卷九改。

⑤ 慢：原作“熳”，据《仁斋直指方》卷九改。

⑥ 闭：原作“闲”，据嘉靖本、《医学纲目》卷十四改。

熟水为丸如梧桐子大，每服二五十丸，空心白汤送下。

虚　寒

离珠丹　又名神珠丹，治下焦阳虚，脐腹冷痛，足胫寒而逆。

杜仲二两，酥炙　萆薢二两　诃子五个，去核　龙骨一两　补骨脂炒，三两　胡桃一百二十个，去皮　缩砂半两　巴戟酒浸，去心　辰砂一钱半，研，为衣

上为末，酒糊丸如梧桐子大，朱砂为衣，每服三五十丸，空心温酒或盐汤下。

秋莲丸　治下元虚寒，腰腿疼痛，及小肠疝气。

莲子一斤，酒浸，去心，用猪肚装在内缝合，白酒煮肚烂，取出，不用猪肚，莲子晒干　苍术一斤，分作四分，各同药浸，春五日，夏三日，秋七日，冬十日，一分同小茴香、破故纸各一两，米泔水浸，同炒用，一分同川乌、川楝肉各一两，酒浸，同炒用，一分同川椒一两，醋浸，同炒用，一分同牵牛一两，盐水浸，同炒，不用牵牛

后加药味：

南木香　辽五味　白茯苓　枸杞子炒　肉苁蓉酒浸　熟地黄　川牛膝酒浸　鹿茸酥炙，各一两

上为细末，酒糊丸如梧桐子大，每服五六十丸，空心盐汤下，温酒亦可，干物压之。

安肾丸　治肾经积冷，下元衰惫，目暗耳鸣，四肢无力，夜梦遗精，小便频数，常服壮元阳，益肾水。

桃仁去皮，炒，四十八两　肉桂去皮，不见火，十六两　白蒺藜　巴戟去心　肉苁蓉酒浸，炙　破故纸　茯苓去皮　石斛去根①　萆薢　白术各四十八两　川乌炮，去皮脐，十六两

上为末，炼蜜为丸如梧桐子大，每服三十丸，空心温酒、盐汤任下。

黄芪建中汤　治诸虚精冷。

甘草炙，二钱　芍药六钱　黄芪炙　肉桂各三钱

---

①　根：原脱，据《和剂局方》卷五补。

上㕮咀，每服七钱，水二钟，姜三片，枣一枚，煎八分，去柤，入饴糖少许，再令溶，空心温服。呕，加生姜，腹满，去枣，加茯苓，痰，加半夏，妇人血疼，男子心腹疞痛拘急，加远志，各一钱半。如吐泻寒甚，加附子七分半；疝气发，加蜜一匙；女人，加当归一钱半酒浸。

大①建中汤 治一切寒厥，拘急疞疼。

桂心三钱 芍药 黄芪二钱，蜜炙 甘草炙，一钱 生姜五钱 当归酒浸，晒干 人参各一钱 附子半钱，炮 半夏二钱半

上㕮咀，分二贴，每贴水二盏，枣二枚，煎八分，去柤，不拘时服。

十四味建中汤 治证同前。

十全大补汤内加后四味：

附子炮 苁蓉酒浸 半夏洗 麦门冬去心，各等分

上用姜枣同前煎服。

乐令建中汤 治证同前。

前黄芪建中汤内加：

细辛 陈皮去白 当归酒浸 茯苓去皮 麦门冬去心 半夏汤洗七次 前胡各等分

依前法煎服。

沉香荜澄茄散 治下经不足，内挟积冷，脐腹弦急，痛引腰背，面色萎黄，手足厥冷，胁肋虚满，精神困倦，脏腑自利，小便数。

附子炮，去皮脐，四两 沉香 荜澄茄 胡芦巴微炒 肉桂去粗皮 茴香船上者，微炒 补骨脂炒 巴戟去心 木香 川楝子去皮核，各一两 川乌炮②，去皮脐，半两 桃仁去皮尖，面炒，二两

上为末，每服二钱，水盏入盐少许，煎八分，服。如小肠气痛，空心煎服，效。

---

① 大：原作"六"，据嘉靖本改。
② 炮：原作"包"，据嘉靖本、《和剂局方》卷五改。

易简诸方

《经验后方》治肾虚腰脚无力，用生栗子，不拘多少，用绢①袋盛，悬干，每日平明吃十余颗，次吃猪肾粥，效。

《外台秘要》治虚劳，下焦虚热，骨节烦疼，肌肉极瘦，小便不利，大便数少，吸吸口燥，少气淋沥，虚热，用大麻仁五合，研烂，用水二升同煮至一升半，分四五剂空心服，瘥。

《斗门方》治腹内虚冷，久服驻颜，用川椒择去枝梗净者，除其黑子，用四十粒，以浆水浸，经一宿，作一服，空心新汲水吞下。去积年冷气，脏腑虚寒，久服则能驻颜，黑发明目，令人思饮食，效。

《千金方》治虚劳客热，用枸杞子根捣为末，每服二钱，空心白汤调服。有痼疾人不可服。

一方，治形体黑瘦枯槁，用杏仁五升，去皮尖、双仁，生捣碎，水绞汁，研细再绞，滤过，用慢火于石器内煎，和羊脂如膏，每日温酒服一②匕，自愈。

《经验后方》治男子女人五劳七伤，下元久冷，乌髭鬓，一切风病，四肢疼痛，驻颜壮气，补骨脂一斤，酒浸一宿，放干，却用乌油麻一升和炒，令麻子声绝即播③去，只用补骨脂为末，醋煮面糊丸如梧桐子大，早晨温酒、盐汤下二十丸。

《食医心镜》主补虚，去风湿痹，醍醐二大两，暖酒一杯，和醍醐一匙服之。

《外台秘要》**补肝散**：治男子五劳七伤，明目，白瓜子七升，绢袋④盛，绞沸汤中二遍，讫，以酢五升渍一宿，暴干，捣下筛，酒服方寸匕，日三，久服瘥。

---

① 绢：原作“补”，据《古今医统大全》卷五十八改。
② 一：原脱，据《卫生易简方》卷四补。
③ 播：通“簸”。《说文通训定声·乾部》：“播，叚借为‘簸’。”
④ 袋：原作“带”，据《外台秘要》卷二十一改。

一方，治阴盛阳虚，耳作蝉声，用鹿角霜一片，白茯苓去皮四两，为末，就用鹿角胶和丸如梧桐子大，每服三五十丸，空心温酒下，甚有补益。

《经验后方》**固阳丹**：菟丝子二两，酒浸十日，水淘，焙干为末，更入杜仲一两蜜炙捣，用薯蓣末酒煮为糊，丸如梧桐子大，空心用酒下五十丸。

《圣惠方》治五脏虚损羸瘦，益气力，坚筋骨，巨胜①蒸暴各九遍，每取二合，用汤浸布裹，挼去皮，再研，水滤取汁，煎饮，和粳米煮粥食之。

《经验方》乌须鬓，驻颜色，壮筋骨，明耳目，除风气，润肌肤，久服令人轻健，苍术不计多少，用米泔水浸三两日，逐日换水，候②满日取出，刮去黑皮，切作片子，暴干，用慢火炒令黄色，细捣末，每一斤末用蒸过茯苓半斤，炼蜜为丸如梧桐子大，空心卧时温热水下十五丸。别用术末六两，甘草末一两，拌和匀，作汤点之下术丸妙。忌桃③、李、雀、蛤及三白④。

---

① 巨胜：即胡麻。

② 候：原作“后”，据《证类本草》卷六改。

③ 桃：原作“花”，据《证类本草》卷六改。

④ 三白：萝卜、米饭与盐。三物皆白色，因称。典出宋代朱弁《曲洧旧闻》。

补益门

昔在黄帝，生而神灵，弱而能言，幼而徇齐，长而敦敏，成而登天。乃问于天师曰：余闻上古之人，春秋皆度百岁，而动作不衰，今时之人，年半百而动作皆衰者，时世异耶？人将失之耶？岐伯对曰：上古之人，其知道者，法于阴阳，和于术数，食饮有节，起居有常，不妄作劳，故能形与神俱，而尽终其天年，度百岁乃去。今时之人不然也，以酒为浆，以妄为常，醉以入房，以欲竭其精，以耗散其真，不知持满，不时御神，务快其心，逆于生乐，起居无节，故半百而衰也。夫上古圣人之教下也，皆谓之虚邪贼风，避之有时，恬憺虚无，真气从之，精神内守，病安从来？是以志闲而少欲，心安而不惧，形劳而不倦，气从以顺，各从其欲，皆得所愿。故美其食，任其服，乐其俗，高下不相慕，其民故曰朴。是以耆①欲不能劳其目，淫邪不能惑其心，愚智贤不肖，不惧于物，故合于道，所以能年皆度百岁而动作不衰者，以其德全不危也②。

丹溪曰：人受天地之气以生，天之阳气为气，地之阴气为血，故气常有余，血常不足。何以言之？天地为万物父母，天大也为阳，而运于地之外，地居天之中，为阴，天之大气举之。日，实也，属阳，而运于月之外；月，缺③也，属阴，禀日之光以为明。故人身之阴阳，其消长亦视月之盈亏焉。夫人之生也，男子十六岁而精通，女子十四岁而经行，是有形之后犹有待于乳哺水谷之养，阴气始成，而可与阳气为配，以能成人。而为人父母，古人必待三十、二十而后嫁娶，可见阴气之难于成，而古人善于保养

---

① 耆：同“嗜”。《说文解字注笺·老部》：“耆从‘旨’，即有‘嗜’义，故古字以‘耆’为‘嗜’，后乃加口旁耳。”

② 昔在……危也：语本《素问·上古天真论》。

③ 缺：原作“鈌”，据《玉机微义》卷十九改。

也。钱仲阳于①肾有补无泻，正是此意。又按《礼记》注曰：惟五十然后养阴者有以加②。《内③经》曰：年至四十，阴气自半，而起居衰矣。又曰：男子六十四而精绝，女子四十九而经断。夫以阴气之成，止供给得二十年之运用，已先亏矣。人之情欲无涯，此难成易亏之阴气，若之何而可以④纵欲也。经曰：阳者，天气也，主外；阴者，地气也，主内。故阳道实，阴道虚。非吾之过论也。或曰：仰观俯察乎天地日月，既若是之不同，何寒暑温凉之见于四时者，又如此之相等而无降杀⑤也？曰：动极复静，静极复动，犹人之嘘吸也。寒者吸之，极气之沉也；热者嘘之，极气之浮也。温者嘘之，微气之升也；凉者吸之，微气之降也。一嘘一吸，所乘之机，有以使之，宜其相等而无降杀。此以流行之用而言，前以大小虚实言者，盖其对待之体也。或曰：远取诸天地日月，近取诸男女之身，曰有余，曰不足，吾知之矣。人在气交之中，今欲顺阴阳之理而为摄养之法，如之何则可？曰：主闭藏者肾也，司疏泄者肝也，二脏皆有相火，而其系上属于心。心，君火也，为物所感则易于动，心动则相火翕然而随，虽不交会，亦暗流而渗漏矣。所以圣贤只是教人收心养性，其旨深矣。天地以五行更迭衰旺而成四时，人之五脏六腑亦应之而衰旺。四月属巳，五月属午，为火大旺，火为肺金之夫，火旺则金衰；六月属未，为土大旺，土为水之夫，土旺则水衰。况肾水常籍⑥肺金为母，以补助其不足，故《内经》谆谆然资其化源也。古人以夏月必独宿而淡味，兢兢业业于爱⑦，谨保养金水二脏，正嫌火土之旺

---

① 于：原脱，据《丹溪心法》附《丹溪翁传》补。

② 惟五十然后养阴者有以加：《礼记·王制》记载古时养老自五十岁始，郑玄注提出“凡饮养阳气，凡食养阴气”。

③ 内：原作“肉”，据《玉机微义》卷十九改。

④ 以：原作“矣”，据《玉机微义》卷十九改。

⑤ 降杀：递减。

⑥ 籍：通“藉”，凭借。《说文通训定声·豫部》：“籍，叚借为‘藉’。”

⑦ 爱：吝惜。

尔。《内经》又曰：藏精者，春不病温。十月属亥，十一月属子，正火气潜伏闭藏，以养其本然之真，而为来春升动发生之本。若于此时不恣欲以自戕，至春升之际，根本壮实，气不轻浮，焉有温热之病？夫夏月火土之旺，冬月火气之伏，此论一年之虚耳，若上弦前下弦后月廓空，亦为一月之虚。大①风大雾，虹电飞雹，暴寒暴热，日月薄蚀，忧愁忿怒，惊恐悲哀，醉饱劳倦，谋虑勤动，又皆为一日之虚。若病患初退，疮痍正作，尤不止于一日之虚。今人多有春末夏初患头痛脚软，食少体热，仲景论春夏剧秋冬瘥而脉弦大②者，正世俗谓注夏病也。若犯此四者之虚，似难免此。夫当壮年便有老③态，仰事俯育，一切隳废，兴言至此，深可警惧。古人谓不见可欲，使心不乱④，夫以温柔之感于体，声音之感于耳，颜色之感于目，馨香之感于鼻，谁是铁心汉不为动？善养生者，此五个月出居于外，苟值一月之虚，一日之虚，亦宜暂远帷薄⑤，各自珍重，保全天和，庶可以滋助化源，水得所养，阴无亏欠，与阳齐平，然后阳得所附而无飞越之尤，遂成天地交之泰，何病之可言⑥？

子和曰：人之好补者，有无病而补，有有病而补。或咨诸庸医，或问诸游客。庸医以要用相求，故所论者轻，轻之则草木而已，草木则苁蓉、牛膝、巴戟、菟丝之类；游客以好名自高，故所论者重，重之则金石而已，金石则丹砂、起石、硫黄之类。吾不知此为补也而补何脏乎？以为补心耶？而心为丁火，其经则手少阴，热则疮疡之类生矣；以为补肝邪⑦？肝为乙木，其经则足厥

---

① 大：原作“火”，据《玉机微义》卷十九改。

② 春夏剧秋冬瘥而脉弦大：语本《金匮要略·血痹虚劳病脉证并治》。

③ 老：原作“者”，据《玉机微义》卷十九改。

④ 不见……不乱：语本《老子·三章》。

⑤ 帷薄：帷帐和帘子，指房室之事。帷，作“惟”，据《玉机微义》卷十九改。

⑥ 丹溪……可言：语本《玉机微义》卷十九。

⑦ 邪（yé 爷）：义同“耶”。

阴，热则掉眩之类生矣。脾为己土，而经则足太阴，以热补之则病肿满；肺为辛金，而经则手①太阴，以热补之病愤郁。心不可补，肝不可补，脾不可补，肺不可补，莫非为补肾乎？人皆知肾为癸水，而不知其经则子午君火焉。补肾之火，火得热而益炽；补肾之水，水得热而益涸。既炽其火，又涸其水，上接于心之丁火，火独用事，肝不得以制脾土，肺金不得以制肝木。五脏之极传而之②六腑，六腑之极遍而之三焦，则百病交起，万疾俱生，小不足言，大则可惧，不疸③则中，不中则暴瘖而死矣，以为无病而补之者所得也。且如有病而补之者，呕而补，吐而补，泻而补，痢而补，疟而补，咳而补，劳而补，产而补，呕吐则和胃丸、丁沉煎，泻痢豆蔻丸、御米壳散，咳嗽则宁神散，劳，不桂附则山药，产，不乌金则黑神，吾不知此为补果何意邪？殊不知呕得热而愈酸，吐得热而愈暴，泄得热而清浊不分，痢得热而休息，继至疟得热而进不能退，咳得热而湿不能除，劳得热而火益烦，产得热而血愈崩，盖如是而死者八九，生者一二，死者枉，生者幸，幸而一生，憔悴之态，人之所不堪。大抵有余者损之，不足者补之，是则补之义也。阳有余而阴不足，则当损阳而补阴；阴有余而阳不足，则当损阴而补阳。热则芒硝、大黄，损阳而补阴也；寒则干姜、附子，损阴而补阳也。岂可以热药云补④乎哉？而寒药亦有补之义也，经曰因其盛而减之，因其衰而彰之，此之谓也⑤。

又曰：人知补之为利，而不知补之为害也。论补者盖有六法，平补峻补，温补寒补，筋力之补，房室之补，以人参、黄芪之类为平补，以附子、硫黄之类为峻补，以豆蔻、官桂之类为温补，以天门冬、五加皮之类为寒补，以巴戟、苁蓉之类为筋力之补，以石燕、海马、起石、丹砂之类为房室之补。此六者，近代之所

① 手：原脱，据《儒门事亲》卷三补。
② 之：至。
③ 疸：原作“宜”，据《儒门事亲》卷三改。
④ 补：原脱，据《儒门事亲》卷三补。
⑤ 人之……谓也：语本《儒门事亲》卷三。

谓补者也。若施之治病，非徒功效疏阔，至其害不可胜言。《难经》言东方实，西方虚，泻南方，补北方，此言肝木实而肺金虚，泻心火，补肾水也。以此论之，前所谓六补者了不相涉。试举补之所以为害者，皆温补之罪也。《内经》虽言形不足者温之以气，精不足者补之以味，气属阳，天之所以食人者，血属阴，地之所以食人者，戒乎偏胜，非便以温为热也。又若经曰损者补之，劳者温之，此温乃温存之温也，岂以温为热哉？又如虚则补其母，实则泻其子者，此欲权衡之得其平也，又乌在燔针壮灸①，炼石烧砒，硫姜乌附，然后为补哉？所谓平补者，使阴阳两停，是谓平补②，柰③时人往往恶寒喜温，甘受酷烈之毒，虽死而不悔也，可胜叹哉！

治　法

附：养生方导引法

《道藏经》云：常以子后午前解发东向，握固不息一通，举手左右导引，手掩两耳，令发黑不白。

卧，引为三，以手指掐④项边脉三通，令人目明。

东向坐，不息再通，以两手中指点口中，唾之二七，相摩拭目，令人目明。

东向坐，不息三通，以手捻鼻两孔，治鼻宿息肉，愈。

东向坐，不息四通，啄齿无通数，伏前侧卧，不息六通，愈耳聋目眩。还卧，不息七通，愈胸中痛，咳。

抱两膝，自企于地，不息八通，愈胸以上至头颈耳目咽鼻邪热。

去枕，握固不息，自企于地，不息九通，东首，令人气上下

---

① 灸：原作“炎”，据嘉靖本改。

② 是谓平补：原作“是以”二字，据《儒门事亲》卷二改。

③ 柰：同“奈”。《广韵·泰韵》：“奈，本亦作‘柰’。”

④ 掐：原作“榴”，据《云笈七签》卷三十四改。

通彻①，鼻内气，愈羸②，不能从阴阳法，大阴③勿行之。

虾蟆行气法：

正坐，自动摇两臂，不息十二通，愈劳大佳。

右右侧卧，不息十二通，治痰饮不消，右有饮病右侧卧，左有饮病左侧卧，有不消，气排之。

日初出、日中、日入，此三时向日正坐，不息九通，仰头吸日精光，九咽之，益精百倍。

入火，垂两臂，不息，即不伤。

又④法，向南方蹲踞，以两手从屈膝中入，掌足五指令内曲，利腰尻髋⑤，治淋，遗溺，愈。

箕踞，交两脚，手内并脚中，又叉两手极引之，愈寤寐精气不泄。

两手交叉颐下，自极，利肺气，治暴气咳。

举两脚，夹两颊边，两手据地服⑥，疗宿壅。

举右手，展左手，坐，右脚上掩左脚，愈尻髋⑦痛。

举手交颈上相握，自极，治胁下痛。

舒左手，右手在下握左手拇指，自极，舒右手，左手在下握右手拇指，自极，皆治骨节酸疼。

掩两脚，两手指著足五指上，愈腰折不能低仰，若血久瘀，为之即愈。

竖足五指，愈腰脊痛不能反顾视者。

以右手从头上来下，又挽下手，愈颈不能反顾视。

---

① 彻：原作“微”，据《云笈七签》卷三十四改。

② 羸：《云笈七签》卷三十四作“羸弱”二字。

③ 阴：《云笈七签》卷三十四作“阴雾”二字。

④ 又：原作“火”，据《云笈七签》卷三十四改。

⑤ 髋：原作“完”，据《诸病源候论》卷十四改。

⑥ 服：通“伏”。《说文通训定声·颐部》：“服，叚借为‘伏’。”

⑦ 髋：原作“完”，据《太清导引养生经》改。

坐地，掩左手，以右手指搭①肩挽之，愈倾侧膝腰及小便不通。

东向坐，向日，左手揖目，举身望北斗，心服月气，始得众恶不入。

理头仰苦难，牵右手反折，各左右自极，张弓，兼补五脏不足，气则至。

抱两膝著胸，自极，此常令丹田气还补脑。

坐地，直两脚，以手捻脚胫，以头至地，调脊诸椎，利发根，令长美。

坐地，交叉两脚，以两手从曲脚中入，低头叉项上，治久寒不能自温，耳不闻声②。

正倚壁③，不息行气，从头至足心，愈疽痂大风，偏枯诸痹。

极力左④右振两臂，不息九通，愈臂痛劳倦，风气不随。

龟鳖行气法：

以衣覆口鼻，不息九通，正卧，微鼻出内气，愈鼻塞不通。

东向坐，仰头，不息五通，以舌撩口中沫⑤，满二七，咽，愈口干舌苦。

雁行气法：

低头倚壁⑥，不息十二通，以意排留饮宿食从下部出，自愈。

龙行气法：

低头下视，不息十二通，愈风疥恶疮，热不能入咽。

可候病者，以向阳明以达，卧，以手摩腹至足，以手持引足，低臂十二，不息十二通，愈脚足虚痹，不任行，腰脊痛。

以两手著项相叉，治毒不愈，腹中大气即吐之。

---

① 搭：原脱，据《云笈七签》卷三十四补。
② 声：原作“勿”，据《诸病源候论》卷二改。
③ 倚壁：原作“倍声”，据《诸病源候论》卷一改。
④ 左：原脱，据《诸病源候论》卷一补。
⑤ 沫：《诸病源候论》卷三作“漱”。
⑥ 壁：原作“臂”，据《诸病源候论》卷二十改。

月初出、月中、月入时，向月正立，不息八通，仰头吸月光精，八咽之，令阴气长，妇人吸之，阴精益盛，子道通。

入水举两手臂不息不没法：

向北方箕踞，以手掩足五指，愈伏兔痿，尻筋急。

箕踞，以两手从曲脚入据地，曲脚加其手，举尻，其可用行气，愈淋沥乳痛。

举脚，交叉项，以两手据地，举尻，持任息极，交脚项上，愈腹中愁满，去三虫，利五藏，快神气。

蹲踞，以两手举足，蹲极横，治气冲肿痛，寒疝①入上下，致肾气。

蹲踞，以两手举足五指，低头自极，则五藏气总至，治耳不闻，目不明，久为之则令人发白复黑。

正偃卧，卷两手②，即握不息，顺脚跟据床，治阴结，筋脉麻痿累。

以两手还踞，著腋下，治胸中满，眩，手枯。

反两手，据膝上，仰头像鳖取气，致③元气至丹田，令腰脊不知痛。

手大拇指急捻鼻孔，不息，即气上行致泥丸脑中，令阴阳从数，至不倦。

以左手急捉发，右手还项出，所谓血脉气各流其根，闭巨阳之气，使阴不溢，信明，皆利阴阳之道也。

正坐，以两手交背④后，名曰带缚，愈不能大便，利腹，愈虚羸。

坐地，以两手交叉其下，愈阴满。

以两手捉绳，辘轳倒悬，令脚反在其上见，愈头眩风颠。

---

① 疝：原作“疾”，据《诸病源候论》卷二十改。

② 两手：此二字原倒，据《新刻养生导引法·补益门》乙正。

③ 致：此下原衍“大黄”二字，据《云笈七签》卷三十四删。

④ 背：原作“皆”，据《诸病源候论》卷十四改。

以两手牵，反著背上，挽绳自悬，愈中不专精，食不得下。

以一手上牵绳，下手自持脚，愈尻久痔及有肿。

坐地，直舒两脚，以两手叉挽两足，自极，愈肠不能受食，吐逆。

上宁先生①导引行气之法，以除百病，令年不老者。常心念有一还丹，以还丹田。夫生人者丹，救人者还，全则延年，去则衰朽。所以导引者，令人肢体骨节中诸邪气皆去，正气存处，有能精诚勤习履行动作言语之间，昼夜行之，则骨节坚强，以愈百病。若卒得中风，病宿固瘫痘不随，耳聋不闻，头眩②癫疾，咳逆上气，腰脊苦痛，皆可按图视像，随疾所在，行气导引，以意排除去之。行气者则可补于里，导引者则可治于四肢，自然之道，但能勤行，与天地相保。

彭祖谷仙卧引法彭祖者，殷大夫，历夏至商，号年七百，常食桂得道：

居常解衣惔卧③，伸腰，填小腹，五息止，引肾，去消渴，利阴阳。

又云：申左脚，屈右膝，内压之，五息止，引脾，去心腹寒热，胸臆邪胀。

挽两足指，五息止，引腹中，去疝瘕，利九窍。

仰两足指，五息止，引腰脊痹，偏枯，令人耳闻④声。

两足内相向，五息止，引心肺，去咳逆上气。

踵内相向，五息止，短股，除五络之气，利肠胃，去邪气。

掩⑤左胫，屈右膝，内压之，五息止，引肺，去风虚，令人明目。

---

① 宁先生：即宁封子，旧说仙人名，据载为黄帝时人，任陶正，能积火自烧而随烟上下，衣裳不灼。参见《云笈七签》卷三十四。

② 眩：原脱，据《云笈七签》卷三十四补。

③ 惔卧：静卧。“惔”原作“被”，据《诸病源候论》卷五改。

④ 闻：原脱，据《诸病源候论》卷二十八补。

⑤ 掩：《诸病源候论》卷二十八作“伸”。

张胫两足指，号，五息止，令人不转筋。

两手牵膝，置心上，五息止，愈腰痛。

外转两足十通，内转两足十通，止，复诸劳。

右彭祖谷仙卧引，除①百病，延年益寿要术。

凡十节五十息，五五二百五十息，欲导引，常夜半至鸡鸣、平旦为之，禁饱食沐浴。

王子乔②八神导引法：

延年益寿，除百病。法曰：枕当高四寸，足相去各五寸，手去身各三寸，解衣被③发，正偃卧，勿有所念，定意，乃以鼻徐内气，以口出之，各致其藏所，竟而复始。欲休先极之而止，勿强长息，久习乃自长矣。气之往来，勿令耳闻鼻知，微而专之，长遂推之，伏兔股胻，以省为贵，若存若亡。为之百遍，动腹鸣气，有外声，足则温④，得成功，成功之士何疾而已？

喉咙如白银环一十二重，系膺，下去得肺，其色白泽，前两叶高，后两叶卑。心系其下，上大下锐，大⑤率赤如莲华未开，倒悬著肺也。肝系其下，色正青，如⑥凫翁头也，六叶抱胃，前两叶高，后四叶卑。胆系其下，如绿绨⑦囊。脾在中央，亦抱胃⑧，正黄如金铄铄然也。肾如两伏鼠，夹脊，直⑨脐肘而居，欲得其居高也。其色正黑，肥肪络之，白黑昭然。胃如素囊，念其屈折右曲，无污⑩秽之患。肝藏魄，肺藏魂，心藏神，脾藏意，肾藏精，此名曰神舍，神舍脩则百脉调，邪病无所居矣。小肠者，长九尺，法

---

① 除：原作“途”，据《新刻养生导引法·补益门》改。
② 王子乔：即王乔，参见积聚门“蜀王乔”条注。
③ 被：同“披”，散开。
④ 温：原脱，据《云笈七签》卷三十四补。
⑤ 大：原作“率”，据《云笈七签》卷三十四改。
⑥ 如：原脱，据《云笈七签》卷三十四补。
⑦ 绨（tí 提）：一种厚而滑的丝织品。
⑧ 胃：原脱，据《云笈七签》卷三十四补。
⑨ 直：原作“真”，据《云笈七签》卷三十四改。
⑩ 污：原作“汗”，据《云笈七签》卷三十四改。

九州也。一云九土，小肠者，长二丈四尺。

诸欲导引，虚者闭目，实者开目，以所苦行气，不用第七息止，徐徐往来，度二百步所，却坐，小咽气五六。不差，复如法引，以愈为效。

诸有所苦，正偃卧，被发如法，徐以口纳气，填腹自极，息欲绝，徐以鼻出气数十所，虚者补之，实者泻之。闭口温气，咽之三十所，腹中转鸣乃止，往来二百步。不愈，复为之。

病在喉中胸中者，枕高七寸；病在心下者，枕高四寸；病在脐下者，去枕。以口纳气，鼻出气者，名曰补。闭口温气咽之者，名曰泻。

闭①气治诸病法：欲引头，病者仰头，欲引腰脚，病者仰足十指，欲引胸中，病者挽足十指，引臂病者，掩臂。欲去腹中寒热诸不快，若中寒身热，皆闭气胀腹，欲息者徐以鼻息，已复为，至愈乃止。

一、平坐，伸腰脚，两臂覆手据地，口徐纳气，以鼻吐之，除胸中肺中痛，咽气令温，闭目也。

二、端坐伸腰，以鼻纳气，闭之，自前后摇②头各三十，除头虚空耗。转地，闭目摇之。

三、端坐伸腰，以左胁侧卧，以口纳气，以鼻吐之，除积聚，心下不快。

四、端坐伸腰，徐以鼻纳气，以右手持鼻，除目晦③，泪苦出，去鼻中息肉，耳聋亦然，除伤寒头寒，头痛洗洗④，皆当以汗出为度。

五、正偃卧，以口徐纳气，以鼻出之，除里急，饱食后小咽，咽气数十令温。寒者使人干呕腹痛，从口⑤纳气七十所，大填腹。

---

① 闭：原作“门”，据《云笈七签》卷三十四改。
② 摇：原作“担”，据《云笈七签》卷三十四改。
③ 目晦：目视昏暗。
④ 洗洗：原作“洸洸”，据《云笈七签》卷三十四改。
⑤ 口：《云笈七签》卷三十四作“鼻”。

六、右胁侧卧，以鼻纳气，以口小咽气数十，两手相摩，热以摩腹，令其气下出之，除胁皮肤痛，七息止。

七、端坐伸腰，直上展两臂，仰两手掌，以鼻纳气，闭之，自极七①息，名曰蜀王乔②，除胁下积聚。

八、覆卧去枕，立两足，以鼻纳气四十③所，复以鼻出之，极令微气入鼻中，勿令鼻知，除身中热，背痛。

九、端坐伸腰，举左手，仰其掌，却右臂，覆右手，以鼻纳气，自极七息，息间稍顿右④手，除两臂背⑤痛结气也。

十、端坐，两手相叉抱膝，闭气，鼓腹二七或三⑥七，气满急即吐，即气皆通畅，行之十年，老有少容。

十一、端坐伸腰，左右倾，闭目，以鼻纳气，除头风，自极七息止。

十二、若腹中满，食饮苦⑦饱，坐，伸腰，以口纳气数十，以便为故⑧。不便，复为之。有寒气，腹中不安，亦行之。

十三、端坐，使两手如张弓满射，可治四肢烦闷，背急，每日或时为之。

十四、端坐伸腰，举右手仰掌，以左手承左胁，以鼻纳气，自极七息，除胃寒，食不变则愈。

十五、端坐伸腰，举左手仰掌，以右手承右胁，以鼻内气，自极七息，除瘀血结气。

十六、两手却据，仰头目，以口纳气，因而咽之数十，除热，身中伤，死肌。

---

① 七：此下原衍“中痛”二字，据《诸病源候论》卷十九删。
② 乔：原作“台”，据《诸病源候论》卷十九改。
③ 十：原作“四”，据《诸病源候论》卷十二改。
④ 右臂……顿右：此一十七字原脱，据《诸病源候论》卷十三补。
⑤ 背：原作“皆”，据《诸病源候论》卷十三改。
⑥ 三：原作“二”，据《云笈七签》卷三十四改。
⑦ 苦：原作“昔”，据《诸病源候论》卷十六改。
⑧ 以便为故：以安适为度。便，安适。故，法则。

十七、正偃卧，端展足臂，以鼻纳气，自极七息，摇足三十而止，除胸足中寒，周身痹，厥逆。

十八、偃卧屈膝，令两膝头内向相对，手翻两足，伸腰，以口纳气，厥逆填腹，自极七息，除痹疼热痛，两脚不随。

十九、觉身体昏沉不通畅，即导引，两手抱头，宛转上下，名为开胁。

二十、踞，伸右脚，两手抱左膝头，伸腰，以鼻纳气，自极七息，除难屈伸拜起，脑中痛，瘀痹。

二十一、踞，伸左足，两手抱右膝，伸腰，以鼻纳气，自极七息，展左足著外，除难屈伸拜起，脑中疼。一本除风，目晦耳聋。

二十二、正偃卧，直两足，两手捻胞所在，令赤如油囊裹丹，除阴下湿，小便难，癞①，小腹重不便，腹中热，但口纳气，鼻出之，数十，不须小咽气，即腹中不热者，七息已温热②，咽之十所。

二十三、踞，两手抱两膝头，以鼻纳气，自极七息，除腰痹背痛。

二十四、覆卧，傍视两踵，伸腰，以鼻纳气，自极七息，除脚中弦痛，转筋，脚酸疼。

二十五、偃卧，展两胫③两手，足④外踵，指相向，以⑤鼻纳气，自极七息，除两膝寒，胫骨疼。

二十六、偃卧，展两脚两手，两踵相向，以⑥鼻纳气，自极七息，除死肌不仁⑦，足胫寒。

---

① 癞：原作“颓”，据《诸病源候论》卷三十四改。
② 热：原作“气”，据《诸病源候论》卷三十四改。
③ 两胫：此二字原脱，据《诸病源候论》卷四补。
④ 足：原脱，据《诸病源候论》卷四补。
⑤ 以：原作“亦”，据《诸病源候论》卷四改。
⑥ 以：原作“亦”，据《诸病源候论》卷一改。
⑦ 仁：原作“仰”，据《诸病源候论》卷一改。

二十七、偃卧，展两手两脚，左傍两足踵①，以鼻纳气，自极七息，除胃中食，苦呕。

二十八、踞，伸腰，以两手引两踵，以鼻纳气，自极七息，布两膝头，除痹呕也。

二十九、偃卧，展两手两脚，仰足指，以鼻纳气，自极七息，除腹中弦急切痛。

三十、偃卧，左足踵拘②右足拇指，以鼻纳气，自极七息，除厥逆疾。人脚错踵，不拘拇指，依文用之。

三十一、偃卧，以右足踵拘左足拇指，以鼻纳气，自极七息，除周身痹。

三十二、病在左，端坐，伸腰，左视目，以口徐纳气而咽之数十③所，闭目，目上入。

三十三、病在心下，若积聚，端坐，伸腰，向④日仰头，徐以口纳气，因而咽之，三十所而止，开目。

三十四、病在右，端坐，伸腰，右视目，以口徐纳气而咽之数十所，开目。

五禽戏法：

《道藏经》云：老君⑤曰：古之仙者为导引之事，能鸟申⑥，挽引腰⑦体，动诸关节，以求难老。名曰五禽之戏，挽引蹄足，以当导引。体中不快，起作一禽之戏，故令汗出，因止，以身体轻便。普施行之，年九百⑧余岁，耳目聪明，牙齿完坚。夫为导者甚易，行者甚希，悲哉！

---

① 踵：原作“仰”，据《诸病源候论》卷一改。

② 拘（gōu 沟）：轻牵。

③ 十：此下原衍“一”字，据文义删。

④ 向：此上原衍“仰”字，据《诸病源候论》卷十九删。

⑤ 老君：道教徒对老子之称。按下文本《三国志·华佗传》，与老子无关。

⑥ 鸟申：也作“鸟伸”，一种模仿鸟类动作的养生法。

⑦ 腰：原作“肤”，据《三国志·华佗传》改。

⑧ 百：《三国志·华佗传》作“十”。

虎戏：四肢距地，前三踯，却三踯，长引腰①，乍前乍却，仰天，即返伏距地行，前却各七。

熊戏：正仰，以两手抱膝下，举头，左擗地七，右亦七，蹲②地，手左右托地各七。

鹿戏：四肢距地，引项反顾，左三右三，左申右脚，右申左脚，左右申缩，亦三。

猿戏：攀物自悬，申缩身体，上下七，以脚拘物倒悬，左七右七，坐，左右手拘脚五，按③各七。

鸟戏：立，起翘一足，申两臂，扬扇用力，各二七，坐，申脚，起挽足指各七，申缩两臂各七。

夫五禽戏法，任力为之，以汗出为限，轻身，消谷气，益气力，除百病。陀行之，年过万岁。教传弟子广陵吴普，亦得延年长寿。

服气吐纳诀：

呬字：呬主肺，肺连五藏，受风即鼻塞，有疾作呬，吐纳治之。

呵字：呵主心，心连舌、五藏，心热舌干，有疾作呵，吐纳治之。

呼字：呼主脾，脾连唇，论云脾温即唇燋，有疾作呼，吐纳治之。

嘘字：嘘主肝，肝连目，论云肝盛即目赤，有疾作嘘，吐纳治之。

吹字：吹主肾，肾连耳，论云肾虚即耳聋，有疾作吹，吐纳治之。

嘻字：嘻主三焦，有疾作嘻，吐纳治之。

十全大补汤方见虚损门　治男子妇人诸虚不足，五劳七伤。此

---

① 腰：原作“肤”，据《养性延命录·导引按摩篇》改。
② 蹲：原作“踯”，据《养性延命录·导引按摩篇》改。
③ 按：《养性延命录·导引按摩篇》作“按头”二字。

药性温平补，常服生血气，壮脾肾。

人参养荣汤 治积劳虚损，四肢沉滞，骨肉瘦酸，吸吸少气，行动喘乏，腰背强痛，心虚惊悸，咽干唇燥，饮食无味，阴阳衰弱。

黄芪炙 当归酒浸 桂心 甘草炙 陈皮 白术 人参各一两 白芍药三两 熟地黄 五味子 茯苓各七钱半 远志去心，炒①，五钱

上㕮咀，每服七钱，水二盏，姜三片，枣二枚，煎八分，去柤，空心温服。梦遗，加龙骨一两；咳嗽，加阿胶。

八味圆

无比山药丸

二药相合，名万安圆。

三才封髓丹以上二方并见虚损门 降心火，益肾水。

黑地黄丸见虚损门

拱辰丹 男子方当壮年而真气怯弱，此乃禀赋不足，僭燥之药不宜妄服，勿谓手足冷便云阴寒，若以刚燥热药治之，不唯不能去疾，而大病自此生矣。其他补益之方，品味群队，难见功效。此方但固天元一②气，使水升火降，则五脏自和，百病自去矣。

鹿茸酥炙，去毛 当归酒浸 山茱萸用红润有肉者，各四两 麝香三钱，另研

上为细末，酒糊丸如桐子大，每服一百丸，空心盐汤或温酒下。

瑞莲丸 宁心补肾，生血化痰。

（脾）苍术一斤，四两酒浸，四两米泔浸，四两醋浸，四两生用

（心）莲肉一斤，去心，酒浸软，入猪肚内煮极烂，取出焙干，留猪肚研膏

（肝）枸杞子 （肺）五味子 （肾）补骨脂炒 （血）熟地黄酒蒸，各二两

上为细末，猪肚膏更入酒煮面糊，丸如梧桐子大，每服五十

① 炒：此上原衍“萎”字，据《和剂局方》卷五删。

② 一：原脱，据《是斋百一选方》卷十八补。

丸，空心温酒或盐汤送下。

天真丸 治一切亡血过多，形容枯槁，四肢羸弱，饮食不进，肠胃滑泄，津液耗竭，久服生血养气，暖胃驻颜。

羊肉七斤，去筋膜脂皮，批开入药 肉苁蓉十两 湿山药去皮，十两 当归十三两，净 天门冬去心，焙，一斤

上四味为末，置羊肉内，裹定麻缚，取好酒四瓶煮令尽，再入水二升，又煮如泥，再入：

黄芪末五两 人参末三两 白术末二两

上以糯米饭焙干，为末一十两，同捣为丸，一日约服三百丸，服后觉精神美，饮食进，手足添力。如瘖不言者，服半月，语言有声。恐难丸，更入蒸饼五两，焙干为末，同搜和匀，丸如桐子大，温酒送下。

还少丹方见虚损门

草灵丹 此药神灵功效，起阴发阳，开三焦，破积聚，消五谷，益精血，安脏腑，强筋骨，止遗精，生智慧，明耳目，养精神。

川乌一两，炮，去皮脐 木香一两，醋浸一时 茴香三两，炒 白茯苓三两 熟地黄 苍术去皮，酒浸 山药 甘草各二两 川椒四两

上为细末，酒煮面糊丸如梧桐子大，每服五十丸，空心盐酒送下，干物压之，日二三服。觉身轻唇赤，手足温暖，面有光泽，半月语音清利，二十日目明，夜思饮食，通胸膈，入鼻，百日百病消除。

苍术丸 治腰腿疼痛，明目，暖水脏，并小肠疝气，大能补益。

苍术一斤，泔浸，去皮，切片，用生葱白一斤切碎，加盐二两，同术炒黄，去皮 川椒略炒 白茯苓去皮 小茴香略炒，各四两

上为细末，同前草灵丹丸服。

肾气丸方见虚损门

价宝丹 治五劳七伤，四肢无力，腿脚沉困，下元虚惫，失精阳痿。

川楝子二两　牛膝一两，酒浸　槟榔一两　蛇床子一两　穿山甲一大片，炙　莲子去心　苁蓉酒浸　茯神　巴戟去心　五味子各一两　乳香三钱，另研　菟丝子一两　沉香五钱　白檀香五钱　鹿茸酥炙　大茴香各一两　仙灵脾三钱　破故纸五钱，炒　凤眼草二钱　胡芦巴炒，五钱　人参　泽泻　白芍药　熟地黄　山药　麦门冬各一两，去心

上为细末，炼蜜丸如梧桐子大，每服七十丸，空心白汤下。

内固丸　补养肾气，调和脾胃，年高者服，强健如壮夫。

肉苁蓉酒浸　茴香炒，各一两　补骨脂　巴戟去心　胡芦巴炒　附子炮　川楝肉　胡桃肉炒，各四两

上为末，研胡桃仁为膏，和匀，酒糊丸如梧桐子大，每服五十丸，食前温酒或盐汤送下。

小茴香丸　治阴阳不固，上实下虚，阴痿不举，壮阳道，补虚损。

茴香盐炒，去盐　破故纸各一两，同脂麻炒，去脂麻　甘草一两，炙　川楝肉一两，盐炒，去盐　胡桃仁四两，微炒，研

上为末，入胡桃仁再研匀，酒糊丸如梧桐子大，每服五十丸，食前酒下，日二三服，仍忌房室七日。

百杯丸方见心腹痛门　治酒醉房室，因而虚损，面黄黑，将成劳病，头旋目运，肚腹隐疼，日渐羸瘦。

加沉香三钱，附子一两炮，鹿茸五钱，苁蓉五钱，名①沉香茸附丸。

沉香丸　壮阳道，补元气。

沉香八钱　木香一两二钱半　母丁香五钱　鹿茸一两，酥炙　青盐五钱　全蝎一两　破故纸一两，酒浸，炒　胡芦巴五钱，酒炒　槟榔八钱　穿山甲五钱　辰砂炒　灯草三钱　通草五钱　八角茴香八钱　小茴香一两　甘草五钱

上为细末，水浸甘草汁，蜜三两，糊丸如圆眼大，每服三丸，

① 名：此上原衍“一”字，据文义删。

空心细嚼，盐酒下，盐汤亦可，后干物压之。

沉麝香茸丸 治五劳百损，诸虚精怯①，元气不固。

沉香二钱 麝香一钱 木香 乳香各三钱 八角茴香四钱 小茴香四钱，炒 鹿茸酥炙 莲子肉各五钱 晚蚕沙 苁蓉 菟丝子 牛膝 川楝肉各五钱，皆酒浸，炒 地龙去土 陈皮去白，各五钱 仙灵脾三钱，酥炙

上一十六味为细末，酒糊丸如梧桐子大，每朝不见红日面东酒下三五十丸。忌食猪羊血、豆粉之物。

铁瓮先生交感丹 世人中年，精耗神衰，常言百事心灰，盖缘心血少而火不能下降，肾气惫而水不能上升，至心中隔绝，荣卫不和，所苦者上则心多惊怖，中则寒痞，饮食减少，下则虚冷遗泄，甚至阴痿不兴，脏气滑泄。愚医徒知峻补下田，非惟不能生水滋心，而建②伪失真，立见衰悴，夭折之由，当自此始，悲夫！所处此方，广济迷流，然不可忽此药品，志心服之半年，渐屏去一切暖药，不可恃此而驰嗜欲，然后力习秘固溯流之术，其神效不可③殚④述，质之天地，切勿乱传。居易⑤之祖俞通奉遗训云⑥：予年五十一岁，遇铁瓮申先生，授此秘术，酷志行持，服一年大补，平日所服暖药一切屏尽，而饮食嗜好不减壮岁，乃此药力之功大矣。今年八十五，享天然之寿，瞑目无憾，独⑦此药耳传之，理当⑧普示群生，同登寿域。药后有汤⑨及刷⑩牙药，可同用。

---

① 精怯：此二字原倒，据《瑞竹堂经验方》卷一乙正。
② 建：原作“健”，据《洪氏集验方》卷一改。
③ 不可：此二字原脱，据《洪氏集验方》卷一补。
④ 殚：原作“磾”，据《洪氏集验方》卷一改。
⑤ 居易：指俞居易。《洪氏集验方》卷一方名下有“俞居易侍郎传”小注。
⑥ 云：原脱，据《洪氏集验方》卷一补。
⑦ 独：原作“犹”，据《洪氏集验方》卷一改。
⑧ 理当：原作“的”一字，据《洪氏集验方》卷一改。
⑨ 汤：即下文降气汤。
⑩ 刷：原作“白”，据文义改。

茯神四两　香附子一斤，碎，去毛，用新水浸一宿，炒黄色

上为细末，炼蜜为丸如弹子大，每服一丸，空心细嚼，用后汤药送下。

降气汤

茯神二两　香附子半斤，炒浸如前法　甘草一两半，炙黄色

上为细末，每服二钱，汤点送交感丹。

刷牙药

香附子五两

上用生姜三两研，和滓汁浸香附子三宿，炒焦存性，为末，加青盐二钱拌匀，每日刷牙。

代灸膏　治老人衰弱，元气虚冷，脏腑虚滑，腰脚疼痛沉重，饮食减少，手足逆冷，不能忍者，用此灸方，功效不可尽述。

大附子一个，炮　吴茱萸　桂皮　木香　蛇床子各半两　马蔺花一两，焙

上为细末，每用药半匙，白面半匙，生姜汁半盏，同煎成膏，摊于纸上，临卧贴脐，以油纸覆其上，绵衣系之，自①夜至明乃去。每夜如此贴之，其腰腹如灸百壮。除寒积腰疼，贴腰眼。

沉香百补丸

沉香一两　当归四两　熟地黄四两，酒蒸　黄柏二两，蜜炙　知母二两，酒浸一夕　杜仲四两，姜制炒　人参二两，去芦　菟丝子四两，酒浸，春秋二②日，冬三日，夏一日

上为末，酒糊丸如梧桐子大，每服七十丸，空心温酒送下。

二圣丸　补瘦损虚弱。

生姜剉，煮　枣肉各一斤，煮，去皮核　肉豆蔻四两，面裹③煨　破故纸四两，酒炒

男加茴香二两炒，女加当归二两酒炒。

---

① 自：原作“日”，据《重订瑞竹堂经验方·羡补门》改。

② 二：原作“一”，据文义改。

③ 裹：原脱，据文义补。

上为末，枣肉丸如梧桐大，每服三五十丸，空心温酒下。

沉香万宝丸

沉香　木香　苁蓉酒浸　穿山甲酥炙　鹿茸酥炙　八角茴香　小茴香盐炒　川楝肉　破故纸酒浸，炒　龙骨　杜仲盐炒，去丝　川椒　胡桃肉　白茯苓　胡芦巴酒浸，焙干　官桂　附子炮，各一两　丁香五钱　苍术四两，米泔洗，剉，焙　萆薢　山栀子　木通　甘菊花各五钱　地龙二钱，去土　全蝎五钱

上为末，酒糊丸如梧桐子大，每服五十丸，空心温酒下，干物压之。

秘方万宝丸　补下元，起阴发阳，能令阳气入脑，安魂定魄，开三焦，破积聚，消五谷，益精气，安脏腑，除心中虚热，强筋骨，轻身明目，去冷除风，无所不治，七十老人服之如壮夫。

苁蓉四两，酒浸　山药　五味子各二两半　杜仲三两，炒　牛膝酒浸　菟丝子酒浸　赤石脂煅　白茯苓　泽泻　山茱萸去核　巴戟去心　熟地黄各二两　附子炮，去皮脐　牡丹皮去骨　官桂去皮，各一两

上为细末，别用苁蓉末半斤，酒熬膏，和丸如梧桐子大，每服五七十丸，空心酒下。不在将息，别无所忌，只忌酽醋陈臭之物。七日后四体光泽，口唇赤，手足暖，面色光润，消食体轻，舌厚声响，是其验也，十日长肌肉。此药通中入脑，鼻辛酸勿怪。加减法：若要肥，加敦煌石膏二两；失心狂妄，健忘，加远志一两；体少津润，加柏子仁一两；阴下湿痒，加蛇床子一两。此方乃八味丸中加五味、苁蓉、杜仲、牛膝、菟丝、赤石、巴戟七味，亦是无比山药丸与八味丸相合为一方也。

草还丹　此丹不用金石飞走，不加燥热，不伤五脏，只以草药为先，全在制度之妙，得水火既济之术，夺丹砂烧炼之功，大壮脾胃，能进饮食。且脾属中央之土，乃五脏之主，一失调养，则五脏俱虚，百病由此而生。此药益精髓，补肾经，固元阳，轻腰脚，安五脏，通九窍，令人耳目聪明。有老人服此，悦颜色，乌须，固齿牙，能夜书细字，真延寿之良剂也。

苍术四两，一两酒浸，一两醋浸，一两泔水浸，一两盐水浸，各一宿

胡芦巴一两，酒浸一宿　破故纸一两，酒浸一宿　覆盆子二钱　茴香一两，盐炒　川乌一两，盐炒　川楝子一两　木香五钱　山药　穿山甲酥炙　地龙　茯苓　枸杞子　牛膝酒浸，各三钱

上为细末，酒糊丸如梧桐子大，每服五十丸，空心温酒或盐汤下，干物压之。

复春丹　驻颜悦色，明耳目，疗瘫痪，口眼㖞斜，止嗽助声，兼一切诸风。

人参二两　远志去心　牛膝酒浸　杜仲炒，去丝　当归酒浸　苍术泔浸　九节菖蒲　甘菊花　黄芪　北龙骨各一两　生地黄　熟地黄　茯苓　半夏各二两　萆薢酒浸　天麻　益智　羌活各五钱

上为细末，酒糊丸如梧桐子大，每服三十丸，空心温酒、盐汤皆可，干物压之。

登仙丸　补虚注颜，乌髭。

生地黄洗净　枳壳炒　地骨皮　远志去心，酒浸，炒　牛膝酒浸　菟丝子酒浸　胡桃仁去皮，五个，碾膏

上各等分，为细末，酒糊丸如梧桐子大，每服五六十丸，加百丸，空心温酒送下。

补中益气汤见老人门

延寿丹

天门冬去心　远志去心　山药　巴戟各二两　赤石脂　车前子　菖蒲炮　柏子仁　泽泻　川椒去目，炒　熟地黄　生节　枸杞子　茯苓①各一两　菟丝子酒浸　牛膝酒浸　杜仲炒　苁蓉各四两　当归酒浸　地骨皮　覆盆子　五味子　人参各一两

上为细末，炼蜜丸如梧桐子大，每服七十丸，空心酒送下。

添精补髓丹

赤石脂二钱　茯苓一两　山药三两　苁蓉四两　巴戟一两，去心　杜仲三两　牛膝一两，酒浸　五味子二两　菟丝子三两　泽泻一两

---

① 茯苓：此下原衍“山药”二字，据《丹溪心法》卷三删。

熟苄一两　山茱肉一两　晚①蚕蛾二两，如无以鹿茸②代之　穿山甲酥炙　地龙去土　柏子仁各一两　枸杞二两　破故纸三两　川椒去目　厚朴各一两　人参三两　白术二两　仙灵脾二两半，炒

上为细末，丸服依前。如腰痛，加小茴香。

铁瓮先生琼玉膏

新罗人参二十四两，舂一千③下，为末　生地黄一十六斤，洗净，捣取汁　白茯苓四十九两，木杵臼捣为末　白沙蜜二十斤

上件人参、茯苓为细末，蜜用生绢滤过，地黄取自然汁，捣时不用铁器，取汁尽去滓，用药一处拌和匀，入银石器或好磁器内封用，如器物小，分两处盛，用净纸二三十重封闭，入汤内，以桑柴火煮六日，如连夜火即三日夜，取出，用蜡纸数重包瓶口，入井内去火毒，一伏时取出，再入旧④汤内煮一日，出水气，取出开封，取三匙作三盏，祭天地百神，焚香设拜，至诚端心，每晨朝以一匙温酒化服，不饮者白汤化之。此膏填精补髓，肠化为筋，万神具足，五脏盈溢，髓实血满，发白变黑，返老还童，行如奔马，日进数服，终日不食亦不饥，开通强记，日诵万言，神识高迈，夜无梦想。一料分五处，可救五人痈疾，分十处，可救十人劳瘵。修合之时，沐浴志心，勿轻示人⑤。

易简诸方

一方，**水芝丸**：治心肾⑥脾胃一切虚损，神志俱耗，筋力衰惫，腰脚沉重，血气羸乏，小便混浊，耳聋盗汗。

莲子用实壳黑者，去壳，酒浸一宿，焙，为末　猪肚一只，酒煮烂，

---

① 晚：原作“脱”，据《丹溪心法》卷三改。

② 茸：原作“耳”，据《丹溪心法》卷三改。

③ 千：原作“十”，据《洪氏集验方》卷一改。

④ 旧：原作“白”，据《洪氏集验方》卷一改。

⑤ 示人：此下原衍“每服二匙，温酒化下，空心服”一十一字，据《洪氏集验方》卷一删。

⑥ 肾：原作“臂”，据嘉靖本改。

焙干，为末

上用酒糊为丸如桐子大，每服五七十丸，温酒送下。

《圣惠方》神仙服黄精成地仙方①：根茎不限多少，细剉，阴干捣末，每日净水调服，任意多少，一年之周变老为少。

一方，**枸杞子酒**：补虚，长肌肉，益颜色，肥健人，能去劳热。用枸杞子三升，好酒二斗，搦碎，浸七日，去柤，任性饮之。

《外台秘要》：补虚劳，益髓长肌，悦颜色，令人肥健，鹿角胶炙，捣为末，以酒服方寸匕，日三服。

一方，治诸虚，益精气，强志意，聪利耳目，补益元阳，鸡头实三合，煮令熟，去壳，研为膏，入粳米一合煮粥，空心食之。

一方，补五脏内伤，通血脉，益筋力，利耳目，一切虚劳，并皆治疗，米一斗，生地黄三斤，同蒸熟，用好曲拌之，如常酝法，候熟去滓，常暖服，能和血注颜。

一方，益气力，安中，补不足，和胃而宜脾，煮稷米饭，食之。

《经验方》：暖精气，益元阳，白龙骨、远志等分，为末，炼蜜为丸如梧桐子大，空心、临卧时冷水下三十丸。

一方，治五劳七伤，庶事衰弱，枸杞叶半斤，切，粳米二合，以豉汁中相合，煮作粥，以五味末、葱白等调和食之。

《经验后方》养老延年服茯苓方：华山挺子茯苓研，硝如枣许大，令四方有角，安于新瓮瓶内，以好酒浸，以一重纸封其头，一百日开，其色当如饧②糖，可日食一块，百日后肌体润泽，服一年后可夜视物，久久食之，肠③化为筋，可延年耐老，面若童颜。

一方，治老人骨髓虚竭，**补益麋茸煎**：用麋茸五两，去毛，涂酥炙微黄④，为末，以清酒二升，于银锅中慢火熬成膏，盛瓮⑤

① 方：原脱，据《太平圣惠方》卷九十四补。
② 饧：原作“锡”，据《证类本草》卷十二改。
③ 肠：原作“赐”，据嘉靖本、《证类本草》卷十二改。
④ 黄：原脱，据《证类本草》卷十八补。
⑤ 瓮：《证类本草》卷十八作“瓷”。

器中，每服半匙，温水调下，空心食前服。

一方，黑牛髓和地黄汁、白蜜等分，作煎服，亦治瘦病。

《药性论》主①补男子腰肾虚冷，脚膝无力，夜梦鬼交，精溢自出，女人崩中漏血，炙鹿茸末，空心温酒服方寸匕。

《经验后方》治五劳七伤，阳气衰弱，腰脚无力，**羊肾苁蓉羹法**：羊肾一对，去脂膜，细切，肉苁蓉一两，酒浸一宿，刮去皱皮，细切，相和作羹，葱白、盐、五味等如常法，空腹食之。

一方，水牛角髓，安②五脏，平三焦，温补骨中③，续绝益气，止泄痢消渴，用酒调服之。

一方，**山药丸**：补虚羸瘦，充五脏，去寒强阴，久服耳目聪明，轻身延年，山药蒸熟去皮一斤，焙，为末，酒糊丸如桐子大，每服五七十丸，空心酒吞下，日三服。亦可只以末入粳米煮粥，空腹食之。

《圣惠方》**神仙饵松实方**④：用七月取松实，过时即落难收，去木皮，捣如膏，每服如鸡子大，日三服，服及百日身轻，三百日日行五百里，绝谷，久服升仙。渴即饮水，亦可以炼了松脂，同服之。

一方，轻身益寿，以天门冬去皮心，为末，酒服方寸匕，日三。

---

① 主：原作“治”，据《证类本草》卷十七改。

② 安：原作“治”，据《证类本草》卷十七改。

③ 温补骨中：《证类本草》卷十七作“温骨髓，补中”五字。

④ 方：原脱，据《太平圣惠方》卷九十四补。

自汗门 附盗汗、头汗、心汗、心腋汗、阴汗、脚汗①

林诚中云：按子和曰：病常自汗出者，此为荣气和，荣和者外不谐，以卫气不共荣气和谐故尔。以荣行脉中，卫行脉外，复发其汗，荣卫和则愈。盖风则伤卫，寒则伤荣，卫受风邪而荣不病，故云荣气和也。卫气②客邪，则不能与荣谐和，亦不能固护皮腠，是以常自汗出，必解散风邪，调和荣卫则愈。又云：病人脏无他病，时发热，自汗出，而不愈者，此卫气不和也，先其时发汗则愈，并宜桂枝汤③。由此观之，则知荣卫不和令自汗。荣者血也，卫者气也，气血应乎阴阳，和则平，乖则病。阴虚阳必凑，故发热而自汗；阳虚阴必凑，故发厥而自汗。且汗者干之而出，故风暑湿气干于腠理，皆④作自汗，治法已具伤寒方治。而荣卫不和，气血偏虚，饮酒中风，喜怒惊悸，房室劳伤，皆令自汗。凡脉来微而涩，濡而虚，虚而弱者，皆主自汗也。

治法

汗者，表虚而津液为之发泄也。夫人以卫气⑤固其表，卫气所以温肌肉，充皮肤，肥腠理，司开阖，卫气一虚，则肌肉不温，皮肤不充，腠理不肥，而开阖失其司耳。或昏或醒，浸浸而出者，曰自汗；睡困则出，醒而复收者，曰盗汗。若风若暑若湿，邪气与卫气相干，以至喜怒惊恐，嗜欲劳伤，皆能致之。表虚者与之黄芪、芍药、官桂之剂；邪气相袭者，与之微微解散之剂；惊恐劳伤者，养心补肾之剂。独不可调理之乎？然而人之一身，负阴

① 附盗……脚汗：原缺，据文例补。
② 气：《注解伤寒论》卷三作“既”。
③ 病人……桂枝汤：语见《伤寒论·辨太阳病脉证并治》。
④ 皆：原作“皆”，据嘉靖本改。
⑤ 气：原作“风”，据《仁斋直指方论》卷九改。

抱阳，平则宁，偏则病。阴虚阳必凑，故发热汗出，如水热而涌；阳虚阴必乘，故发厥汗出，如水溢而流。要之，汗者血之异名，阳主气①，气为卫，阴主血，血为荣，气血二者俱不可一日馁矣。盖汗出发润，一不治也；汗出如油，二不治也；汗凝如珠②，三不治也。君子见几③，辩④之不可不早。

自汗属气虚、血⑤虚、湿⑥、阳虚、痰⑦，东垣有法有方，人参、黄芪少佐桂，阳虚，附子亦可用。扑法：牡蛎、麸皮、麻黄根、藁本、糯米⑧、防风、白芷为末，周身扑之。火气上蒸胃中之湿，亦能作汗，凉膈散主之。痰证亦有汗。

盗汗者，谓睡而汗出也，不睡则不能汗出。方其睡熟也，凑凑然出焉，觉则止而不复出矣。杂病盗汗，责其阳虚，与伤寒盗汗非比⑨之，亦是心虚所致，宜敛心气，益⑩肾水，使阴阳调和，水大升降，其汗自止。

凉膈散方见积热门

桂枝汤 病常自汗出者，荣卫不和，宜此发其汗则愈。病人脏无他病，时发热，自汗出，此卫气不和也，先其时发汗自愈。

桂枝七钱 白芍药七钱⑪ 甘草一两

上㕮咀，分二贴，每贴水二盏，生姜三片，枣一枚，煎八分，去柤，食前温服。

柴胡桂枝汤 治发热自汗，或寒热自汗。

---

① 气：原作“为”，据《仁斋直指方论》卷九改。
② 珠：原作“硃”，据《仁斋直指方论》卷九改。
③ 几：《仁斋直指方论》卷九作“机”。
④ 辩：《仁斋直指方论》卷九作“辨”。
⑤ 血：原脱，据《丹溪心法》卷三补。
⑥ 湿：原作“温”，据《丹溪心法》卷三改。
⑦ 痰：原脱，据《丹溪心法》卷三补。
⑧ 米：原作“来”，据《丹溪心法》卷三改。
⑨ 比：原作“此”，据《丹溪心法》卷三改。
⑩ 益：原作“溢”，据《丹溪心法》卷三改。
⑪ 七钱：此上原衍“各”字，据文义删。

柴胡一两二钱　桂枝　人参各半两　甘草炙，三钱　芍药一两　半夏泡洗　生姜各四钱　黄芩半两

上㕮咀，每服七钱，水二钟，枣二枚，煎八分，去柤，食前温服。

牡蛎白术散　治漏风证，饮酒中风，汗多，食则汗出如洗，久不治必为消渴。

牡蛎煅，三钱　白术一两二钱半　防风二两半

上为末，每服三钱，白汤调服，不拘时。恶风，倍加防风、白术；汗多面肿，倍加牡蛎。

黄芪建中汤方见虚损门　一法加炒浮麦，煎服。

牡蛎散　治诸虚不足，及大病后体虚，津液不固，体常自汗。

黄芪蜜炙　麻黄根　牡蛎粉各五钱

上㕮咀，分二贴，每贴水二钟入小麦百粒，煎八分，去柤，食前温服。一方加知母。

黄芪汤　治喜怒惊恐，房室劳伤，致阴阳偏虚，或发厥自汗，发热自汗，或盗汗不止，并宜服之。

黄芪炙，二钱一分半　白茯苓　熟地黄　肉桂　麻黄根　龙骨　天门冬去心，各一钱半　五味子　小①麦炒　防风去芦　当归酒浸　甘草炙，各七分半

上㕮咀，分二贴，每贴水二盏，姜三片，煎八分，去柤，不拘时温服。发厥自汗，加附子炮；发热自汗，加石斛。

芪附汤　治气虚阳弱，虚汗倦怠。

黄芪蜜炙　附子炮，各等分

上㕮咀，每服四钱，水一盏，姜五片，煎六分，去柤，食远温服。

抚芎汤　治自汗头眩，痰逆恶心。

① 小：原作“少”，据嘉靖本、《严氏济生方》卷四改。

川芎①　白术炒　陈皮各五钱　甘草

上㕮咀，分二贴，每贴水二盏，姜三片，煎八分，去柤，食后服。

安胃汤　治饮食汗出如洗，日久心虚，令人半身不遂，见偏风痿痹之证，当先去慓悍之气，按而收之。

黄连　五味子去梗　乌梅肉　生甘草各三钱　炙甘草九分　升麻稍六分

上㕮咀，分二贴，每贴水二盏煎八分，去柤，食远服。忌湿面大料物。

大补黄芪汤　治自汗，虚弱之人可服。

黄芪蜜炙　防风　川芎　山茱肉　当归　白术炒　肉桂　甘草炙　五味子　人参各一两　白茯苓一两半　熟地黄三两　肉苁蓉一两

上㕮咀，每服五钱，水二盏，姜三片，枣一枚，煎八分，服。

调卫汤　治湿胜自汗，补卫气虚弱，表虚不任风寒。

麻黄根　黄芪各一钱　羌活七分　生甘草　当归　生黄芩　半夏各五分　麦门冬去心　生苄　猪苓二分　苏木　红花各二分　五味七个

上㕮咀，作一服，水二盏煎八分，热服。

一方，治虚汗，用白术四两，分作四分，一分用黄芪同炒，一分用石斛同炒，一分用牡蛎同炒，一分用麸皮同炒，各微炒黄色，去余药，只用白术研细，每服三钱，粟米汤调下，尽四两妙。

又方，用青桑第二叶，焙干为末，空心米饮调服，最止盗②汗。

温粉止汗法

川芎　白芷　白术　藁本等分

上为末，每药末一两入米粉三分，夹和扑身。无藁本亦得。

---

①　川芎：《严氏济生方》卷一作“抚芎”。古称产于江西抚州之芎䓖为抚芎，今统称川芎。

②　盗：原作“心”，据《丹溪心法》卷三改。

牡蛎散　治虚汗不止，玄府不闭。

牡蛎一两，用铅锅内盛，盐泥固济，炭火煅一昼夜　定粉五钱

上为细末，绵裹，搽患处。

玉屏风散　治自汗盗汗。

防风一两　白术二两　黄芪蜜炙，一两

上㕮咀，每服七钱，水二盏煎至八分，食远温服。

盗　汗

术苓汤　治虚汗盗汗。

黄芪炙　防风　白茯苓　白术　麻黄根节各半两　甘草炙，二钱

加牡蛎亦得。

上㕮咀，每服七钱，水二盏入小麦百粒，煎八分，临卧服。

麦煎散　治荣卫不调，夜多盗汗，四肢烦疼，肌肉消瘦。

知母　石膏　甘草炙　滑石　地骨皮　杏仁去皮尖，炒　赤芍药　葶苈　人参　白茯苓各半两，去皮　麻黄不去根节，一两半

上为末，每服二钱，浮麦煎汤，食远调服。

当归六黄汤　治盗汗之圣药也。

当归酒浸　生地黄　熟地黄　黄柏　黄连各二钱　黄芪蜜炙，四钱　黄芩二钱

上㕮咀，分二贴，每贴水二盏煎八分，去柤，食后温服。

人参柴胡汤　治邪热客于经络，肌热烦燥，盗汗。

茯苓　人参　白术　柴胡　当归酒洗　干葛　甘草炙　芍药各等分

上㕮咀，每服七钱，水二盏，姜三片，枣一枚，煎至八分，去柤，食远温服。

辰砂妙香散方见虚损门　治夜多盗汗，补益气血，安镇心神。

一方，治心气盗汗。

防风去芦　牡蛎粉　白术　黄芪蜜炙，各钱半

上㕮咀，水一盏半，姜三片，枣二枚，麦麸炒黄一钱，煎七分，调辰砂妙香散，温服。

参芪汤 治虚盗汗。

人参 甘草炙 白扁豆炒 白术 干葛 茯苓 陈皮 黄芪炙 山药 半夏洗七次，各等分

上㕮咀，每服一两，水二盏煎至一盏，去渣，温服不拘时。

石斛散 同前。

柴胡 防风 北五味 小草 远志去心 黄芪蜜炙 官桂 石斛 白术麸炒 甘草炙 茯苓各等分

上㕮咀，每服一两，水二盏，生姜三片，煎至一盏，去柤①，食温服前。

一方，治盗汗，凉血补血。

生地黄 当归 黄芪 黄连 黄柏 黄芩 甘草 麻黄根 浮麦各等分

上㕮咀，每服五钱，水二盏煎八分，不拘时服。

龙胆散 治盗汗有热。

龙胆草 防风各等分，日干

上为末，每服一钱，温米饮调下，临卧服。

一方，治脾虚盗汗。

白术六钱 茯苓四钱

上㕮咀，水一盏，姜五片，枣二枚，煎汤，调妙香散，至夜温服。

参苓散 治睡中汗出。

酸枣仁 人参 茯苓各等分

上为细末②，每服三钱，食远米饮调下，大人小儿皆可服。

防风散 治盗汗不止。

川芎一两 人参五钱 防风二两

上为细末，每服三钱，临卧米饮调服。

茯苓汤 治虚汗盗汗。

---

① 柤：原作“粗”，据嘉靖本改。

② 细末：此二字原倒，据嘉靖本、《古今医统大全》卷五十一乙正。

白茯苓一两

上为细末，每服三钱，用乌梅、陈艾煎汤，临卧调服。

白术散 治盗汗极验。

白术半斤，切成小块，用浮麦一升，水一斗，煮干，如白术尚硬，又加水煮，取出切片，焙干，去麦

上为末，每二三钱，别用浮麦煎汤调，食远服。

歌曰：

睡中有汗醒时知，熟煮猪筒骨最宜。

浓汁热调平胃散，清晨一服夜应稀。方见脾胃门。

头　汗

头汗，乃身无汗，但头汗出，阳气上脱也，须早医治。

柴胡桂姜汤 治头汗出，胸胁满，小便不利，往来寒热，心烦，呕而不渴，并皆治之。

柴胡六钱　桂枝　黄芩各一两　干姜　甘草　牡蛎各六钱　瓜蒌根一两

上㕮咀，每服七钱，水二盏煎八分，去柤，食远温服。

黄芪汤 治身微热，表虚，汗出不已，或因医者发汗，以致表虚，脉不实者，宜服之。

黄芪炙　人参　白茯苓　白术　白芍药各一两　甘草七钱半，炙　陈皮五钱

上㕮咀，每服八钱，水二盏，姜五片，煎八分，去柤，食后温服。

心　汗

凡盗汗只心头出者，名心汗。

一方，茯苓为末，每服一钱，用艾煎汤，调服之，效。用前茯苓汤亦妙。

心腋①汗

一方②，心腋汗大人小儿皆有之，心气溢盛，面常发赤，小儿因惊得之，宜用药收敛心血。

当归酒浸　人参

上二味等分，每服五钱，先用猪心一枚，破作数片，并心肉血煎汤，澄清汁，煎药服。

阴　汗

大蒜丸　治阴汗湿痒，用大蒜煨，剥去皮，烂研，同淡豆豉末搜和，丸桐子大，朱砂为衣，每服三十丸，枣二枚，灯心数茎，煎汤，空心服下。

青蛾丸方见腰痛门　治阴汗不止。

一方

炉甘石一分　真蛤粉半分

上为细末，干扑患处。

脚　汗

牡蛎散　治脚汗，除秽气。

牡蛎火煅　白矾枯　密陀僧　黄丹各等分

上为末，每用少许，干掺脚指缝，即干。

易简诸方

《本草③衍义》云：椒目治盗汗尤功，将目微炒，捣为极细末，每服半钱匕，以生猪上唇煎汤一合调，临卧服，无不效，盖椒目能行水，又治水蛊。

《救急方》治自汗不止，用陈糯米不以多少，麦麸同炒令黄色，研细为末，米饮调下三钱，不拘时服。或熟炙猪肉，蘸末食

① 腋：原作“液”，据目录改。下同。

② 一方：此二字原在“收敛心血”下，据文例移此。

③ 本草：此二字原倒，据嘉靖本乙正。

之，亦可。

《本草药性论》云：治盗汗，牡蛎为末，炼蜜丸如梧桐子大，每服三十丸，空心白汤下。

一方，治盗汗，将浮麦一撮炒，煎汤，调防风末二钱，空心服。或用牡蛎末亦可。

一方，用五倍①子末，津唾调，填脐中，以帛缚定，即止。又方何首乌为末，如上用之，尤妙。

一方，治自汗盗汗，麦麸炒黄色、椒目各等分，作一服水煎，露一宿服。

一方，治盗汗及阴汗，用牡蛎为末，有汗处掺之，效。

《道藏经》云：治暑月汗渍，腋②下赤肿及痱疮疡，以腊雪和蚌粉傅之，立瘥。

一方，治阴汗，绵黄芪净洗，横切细，入铫内，滴酒炒干，为末，以猪心煮熟，蘸吃之，妙。

《肘后方》治阴痒汗出，嚼生大黄豆，敷之。

一方，治脚汗，用烧人场内死尸土或灰，铺于患人鞋履底下蹉③之，效也。

一方，治自汗，用豆豉一升微炒，酒二升浸二日，取汁温服，日三次，效。

一方，治脚汗，用白矾一两，以水五升煎水，浴洗，效。

一方，治脚汗，用蒴藋叶不拘多少，铺于鞋袜中蹉之，效。

一方，治脚汗不干，以杨花不拘多少，水煎，浴洗脚，效。铺于鞋袜中蹉之，效。

一方，治脚汗，以白矾、干葛各等分，为咀二两，水三碗煎十沸，乘热洗脚，一日一次，经三五日自然无汗。

---

① 倍：原作“焙”，据嘉靖本、《古今医统大全》卷五十一改。

② 腋：原作“液”，据《古今医统大全》卷五十一改。

③ 蹉：原作“嵯”，原书“蹉”多有讹作“嵯”者，今据《古今医统大全》改，后见径改，不出校。

一方，治盗汗不止，浮小麦不以多少，拣净，炒令焦，薄纸摊地上放冷，为末，每服三钱，用煮[1]猪嘴薄切片，临卧时揾药吃，不食荤者白汤点服。

一方，止盗汗自汗，临卧时放令少饥，吃宿蒸饼一枚，不可吃汤水，只干吃尽便就枕，不过两三服效。

一方，治自汗不止，粳米不以多少，炒黄色，为末，稀绢包，扑之。

① 煮：《杨氏家藏方》卷二十“煮软”二字。

消渴门

《内经》云：二阳结为之消。又云：瘅成为消中。

河间曰：三消之疾，本湿寒之阴气极衰，燥热之阳气太甚，皆因乎饮食服饵失节，肠胃干涸，而气液不得宣平，或耗乱精神，过违其度，或因大病阴气损而血液衰虚，阳气悍而燥热郁甚，或因久嗜咸物，恣食炙煿，饮食过度，亦有年少服金石丸散，积久实①热结于胸中②，下焦虚热，血气不能制湿③热，燥甚于肾，故渴而引饮。若饮水多而小便多者，名曰消渴；若饮食多而不甚渴，小便数而消瘦者，名曰消中；若渴而饮水不绝，腿消瘦而小便有脂液者，名曰肾消。此三消者，其燥热同也。夫经中有言心肺气厥而渴者，有言肝痹而渴者，有言脾热而渴者，有言肾热而渴者，有言胃与大④肠结热而渴者，有言脾痹而渴者，有言小肠痹热而渴者，有因病疟而渴者，有因肥甘美食而渴者，有因醉饱入房而渴者，有因远行劳倦遇大热而渴者，有因伤害胃，干而渴者，有因病风而渴者。虽五脏之部分不同而病之所遇各异，其为燥热亡液一也⑤。

《玉机微义》云：夫治此疾者，补肾水阴寒之虚，而泻心火阳热之实，除肠胃燥热之甚，济身中津液之衰，使道路散而不结，津液生而不枯，气血利而不涩，则病日已矣，岂不以滋润之剂养阴以制燥，滋水而充液哉？何故世论消渴者多不知其意，谓因下部肾水虚，不能制其上焦心火，使上实热而多烦渴，下虚冷而小便利⑥，若更服寒药，则元气转虚而下部肾水转衰，则上焦心火尤

---

① 实：《儒门事亲》卷十三作“石”。
② 胸中：此二字原脱，据《儒门事亲》卷十三补。
③ 湿：《儒门事亲》卷十三作“石”。
④ 大：原作“火”，据嘉靖本、《儒门事亲》卷十三改。
⑤ 三消……一也：语本《儒门事亲》卷十三。
⑥ 利：原脱，据《玉机微义》卷二十一补。

难治也，但以暖药补养元气，若下部肾水得实而胜退上焦心火，则自然渴止，小便如常，而病愈也。吁！若此未明阴阳虚实之道也。夫肾水属阴而本寒，虚则为热；心火属阳而本热，虚则为寒。若肾水阴虚，则心火阳实，是谓阳实阴虚，而上下俱热矣。以彼之言，但见消渴数溲，妄言为下部寒尔，岂知肠胃燥热怫郁使之然也。且夫寒物属阴，能养水而泻心；热物属阳，能养火而耗水。今①肾水既不胜心火，则上下俱热，奈何以热药养肾水，欲令胜心火，岂不暗暗哉？彼不谓水气实者必能制火，虚则不能制火。故阳实阴虚，而热燥其液，小便淋而常少；阴实阳虚，不能制水，小便利而常多。此又不②知消渴小便多者，盖燥热太甚，而三焦肠胃之腠理怫郁结滞，致密壅塞，而水液不能渗泄浸润于外，以养乎百体，故肠胃之外燥热太甚，虽多饮水于肠胃之内，终不能浸润于外，故渴不止而小便多。水液既不能渗泄浸润于外，则阴燥竭而无以自养，故久而多变于聋盲疮疡痤痱之类而危殆，其为燥热伤阴也明矣。

《脉经》云：紧数相搏，则为消渴。脉软散者，当病消渴。

《病源》云：其脉数大者生，细小浮者死。又沉小者生，实牢大者死。

治 法

消渴之疾，三焦受病也。上消者，肺也，多饮水而少食，大便如常，小便清利，知其燥在上焦也，治宜流湿以润其燥；消中者，胃也，渴而饮食多，小便赤黄，热能消谷，知其热在中焦也，宜下之；消肾者，初发而为膏淋，谓淋下如膏油之状，至病成，面色黧黑，形瘦而耳焦，小便浊而有脂液，治法宜养血以肃清，分其清浊而自愈也。

膈消者，以白虎加人参汤治之；中消者，善食而瘦，自汗，大

① 今：原作“令”，据《金匮钩玄·附录》改。
② 不：原作“下”，据《玉机微义》卷二十一改。

便硬，小便数，叔和云口干饮水。多食亦[1]饥，虚瘅成消中者是也[2]，调胃承气汤、三黄丸治之；下消者，烦燥引饮，耳轮焦干，小便如膏，叔和云焦烦水易亏，此肾消也，六味地黄丸治之。《总录》所谓未传能食者，必发脑疽背疮，不能食者必传中满鼓胀，皆谓不治之证。洁古老人分而治之，能食[3]而渴者，白虎加人参汤，不能食而渴者，《钱氏方》[4] 白术散倍加葛根治之，上中既平，不复传下消矣。前人用药，厥有旨哉！或曰：未传疮疽者何也？此火邪胜也，其疮痛甚而不溃，或赤水者是也。经云有形而不痛，阳之类也，急攻其阳，无攻其阴[5]，治在下焦，元气得强者生，失强者死。未传中满者何也？以寒治热，虽方士不能废其绳墨[6]而更其道也。然脏腑有远近，心肺位近，宜制小其服，肾肝位远，宜制大其服，皆适其至所为故。如过与不及，皆诛罚无过之地也。如高消、中消，制之太急，速过病所，久而成中满之病，正谓上热未除，中寒复生者也。非药之罪，失其缓急之制也。处方之治，宜加意焉。

消渴证候，人皆知其心火上炎，肾水下泄，小便愈多，津液愈涸，饮食滋味皆从小便消焉，是水火不交济然尔。熟[7]知脾土不能制肾水，而心肾二者皆取气于胃乎？治法总要，当服真料参茯白术散，可以养脾，自生津液，兼用好粳米煮粥，以膂肉碎细，入盐、醋、油、葱、椒、茴香调和，少顷粥熟而后入，以此养肾则水有所司。又用净黄连湿剉，入雄猪肚中蜜[8]扎，于斗米上蒸烂，添些蒸饭，臼中杵粘，圆如梧桐子大，每服百粒，食后米饮下，可以清心止渴。

消渴，养肺降火生血为主，分上、中、下治三消，皆禁用半

---

① 亦：原脱，据《兰室秘藏》卷上补。

② 是也：此二字原脱，据《兰室秘藏》卷上补。

③ 食：此下原衍“者”字，据《兰室秘藏》卷上删。

④ 钱氏方：即《小儿药证直诀》。

⑤ 有形……其阴：语本《灵枢·寿夭刚柔》。

⑥ 墨：原作“黑”，据嘉靖本、《兰室秘藏》卷上改。

⑦ 熟：同“孰”。《说文解字·丮部》：“孰，食饪也。”段玉裁注：“后人乃分别‘熟’为生熟，‘孰’为谁孰矣。”

⑧ 蜜：嘉靖本、《仁斋直指方论》卷十七并作“密”。

夏，宜黄连膏，能食者加软石膏。消渴，若泄泻，先用白术、白芍药炒，为末，调服，后却服前药。内伤病退后燥渴不解，有余热在肺经，可用参、芪、甘草少许，生姜汁调，冷服，或以茶匙挑姜汁与之，虚者可用人参汤。天花粉，消渴神药也。

附：养生方导引法

云：人睡卧，勿张口，久成消渴，及失血色。赤松子①云：卧，闭目不息十二通，治饮食不消。

一法，解衣惔卧②，伸腰，瞋③少腹，五息止，引肾，去消渴，利阴阳。解衣者，使无挂碍；惔卧者，无外想，使气易行；伸腰，使肾无逼蹙；瞋者，大弩④使气满小复⑤者，即膈腹牵气使上⑥，息即为之；引肾者，引水来咽喉⑦，润上部，去消渴枯槁病；利阴阳者，饶气力。此中数虚要与时节而为，避初食后、大饥时，此二时不得导引，伤人。亦避恶日⑧，时节不和时亦避。导已，先行一百二十步，多者千步，然后食之。法不使大冷大热，五味调和，陈秽宿食，虫蝎余残，不得食。少眇⑨著口中，数嚼，少湍咽⑩，食已亦勿眠。此名谷药，并与气和，即真良药。

调胃承气汤方见伤寒门

三黄丸方见积热门

---

① 赤松子：传说中仙人名，又说为神农时雨师。

② 惔卧：静卧。惔，恬静。

③ 瞋（chēn 嗔）：鼓起。

④ 弩：同“努”。《正字通·弓部》：“弩，努力，即借弩，今别作‘努’。”

⑤ 复：通“腹”。《汉书·叙传上》：“复心弘道，惟圣贤兮。”萧该音义：“复，一作‘腹’。”嘉靖本作“腹”。

⑥ 上：原作“土”，据《诸病源候论》卷五改。

⑦ 喉：原作“唯”，据《诸病源候论》卷五改。

⑧ 恶日：指五月初五。

⑨ 少眇：眇，微小，原作“眇”，据嘉靖本、《诸病源候论》卷五改。犹言“少少”。

⑩ 湍咽：急咽。“咽”原作“洇”，据《诸病源候论》卷五改。

参苓白术散方见脾胃门

风消证

乃肠胃之消。

防风羌活散 治二阳病，心脾受之，精血虚少，真气日消，口干。

黄芪一钱半，蜜炙 羌活 石斛 防风去芦 枳壳麸炒 人参 生地黄 牡蛎粉 附子炮 茯苓 五味子 牛膝酒浸①，各一钱 续断五分 地骨皮七分半

上㕮咀，分二贴，每贴水二钟煎八分，去柤，温服。

食㑊证

此乃肌肉之消。

参苓丸 治食㑊，胃中结热，消谷善食，不生肌肉。

人参 茯苓 菖蒲 远志去心 牛膝酒浸 地骨皮各等分

上为末，炼蜜丸如桐子大，每服三五十丸，食远米饮下。

加味白术散 治消谷善饥。

人参 白术 茯苓 甘草炙 藿香各一钱六分 干葛三钱二分 木香 枳壳麸炒 五味子 柴胡各八分

上㕮咀，分二贴，每贴水二盏煎八分，去柤，食远温服。

姜粉散 治消中，多因外伤瘅热，内积忧思，喜啖咸食及面，致脾胃干燥，饮食倍常，不为肌肤，大便反坚，小便无度。

生姜研汁 轻粉

上搜匀，每服二钱匕，长流水调下，齿浮是效，次后投②附子猪肚圆补。

附子猪肚圆

附子炮，去皮脐 槟榔剉，焙，各一两 **鳖甲**醋煮，两半③ 当归

① 酒浸：原作“箩”一字，据《黄帝素问宣明论方》卷一改。
② 投：原脱，据《三因极一病证方论》卷十补。
③ 鳖甲……两半：原字为墨钉，据《三因极一病证方论》卷十补。

酒浸　知母　木香　川楝子去□　秦艽去苗土　大黄酒蒸　龙胆草　白芍药　破故纸酒浸炒　枳壳麸炒，去穰，各半两

上为末，分作三分，将二分入猪肚内，缝定，用蜜酒三升，童子小便五升，同入砂锅内熬干烂，研细，入一分末同搜，捣为丸如桐子大，每服五十丸，温酒、米汤任下。

茯神丸　治消中，烦热消谷，小便数。

人参　茯神　生地黄　黄连　麦门冬去心　枳壳麸炒　牡蛎粉　石莲肉去心　黄芪蜜炙　知母各五钱　瓜蒌实七钱半

上为细末，炼蜜和匀，捣三五百杵，丸如桐子大，每服五十丸，食远米汤下。

膈消证

乃膈膜之消，诸方谓之消渴，宜用：

麦门冬饮子　治膈消，胸满心烦，津液燥少，短气，久①为烦渴。

麦门冬三钱，去心　瓜蒌实　知母　甘草炙　五味子　人参　生地黄　葛根　茯神各钱半

上咀，分二贴，每贴水二盏，竹叶七片，煎八分，食远服。

和血益气汤　治消渴消中，诸方只止燥渴，殊不知足阳明胃主血所生病，手阳明大肠主津所生病，此方治口干舌干，小便数，舌上赤脉，生津液，除干燥，长肌肉，亦治风消，肠胃消证。

杏仁去皮尖，炒，十二个　生甘草半钱　石膏钱半　黄连一钱六分，酒炒　桃仁去皮，炒，十二个　生地黄酒洗　黄柏二钱，酒炒　当归八分，酒浸　甘草六分　升麻二钱　红花三分　知母一钱，酒炒　柴胡六分　防己酒炒，一钱　羌活一钱　麻黄六分

上咀，分二贴，每贴水二盏煎八分，去柤，不拘时服。

生地黄饮子　治消渴咽干，面赤烦燥。

人参　黄芪蜜炙　天门冬去心　麦门冬去心　生地黄洗　石斛炒

① 久：原作“多”，据《黄帝素问宣明论方》卷一改。

枳壳麸炒　枇杷叶去毛，炙　甘草各钱半，炙　泽泻　熟地黄各一钱半

上㕮咀，每服七钱，水二钟煎八分，食远服。

六神汤　治三消渴疾。

莲房　干葛　瓜蒌根　枇杷叶去毛　黄芪蜜炙　甘草各二钱半

上㕮咀，分二贴，每贴水二盏煎八分，去柤，不拘时服。小便不利，加茯苓。

黄连膏

黄连一斤　生地黄汁　白莲藕汁　牛乳汁各一斤

上将汁熬膏，捣黄连末，为丸如梧桐子大，每服二十丸，白汤下，日进十服。一方加天花粉一斤。

生地黄膏已上二方治证同前

生地黄碗大一把　蜂蜜一碗　人参半两　白茯苓一两，去皮

先将地黄洗，捣烂，以新汲水一碗调开，同蜜煎至一半，次入人参、茯苓末拌和，瓷器中蜜收，每服一匙，不拘时白汤调服。

三和甘露饮　大治消渴，有此证①者，每日必须进一二服。

甘草一钱　知母钱半　石膏四钱　猪苓半钱　滑石另研，六钱　泽泻　茯苓　白术　人参各一钱半

上咀，分三贴，每贴水二盏，加葛根粉、天花粉各一钱，同煎八分，食远温服。

子童桑白皮散　治三消渴病，饮多利少，或不饮自利，肌肤瘦削，四肢无力。

童桑根白皮②去粗皮　白茯苓去皮　人参　麦门冬去心　干葛　山药　桂心各二钱半　甘草一钱

上㕮咀，分三贴，每贴水二盏煎八分，去柤，不拘时服。

降心汤　治心火上炎，肾水不足，烦渴引饮，气血日消。

远志用甘草水煮，去心，姜汁拌炒　当归身　熟地黄　白茯苓去皮　黄芪蜜制　五味子　甘草各三钱半　天花粉七钱

---

① 证：原作“订”，据嘉靖本、《奇效良方》卷三十三改。

② 童桑根白皮：未经移栽桑树之根皮。

上㕮咀，分四贴，每贴枣一枚，水二盏，煎八分，去柤，食后温服。

三消丸 治消渴骨蒸。

黄连不拘多少，为末，捣冬瓜自然汁，和末成饼，阴干，再为细末，再用冬瓜汁拌和成饼，如此七次，又用冬瓜汁为丸如梧桐子大，每服五十丸，以冬瓜煎汤下，或大麦煎汤送下。黄连猪肚丸亦可方见后。

浮萍丸 治消渴虚热。

干浮萍 栝楼根

上各等分，为末，人乳汁和，为丸如梧桐子大，每二十丸，空心米饮下，日进三服。

神效散 治消渴。

白芍药 甘草

上各等分，为末，每服三钱，水一盏半煎八分，去柤，不拘时服。

神效丸 治证同前。

密陀僧二两 黄连去须，一两

上为末，水浸蒸饼丸如桐子大，每服三五十丸，不拘时，浓煎蚕沙汤，或盐汤白汤，或酒送下。渴止勿服。

肺消证

乃于肺□，诸方谓为内消者是也，宜服：

黄芪汤 治肺消，饮少溲多。

黄芪蜜炙，三钱 五味子 人参 麦门冬去心 桑皮炒，各二钱 枸杞子 熟地黄各一钱半

上咀，分二贴，每贴水二盏煎一盏，不拘时温服。

澄源丹 治气盛血虚，热在上焦，心烦燥渴，引饮无度，小便数，日夜一二十行，有麸片，咽喉唇口焦燥，日渐羸瘦，食倍于常，全无气力。

牡蛎粉 密陀僧 知母 水银以蜡半钱结砂 瓜蒌根各一两 黄

丹一两　苦参一两

与水银砂同研为末，男用雄猪肚一个，入药在内，线缝定，用绳缚在新砖上，别用瓜蒌根半斤，细切同煮，自早晨至日午住火，去瓜蒌根，烂捣猪肚，入药末，丸如梧桐子大，每服三十丸，米饮下，日三服。子和方加紫菀、苦参、贝母各一两。

强中证

消烁①脂肉，如虫之蚀，此乃膏液之消，诸方谓为强中，宜服：

大建中汤　治蛊病，小腹急痛，便尿失精，溲而出白液，此真精不守也。

黄芪蜜炙　远志去心　当归酒浸　泽泻各二钱二分半　人参　龙骨　甘草炙　芍药各一钱半

上咀，分二贴，每贴水二盏，生姜三片，煎八分，去柤，食前温服。

此证脾风传肾，名曰疝瘕，小腹冤热而痛，出白液，一名曰蛊。蛊者惑也，在蛊卦上艮下巽，以少男而惑于长女②，消烁③脂肉，如虫之蚀，日见损削，乃膏液之消也，诸方谓之强中，或谓之脾消，又谓之消肾。其证脾消者，饮食入腹，如汤浇雪，随小便而出，皆旋结而如白脂，肌肤日渐消瘦，不能起止，精神恍惚，口舌焦干。早须详证，按法调理，缓则不及事也。设或虚阳兴盛，不交而泄，是为强中，毙不久矣。

石子荠苨汤　治强中，多因耽嗜色欲，或服丹石，真气既脱，致消渴引水，饮食倍常，虚阳常兴，不交自泄，乃中焦虚热，注于下焦，三消之中，最为难治。

---

① 烁：原作“爍”，据《古今医统大全》卷五十二改。

② 蛊卦……长女：《周易》八卦对应父（乾☰）、母（坤☷）、长男（震☳）、中男（坎☵）、少男（艮☶）、长女（巽☴）、中女（离☲）、少女（兑☱），六十四卦中蛊卦为上艮下巽，因称“少男而惑于长女”。

③ 烁：原作“爍”，据《古今医统大全》卷五十二改。

荠苨　石膏各一两半　人参　茯神　知母　磁石煅　葛根　黄芩　栝楼根　甘草各一两

上用水五盏，猪肾一具去脂膜，黑豆一合，同煮至一半，去肾并豆①，入药五钱在汁内，再煎至八分，去柤，空心服，下焦热夜间服。

荠苨丸　治强中为病，虚阳兴举，不交精液自②出，及因服丹石致成此病，并皆治之。

荠苨　大豆　茯神　瓜蒌根　人参　知母各五钱

上为末，用猪肾一具煮烂杵和，为丸如梧桐子大，每服五七十丸，空心盐汤下，入少酒糊丸亦③好。

瓜蒌散　治少壮恣欲纵情，中年肾气虚弱，因不能房室，却多服丹石温燥之药，致真气耗竭，石气独存，唇口干焦，精液自泄，小便频并。

白茯苓　天花粉　黄连　白扁豆　石膏　甘草节　寒水石　白术　人参　猪苓各等分

上为末，每服一二钱，食远用白汤调服。

珍珠粉丸　治肾消，白液因溲而下，或梦遗失精，白淫精滑。

黄柏去粗皮，净秤一斤，新瓦上炒令通赤　蛤粉一斤

上为细末，水丸如梧桐子大，每服五十丸，食前温酒下。

三才封髓丹方见虚损门，治证同前。

葛根丸　治消渴消肾。

铅丹二两　附子炮，去皮，一两　葛根　瓜蒌根各三两

上为细末，炼蜜丸如桐子大，每服十丸，食前米汤送下，日进三服。治饮水至三斛者，春夏去附子。

酣饮消渴

乌梅木瓜汤　治饮酒积热，酷毒薰蒸五脏，津液枯焦，血泣，

---

① 豆：原字为墨钉，据《古今医统大全》卷五十二补。
② 自：原作“白”，据《古今医统大全》卷五十二改。
③ 亦：原作“易”，据《古今医统大全》卷五十二改。

小便并多，肌肉消烁，好饮冷浆。

木瓜　乌梅打破，不去仁　麦蘖炒　甘草　草果各等分

上㕮咀，每贴七钱，水二钟，生姜三片，煎八分，去柤，食后温服。

龙凤丸　治证同前。

鹿茸酥炙，一两　菟丝子酒浸蒸，二两

上为细末，炼蜜丸如桐子大，每服五七十丸，食前米饮下，煎人参汤尤妙。

朱砂黄连丸　治心虚蕴热，或因饮酒过多，发为消渴。

辰砂一两　生地黄二两　黄连三两

上为细末，炼蜜丸如桐子大，每服五十丸，食远煎灯心枣汤送下。

酒蒸黄连丸　解酒毒，止渴，即黄龙丸。方见黄疸门。

三神汤　治证同前。

乌梅　远志甘草水煮，去心，入姜汁拌匀，炒，各一两　枳实麸炒，一两

上㕮咀，每服七钱，用糯稻根一握，水二钟，煎八分，去柤，食远温服。如无糯稻根，以茅根代之。夏月加黄连五钱。

通治三消证

加减八味丸　治肾水枯竭，心火炽炎，烦躁，渴，小便频数，白浊阴痿，饮食不多，肌肤日削。

熟地黄二两　山药炒，一两　山茱萸肉一两　肉桂一两，另取末　牡丹皮　白茯苓各八钱　北五味一两半，另取末　泽泻八钱

上为末，炼蜜丸如桐子大，五更初未言语时盐汤送下五十丸，午前日晡，一日三服。房劳伤肾，肾水竭，心火炎上，口舌焦干，消渴便数，精神恍惚，形体羸瘦，即前方内加鹿角镑一两，沉香五钱。

玄兔丹　治三消渴利神药，常服禁遗精，止白浊，延年。

菟丝子酒浸，蒸，为饼焙干，十两　白茯苓　莲肉各三两　五味子

一两

上为末，别研干山药末六两，将①酒煮糊，搜和得所，捣数百杵，为丸如桐子大，每服五十丸，空心米汤下。

人参白术汤 治②胃膈瘅热，烦满，饥不能食，瘅成消中，善食③而瘦，燥热郁甚而成消渴，引饮便数。

人参 白术 当归酒浸 芍药 大黄 山栀 荆芥 薄荷 桔梗 知母 泽泻各五钱 茯苓去皮 连翘 瓜蒌根各一两 藿香 官桂 木香各二钱半 滑石八两 甘草三两 石膏四两 寒水石二两 葛根一两

上为末，每服五六钱，水一盏半，姜三片，入蜜少许，煎八分，去柤，食远服。渐加至一两，得脏腑利取效。常服，以意消息加④减，间服消痞丸。

消痞丸 治三焦壅滞，瘅热中消，渴，及治心火上盛而妄行，上为咳血衄血，下⑤为大小便血，肠风痔瘘，小儿疳热积滞。

黄连 葛根 青黛 牵牛末各半两 黄芩 大黄 黄柏 山栀子 薄荷 藿香 厚朴制 小茴香炒，各二钱半 木香 官桂各一钱二分半

上为细末，水糊丸如桐子大，每服三十丸，食前白汤下。

人参散 治消肾，善饮而数溲。

人参 白术 泽泻 桔梗 连翘各半钱 葛根 黄芩 大黄 白茯苓各一钱 甘草钱半 石膏另研 滑石另研 寒水石各三钱 砂仁半钱 山栀子半钱 薄荷一钱

上㕮咀，分二贴，每贴水二盏，入蜜少许，煎至八分，去柤，不拘时服。

加减三黄丸 治消渴及治服丹石毒致成消渴。

---

① 将：原作“捋”，据嘉靖本、《三因极一病证方论》卷十改。
② 治：原作“和”，据《黄帝素问宣明论方》卷十改。
③ 善食：原字为墨钉，据《黄帝素问宣明论方》卷十补。
④ 加：原作“如”，据《黄帝素问宣明论方》卷十改。
⑤ 下：此下原衍“血”字，据《黄帝素问宣明论方》卷十删。

黄芩春四两，夏秋六两，冬三两　大黄春三两，夏一两，秋二两，冬四两　黄连春四两，夏二两，秋三两，冬三两

上为细末，炼蜜为丸如桐子大，每服二十丸，空心白汤下，服之愈。

钱氏白术散　亦治消渴。

人参三钱　白术　茯苓去皮　甘草各钱半　藿香一钱　木香一钱　葛根　栝楼根各三钱

上咀，分二贴，每贴水二钟煎八分，空心送下三黄丸最妙。

黄芪六一汤　治男妇诸虚，发消渴或痈疽而后渴者。

黄芪蜜炙，六两　甘草炙，一两

上咀，每贴七钱半，水二钟，枣一枚，煎八分，食远温服。

黄连猪肚丸　治消渴强中。

黄连　粱米　栝楼根　茯神各四两　麦门冬去心　知母各二两

上为末，入猪肚中，缝定，置甑中蒸极烂，取出药，捣猪肚为膏，入炼蜜少许，同再杵千余下，为丸如桐子大，每服五十丸，食远人参汤下，米饮亦可。一方加人参、生地黄、葛根各一两半。一方去知母、粱米，用小麦四两。治强中消渴，服栝楼散、石子荠①苨汤二方见前后，便可服此药补养。

当归润燥汤　治消渴，舌上白干燥，唇干口干，眼涩，黑处见浮云，大②便闭涩，干燥结硬，喜温饮，阴头短缩。

升麻一钱半　柴胡七分　甘草六分，半生半炙③　细辛一分　黄柏　知母　石膏　桃仁　麻仁　防风　荆芥穗　当归身各一钱　杏仁六个　红花少许　生地黄三分　小椒三个

上㕮咀，作一服，水二盏煎八分，去柤温服。

兰香饮子　治渴，饮水极甚，善食而瘦，自汗，大便结燥，

---

①　子荠：原字为墨钉，据嘉靖本、《三因极一病证方论》卷十补。

②　大：原作“天”，据嘉靖本、《兰室秘藏》卷二改。

③　半生半炙：原作“半半左”三字，据《古今医统大全》卷五十二改。

小便频数。

石膏三钱　知母酒制，一钱半　生甘草　防风各一钱　炙甘草　人参　兰香　白豆蔻仁　连翘　桔梗　升麻各五钱　半夏二分

上为细末，汤浸蒸饼和匀成剂，捻作薄片子，日中晒半干，碎如粉，每服二钱，食后淡姜汤下。

生津甘露饮子　治高消大渴，饮水无度，舌上赤涩，上下齿皆麻，舌根强硬肿痛，食不下。腹时胀痛，浑身色黄，目白睛黄①，甚则四肢痿弱无力，面尘脱色，胁下急痛，善嚏②善怒，健忘，臀腰背寒，两丸冷甚。

石膏一钱二分　人参　炙甘草各二钱　黄柏酒拌　杏仁各一钱半　生甘草　山栀　荜澄茄各一钱　白葵半钱　白豆蔻　白芷　连翘　姜黄各一钱　麦门冬　兰香　当归身各③半钱　桔梗三钱　升麻　知母酒制，各二钱　黄连　木香　柴胡各三分　藿香二分　全蝎二个

上为细末，汤浸蒸饼和匀摊薄，晒干杵细，食后每二钱，抄于掌中，以舌舐之，随津唾下，或送以白汤少许。

麦门冬汤　治消渴，日夜饮水不止，饮下即溲。

麦门冬去心　黄连　冬瓜各二两

上㕮咀，每服五钱，水二盏煎服。如无干者，用新者一枚④，重三斤，去皮穰，分作十二片，为十二服，每服一片，日三次。

大黄甘草饮子　治男女一切消渴不能止者。

大豆五升，煮三沸，去苦水再煮　大黄一两半　甘草四两

上三味，用井水一桶同煮软⑤，盛放冷，病人食豆，渴饮汁无时，候食尽病不尽，再如前服，不三次愈矣。

人参石膏汤　治膈消，上焦烦渴，不欲多食。

---

① 目白睛黄：“目”原作“且”，“睛”原作“时”，并据《玉机微义》卷二十一改。

② 嚏：原作“建”，据《玉机微义》卷二十一改。

③ 各：原作“舒”，据《玉机微义》卷二十一改。

④ 枚：原作“放”，据嘉靖本、《玉机微义》卷二十一改。

⑤ 软：原作“欲”，据《玉机微义》卷二十一改。

人参半两　石膏一两二钱　知母七钱　甘草四钱

即白虎加人参汤。东垣加黄芩、杏仁。

上㕮咀，每服一两，水二盏，粳米一撮，煎至一盏，去柤，通口服无时。

顺气散　消中，热在胃而能饮食，小便黄赤，以此下之，不可多利，微微利至不欲食而愈。

朴硝制，一两　大黄四两　枳实二钱

上㕮咀，每服八钱，水二盏煎八分，去柤，通口服。

五豆汤　能解酒毒，止消渴，能发小儿痘疮不出，解发渴之证。

黑豆　黄豆　绿豆　青豆　赤小豆　干葛一斤　甘草一斤　贯众半斤

上前药俱不剉，用水五斗，腊八日用大锅熬至熟，滤出豆汁，冷，以磁瓮盛之，箬①叶纸重封，春夏月②开用，酒后渴，随意饮。大人渴后生成疮疡，小儿豆疮不出，皆可饮，妙。

新增黄芪益损汤方见虚损门　治三消渴通用。

上用二三十剂，入锅内依前法煎，放冷，入盆内，渴则代水饮之，不过三四次愈。

清凉饮子　治消中，能食而瘦，口干舌干，自汗，大便结燥，小便频数。

羌活　柴胡　车前草　知母酒制　黄芪　黄芩酒制，各一钱　生甘草　汉防己　生地黄酒制，各半钱　防风五分　当归身六分　红花少许　桃仁五个，去皮尖　杏仁十个，去皮尖　升麻四分　石膏　黄柏　草龙胆制，各一钱半

上㕮咀，作一服，水煎，入酒些小。此方减黄芪、黄芩、防风、草龙胆，加麻黄根三分，黄连八分，名地黄饮子。

清心莲子饮　治渴而小便浊或涩。

---

① 箬：原作“若”，据文义改。箬，箬竹，叶可造纸。

② 月：原作“目”，据文义改。

黄芩　麦门冬去心　地骨皮　车前子　甘草各二钱半　莲子　茯苓　黄芪　柴胡　人参各三钱半

上㕮咀，每服一钱，水二盏煎至八分，食远温服。

玉泉丸　治烦渴口干。

麦门冬去心　人参　茯苓　黄芪半生，半蜜炙　乌梅焙　甘草各一两　瓜蒌根　干葛各一两半

上为末，炼蜜丸如弹子大，每服一丸，温汤嚼下。

苁蓉丸　止消渴，补心肾。

黄芪盐汤浸　苁蓉酒浸　巴戟酒浸　泽泻　龙骨煅　菟丝子酒浸　磁石煅淬①　牛膝酒浸　桂心　萆薢　鹿茸去毛，醋炙　山药炒　熟地黄各五钱　附子炮，去皮脐，一个重八钱　远志去心，炒　破故纸炒　五味②子　杜仲去皮，姜汁制，炒，去丝　石斛　覆盆子　山茱萸　茯苓各五钱

上为末，炼蜜丸如梧桐子大，每服五十丸，空心米饮下。

鹿茸丸　治失志伤肾，肾虚消渴，小便无度。

鹿茸去毛，炙，三分　麦门冬去心，二两　熟地黄　黄芪　五味子　鸡肶胵麸炒　苁蓉酒浸　山茱萸　破故纸　茯苓　地骨皮各五钱　人参二分　牛膝酒浸　玄参各三分

上为末，炼蜜丸如梧桐子大，每服三十丸，空心米汤下。

天花粉丸　治三消渴疾。

黄连去须，三两，童子小便浸三宿，焙干　白扁豆炒，二两　辰砂别研　铁艳粉别研，各一两　牡③蛎煅　知母　苦参　天花粉各半两　芦荟一分　金箔　银箔各二十片

上为末，取生瓜蒌根汁、炼蜜和，为丸如梧桐子大，每服五十丸，空心麦门冬汤下。

玉壶丸　治消渴，引饮无度。

---

①　淬：原作“碎”，据《古今医统大全》卷五十二改。
②　味：原作“木”，据嘉靖本、《古今医统大全》卷五十二改。
③　牡：原作“杜”，据《古今医统大全》卷五十二改。

人参　瓜蒌根等分

上为末，炼蜜丸如梧桐子大，每服三十丸，麦门冬煎汤下。

凡消渴，大忌饮酒房事，食油面煎炙煿藏咸物及一切熟物。百日以上不可针灸，则疮中生脓水，或成痈疽，脓水不止者死。

易简诸方

《肘后方》治肾消渴，解五石毒，用罂粟米煮稀粥，入蜜，空心饮之一盏，效。

一方，治消渴，小便大利①，以牡蛎粉为末，每服二钱，用患人小便一钟同服②。

一方，**川黄连丸**：治渴，用川黄连五两，天花粉、麦门冬去心各二钱半，上为末，生地黄汁③并牛乳夹和捣，丸如桐子大，每服三十丸，粳米汤送下。

一方，治消渴，用乌豆置牛胆中，阴干，百日后取吞之，瘥。

《外台秘要》治消渴，小便多，栝楼根薄切，炙取五两，水五盏煮取三盏，随意饮之，良。

一方，治消渴，用糯米二升淘取泔，随意饮之，则定。若渴止，不须再服。

《孙真人食忌》治消渴，以浮萍研取汁，每服一钟，不拘时，日进三服。

《食医心镜》治消渴口干，萝卜捣烂，绞汁一升，不拘时服，则止。

一方，理正④气，止烦渴，和中补脾，利大肠，解酒毒，削甘蔗去皮，食后嚼食，渴止。

一方，治虚热渴，取桃胶丸如弹子大，每服一丸，临卧噙化

---

① 利：原作“刑”，据嘉靖本改。

② 服：原脱，据文义补。

③ 汁：原作“升”，据《仁斋直指方论》卷十七改。

④ 理正：原作“治”一字，据《证类本草》卷二十三改。

服之。

一方，治消渴，饮水无度，小便多，口干渴，用雉鸡一只，去毛细切，和盐豆豉作羹，食之，验。

一方，治消渴，舌焦口干，小便数，野鸡一只去毛，用水五升合五味煮极烂，取汁二升，渴饮之，效，食肉尤佳。

《简要济众》治消渴，止烦闷，以乌梅肉二两微炒，为末，每服二钱，水二盏煎取一盏，去柤，入豆豉二百粒，煎至半盏，去柤，临卧时服之。

《外台秘要》治消渴利，葵根五大斤切，以水五升煮取三升，宿不食，平旦一服三升。

《圣惠方》治胸中烦热，或渴，心躁，葛粉四两，先以水浸粟米半升，经宿漉出，与葛粉相伴令匀，煮熟食之。

《简要济众》治消渴，**独圣散**：出子了萝卜三枚，净洗薄切，日干为末，每服二钱，煎猪肉汁，澄清调下，食后并夜卧，日三服。

《外台秘要》治消渴利方，生栝楼根三十斤，以水一硕①煮取一斗半，去滓，以牛脂五合煎取水尽，以暖酒先食服如鸡子大，日三服，即妙。

《衍义》曰：栝楼实，九月十月间取穰，以干葛粉拌，焙干，银石器中慢火炒熟，为末，食后夜卧以沸汤点一二钱服，治肺燥热渴，大肠秘。

秦运副②云：有人消渴，引饮无度，或令食韭苗，其渴遂止。法要日吃三五两，或炒，或作羹，无入盐，极效，但吃得十斤即佳。过清明勿吃，入酱无妨。

《食疗》：猕猴桃，候熟收之，取穰，和蜜煎作煎，去人烦热，久食亦得，令人冷，能止消渴。

《肘后方》：大渴，日饮数斗，小便赤涩者，麻子一升，水三升煮三四沸，取汁饮之无限，日过九升麻子，愈。

---

① 硕：同“石”，容量单位。《外台秘要》卷十一作“石”。

② 秦运副：《证类本草·所出经史方书》有“《秦运副方》”。

《食医心镜》：主消渴，日夜饮水数斗，小便数，瘦弱，猪肚一枚净洗，以水五升煮令烂熟，取二升以来，去肚，着少豉，渴即饮之，肉亦可食。又和米着五味，煮粥食之，佳。

一方，治热，去烦渴，甜瓜去皮，食后徐徐吃之。煮皮作羹，亦佳。

《杨氏产乳》：疗渴不止，煨冬瓜，绞取汁，细细饮之，尽更作①。

《食医心镜》治消渴，饮水不知足，用白花鸽一只，去毛，切作小块，以上苏②煎，含之咽汁。

《经验方》治一切大渴，牡蛎不计多少，于腊日③、端午日黄泥裹，煅通赤，放冷，取出为末，用活鲫鱼煎汤，调下一钱，小儿服半钱，只两服瘥。

一方，治消渴不止，下元虚损，牛膝五两细剉碎，同生地黄汁五升夜浸昼曝，以汁尽为度，曝干为末，蜜丸④如梧桐子大，空心温酒下三十丸，久服壮筋骨，驻颜色，黑发，津液日生。

《食医心镜》：消渴，饮水不知足，兔头骨一具，以水二升煮取汁一升，饮之。

《斗门方》治渴疾，用晚蚕沙焙干，为末，冷水调下二钱，不拘时，数服愈。

《日华子》云：治肾虚消肾及劳损羸瘦，用淡豆豉煮，任意食之。

《道藏经》云：治消渴，用雄牛穿鼻木烧灰，为末，酒调服一钱，不拘时。或碎剉，煎汤服之，效。

歌曰：

晒干水藻菜为末，一两茶匙和末茶。

---

① 尽更作：原作“渴止更佳”四字，据《证类本草》卷二十七改。

② 苏：同“酥”。《物类相感志·饮食》：“煮芋，以灰煮之则‘苏’。”

③ 日：原作“月”，据《证类本草》卷二十改。

④ 蜜丸：此二字原脱，据《证类本草》卷六补。

无时汤点三五服，始知海上有方佳。

一方，治消渴，用糯稻秆煮汁，服之。或生牛乳徐徐服一盏。用生萝卜烂捣取汁，服一盏，妙。或用缲①蚕汤任意服之，皆可。

一方，治渴，远行无水，取水花②和苦瓜蒌为丸，每服三十丸，朝预服。

一方，治卒消渴，小便多，竹沥③恣饮，数日愈。

一方，治消渴，用蜜不拘多少，炼熟，温水调服不拘时，即止。

一方，昔日旅店有客患此病，夜求水不得，取釜中汤饮之而愈。后视之，乃缲蚕汤也。

唐本注云：治消渴，止小便数，以羊肺一具，同小豆叶④一把煮熟，不拘时食之，良。

一方，理心烦闷，益气力，止渴，利小便，苦笋煮熟，任意食之。

《衍义》云：治消渴不止，用花梨多食止之。无病食之则动脾，少则不及病，用梨之意，须当斟酌，惟病酒烦渴人食之甚佳。

一方，治烦渴心闷，将地掘坑，放水在坑内搅浑，澄清，不拘时服一盏，名地浆。

本草云：治消渴，收取百草头上秋露水，饮之，效。

一方，治消渴重者，取市门众人溺坑中水一小盏，服，勿令病人知，三度差⑤。

《崔元亮方》：用兔一只，剥去皮爪五脏等，以水一斗半煮烂，骨肉相离，漉出骨肉，斟酌五升汁，便澄滤令冷，渴即服之，极重者不三兔，愈。

《外台秘要》：粱米，主消渴，煮汁饮之，瘥。

---

① 缲：同“缫”。《集韵·豪韵》：“缫……或从‘喿’。”
② 水花：《卫生易简方》卷五此下有小字“即水沫”三字。
③ 沥：原作“苈”，据《证类本草》卷十三改。
④ 叶：原作“菜”，据《证类本草》卷十七改。
⑤ 差：原作“蹉”，据《证类本草》卷五改。

《食医心镜》：主胃中热，消渴，利小便，以陈粟米炊饭食之，良。

一方，主消渴口干，小麦用炊作饭及煮粥食之。

崔元亮《海上方》：疗消渴羸瘦，小便不禁，兔骨和大麦苗煮汁服，极效。

卷之六

目　录

胀满门

水肿门

阴肿门

面部门

眼目门

齿门

鼻门

耳门

发鬓髭须门

卷之六

胀满门

《内经》曰：诸腹胀大，皆属于热。腹满䐜胀，支鬲胠胁，下厥上冒，过在太阴阳明。乃寒湿郁遏也。

《针经》曰：夫胀者，皆在于脏腑之外。排脏腑而郭胸胁，胀皮肤，故命曰胀。或厥气在下，荣卫留止，寒气逆上，真邪相攻，两气相搏，乃合为胀也①。

东垣曰：经云诸腹胀大属热，此乃八益之邪，有余之证，自天外而入，感风寒之邪，传入于里，寒变为热，作胃实，日晡潮热，大渴引饮，谵语，是太阳阳明并病，大实大满者，大承气汤下之。少阳阳明微满实者，小承气汤下之。《五常政②大论》云下之则胀已是也。假令痎疟为胀满，亦有寒胀热胀，是天之邪气，伤暑而得之，不即时发，至秋暑气衰绝而疟病作矣。知其寒也，《局方》交加饮子是也。岂不闻《素问》及《灵枢》经中说，内虚不足，中寒湿，令人中满，及五藏六腑俱有胀满，更以胀家寒热多少较之，胃中寒则胀满。《阴阳应象论》云：浊气在上，则生䐜胀。《针经》云：胀取三阳③。三阳者，足太阳膀胱，寒水为胀，与《通评虚实论》中说腹暴满，按之不下，取太阳经络者胃之募正同。《五脏生成论》云腹满䐜胀云云见前，胃中寒湿菀④遏故也，《脉经》所谓胃中寒则胀满也。又《厥论》云：太阴⑤之厥，则腹

① 夫胀……胀也：语本《灵枢·胀论》。
② 政：原作“正”，据《素问·五常政大论》篇名改。
③ 胀取三阳：语出《灵枢·九针十二原》。
④ 菀：通“蕴”。《说文通训定声·乾部》：“缊，叚借为‘蕴’。”
⑤ 阴：原作“阳”，据《素问·厥论》改。

满䐜胀，后不利，不欲食，食则呕，不得卧。按所说寒胀多如此。《汤液醪醴论》中说中满治法，当开鬼门，谓发汗也，洁净府，利小便也。又云中满者泻之于内①，谓脾胃有病，当令上下分消其气，下焦如渎，气血自然分化，不待泄滓秽。如或大实大满，大小便不利，从权以寒热药下之。又云或伤酒湿面及味厚之物，膏粱之人，或食已便卧，使湿热之气不得施化，致令腹胀满，此亦是热胀。《调经论》云因饮食劳倦损伤脾胃，始受热中，末传寒中，皆由脾胃之气虚弱，不能运化精微而制水谷，聚而不散，而成胀满，此寒湿郁遏而胀也。《醪醴论》中治法谓先泻其血络，后调其真经，气血平，阳布神清，此治之正也。或曰：诸腹胀大，皆属于热者何也？此乃病机总辞。假令外伤风寒，有余之邪自表传里，寒变为热，而作胃实腹满，仲景以承气汤治之。亦有膏粱之人湿热郁于内而成胀满者，此热胀之谓也。大抵寒胀多而热胀少，治之者宜详辨之。《内经》云：清气在下，则生飧泄；浊气在上，则生䐜胀。此阴阳反作，病之逆从也。《发明》曰：夫䐜胀者，以寒热温凉论之，此何胀也？曰：此饮食失节为胀，乃受病之始也，湿热亦能为胀。右关脉洪缓而沉弦，脉浮于上，是风湿热三气相合而为病也。是脾胃之令不行，阴火亢甚，乘于脾胃，盛则左迁而阳道不行，是六腑之气已绝于外。大盛能令母实，风气外绝。风气外绝者，是谷气入胃，清气营气不行，便是风气也。异呼同类，即胃气者是也。经云虚则兼其所胜，土不胜者，肝之邪也，是脾胃之土不足，火木大胜者也。经云浊阴出下窍、浊阴走五脏、浊阴归六腑、浊阴归地，此平康不病之常道，反此则为胀也。经云：饮食不节，起居不时者，阴受之，阴受之则入五脏，入五脏则䐜满闭塞②。《调经论》云：下脘不通，则胃气热，热气熏胸中，故内热。下脘者，幽门也。人身之中，上下有七冲门，皆下冲上也。幽门上冲吸门，吸门者会厌也，冲其吸入之气，不

---

① 中满者泻之于内：语出《素问·阴阳应象大论》。

② 饮食……闭塞：语本《素问·太阴阳明论》。

得下归于肾，肝为阴火动，相拒，故咽膈不通，致浊阴之气不得下降，而大便干燥不行，胃之湿与客阴之火俱在其中，则腹胀作矣。治在幽门，使幽门通利，泄其阴火，润其燥血，生益新血，幽门通利，则大便不闭，吸门亦不受邪，其膈咽得通，膜胀腹满俱去矣，是浊阴得下归地矣。故经曰中满者泻之于内，此法是也①。

陈无择曰：脏气不平，胜乘相因为病。如怒伤肝，肝克脾，脾气不正，必胀于胃，名曰胜克；怒乘肺，肺气不传，必胀于大肠，名曰乘克。忧思结聚，本脏气郁，皆内所因；或冒寒暑风湿，随经络传至阳明致胀者，属外因；饮食饥饱，生冷甜腻，聚结不散，或作痞②块，膨胀满闷，属不内外因也③。

《灵枢经》曰：夫心胀者，烦心短气，卧不安；肺胀者，虚满而喘咳；肝胀者，胁下满而痛引小腹；脾胀者，善哕，四肢烦悗，体重不能胜衣，卧不安；肾胀者，腹满引背央央然，腰髀④痛。六腑胀：胃胀者，腹满，胃脘痛，鼻闻焦臭，妨于食，大便难；大肠胀者，肠鸣而痛濯濯，冬日重感于寒，则飧泄不化；小肠胀者，少腹䐜胀，引腰而痛；膀胱胀者，少腹满而气癃；三焦胀者，气满于皮肤中，轻轻然而不坚；胆胀者，胁下痛胀，口中苦，善太息。

《针经》曰：其脉大坚以涩者，胀也⑤。

《脉经》曰：关上脉虚即胀。迟⑥而滑者胀，脉盛而紧者胀。

严氏曰：胀脉，浮者易治，虚者为难治⑦。

---

① 东垣……是也：语本《玉机微义》卷二十六。
② 痞：原作“胚”，据《三因极一病证方论》卷十一改。
③ 脏气……因也：语本《三因极一病证方论》卷十一。
④ 髀：原作“脾”，据《灵枢·胀论》改。
⑤ 其脉……胀也：语出《灵枢·胀论》。
⑥ 迟：上原衍“内”字，据《脉经》卷四删。
⑦ 胀脉……难治：语本《严氏济生方》卷五。

治 法

病者腹满，按之不痛者为虚，按之痛者为实也。夫腹中满不减，减①不惊人，此当下之。舌黄未下者，下之黄自去。腹满时减，复如故，此为寒，当得温药。腹满，口中苦干燥，腹间有水，是饮。趺阳脉微弦，法当腹满，不满者必下部闭塞，大便难，两胠下疼痛，此虚寒气从下向上，当以温药服之取瘥。腹满转痛，来趣②小腹，为欲自下利也。

胀宜补脾，又须养肺金以制木，使脾无贼邪之患。滋肾以制火，使肺气得清，却厚味，断妄想，远音乐，无有不安。医者不察，急于作效，病者苦于胀急，喜行利药以求通快，不知觉宽得一日半日，其肿愈甚，病邪甚矣，真气伤矣。古方惟禹余粮丸，又名石中黄丸，又名紫金丸，制肝补脾，殊为切当。有一人年近五十，得此疾，自制禹余粮丸服之，其脉弦啬③而数。丹溪曰：此丸新制，煅炼之火邪尚存，温热之药太多，宜自加减，不可执方。病者曰：此方不可加减。服之一月，口鼻见血，色黑骨立而死。又一人，年近五十，性嗜酒，病疟半年，患胀。诊其脉，弦而涩，重则大，疟未愈，手足瘦而腹大，如蜘蛛状。予④教以参、术为君，当归、川芎、芍药为臣，黄连、陈皮、茯苓、厚朴为佐，生甘草些小，作浓汤饮之，一日定三次。彼亦严守戒忌，一月后疟愈，又半年小便长而胀愈。中间虽⑤稍有加减，大意只是补气行湿。又一人，年四十余，性嗜酒，大便时见血，春间患胀，色黑而腹大，形如鬼状。脉数而涩，重似弱。以四物汤加连、芩、木通、白术、陈皮、厚朴、生甘草，作汤与之，一月而安。一补气，一补血，余药大率相出入，皆获安。或曰：气无补法，今何补气

① 减：原脱，据《备急千金要方》卷十六补。

② 趣：趋向。

③ 啬：艰涩。

④ 予：原作“曰”，据《格致余论·鼓胀论》改。

⑤ 虽：原作“须”，据《格致余论·鼓胀论》改。

而获安？予[①]曰：气无补法，俗论也。痞闷壅塞，似难于补。不思正气虚者不能自运，经曰壮者气行则愈，弱者则着而成病，若不补气，邪何由行？或曰：子之药审矣，何效之迟也？病者将厌子之迂而求速效矣。予[②]曰：此病之起，或三五年，或十余年，根深势笃，难求速效。知王道者，能治此病。或曰：胀[③]病将终不利[④]耶？予[⑤]曰：灼知其不虚，病浅胃壮，积滞不痼，而又有可下之证矣。

宜大补中气，行湿，此乃脾虚之甚，必须远音乐，断厚味，大剂人参、白术，佐以陈皮、茯苓、苍术之类。有血虚者，用四物汤行血药。有脉实人壮盛者，或可攻之，便可收拾，用白术为主。厚朴治腹胀，因味辛，以气聚于下焦故也，须用姜制之。如肥胖之人腹胀者，宜平胃、五苓共服之。如白[⑥]人腹胀者，是气虚，宜参、术、厚朴、陈皮。如瘦人腹胀者，是热，宜黄连、厚朴、香附、白芍。如因有故畜血而腹胀者，宜抵当丸下死血。如因有食积而腹胀者，有热用木香槟榔丸，有寒用木香、厚朴、丁香、砂仁、神曲、香附。如因外寒郁内热而腹胀者，用藿香、麻黄、升麻、干葛、桂枝。因大怒而腹胀者，宜青皮、陈皮、香附、木香、栀[⑦]子仁、芦荟。实者按之不坚不痛，治实者，下之消之，次补之。虚者温之升之，补为要。朝宽暮急，血虚，暮宽朝急，气虚[⑧]，终日急，气血皆虚。腹肿，不觉满者，食肉多，以黄连一两，阿魏一两，醋浸蒸饼为丸，同温中丸，白术汤下。食肉多腹胀，三补丸料内加香附、半夏曲，蒸饼丸服。

---

① 予：原作“又”，据《格致余论·鼓胀论》改。
② 予：原作“又”，据《格致余论·鼓胀论》改。
③ 胀：原作“服”，据《格致余论·鼓胀论》改。
④ 不利：《格致余论·鼓胀论》作“不可予利药”五字。
⑤ 予：原作“又”，据《格致余论·鼓胀论》改。
⑥ 白：原作“曰”，据《丹溪心法》卷三改。
⑦ 栀：原作“梔”，据《丹溪心法》卷三改。
⑧ 虚：原作“急”，据《丹溪心法》卷三改。

附：养生方导引法

一法，蹲坐住心①，卷两手，发心向下，左右手摇臂，递互欹身，尽髆势，卷头筑肚②，两手冲脉至脐下，来去三七。渐去腹胀，肚急闷，食不消化。

一法，腹中苦胀，有寒，以口呼出气，三十过止。

一法，若腹中满，食饮苦饱，端坐伸腰，以口纳气数十，满吐之，以便为故，不便复为之。有寒气，腹中不安，亦行之。

一法，端坐伸腰，口内气数十，除腹满，食饮过饱，寒热，腹中痛病。

一法，两手向身侧一向偏相极势，发顶足气散下，欲似烂物解散，手掌指直舒，左右相皆然，去来三七，始正身，前后转动膊腰七，去腹肚胀，膀胱腰脊臂冷，血脉急强，悸也。

一法，苦腹内满，饮食善饱，端坐伸腰，以口内气十，以便为③故，不便复为。

一法，脾主土，土④暖如人肉，始⑤得发汗，去风冷邪气。若腹内有气胀，先须暖足，摩脐⑥上下并气海，不限遍数，多为佳，始得左回右转，三⑦七。和气如用，要用⑧身内一十五法⑨，回转三百六十骨节，动脉搓⑩筋，气血布泽，二十四气和润，脏腑均

---

① 住心：定心。

② 卷头筑肚：弯曲头颈向腹部作捣动的动作。筑，捣。

③ 为：原脱，据《诸病源候论》卷十六补。

④ 土：原脱，据《诸病源候论》卷二补。

⑤ 始：此上原衍“如”字，据《诸病源候论》卷二删。

⑥ 脐：原脱，据《诸病源候论》卷二补。

⑦ 三：原作“立”，据《诸病源候论》卷二改。

⑧ 要用：原作“腰”一字，据《诸病源候论》卷二改。

⑨ 一十五法：《诸病源候论》卷二、卷十六并作“一百一十三法”六字。

⑩ 搓：《诸病源候论》卷二作“摇”。

气。和气在①用，头动摇振，手②气向上，心气向下，分明知去来，莫问③平手攲④腰，转身摩气，屈⑤蹙回动，尽，心气放散，送至涌泉，一一不失气之行度，用之有益。不解用者，疑⑥如气乱。

四物汤方见妇人门

平胃散方见脾胃门

五苓散

抵当丸并见伤寒门

木香槟榔丸方见积聚门

三补丸方见嘈杂

温中丸方见□

鸡矢醴 治鼓胀。

雄鸡矢腊月内收取，晒干，研细末 川芎研细末，各一两

上二味相和匀，酒煮面糊丸如梧桐子，每五十丸，食远温酒送下。

木香顺气汤 治浊气在上，则生䐜胀。

木香一钱二分 厚朴制，一钱六分 青皮 陈皮 益智 白茯苓去皮 泽泻 干生姜 半夏洗 吴茱萸各一钱八分 当归酒浸，二钱 升麻 柴胡各四分 苍术米泔浸，二钱 草豆蔻煨，一钱二分

上㕮咀，分二贴，每贴水二盏，姜三片，煎八分，食前温服。忌生冷硬物恚怒。经云留者行之，结者散之，以柴胡、升麻苦平行少阳、阳明二经，发散清气，运行阳分，为君；以生姜、半夏、草豆蔻、益智仁辛甘火热消散中寒，为臣；以厚朴、木香、苍术、青皮苦辛大温通顺滞气，当归、人参、陈皮辛甘温调理荣卫，滋

---

① 和气在：此三字原脱，据《诸病源候论》卷二补。

② 手：疑为“肾”

③ 问：原作“阁”，据《诸病源候论》卷二改。

④ 攲：原作“歌”，据嘉靖本、《诸病源候论》卷二改。

⑤ 屈：原脱，据《诸病源候论》卷二补。

⑥ 疑：原作“欵”，据《诸病源候论》卷二改。

养中气，气之薄者阳中之阴，茯苓、甘草、泽泻气薄，导引浊阴之气自关而下，故以为佐；浊气下降，以苦泄之吴茱萸苦热泄之者也，故以为使。气味相合①，散之泄之，上之下之，使清浊之气各安其位也。只宜先灸中脘，乃胃之募穴，引胃中生发之气上行阳道，却服此药助之，使浊阴之气自此而降矣。

沉香交泰丸　治浊气在上，干扰清阳之气，郁而不伸，以为䐜胀。

沉香　白术　陈皮去白，各三钱　枳实去穰②，麸炒　吴茱萸　白茯苓去皮　泽泻　当归酒浸　青皮去白　木香各二钱　大黄酒浸，一两　厚朴五钱，姜制

上为末，水浸蒸饼丸如梧桐子大，每服五十丸，食远白汤送下，得利止后服。

大正气散　治脾胃虚寒弱③，外为风寒暑湿动扰冲和，心腹胀满。

厚朴姜制，拌炒　藿香去土　半夏洗　陈皮　白术各一钱半　槟榔　桂枝　枳壳去穰，麸炒　干姜炮，各一钱二分半　甘草炙，半钱

上㕮咀，分二贴，每贴水二钟，姜三片，枣二枚，煎八分，食远温服。

平肝饮子　治恚怒太甚，肝气不平，邪乘脾胃，心腹胀满，连两胁妨闷，头眩呕逆。

防风　桂枝　枳壳去穰，麸炒　芍药　桔梗各一钱六分　木香　人参　槟榔　当归酒洗　川芎　陈皮各八分　甘草炙，四分

上㕮咀，分④二贴，每贴水二钟，姜三片，煎八分，食远温服。

紫苏子汤　治思忧过度，邪伤脾肺，心腹膨胀，喘促胸满，

---

① 合：原作“各”，据《卫生宝鉴》卷十八改。
② 穰：原作“瓤”，据嘉靖本改。
③ 虚寒弱：《严氏济生方》卷五作“怯弱”二字。
④ 分：原脱，据嘉靖本补。

肠鸣气走，漉漉有声，大小便不利，脉虚紧而涩。

紫苏子炒，二钱半　大腹皮　草果　半夏汤洗七次　厚朴炒　木香　陈皮　木通　白术　枳实麸炒　人参　甘草炙，各二钱□分半

上㕮咀，分二贴，每贴水二钟，姜三片，枣一枚，煎八分，食远温服。

大异香散　治失饥伤饱，痞闷停酸，旦食不能暮食，病名曰谷胀。

三棱炮　蓬术煨　青皮　陈皮去白　半夏曲　藿香　桔梗　益智仁　枳壳炒　香附炒，各钱半　甘草炙，半钱

上㕮咀，分二贴，每贴水二钟，姜三片，枣一枚，煎八分，温服。

青木香丸方见气门　治鼓①气胀水气。

沉香降气汤方见气门　治中脘胀满，时复胁肋肚痛，每噫则气快，不噫则闷，日渐面浮，磨槟榔，入紫苏同煎，下神保丸方见气门。

木香流气饮方见气门　调荣卫，利三焦，行痞滞，消胀满。

强中汤　治食胀，脾胃不和，食啖生冷，过饮寒浆，多致腹胀。

干姜炮　白术各一钱半　青皮　陈皮　人参　附子炮　厚朴姜制　甘草炙，各七分半　草果　丁香各三钱

食面胀，加萝卜子炒；呕，加半夏。

上㕮咀，分二贴，每贴水二钟，姜三片，枣一枚，煎八分，食远温服。

温中散　治老人虚，饮啖生冷，多致腹胀，心痞妨闷，饮食刺痛。

厚朴　甘草　生姜　大枣去核

上等分，剉，厚朴、甘草捣令得所，方入姜再拌匀，同枣焙令微燥，却入锅内慢火炒至紫色，再焙干为末，每服一二钱，入

① 鼓：当作“鼓胀”二字。

生姜汁，沸汤调，食远服。

三棱煎丸方见积聚门

青木香丸方见气门

各二三十丸，米饮下，治心腹坚胀，喘满短气，不进饮食。

消胀丸 治脾虚脏寒膨胀。

丁香 木香 槟榔 萝卜子 牵牛各等分

上为末，滴水为丸如桐子大，每服五十丸，食远紫苏汤下。

七物厚朴汤 治热胀。

厚朴制，六钱 大黄蒸，二钱半 甘草炙，一钱 枳实炒，三钱 桂心一钱半

上㕮咀，每服七钱，水二钟，姜三片，煎八分，食远温服。

温白丸 治心腹积聚，久癥癖块，大如杯碗，心胁胀满，如有所碍，十般水肿，八种痞塞，翻胃吐逆，并皆治之。

川乌炮，去皮脐，二两 皂角去皮子，炙 巴豆去皮，出油，半两，炒 厚朴制 吴茱萸汤洗，炒① 桔梗 菖蒲 柴胡 干姜炮 肉桂去皮 蜀椒去目，炒出汗 黄连去须② 紫菀去苗 茯苓去皮 人参去芦③，各五钱

上为细末，入巴豆令匀，炼蜜丸如桐子大，每服五七丸，空心姜汤下。

广茂溃坚汤 治中满腹胀。内有积聚，坚硬如石，令人坐卧不能，二便涩滞，上喘气促，面色痿黄，通身虚肿。

厚朴制 黄芩 草豆蔻面裹煨 益智仁炒 当归各二钱半，酒洗 黄连三分 半夏三分半，汤洗 蓬术煨 红花 吴茱萸汤泡④，去苦水 升麻 甘草炙 柴胡 泽泻 神曲炒 陈皮 青皮各一钱半

上㕮咀，分二贴，每贴水二钟，姜三片，煎八分，食远服。

---

① 炒：原作“妙”，据嘉靖本改。
② 须：原脱，据《和剂局方》卷三补。
③ 芦：原字为墨钉，据《奇效良方》卷四十二补。
④ 泡：原作“炮”，据嘉靖本、《奇效良方》卷四十一改。

木香塌气丸 治中满腹胀。

陈皮 萝卜子炒，各五钱 胡椒 木香 草豆蔻面裹煨 青皮各三钱 蝎梢炒去毒，二钱半

上为细末，面糊为丸如梧桐子大，每服五十丸，食远米饮送下。

气针丸 专治气膨胀。

全蝎去毒 木香 丁香 胡椒 肉豆蔻煨，各一两 片子姜黄 青皮各五钱

上为末，萝卜子炒去，皮四两研，和药匀，好酒、姜汁糊丸如桐子大，每服五十丸，食远紫苏汤下，陈皮汤亦可。

桃溪气宝丸 治腰胁俱病，如抱一瓮，肌肤坚硬，按之如鼓，两脚肿满，曲膝仰卧，不能屈伸，自头至膻中瘠①瘦露骨，一切气积食积脚气，并治之。

牵牛头末二两 大黄一两半 羌活 川芎 陈皮 茴香炒 木香 当归各五钱，酒浸 槟榔 青皮各一两

上为末，熬皂角膏，丸如桐子大，每服一百丸，食远灯心姜汤送之。

枳壳剉散 治热证胀满。

厚朴制 枳壳制 北梗②各半斤 甘草炙 大黄蒸，各一分

上㕮咀，每服五钱，水二盏，姜五片，枣一枚，乌梅一个，煎服。

荜澄茄丸 治痞满胀痛，谷胀气胀通用。

荜澄茄 白豆蔻仁 缩砂仁 青皮 萝卜子 木香各三分 肉豆蔻 茴香炒 辣桂 丁香各一分半 陈皮三分

上末，飞面③煮稀糊，丸如桐子大，每服三十丸，陈皮煎汤下。

---

① 瘠：原作“眷”，据《奇效良方》卷四十改。
② 北梗：北桔梗，产于今华北、东北的的桔梗。
③ 飞面：飞罗面。

大半夏汤 治肝气不平，胜克于脾，脾郁不行，结聚涎沫，闭于脏气，腑气不舒，胃则胀满，其脉弦迟，故知中虚，胃冷胀满，服此可下气进食。

半夏洗 桂心各五钱 附子 人参 甘草炙 厚朴制 当归 茯苓 枳实炒，各三钱 川椒炒，八十粒

上㕮咀，每服四大钱，水二盏，姜三片，枣一枚，煎八分，服。

禹余粮丸 治中满气胀，喘满及水气胀。

蛇含石三两，煨 真针砂五两 禹余粮三两，同上砂炒

已①上三物为主，其次量人虚实入下项药：

木香 牛膝 蓬术炮 白蒺藜 桂心 川芎 白豆蔻 茴香炒 三棱炮 羌活 茯苓 干姜 青皮 陈皮 附子炮 当归各半两

上为细末，拌匀，以汤浸蒸饼，去水，捣匀，丸如桐子大，每服五十丸，空心温酒送下。

万金丸 治诸般食积气积，血气蛊胀之类。

石菖蒲②剉碎，八两 斑蝥八两，去翅足，同炒焦黄色，拣去斑蝥，用粗布袋盛起，两人牵掣③，筛去斑蝥屑④

上将菖蒲为细末，醋糊丸如绿豆大，每服三五十丸，食远温酒或白汤送下。如治蛊，用香附末一二钱煎汤下。此药治肺尤妙。

人参芎归汤 治咽燥漱水，迷忘⑤惊恐，痛闷喘急，虚汗厥逆，小便多，大便黑，肚腹膨胀，名曰血胀。

当归酒浸，二钱 木香 蓬术 天台乌各一钱半 甘草炙 人参 官桂 五灵脂各八分 川芎二钱 半夏二钱

上㕮咀，分二贴，每贴水二钟，姜三片，枣一枚，紫苏一撮，同煎至八分，空心温服。

桂香丸 治大人小儿过食瓜果，腹胀气急。

---

① 已：此上原衍“右”字，据《丹溪心法》卷三删。
② 蒲：原作“芙”，据《奇效良方》卷四十一改。
③ 掣：原作“制”，据《奇效良方》卷四十一改。
④ 屑：原作“背”，据《奇效良方》卷四十一改。
⑤ 忘：原作“望”，据《世医得效方》卷六改。

肉桂一两　麝香一钱，另研

上为末，米饭丸如绿豆大，大人每服十五丸，小儿七丸，白汤送下，不拘时服。

人参定喘汤　治蛊胀有喘。

人参一两　杏仁去皮尖，炒，一两　陈皮五钱　木香三钱　甘草五钱　粟壳去筋膜，一两，蜜炒

上为末，每服三钱，食远浓煎苏木汤调服，三服喘即止。

木香匀气散　治虚弱饮食膨胀。

木香一钱　香附子二钱　三棱煨　蓬术煨　枳壳去穰，炒　茴香炒　陈皮　砂仁炒，各二钱

上㕮咀，分二贴，每贴水二钟，姜三片，枣一枚，煎八分，食远温服。

遇仙如意丸　治证同前。

白茯苓去皮　陈皮　青皮各一钱　丁香　木香　人参　白术　白豆蔻　砂仁　官桂　三棱煨　广术①煨　石菖蒲炒　远志去心，各三钱　山药五钱　甘草半钱　香附五两　牵牛头末八两

上为末，醋糊丸如梧桐子大，每服五七十丸，临卧温白汤下。看老少虚实加减，忌一切生冷硬物。气蛊水蛊，每服三百丸，立消。若风病，加地骨皮一两。妇人月事不调，产后腹②中恶物，尽皆治之。利后服冰水一口，即止住利，后可服甘露散补之。

甘露散

滑石六两　甘草　泽泻各一两　人参　茯苓去皮　白术　猪苓各五钱

上为末，每服三钱，食远白汤调服。

一方，治腹胀。

萝卜子微炒　苏子　葛根　陈皮各等分　甘草减半

---

① 广术：广西莪术，亦名桂莪术。

② 腹：原作“胸”，据《奇效良方》卷四十一改。

上㕮咀，每贴七钱，水二钟煎八分，去柤①，空心服。食少②，加白术。

沉香散 治腹胀喘急，睡卧不安。

沉香 木香 枳壳炒，各三钱 萝卜子炒，六钱

上㕮咀，分二贴，每贴水二钟，姜三片，煎八分，食远温服。

撞关饮子 治关隔③不通，气不升降，胀满。

天台乌药 砂仁 三棱炮 丁香 白豆蔻 沉香 香附子炒 甘草炙，各等分

上㕮咀，作一贴，水二钟，姜三片，煎八分，食远温服。

小槟榔丸 治脾虚腹胀，不进饮食，快气宽中。

萝卜子炒 槟榔 牵牛末炒 木香各等分

上为末，水糊丸如梧桐子大，每服三④五十丸，食后姜汤送下。

四炒⑤枳壳丸 治气蛊服。

枳壳四两，去穰，咀，分四分，一分同苍术一两炒，一分同萝卜子一合炒，一分同干漆一两炒，一分同小茴香一两炒

上各炒，枳壳黄色为度，拣出，为细末，却将苍术等四味用水二碗煎至半碗，去柤，搅面糊和枳壳末，为丸如梧桐子大，每服三十丸，食远米饮送下。

气蛊，腹胀如鼓，俗呼梭子气，又谓之单腹胀，皆因脾虚所成。且胃为水谷之海，水谷入胃，脾主⑥运化，今脾虚不能运化，气块然⑦不动，致水浸渍于脾，则为之胀满，不有生意，肌肉消瘦，独肚肿胀，其硬如铁，将见脐下无纹，针所不入，药所不救，

① 柤：原作"祖"，据嘉靖本、《奇效良方》卷四十一改。
② 少：原作"可减"二字，据《万氏家藏育婴秘诀》卷四改。。
③ 隔：《奇效良方》卷四十一作"格"。
④ 三：原作"二"，据《古今医统大全》卷三十改。
⑤ 炒：原作"砂"，据目录改。
⑥ 主：原作"生"，据《古今医统大全》卷三十二改。
⑦ 块然：木然无知貌。

坐以待毙矣。宜：

中满分消丸 治中满，鼓气水热等胀。

黄芩炒，五钱 姜黄 白术 人参 甘草炙 猪苓各一钱 黄连剉，炒，五钱 白茯苓 砂仁 干生姜 枳实炒 半夏洗，各五钱 厚朴一两，制 知母炒，四钱 泽泻 陈皮各三钱

上为末，汤浸蒸饼丸如桐子大，每服一百丸，食远白汤下。

中满分消汤 治中满，寒胀寒疝，大小便不通，四肢厥冷，食入反出，心痞奔豚。

益智 半夏汤洗 茯苓 木香 升麻各二钱 川乌炮 泽泻 人参 青皮 当归酒浸 生姜 麻黄 柴胡 干姜炮 荜澄茄 黄连各二钱 黄芪 吴茱萸洗 草豆蔻煨 厚朴各五钱，制 黄柏二钱

上㕮咀，每贴一两，水二钟，姜三片，枣一枚，煎八分，食后温服，效。

陈橘皮丸 治虚劳坚癖，腹胀羸瘦，饮食久不消，面①色痿黄，四肢无力。

陈橘皮洗，去白，净炒 木香 槟榔 厚朴制 硫磺另研 大黄剉，炒

上各等②分，为末，炼密丸如梧桐子大，每服二三十丸，食后米饮送下，或酒亦可。

敷药 治腹紧硬如石，或阴囊肿大，先用甘草煎汤一钟，服之，后用此药敷。

大戟 芫花 甘遂 海藻各等分

上为末，醋糊和药，涂肿胀处。

灸 法

脾腧二穴，在弟③十一椎下，两傍相去各一寸半，随年壮灸。

---

① 面：原作“回”，据嘉靖本、《圣济总录》卷九十一改。

② 等：原作“分”，据文义改。

③ 弟：同“第”。《墨子·迎敌祠》：“置厨给事，弟之。”毕沅注：“言次第居之，古次第字只作‘弟’。”嘉靖本作“第”。

肝腧二穴，在九椎下两傍各一寸半，灸百壮。

分水一穴，在脐上一寸，治腹胀，绕脐结痛，灸百壮。

三焦腧二穴，在十三椎下两傍各寸半，治心腹满，腰背痛，饮食吐逆，小便不利，羸瘦少气。

易简诸方

《千金方》治心腹胀满，短气，以草豆蔻一两去皮，为末，以木爪、生姜煎汤，调下半钱，不拘时服。

《梅师方》治腹满，不能服药，煨生姜如指大一块，绵裹，乘热内下部中，冷即易之。

《卫生易简方》治肚腹胀满，用乌头一个，枣三枚，杏仁七粒去皮尖，俱生用，以木石臼中捣烂，丸如桐子大，壮大五十丸，小儿二三丸，陈皮汤下。

一方，治鼓胀，身干黑瘦，多渴烦闷，用马鞭草细剉，曝干，勿令见火，以酒或水同煎至味出，去滓，温服无时。以六月中旬雷鸣时采，有效。

一方，治鼓胀，心腹痞满，用大黄、桃仁、鸡屎干者等分，为末，每服一钱，水一盏，生姜三片，煎汤调下，食后临卧服。

一方，治鼓胀气满，用苦丁香为末，枣肉丸如桐子大，每服三十丸，空心枣汤下，三服必愈。

《便宜方》治鼓胀肿满，皂荚炙黄，剉三升，酒一斗渍，合器煮令①沸，每服三合，日三，频作与服。亦治水气。

一方，治心腹肿胀，萝卜子一大合，捣研，水半升顿服，少顷得利，或吐或汗，腹中自宽。

一方，治腹内气胀者，用槟榔为末，每服二钱，水煎，食前服。

① 令：原作“合”，据《山居便宜方》卷七改。

水肿门

《内经》曰：肾者至阴也，至阴者盛水也，肺者太阴也，少阴者冬脉也，故其本在肾，其末①在肺，皆积水也。曰：肾者胃之关也，关门不利，故聚水而从其类也，上下溢于皮肤，故为胕肿。胕肿者，聚水而生病也。故水病下为胕肿大腹，上为喘呼不得卧者，标本俱病。故肺为喘呼，肾为水肿，肺为逆不得卧。

又曰：下焦溢为水。王冰曰：下焦为分注之所，气窒不泻，则溢而为水。

又曰：肺移寒于肾，名曰涌水，如溢囊裹里浆②，或偏身肿满，按腹不坚，疾行则濯濯有声，或喘咳不定。

又曰：诸有水气者，微肿先于目下也。

又曰：不从毫毛，病生于内者。阴气内盛，阳气竭绝，不得入于腹中，故言五脏阳以竭也。津液者，水也，充郭皮中，阴畜于内，水气胀满，上攻于肺，肺气孤危，魄者肺神，肾为水害，子不救母，故云其魄独居也。夫阴精损削于内，阳气耗减于外，则三焦闭溢，水道不通，水满皮肤，身体否肿，故云形不可与衣相保也。凡此之类，皆四肢脉数急，而内鼓动于肺中也。肺动者，谓气急而咳也。如是者，皆水气格拒于腹膜之内，浮肿施张于身形之外。欲穷标本，其可得乎？平治权衡，谓察脉浮沉也，脉浮为在表，脉沉为在里，在里者泄之，在表者汗之，故云开鬼门，洁净府也。去宛陈莝，谓去积久之，水物犹如草莝③之不可久留于身中也。

《玉机微义》云：按经论水气证治，至为微密，故云开鬼门，

---

① 末：原作“本”，据《素问·水热穴论》改。

② 如溢囊裹里浆：《素问·气厥论》作“如囊裹浆”四字，在“濯濯有声”下。

③ 莝：《素问·汤液醪醴论》王冰注作“茎”。

洁净府。然鬼门者，犹幽玄之谓，有毛窍而不见其开阖。邪气感入，邪与正相搏，毛窍闭塞而寒热作，为病客于表，故宜发汗，遣邪气以开鬼门也，此亦发汗之别称，泄诸病在表之通例也。净府者，谓膀胱内无入孔而外有出窍，为清净津液之府，冯①肾气藏，气化水谷之精而渗入脬中，气约成溺出也。夫肾主下焦，司开阖，关窍二阴，肺脾之气通调水道，下输膀胱，气化水行而自清净，否则便涩，或浊或淋，为水气溢于腠理，为肤肿诸病，若宛屈陈莝壅滞于身中，当泄去是物而净洁，宜此二法，在表者汗之，在里者泄之，权衡于治也。虽然，经云水病本之于肺肾二经，而古今方论并不以治水独泻肾气为说者何？盖肾阴奉行降令，为生化之源而常不足，至阴精损削于内，生气不能运化，至为附肿，其气索②矣，况肺弱而母气孤危者乎？故东垣曰：若治以甘淡渗泄阳药，独阳无阴，其欲化得乎③？此深撷以上治例之妙也。如积饮留饮伤脾，若土之于雨中则为泥矣。或因七情所致，手足太阴俱病，身面浮肿似水气者，用燥脾导气之剂即愈。一则若泥土之得和风暖日，水湿去而阳④化，自然万物生长；一则肺气开泄，渗道通利，水气不濡于脾矣。此正⑤诸湿肿满，皆属脾土，诸气膹郁，皆属于肺，而与阴阳为病水气机之不同，故亦不待开鬼门，洁净府而已也。

《原病式》曰：或云水肿者，由脾虚而不能制其肾水，则水气妄行，而脾主四肢，故水气游走四肢，身面俱肿者，似是而实非也。夫治水肿腹胀，以辛苦寒药为君，而大利其大小便也。经曰中满者治之于内，然则岂为脾土之虚也？此说正与《素问》相反。经曰诸湿肿满，皆属脾土，又曰太阴所主胕肿，又曰湿胜则濡泄，

---

① 冯：通“凭”。《说文解字注·马部》：“冯，或叚为‘凭’字。”
② 索：消损。
③ 若治……得乎：语本金代元好问《伤寒会要序》。按李杲著《伤寒会要》，元好问为之作序，其书佚，元好问序见《中国医籍考》。
④ 阳：原作“肠”，据《玉机微义》卷二十二改。
⑤ 正：原作“证”，据《玉机微义》卷二十二改。

甚则水闭胕肿，皆所谓太阴脾土湿气之实甚也。又经曰诸腹胀大，皆属于热，又云诸胕肿疼酸，皆属于火，又曰热胜则胕肿，皆所谓心火实热，而安得言脾虚不能制肾水之实甚乎？故诸水肿者，湿热之相兼也。如六月湿热太甚而庶物①隆盛，水肿之象明可见矣。故古人制以辛苦寒药治之，盖以辛散结而苦燥湿，以寒除热而随其利，湿去结散，热退气和而已。所以妄谓脾虚不能制其肾水者，但谓数下致之，又多水液故也。岂知巴豆热毒耗损肾水阴气，则心火及脾土自甚，湿热相搏，则怫郁痞隔，小便不利而水肿也？更宜下之者，以其辛苦寒药能除湿热怫郁痞隔故也。若夫世传银粉之药，以治水肿而愈者，以其善开怫郁痞隔故也，慎不可过度而加害尔。况银粉亦能伤牙齿者，谓毒气感于肠胃，而精神气血水谷能胜其毒，故毒气循经上行，而至齿龈嫩薄之分则为害也。上下齿缝者，手足阳明之经也，凡用此药，先当固济尔。或云阴水遍身而又恶寒止是寒者，非也。

《针经》曰：水始起也，目窠上微肿，如新卧起之状。其颈脉动，时咳，阴股间寒，足胫肿，腹乃大，其水已成矣。以手按其腹，随手而起，如裹水之状，此其候也②。

肢胫者，人之管以趋翔也；茎垂者，身中之机，阴精之候，津液之道也。故饮食不节，喜怒不时，津液内溢，乃下留于睾，血道不通，日大不休，俯仰不便，趋翔不能，此病荣然有水，不上不下也③。

《内经》曰：经脉满则络脉溢，络脉溢则缪刺之，以调其④络脉，使形容如旧而不肿，故曰缪刺其处，以复其形也⑤。

《脉经》云：病有风水，有皮水，有正水，有石水，有黄

① 庶物：万物。庶，众多。
② 水始……候也：语出《灵枢·水胀》。
③ 肢胫……下也：语出《灵枢·刺节真邪》。
④ 其：原作“为”，据《素问·汤液醪醴论》王冰注改。
⑤ 经脉……形也：语见《素问·汤液醪醴论》王冰注。

汗①。寸口脉沉滑者，中有水气，面目肿大，有②热，或身体反重而酸，或恶风，一身悉肿，脉浮不渴，续自汗出，而无大热者，皆为风水。皮水，其脉亦浮，外证胕肿，按之没指，不恶风，其腹如鼓，不渴，当发其汗。皮水之为病，四肢肿，水气在皮肤中，四肢聂聂动者，防己茯苓汤主之。正水，其脉沉迟，外证自喘。石水，其脉自沉，外证腹满不喘。风水③，其脉自浮，外证骨节疼痛，恶风。心水者，其身重而少气，不得卧，烦而躁，其阴大肿。肝水者，其腹大，不能自转侧，胁下腹中痛，时时津液微生④，小便续通。肺水者，其身肿，小便难，时时鸭溏。脾水者，其腹大，四肢苦重，津液不生，但苦少气，小便难。肾水者，其腹大，脐肿腰痛，不得溺，阴下湿，如牛鼻上汗，其足逆冷，面反⑤瘦。里水者，一身面目黄肿，其脉沉，小便不利，故令病水也。

《脉经》云：水病，脉洪大者可治，微细者不可治。水病胀闭，其脉浮大软者生，沉细虚小者死。水病，腹大如鼓，脉⑥实者生，虚者死。

大凡水肿，先起于腹而后散四肢者可活，先起于四肢而后归于腹者不治。大便滑泄，与夫唇黑，缺盆平，脐突，足平，背平，或肉硬，或手掌平，又或男从脚下肿而上，女从身上肿而下，并皆不治⑦。

治　法

诸有水者，腹以下肿当利小便，腰以上肿当发汗，乃愈。

麻黄甘草汤　治腰以上肿者，宜汗之。

---

① 有黄汗：此三字原脱，据《脉经》卷八补。
② 有：原作“行”，据《脉经》卷八改。
③ 风水：此上原衍“黄汗”二字，据《脉经》卷八删。
④ 津液微生：原作“液液生”三字，据《脉经》卷八改。
⑤ 反：原作“又”，据《脉经》卷八改。
⑥ 脉：原脱，据《脉经》卷四补。
⑦ 大凡……不治：语本《丹溪心法》卷三。

麻黄去节根，一两　甘草炙，五钱

上㕮咀，分二贴，每贴水二盏先煮麻黄三沸，去沫，入甘草再煎至八分，去柤，食远热服取汗。有人患气喘，积久不瘥，遂成水肿，服之有效。

小续命汤方见中风门　治风肿，面皮粗，麻木①不仁，加麻黄；有热，去附子。法宜先服三和散方见气门一二服，后用此续命。

葶苈木香散　治湿热，水肿腹胀，小便赤涩，大便滑泄。

苦葶苈隔纸炒　赤茯苓去皮　猪苓去皮　白术各二钱半　木香半钱　泽泻　木通炒　甘草炙，各五钱　官桂二钱半　滑石三两，另研

上为末，每服三钱，白汤食前调服。此药下水湿，消肿胀，止泄，利小便。若小便不通利而反转泄者，此乃湿热痞闷极深而攻之不开，是反为注泄，此正气已衰而多难救也，慎不可攻之，宜姑与实脾散、白术木香散、橘皮汤三方皆在后。

治水肿喘急者，先当降气，宜**三和散**加紫苏梗、石菖蒲，煎服。

白术木香散　治喘嗽肿满。

白术　猪苓　甘草　泽泻　赤茯苓各一钱　木香　槟榔各六分　陈皮四钱　官桂四分　滑石六钱

上㕮咀，分二贴，每贴水二盏，姜三片，煎八分，去柤，食远服。

大橘皮汤　治湿热内甚，心腹胀满，小便不利，大便滑泄。

陈皮三钱　木香二分　滑石一两二钱　槟榔六分　茯苓　猪苓　泽泻　白术　官桂各一钱　甘草四分

上㕮咀，分二贴，每贴水二盏，姜三片，煎八分，去柤，食远温服。二便闭者，先服十枣汤见痰饮门。

三花神佑丸方见脚气门　治中满腹胀，一切水湿肿满。

---

① 木：原作“目”，据《丹溪心法》卷三改。

神助[1]散旧名葶苈散　治十种[2]水气，面目四肢遍[3]身俱肿。

十种水病根源证状[4]方法：

一青水，先从左边[5]肋肿，根在肝，大戟；

二赤水，从舌根一云脚根起，根在心，葶苈；

三黄水，腰腹起，根在脾，甘遂微炒；

四白水，脚肿起，根在肺，桑白皮；

五黑水，从外肾肿起，根在肾，连翘；

六玄水，面肿，根在外肾，芫花醋炒；

七风水，从四肢肿，根在骨，泽泻；

八石水，从肾肿起，根在膀胱，藁本；

九里[6]水，从小腹肿，根在小肠，巴豆去皮；

十气水，或盛或[7]衰，根在腹，赤小豆。

上十味，用所主之药一两，余皆半两，为细[8]末，炼蜜为丸如梧桐子大，每服十丸，茯苓煎汤送下，一日三服。忌盐百日，外忌鱼虾面食一切毒物，房事。病痊后更服调补药。

调补药方

肉桂　干姜炮　肉豆蔻　青皮　白术　川芎　槟榔　桔梗各等分

上为细末，每服三钱，食远白汤调服。

萝卜子饮　治水病浮肿。

牵牛炒，取末　苦葶苈炒，各四钱　甘草炙，半钱　半夏洗　川芎　槟榔　官桂　青皮　陈皮　青木香　白商陆各四分　萝卜子一钱　赤茯苓半钱

---

① 助：原作"效"，据目录及《奇效良方》卷四十改。
② 种：原作"肿"，据《奇效良方》卷四十改。
③ 遍：原作"过"，据《古今医统大全》卷三十一改。
④ 状：原作"壮"，据《奇效良方》卷四十改。
⑤ 边：原作"足"，据《奇效良方》卷四十改。
⑥ 里：原作"高"，据《中藏经》卷中改。
⑦ 或：原脱，据《奇效良方》卷四十补。
⑧ 细：原作"末"，据《奇效良方》卷四十改。

上㕮咀，分二贴，每贴水二盏，姜三片，煎八分，食远温服。

茯苓散 治证同前。

芫花醋炒 泽泻 郁李仁去皮 甜葶苈隔纸炒 防己各钱半 陈皮 瞿麦 槟榔 茯苓各五钱 藁本二钱半 滑石七钱半 大戟炒，七钱半

上为细末，每服一钱，煎桑白皮汤，空心调服，取下碧绿水，或如烂羊脂，即瘥。如未尽，隔日又服，肿消如故。忌同前。

疏凿饮子 治水气，通身浮肿，喘呼气急，烦燥多渴，二便不利。

泽泻 赤小豆炒 商陆 羌活 大腹皮 椒目 木通 秦艽 槟榔 茯苓皮各钱半

上㕮咀，分二贴，每贴水二盏，生姜三片，煎八分，食远服。

鸭头丸 治湿热，面目肢体悉肿，腹胀喘急，二便闭涩。

甜葶苈一两，微炒 猪苓 防己各一两

上为细末，取绿头鸭血丸如桐子大，每服七十丸，食前白汤下。

三仁丸 治水肿喘急，二便不通。

郁李仁去皮 杏仁去皮尖 薏苡仁各等分

上为末，米糊丸如梧桐子大，每服七十丸，空心米汤下。

海金沙散 治脾湿太过，通身肿满，喘不得卧，腹胀如鼓。

牵牛半生半熟，取末，一两 甘遂半两 海金沙二钱半

上为细末，每服二钱，倒流水煎汤，食前调服。

治男子妇人十种①水气取水法：

大鲫鱼一个，去肠肚 大戟 甘遂各二钱半 雄黄另研，半钱 木香 牵牛各半钱

上先以大戟同甘遂一半入鱼肚里，水湿纸裹，煨令焦，取出

① 种：原作“肿”，据《奇效良方》卷四十改。

焙干，同众药为末，每服三二钱，用土狗[1]七[2]个烂研，入药内，冷水调下。宜先服调气药一二服，次服五苓散、椒目各五钱，为末和匀，白汤食远调服，却服此药。

半边散

芫花醋浸，焙干　大戟　甘遂　大黄各二钱，土狗七枚，五月收会飞者

先用葱捣烂为饼，摊新瓦上，却将土狗安葱上焙干，去翅足嘴，每个剪作两片，分左右成对记[3]之，再焙干为末，欲退左边肿，即以左边七片为末，入前药调服，右边依前，四味末每二钱，入土狗末和匀，用淡竹叶、天门冬煎汤调，五更服，候左边退至第四日，再服右边药。如或未动，只以大黄三钱，水一盏煎至半盏，助之。如更不动，以茶清助之。

郁李仁散　治水肿，小便不利。

陈皮　郁李仁去皮　槟榔　茯苓　白术各一两　甘遂五钱

上为末，每服二钱，姜枣煎汤，空心调服。

赤茯苓丸　治脾湿[4]太过，四肢肿满，腹胀喘逆，气不宣通，小便赤涩。

苦葶苈四两　防己二两　赤茯苓一两　木香半两

上为细末，枣肉为丸如桐子大，每服三十丸，食远桑白皮煎汤送下。

乌鳢鱼汤　治水肿，四肢肿。

乌鳢鱼一枚　赤小豆　桑白皮　白术　陈皮各一两　葱白五根

上用水三碗同煮，先食鱼，后服汤。

---

① 土狗：即蝼蛄。

② 七：原字漫漶，据嘉靖本补。

③ 记：原作“起”，据《奇效良方》卷四十改。

④ 湿：原脱，据《卫生宝鉴》卷十四补。

歌曰：

一头黄颡八须鱼①，绿豆同煎一合余。

热作农②羹成顿服，自然水肿渐消除。

退腿肿集览丸

商陆　汉防己　猪苓　椒目　苦葶苈　滑石　海金沙各一两　黑牵牛取头末　大腹皮　赤茯苓　续随子去油，各一两　巴豆二十七粒，去油　黄连五钱

上为末，煨蒜捣为丸如桐子大，每服二十五丸，五更服，两日服一次，初服商陆汤，次服赤小豆汤，三服木瓜汤。

退肿羌活散

羌活　萝卜子微炒，各等分

上为细末，每服三钱，空心温酒调服。

雄黄神金散

从脚肿，根在心，葶苈用糯米同炒熟，去米；

从肚腹肿，根在腹，椒目；

从阴肿，根在肾③，泽泻；

从膝肿，根在肝，芫④花醋炒；

从面肿，根在肺，桑白皮炒；

从心肿，根在肋，雄黄；

从四肢肿，根在脾，甘遂；

从口肿，根在小肠，巴戟去心；

从腰肿，根在肾，大戟；

从四肢肿，根在胃，茯苓。

上十味为末，所主药加倍，余药各等分，每服一钱，空心井水调服，以利为度。食忌如前法。

---

① 黄颡八须鱼：即黄颡鱼，亦名“黄腊丁”，有须四对，因称“八须”，属鲶形目。

② 农：浓厚。《集韵·冬韵》：“农，厚也。”

③ 肾：《黄帝素问宣明论方》卷八作“胸”。

④ 芫：原作“苑”，据《黄帝素问宣明论方》卷八改。

涂脐膏 治肿满，小便少。

地龙 猪苓 针沙各等分

上为末，葱涎调，敷脐中寸高，以帛束之。

病水寒，不得宣行，成湿肿证，脉来沉迟，色多青白，不烦不渴，小便艰少而清，大便滑泄，宜实脾散。

实脾散

厚朴制 白术 木爪 木香 草果仁 大腹子 附子炮 白茯苓 干姜炮 甘草炙，各半钱

上㕮咀，分二贴，每贴水二盏，姜三片，枣一枚，煎八分，食远温服。

当归散 水肿之疾，多由肾水不能摄养心火，心①火不能温养脾土，故土不能制水，水饮盈溢，气脉闭塞，渗透经络，络发为浮肿之证，心腹坚胀，喘满不安。

当归酒洗 木香 赤茯苓 芍药 牡丹皮 桂心 槟榔 陈皮 木通 白术 木瓜各一钱二分 紫苏六②分

上㕮咀，分二贴，每贴水二盏煎八分，食远温服。

五皮散 治风湿客于脾经，气血凝滞，以致面目虚浮，四肢肿满，心腹膨胀，上气喘急。

姜皮 桑皮 大腹皮 茯苓皮 陈皮各等分

上㕮咀，每服七钱，水二盏煎八分，食远温服。一方用五加、地骨皮，无桑、陈。

导滞通经汤 治脾湿有余，气不宣通，面目四肢浮肿。

桑皮 白术 木香 茯苓 泽泻 陈皮各等分

上㕮咀，每服七钱，水二盏煎八分，去渣，食远温服。

香苏散 治水气虚肿，小便赤涩。

陈皮六钱 防已 木通炒 紫苏各三钱

上㕮咀，分二贴，每贴水二盏，姜三片，煎八分，食前服。

① 心：原脱，据《玉机微义》卷二十二补。

② 六：此上原衍“各”字，据文义删。

木香分气汤 治气留滞，四肢肿，腹急中满，胸膈胁肋膨胀，虚气上冲，小便臭浊。

木香 赤茯苓 猪苓 泽泻 槟榔 半夏洗 枳壳麸炒 紫苏子 灯心各等分

上㕮咀，每服七钱，水二盏，姜三片，煎八分，入麝香末少许，食远温服。

一切积聚，腹中有块，久久不治，变成肿胀，宜温白丸。

温白丸

川乌炮，去皮脐，二两半 皂角去皮子，炙 巴豆去皮心膜，去油，各半两，另研 厚朴去皮，姜制 吴茱萸汤洗，炒 紫菀去叶、土 茯苓去皮 人参去芦 桔梗 菖蒲 柴胡去芦 干姜炮 肉桂去皮 蜀椒去目①及闭口，炒出汗 黄连去须，各五钱

上为末，入巴豆令匀，炼蜜丸如梧桐子大，每服五七丸，食远姜汤下。治气肿②水肿，腹中有块，用木香、木瓜、商陆、槟榔③磨汤下；血肿，其人有赤黑紫文，用红花、苏木、桃仁、赤小豆煎汤下。

沉香海金砂丸 治一切积聚脾湿，肿胀肚大，青筋羸瘦。

沉香三钱 海金砂钱半 轻粉一钱 牵牛末一两

上为末，研独蒜为丸如桐子大，每服三十五丸，食远灯心、木通煎汤下。

内挟七情，停滞涎饮，腹满胁胀，名曰气分，宜分心气饮、木香流气饮。二④方见气门。

白术泽泻散 治痰病化为水气，传变水鼓，不能食。

白术 泽泻 芍药 陈皮去白 茯苓去皮 木香 槟榔各等分

上㕮咀，每服七钱，水二盏，姜三片，煎八分，食远服。痞，

---

① 目：原作“白”，据文义改。

② 肿：原脱，据《古今医统大全》卷三十补。

③ 榔：原脱，据《古今医统大全》卷三十补。

④ 二：原作“一”，据文义改。

加枳壳；肿甚，加牵牛末。

无碍丸 治脾病横流，四肢肿满。

大腹皮一两 木香五钱 莪术煨 三棱煨 槟榔 郁李仁去皮，各一两

上为末，炒麦蘖打糊，为丸如桐子大，每服五十丸，食远姜汤下。

肺病喘嗽，面目浮肿。

杏①苏饮 治上气喘嗽，面目浮肿。

紫菀 紫苏子炒，各一钱二分 大腹皮 乌梅肉 杏仁去皮尖 五味子 陈皮 桔梗 桑白皮炙 麻黄 阿胶炒 甘草炙，各一钱

上㕮咀，分二贴，每贴水二盏，姜三片，煎八分，食远温服。

葶苈丸 治肺气咳喘，面目浮肿，喘促不安，小便赤涩。

防己一两 木通 甜葶苈隔②纸炒，各一两 杏仁去皮尖，麸炒黄 贝母煨，各一两

上为末，枣肉捣膏，为丸如桐子大，每服五十丸，食远桑白皮煎汤下。

酒肿及脾虚脚气肿痛。

一方，治酒肿及脾虚发肿。

萝卜十枚 皂角五片

上二味，用水同煮干，去皂角，将萝卜捣烂，入蒸饼和，丸如鸡头实大，萝卜子煎汤，如意送下。

一方，治脚手皆③肿，不能行。

川乌 赤芍药 苍术酒浸 土朱④各等分

上为末，面糊丸如桐子大，每服三十丸，食远木瓜酒送下。

结阳证，主四肢疮，胫肿，四肢者诸阳之本，阳脉不行，故

---

① 杏：原作“香”，据目录改。

② 隔：原脱，据《奇效良方》卷四十补。

③ 皆：原作“背”，据《世医得效方》卷六改。

④ 土朱：即代赭石。

留结也。

犀角汤 治结阳，四肢肿满，热菀不散，或毒攻注。

犀角 玄参 连翘 柴胡各半钱 升麻 木通各九分 沉香 射干 甘草炒，各七分 芒消三钱 麦门冬去心，三钱

上㕮咀，分二贴，每贴水二盏，煎八分，食前温服。

赤小豆汤 治年少血热，遂生疮疥，变为肿满。

赤小豆炒 当归酒浸 商陆 泽泻 连翘 赤芍药 防己 猪苓 桑白皮炙，各半钱

上㕮咀，分二贴，每贴水二盏，姜三片，煎八分，食远服。热甚，加犀角。

取水万灵丹

大戟 芫花 甘遂各一两，并生用 槟榔 木香各五钱

上为细末，入白面八钱，用好酒和成饼子，锅内焙干，再捣为细末，井花水为丸，每服四十丸，三更时令患者漱口，用淡姜汤下，待取出水了，淡粥补之。次日服匀气散方在前胀①满门，煎②成，调平胃散服，断，又服木香流气饮。三日后有水未尽，再如前法服，取尽为好。忌盐、面、酒、酱、醋、生冷、动气物及怒气，可食淡猪肉软饭。足平，背平，脐突，四肢不肿，上是腹肿，皆不可治。

一方，治水肿气蛊。

木香 槟榔 陈皮 青皮 大戟 甘遂 肉豆蔻各二钱半 牵牛末一两半

上为末，水丸或商陆汁丸如绿豆大，每服五十丸，空心白汤送下。

千金塌气散 治男子妇人诸般肿胀。

大黄 牵牛炒 葶苈炒 蝉壳炒 人参各等分

上为细末，每服二钱，食前用生姜、桑白皮煎汤调服。

---

① 胀：原作“服”，据嘉靖本改。

② 煎：原作“前”，据嘉靖本改。

金砂流湿散① 治证同前。

甘遂 黑白牵牛 大茴香 小茴香 甜葶苈炒 苦葶苈焙，各三钱 胡椒少许 吴茱萸少许

上为细末，每服二钱，用赤小豆煎汤调下，不拘时。忌油腻湿面盐鱼盐之物。

愈蛊散

歌曰：

瞿麦葛根甘遂五，牵牛芫滑能治蛊。

葶苈胡椒各三钱，好酒调下如手取。

上为末，每服一钱，加至二钱，空心好酒调服。

沉香广圣散 治十种②蛊气。

木通 大戟 商陆各五钱 芫花醋浸一宿，炒，五钱 甘遂二钱，面裹煨

上为末，每服二钱，空心蜜水调服。

舟车丸

大黄 甘遂 大戟 芫花 青皮 陈皮各二两 牵牛头末四两 木香半两

上为细末，新水为丸如桐子大，每服五十丸，食远温白汤下。

灸法

分水一穴，在脐上一寸，灸七壮，疗腹肿，不能食。若是水病，灸大良。

神阙一穴，当脐中，灸三壮，主水肿鼓胀，肠鸣如流水声。

石门一穴，在脐下二寸，灸七壮，主水胀，水气行皮中，小便黄，气满。

三里二穴，在膝下三寸胻外廉两筋间，灸七壮，主水，腹胀皮肿。

---

① 金砂流湿散：方中无海金沙或以“海”“金”为略称之品，疑有误。
② 种：原作“肿”，据《古今医统大全》卷三十二改。

水沟一[1]名人中，在鼻柱下，灸三壮，主水肿，人中满。

水肿惟得针水沟，若针余穴，水尽即死，此《明堂铜人》[2]所戒也。庸医多为人针分水，杀人多矣。若其它穴，亦有针得瘥者，特幸焉耳[3]，不可为法也[4]。

易简诸方

《兵部手集》治水病初得危急，冬瓜不限多少，白水煮熟，任意食之，神效无比。

一方，治水病初得危急，乌牛尿，不拘时，日服一盏，频用效。

《肘后方》：卒肿满，身面皆肿，用皂角刺炒令黄，剉三升，用酒十碗煎至四碗，每服一盏，日进二服，频服效。

一方，治卒肿满，身面皆洪大，甘遂一分，为末，猪肾一枚，分为七脔，入[5]甘遂于内，以火炙令熟，作一服食之，觉腹胁鸣、大小便利为验。

一方，治卒肿满，身面皆洪大，菟丝子一升，酒五碗渍二三宿，去滓，每服一盏，温服，日进二服。

《千金髓方》[6] 治水病肚胀，四肢肿，用黄瓜一个，破作两片，不出子，以醋煮一半，水煮一半，俱烂，空心顿服之。一名胡瓜。

一方，**法制枣子**：用大枣一斗放锅内，入水渰枣四指，用大戟连根苗放在上煮熟，去大戟，时时吃枣，尽了即愈。

---

① 一：原脱，据《针灸资生经》卷一补。

② 明堂铜人：指《铜人腧穴针灸图经》，宋代王惟一撰。也简作“《铜人》”。

③ 耳：原作“再”，据《针灸资生经》卷四改。

④ 水肿……法也：语见《针灸资生经》卷四。

⑤ 入：原作“渗”，据《证类本草》卷十改。

⑥ 千金髓方：医书名，唐代孙思邈撰，原书佚，部分佚文见《证类本草》等。

一方，治男子妇人积年脚气肿痛，及肚腹蛊肿，商陆不拘多少，切碎，无灰酒煮熟，连柤饮吃。如蛊肿，同米煮粥服，痛止肿消。必忌盐。

一方，**杏仁粥**：杏仁去皮尖，研，以粳米煮粥，食之。

《外台秘要方》治一切水肿，用红花二两杵烂，入水半盏，取汁服之，不过三服便痊。

一方，治水肿，用苦葫芦子炒，为末，每服二钱，陈皮、木通煎汤调下。

一方，**醋附丸**：治酒肿及脾虚发肿，用醋煮香附子，焙，为末，醋糊为丸如桐子大，每服四十丸，白汤吞下。

一方，治脚气水肿，头面浮肿，心腹满，小便不利，以马齿苋一握，和少粳米，酱汁煮食之。

《圣惠方》治十种①水病，肿满喘促，不得卧，以蝼蛄五枚晒干，为末，食前白汤调②半钱匕，或至一钱，小便通利，效。

一方，治水气，遍身浮肿，气促，坐卧不得，用牵牛二两微炒，捣为末，用乌牛尿三盏浸一宿，平旦入葱白一握，煎十余沸，去柤③，空心分为三服，水从小便中利下。

《梅师方》治水肿，坐卧不得，头面身体悉肿，取蒴藋根，刮去皮，捣汁一合，空心热服，当微吐利，愈。

一方，治水肿，坐卧不得，头面身体悉肿，取东引花桑枝，烧灰一斤，淋汁，煮赤小豆一升，空心食令饱，饥即食尽，不得食饮。

一方，治水肿，不能服药，商陆二两剉，羊肉六两，以水五碗煮取二碗，极烂，去商陆，留肉，用葱、豉作臛④，如常食之。商陆白者妙。

---

① 种：原作“肿”，据《证类本草》卷二十二改。
② 调：当作“调服”二字。
③ 柤：原作“相”，据文义改。《证类本草》卷十一作“渣”。
④ 臛（huò 霍）：肉羹。

一方，治水肿，用续随子一两，去壳，研，以纸裹，以物压①出油，研为末，分作七服，男子温酒下，妇人荆芥汤下，三服，得利即止，忌盐百日，瘥。

《崔氏方》② 治水气，用葶苈三两，以物盛，甑上蒸令熟，即捣万杵成膏，丸如桐子大，每服二十丸，渐至三十丸，食远姜汤下，微利即愈。不可多服，令人饮食不美。若气喘，亦服之，若气下即止。此方治水气无比。

《经验方》治水疾，樟柳根去粗皮，薄切曝干，为末，用黄颡鱼三头，大蒜三瓣，绿豆一合，以水一大碗同煮，豆烂为度，将豆任意先吃了，却以汁调药末一钱匕，其水化为清气消散。

---

① 以物压：此三字原脱，据《证类本草》卷十一补。

② 崔氏方：医书名，唐代崔知悌著，原书佚，部分佚文见《证类本草》等。

阴肿门

治法

夫阴肿者，皆由膀胱蕴热，风湿相乘，或湿热水肿流注，或疝气攻作，或暴风客热，及小儿啼叫，怒气结聚，或虫蚁吹毒所至，详其所因，施以方治。

三白散 治膀胱蕴热，风湿相乘，阴囊肿胀，大小便不利。

白牵牛二两 桑白皮炒 白术 木通 陈皮各五钱

上为细末，每服二钱，空心姜汤调下。小儿服半钱。

地龙膏 治大人小儿外肾肿硬，或疝气，风热暴肿及阴疮。

生干地龙

上为末，先以葱椒汤无风处洗，用津调，敷外肾。或用热鸡子清调敷，或加牡蛎。

桃仁丸 治小儿啼叫，怒气闭击①于下，结聚阴肿不散。

桃仁去皮尖，炒，三钱 官桂 牵牛炒，为末 白蒺藜炒，去刺 牡丹皮 大黄各三钱

上为末，炼蜜丸如绿豆大，每服五七丸，不拘时，用青皮、木通、葱白、盐少许同煎汤送下。或煎木②香流气饮，研青木③香丸灌下。二方见气门。

牡蛎散 治小儿阴肿大，茎物通明，牡蛎粉研细，先以津调涂肿处，次以粉擦之，桃仁研膏，唾调敷。

蝉蜕散 治脬囊肿，小儿坐地，为风或蚁吹着。

蝉蜕五钱

上用水一碗煎汤，洗，再温再洗，仍与五苓散加灯心煎服。

---

① 击：原作“敷”，据《世医得效方》卷十二改。
② 木：原作“水”，据《古今医统大全》卷三十一改。
③ 木：原作“水”，据《世医得效方》卷十二改。

灸 法

昆仑二穴①，在外踝后跟骨上陷中，灸三壮，治阴肿。

《明》下②云：内昆仑在内踝③后五分筋骨间，疗小儿阴肿，灸三壮。

若久病而阴肿，病已不可救，宜速灸水分穴④，盖水分能分水谷，水谷不分，故阴肿。取穴法见水肿门。

易简诸方

遇仙方：治小儿外肾焮赤肿痛，日夜叫⑤，不日退皮如⑥鸡卵壳⑦，愈而复作，用老杉木烧灰，入腻粉，脂麻油调敷。

一方，用葱园内蚯蚓粪，甘草煎汁调涂。生薄荷汁敷亦好。

一方，用荆芥穗一两，朴硝二两，萝卜子一两半，葱白同煎汤，淋洗肿处。

《集验方》治男子⑧阴肿大如升，核痛，人所不能治者，捣马鞭草，绞汁涂之。

一方，疗阴肿，铁精粉傅患处。

一方，治阴肾肿痛，用莴苣子一合，为末，水一盏煎五分，去柤，温服不拘时，三服大验。

一方，治外肾肿胀，用小茴香炒、全蝎炒、穿山甲炙、木香各等分，末，每服二钱，空心酒调下，痛止立效。

---

① 穴：原作“完”，据《针灸资生经》卷一改。

② 《明》下：《黄帝明堂灸经》卷下。《明》，指《黄帝明堂灸经》，宋人摘编《太平圣惠方》卷一百中《明堂灸经》《小儿明堂灸经》文字而成。

③ 踝：原作“踝”，据嘉靖本、《黄帝明堂灸经》卷下改。

④ 穴：原作“完”，据《针灸资生经》卷三改。

⑤ 叫：《世医得效方》卷十二作“啼叫”二字。

⑥ 如：原脱，据《世医得效方》卷十二补。

⑦ 壳：原作“谷”，据《世医得效方》卷十二改。

⑧ 子：此下原衍“妇人”二字，据《证类本草》卷十一、《世医得效方》卷九删。

一方，治阴肿痛，用荏叶①杵为泥，傅之，肿即消，大效。

《子母秘录》治妇人阴肿坚痛，枳实半斤，碎，炒令熟，故帛裹熨，冷即易之。

一方，治阴肿，桃仁研膏，傅之。

一方，治外肾肿及阴疮，用地龙粪研，生薄荷汁调傅。

《梅师方》治卒外肾偏肿疼痛，大黄末，和醋涂之，干即易之。

一方，治卒阴肾痛，烧牛屎末，和酒傅之，干即易。

《集疗》：男子阴肿如斗大，核痛，人所不能治者，芜菁根捣，傅之。

---

① 荏叶：白苏的叶。

面部门

《难经》曰：人面独能耐寒者何也？然。人头者，诸阳之会也，诸阴脉皆至颈胸中而还，独诸阳脉皆上至头，故令面耐寒也。

一云：手足六阳之经虽皆上至头，而足阳明胃之经起鼻交頞中，入齿中，侠口环唇，循颊车上耳前，过客主人穴。其或胃中风热，或风热乘之，令人面肿，或面鼻色紫，风刺瘾疹，或面热面寒，随其经证而治。

治 法

头项偏肿，连一目，状①若半壶，其脉洪大。戴人出视《内经》，面肿者风，此风乘阳明经也，阳明②气血俱多，风肿宜汗。乃与通圣散，入生姜、葱、豉同煎，服之微汗，以草茎刺鼻中出血，其肿立消③。学者不可不知。

防风通圣散方见中风门　宜去硝、黄，加生姜、葱白、豆豉，煎服取汗。

胃风汤　治虚风证，能食麻木，牙关急搐，目瞤动，胃中有风热，故面独肿。

白芷二钱四分　升麻二钱七分　葛根　苍术米泔浸，各八分半　甘草炙，一分半　柴胡　藁本各四分　羌活　黄柏　草豆蔻各四分半　蔓荆子一分半　当归一钱半　白姜三分　麻黄去节，七分半

上㕮咀，分二贴，每贴水二盏，枣二枚，煎八分，食后服。

升麻黄连汤　治面热。

升麻　葛根各一钱半　甘草炙，半钱　白芷一钱　黄连酒浸，六分　白芍药七分半　生犀屑四分半　荆芥穗三分　川芎四分半　黄芩酒浸，

---

① 状：原脱，据《儒门事亲》卷六补。

② 阳明：此二字原脱，据《儒门事亲》卷六补。

③ 头项……立消：语见《儒门事亲》卷六，为张从正所治医案一则。

六分　薄荷叶三分

上㕮咀，作一贴，水二盏煎八分，食后服。

升麻附子汤　治面寒。

升麻　葛根各一钱四分　白芷　黄芪　附子炮，各①九分半　甘草炙，四分　人参七分②　益智四分　草豆蔻七分

上㕮咀，作一贴，水二盏，葱白五茎，煎八分，食后服。

铅红③散　治风热上攻阳明经，面鼻紫色，风刺瘾疹。

硫黄　枯矾各五钱

上为末，入丹染与面色同，用津调，涂敷，更服防风通圣散。

硫黄膏　治面部生疮，或鼻赤，面风刺粉刺。

生硫黄　白芷　栝楼根各半钱　腻粉半钱　芫青七个，去翅足　全蝎一个　蝉蜕五个，洗

上为末，用脂麻油、黄蜡约为合面油多少，熬溶离火，入前药末在内，每临卧时洗面令净，以少许涂面用之，近眼处勿涂，数日间疮肿处自平，赤鼻亦消，风刺一夕见效。一方加雄黄、蛇床子各少许。

治头面生疮。

栀子　黄芩　川芎　芍药各二钱　白芷　荆芥　桔梗　生地黄　升麻　枳壳麸炒，各一钱　甘草半钱　大黄一钱

上㕮咀，每贴一两，水二盏煎八分，食后温服。

治面部热毒恶疮。

胡粉炒　黄柏炙　黄连各等分

上为末，面油调敷，猪脂亦可。

白附丹　治男子妇人面生黑班点。

白附子　白及　白蔹　白茯苓去皮　密陀僧研　白石脂研　定粉研

上各等分，为末，人乳汁丸如圆眼④大，阴干，用时先用洗面

---

① 各：原脱，据文义补。

② 七分：此上原衍“各”字，据文义删。

③ 红：原作“经”，据目录改。

④ 圆眼：龙眼。

药洗净，次用温浆水磨化，敷之。若为末，便用乳汁调敷亦可。

一方，治证同前。

白附子　密陀僧　茯苓　白芷　胡粉各等分

上为末，先用萝卜煎汤，洗面净，后用羊乳汁调，至夜敷患处，次早洗去，效。

玉容散　治面生黑鼾雀班。

甘松　三柰　茅香各五钱　白芷　白及　白蔹　白僵蚕　白附子　天花粉各一两　零陵香　防风　藁本各三钱　绿豆粉一两　肥皂二定

上为细末，每早洗面用之。

易简诸方

《肘后方》治面及鼻病酒皶，以马蔺子杵烂，水调敷之。

一方，治面目身得赤班，或痒，或瘭子肿起，不即治之，日甚煞①人，羖羊角烧为灰，研令极细，以鸡子清和涂之，甚妙。

一方，治面多皯黵，如雀卵②色，以羖羊胆一枚，酒三盏同煮三沸，以涂拭之，日三度，瘥。

一方，治面多鼾点，或似雀卵色者，苦酒渍白术，用汁常以拭面，即渐除之。

《葛氏方》治年少气盛，面生皰疮，常用麋脂涂患处，可即消。

一方，治黑鼾，令人面色好，用白僵蚕③并黑牵牛、细辛等分，为末，水丸如大豆大，临洗面时温水化开，洗面上，效。

《集验方》治颈项及面上白驳④，浸淫渐长，有似癣，但无疮，可治，用鳗鲡鱼脂傅之，先拭剥上，刮使燥痛，后以鱼脂傅之，

---

① 煞：同“杀”。《广韵·黠韵》：“煞，同‘杀’。”原作“然”，据《证类本草》卷十七改。

② 卵：原作“卯”，原书“卵”多有讹作“卯”者，今据《证类本草》改，后见径改，不出校。

③ 蚕：原作“吞”，据《证类本草》卷二十一改。

④ 驳（bó 驳）：通“驳”，色不纯。《说文叚借义证·马部》：“驳、驳声同，形尤近，故‘驳’可为‘驳’之叚借。”

一度便愈，甚者不过三度。

《圣惠方》治面皯皰及产妇黑皰，如雀卵色，用白茯苓末，蜜和傅之。

一方，治黑痣生于面上，用藜芦灰五两，水一大碗淋灰汁，于铜器中盛，以重汤煮令如黑膏，以针微拨破痣处，点之良，不过三遍，神验。

一方，治皯䵳，用密陀僧二两细研，以人乳汁调，涂面，每夜用之，效。或同煎二三沸，涂之，令面光泽。

一方，去黑子大妙，夜以暖浆洗面，以布揩黑子令赤痛，水研白檀香，取浓汁以涂之，旦又复以浆水洗面，仍以鹰粪粉黑子上点，洗去之，妙。

《梅师方》治人面目卒得赤黑丹，如疥状，不急治，遍身即死，烧鹿角末，猪膏和涂之。

一方，治人头面患疬疡，用雄黄、硫黄、矾石为末，猪脂和涂之。

一方，芜菁子二两，杏仁一两，并捣破，栝楼一个，剉，猪胰五具，用淳酒四盏浸之，至夜温热，傅患处，其皮肤光白。赤，可加土瓜根一两，大枣七枚，自渐白悦。

崔元亮《海上方》**灭瘢膏**：以黄矾石烧令汁出、胡粉炒令黄各八分，惟须细研，以腊月猪脂和，更研如泥。先取生布拭患处令痛，则用药涂五度，后取鹰粪白、燕窝中草烧作灰各等分，人乳调涂之，其瘢自灭，肉平如故。

《孙真人食忌》：炊汤经宿洗面，令人无颜色。炊汤洗浴，令人成癣。未经宿者洗面亦然。

一方，疗人皯，令人面皮薄如舜华①方②，用鹿角尖，取实白处于平石上以水磨之，稍浓，取一大合，干姜一两，捣，蜜绢筛，

① 舜华：木槿花，典出《诗经·郑风·有女同车》。
② 方：原作“子”，据《外台秘要》卷三十二改。

和鹿角汁，搅使调匀，每夜先以暖浆水洗面①，后敷药，二三七日颜色惊人。涂药不见风日，慎之。

一方，面上暴生皯，用生杏仁捣烂，以鸡子白调如煎饼面，至夜洗面涂之，旦以水洗之，数十次愈。

《子母秘录》治面上皯黑子，李核仁去皮，细研，以鸡子白和如稀②饧，涂③，至夜每以淡浆水洗之，后涂胡粉，不过五六日有效。慎风。

一方，《衍义》曰：石灰，水调一盏如稠粥，拣④好糯米粒全者，半置灰中，半灰外，经宿灰中米色变如水精，若人手面上有黑黶子及纹刺，先微微以针头拨动，置少许如水精者于其上，经半日许，黶汁自出，剔去药不用，且不得著水，三二日愈。

一方，治指爪破面，用生姜自然汁调轻粉，傅破处，无痕瑕。

一方，治粉刺，以白矾末少许酒调，涂之。

一方，治颈油污衣领者，每晨浴梳毕，将鸡子用清手擦于颈上并发际，虽新衣亦不污也。

《肘后方》治面上粉刺，捣菟丝子，绞取汁涂之，瘥。

一方，疗面上皻皰⑤皯黯方，木兰皮一斤细切，以三年酢浆渍之百日，出于日中晒，捣末，浆水服方寸匕，日三。

《千金方》治血皯面皱，取芜菁子烂研，入常用面脂中，良。

《圣惠方》治鼻面酒皻皰，用鸬鹚粪一合研，以腊月猪脂和，每夜傅之。

孟诜云：取冬瓜子三五升，退去皮，捣为丸，空腹服三十丸，令人白净如玉。

---

① 面：原脱，据《外台秘要》卷三十二补。
② 稀：原作“䅣”，据《证类本草》卷二十三改。
③ 涂：原在下句“至夜”下，据《证类本草》卷二十三移此。
④ 拣：原作“陈”，据《证类本草》卷五改。
⑤ 皰：原作“皻”，据《外台秘要》卷三十二改。

眼目门

《内经》曰：诸脉者皆属于目，目得血而能视。

《针经》曰：五脏六腑精气，皆上注于目而为之精。精之窠为眼，骨之精为瞳子①，筋之精为②黑眼，血之精为络，其窠气之精为白眼，肌肉之精则为约束，裹撷③筋骨血气之精，而与脉并为系，上属于脑，后出于项中。故邪中于项，因逢其身之虚，其入深，则随眼系入于脑，入于脑④则脑转，脑转则引目系急，目系急则⑤目眩以转矣。邪中其精，其精所中，不相比也，则精散，精散则视岐，故见两⑥物。目者，五脏六腑之精，荣卫魂魄之所常营也。神气之所主⑦也，故神劳则魂魄散，志意乱。是故瞳子黑眼法于阴，白眼赤脉法⑧于阳，故阴阳合传而为精明也。目者，心之使也，心者，神之合也，故神精乱而不转，卒然见非常之处，精神魂魄散不⑨相得，故曰惑也。

东垣曰：夫⑩十二经脉，三百六十五络，其血气皆上走于面而走空窍，其清阳气上散于目而为精，其气走于耳为听。因心烦事冗，饮食失节，劳役过度，致脾胃虚弱，心火大盛，则百脉沸腾，血脉逆行，邪害空窍，天明⑪则日月不明矣。夫五脏六腑之精气皆禀受于脾，上贯于目。脾者，诸阴之首也；目者，血脉之宗也。

---

① 瞳子：此二字原脱，据《灵枢·大惑论》补。
② 筋之精为：此四字原脱，据《灵枢·大惑论》补。
③ 撷：原作“颉”，据《灵枢·大惑论》改。
④ 入于脑：此三字原脱，据《灵枢·大惑论》补。
⑤ 目系急则：此四字原脱，据《灵枢·大惑论》补。
⑥ 两：原脱，据《灵枢·大惑论》补。
⑦ 主：《灵枢·大惑论》作“生”。
⑧ 法：原作“发”，据《灵枢·大惑论》补。
⑨ 不：原脱，据《灵枢·大惑论》补。
⑩ 夫：原作“大”，据《兰室秘藏》卷二改。
⑪ 明：当作“冒”，蒙蔽之义。

故脾虚则五脏之精气皆失所司，不能归明于目矣。心者，君火也，主人之神，宜静而安。相火化行其令，相火者包络也，主百脉皆荣于目。既劳役①运动，势乃妄行，又因邪气所并而损血脉，故诸病生焉。凡医者不理脾胃及养血安神，治标不治本，是不明正理也。

《龙木论》② 云：人有双眸③，如天之有两曜④，乃一身之至宝，聚五脏之精华，其五轮者应五行，八廓者象八卦。凡所患者，或因生食五辛，多啖炙煿⑤，热飡面食，饮酒不已，房室无节，极目远视，数看日月，频视星火，夜读细书，月下观书，抄写多年，雕镂细作，博弈不休，久处烟火，泣泪过多，刺头出血，多若此者，俱丧明之本。复有驰骋田猎，冲冒尘沙，日夜不息者，亦伤目之媒。又于少壮之时不自保惜，逮至四十，以渐昏蒙。故善卫养者，才至中年，无事常须瞑目，勿使他视，非有要事，勿宜辄开，则虽老而视不衰。大抵荣卫顺则斯疾无由而生，荣卫衰则致病多矣，且伤风冷则泪出，虚烦则昏蒙，劳力则眦赤，白肿则脾家受毒，生⑥疮则风热侵肺，黄乃酒伤于脾，血灌瞳仁及赤色，俱是心家有热。羞明，见红花为肝冷，黑花则肾虚，青花胆有寒，五色花为肾虚兼热，不可一概为治。若虚不补而实不泻，亦难收救⑦。然上虚乃肝虚，下虚乃肾虚，肝虚则头晕耳聋目眩，肾虚则虚壅生花，耳作蝉鸣，大宜补肝益肾。其有热泪交流，两脸⑧赤痛，乃肝之极热，迎风有泪，为肾虚客热，凉肝泻肾，必得其宜。至于五脏，各以类推，虚则生寒，实则生热，补泻之用，须在参

---

① 役：原作“没”，据《兰室秘藏》卷二改。

② 龙木论：即《眼科龙木论》，隋唐间人托名天竺僧人龙木而作，原书佚，部分佚文见《医心方》《医方类聚》及《秘传眼科龙木论》。

③ 眸：原作“眫”，据嘉靖本、《世医得效方》卷十六改。

④ 两曜：指日月。

⑤ 煿（bó 博）：烘烤。

⑥ 生：原作“主”，据《世医得效方》卷十六改。

⑦ 救：《世医得效方》卷十六作“效”。

⑧ 脸：眼睑。

详，毫厘之差，千里之谬。余则无非有所触动，或大病之后，所患不一。至如暴赤一证，多因泛①热冲上，或眠食失时，饱食近火得之，加以劳后失于调摄，过食毒物，变成恶证。医者不原本始，但知暴赤属阳，或以散血之剂，或以凉心之药，纵使退散，遂致脾经受寒，饮食不进，头目虚浮，五脏既虚，因成内障。亦有见其不进饮食，俾更服热药，遂致三焦暴燥，热气上攻，昏涩眵泪。或犯盛怒，辛苦重劳，遂生弩肉②，心气不宁，风热交并，变为攀睛，证状③不一，是为外障。又若读书博弈等过度而致疾者，名曰肝劳，不可但投以治肝之剂，及作他证治之，卒于莫效，惟须闭目珍护，不极远视，庶乎可④瘳。若夫患风疹者，必多眼暗，先攻其风，则暗自去。妇人胎前产后，用药亦须避忌。小儿所患，切宜善治，惟略加淋洗，披镰针灸，端不可施，犹须戒其用手频揉⑤，或因兹睛破，至于莫救。以上诸证，专是科者宜留意焉。

治法

圣人虽言目得血而能视，然血亦有太过不及也，太过则目壅塞而发痛，不及则目耗竭而失明，故年少之人多太过，年老之人多不及。但年少之人则无不及，年老之人其间犹有太过者，不可不察也。夫目之内眦，太阳经之所起，血多气少；目之锐眦，少阳经也，血少气多；目之上纲，太阳经也，亦血多气少；目之下纲，阳明经也，血气俱多。然阳明经起于目两旁交頞之中，与太阳、少阳俱会于目，惟足厥阴经连于目系而已。故血太过者，太阳、阳明之实也；血不及者，厥阴之虚也。故出血者，宜太阳、阳明，盖此二经血多故也。少阳一经，不宜出血，血少故也。刺太阳、阳明出血，则目愈明；刺少阳出血，则目愈昏。要知无使

---

① 泛：《世医得效方》卷十六作“浮”。

② 弩肉：胬肉。

③ 状：原作“伏”，据《世医得效方》卷十六改。

④ 可：原脱，据《世医得效方》卷十六补。

⑤ 揉：原作“搡”，据嘉靖本、《世医得效方》卷十六改。

太过不及，以血养目而已。凡血之为物，太多则溢，太少则枯，人热则血行疾而多，寒则血行迟而少，此常理也。目者，肝之外候也。肝主目，在五行属木，虽木之为物，太茂则蔽蜜①，太衰则枯瘁矣。夫目之五轮，乃五脏六腑之精华，宗脉之所聚，其白人②属肺金，肉轮属脾土，赤脉属心火，黑水神光属肾水，兼属肝木，此世俗皆知之矣。及有目疾，则不知病之理，岂知目不因火则不病？何以言之？白轮变赤，火乘肺也；肉轮赤肿，火乘脾也；黑水神光被翳，火乘肝与肾也；赤脉贯目，火自甚也。能治火者，一句可了③。故《内经》曰热胜则肿，凡目暴赤肿起，羞明隐涩，泪出不止，暴寒目瞒④，皆大热之所为也。治火之法，在药则咸寒吐之下之，在针则神廷、上星、囟会、前顶、百会，血之翳者可使立退，痛者可使立已，昧者可使立明，肿者可使立消。惟小儿不可刺囟会，为肉分浅薄，恐伤其骨。然小儿水在上，火在下，故目明；老人火在上，水不足，故目昏。《内经》曰：血实者宜决之。又经曰：虚者补之，实者泻之。如雀目不能夜视及内障，暴怒大忧之所致也，皆肝主目，血少禁出血，止宜补肝养肾。至于暴赤肿痛，皆宜以铫针刺前五穴出血而已，次调盐油，以涂发根，甚者虽至于再至于三可也，量其病势，以平为期。

瞳子散大者，由食辛热之物太甚故也。所谓辛主散，热则助火，上乘于脑中，其精故散，精散则视物亦散大也。夫精明者，所以视万物者也，今视物不真，则精衰矣。盖火之与气，势不两立，故经曰壮火食气，壮火散气。手少阴、足厥阴所主风热，连目系，邪入中人，各从其类，故循此道而来攻，头目肿闷而瞳子散大，皆血虚阴弱故也。当除风热，凉血益血，以收耗散之气，则愈矣。

---

① 蜜：《儒门事亲》卷一作“密”。

② 白人：白睛。人，同“仁”。《说文解字注·人部》：“果人之字，自宋元以前，本草方书，诗歌纪载，无不作‘人’字，至明成化重刊《本草》，乃尽改为‘仁’字。”

③ 了：原脱，据嘉靖本、《儒门事亲》卷一补。

④ 瞒：眼睑低垂。

夫眼生倒睫①拳毛者，两目紧急，皮缩之所致也。盖内复热，致阴气外行，当去其内热并火邪，眼皮缓则眼毛立出，翳膜亦退。用手法攀出内睑向外，速以三棱针出血，以左手爪甲②迎其针锋，立愈。目眶岁久赤烂，俗呼为赤瞎是也，当以三棱针刺目眶外，以泻湿热而愈。

能远视不能近视者，阳气不足，阴气有余也，乃气虚而血盛也。血盛者阴火有余，气虚者气弱也，此老人桑榆之象也。能近视不能远视者，阳气有余，阴气不足也，乃血虚气盛，血虚气盛者皆火有余，元气不足。火者，元气、谷气、真气之贼也。元气来也，徐而和，细细如线；邪气来也，紧而强，如巨川之水不可遏。

世传眼眦初生小皰，视其背上即有细红点如疮，以针刺破眼时即瘥，故名偷针，实解太阳经之结热也，人每试之有验。

五　轮　之　图

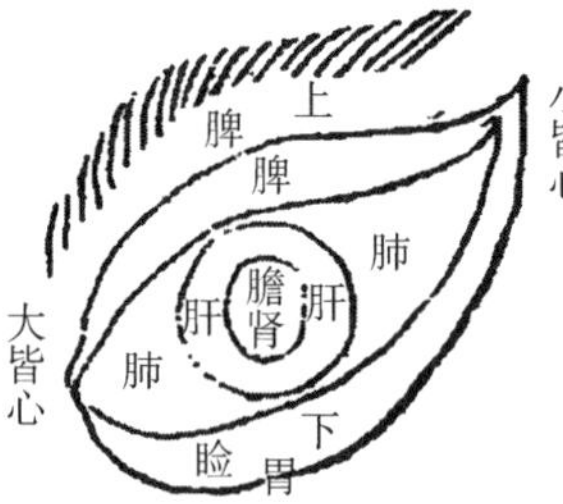

五轮之图

白属肺，气之精，气轮。

黑属肝，筋之精，风轮。

上下睑属脾胃，肉之精，肉轮。

大小眦属心，血之精，血轮。

瞳仁属肾，骨之精，水轮。

风轮病，因喜怒不常，作劳用心，昼凝视远物，夜勤读细书，

---

① 睫：原作“捷”，据《玉机微义》卷二十九改。

② 甲：原作“中”，据《玉机微义》卷二十九改。

眼力既劳，风轮内损，其候眦头尤涩，睛内偏疼，视物不明，胞弦①紧急，宜去风药。

血轮病，因忧愁思虑，悲喜烦劳，内动于心，外攻于目，其候赤筋缠眦，白障侵睛，胞肿②难开，昏暮多涩，日久不治，失明愈深，宜洗心凉血药。

肉轮病，因多飡热物，好吃五辛，远道奔驰，驻睛骤骑，食饱耽眠，积风痰壅，其候胞弦③赤肿，暴赤昏蒙，眼泪常盈，倒睫④涩痛，瘀血侵睛，宜疏肝⑤醒脾药。

气轮病，因凌寒冒暑，爱饮寒浆，肌体虚疏，寒邪入内，或痛或昏，传在白睛，筋多肿赤，视日如隔雾，观物似生烟，日久不治，变成白膜，黑暗难开。

水轮病，因劳役不止，嗜欲无厌，大惊伤神，大怒伤志，加之多食酒面，好啖咸辛，因动肾经，通于黑水，冷泪镇⑥流于脸上，飞蝇相趁于眼前，积聚风虚，或涩或痒，结成翳障，多暗多昏，宜补肾药。

八廓之图

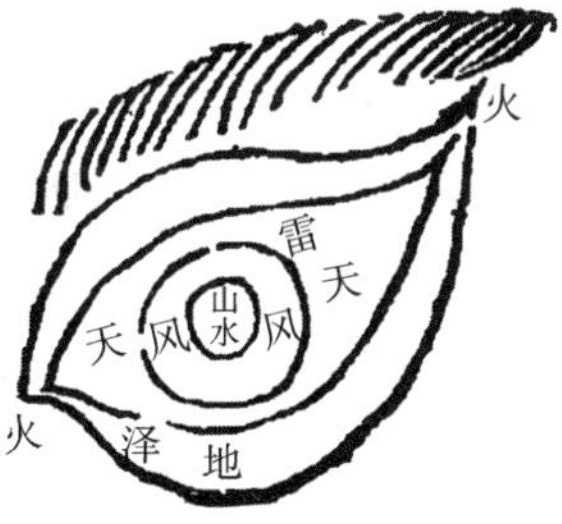

八廓之图

---

① 弦：原作“肱”，据《古今医统大全》卷六十一改。
② 肿：原作“疃”，据《古今医统大全》卷六十一改。
③ 弦：原作“肱”，据《古今医统大全》卷六十一改。
④ 睫：原作“捷”，据《古今医统大全》卷六十一改。
⑤ 肝：原脱，据《古今医统大全》卷六十一补。
⑥ 镇：经常。

天廓，传道，肺、大肠。

地廓，水谷，脾、胃。

火廓，抱阳，心、命门。

水廓，会阴，肾。

风廓，养化，肝。

雷廓，关泉，小肠。

山廓，清净，胆。

泽廓，津液，膀胱。

天廓病，因云中射雁，月下看书，多食腥膻，侵冒寒暑，致天廓有病内动，视物生烟，眦疼难开，不能辨认。

地廓病，因湿渍头上，冷灌睛眸①，致令有病，眼弦②紧急，瘀血生疮。

火廓病，因，心神恐怖，赤脉侵眦，血灌瞳仁，热泪如倾，其证脸头红肿③，睛内偏疼，热泪难开。

水廓病，因大劳，弩力④争闹⑤，击棒开弓，骤骑强力，致令生病，常多暗昏，睛弦⑥泪多。

风廓病，因枕边窗穴有风，不能遮闭，坐卧当之，脑中邪风，攻于风廓，以致黑睛多痒，两脸常烂，或昏多泪。

雷廓病，因失枕睡卧，酒后行房，血脉溢满，精宣⑦闭滞，风虚内聚上攻，故令眦头赤肿，脸内生疮，倒睫拳毛，遮睛弩肉。

山廓病，因撞刺磕损，致令肉生两脸，翳闭双睛，若不早治，永沉昏暗，瘀血侵睛。

---

① 眸：原作“脾”，据嘉靖本、《世医得效方》卷十六改。
② 弦：原作“胘”，据《古今医统大全》卷六十一改。
③ 肿：原作“肺”，据《世医得效方》卷十六改。
④ 弩力：《世医得效方》卷十六作“努力”。
⑤ 闹：《世医得效方》卷十六作“斗”
⑥ 弦：原作“胘”，据文义改。
⑦ 宣：疑为“室”。

泽廓病，因春不宣解，冬聚阳毒，多吃脂肥①，过餐热物，致令脑脂凝聚，血泪攻潮，有如雾笼，复见飞蜂缭绕，黑花常满，难于瞻视。

附：养生方导引法

一法，踞，伸右脚，两手抱左膝头，伸腰，以鼻内气，自极七息，展左足著外②，除难屈伸拜起，去胫中痛痹，风目耳聋。

一法，踞，伸左脚，两手抱右膝，伸腰，以鼻内气，自极七息，展左足著外，除难屈伸拜起，去胫中疼，一本云除风目暗耳聋。

一法，以鼻内气，左手持鼻，除目暗泣出。鼻内气，口闭，自极七息，除两胁下积血气。

一法，端坐伸腰，徐以鼻内气，以右手持鼻，闭目吐气③，除目暗，泪苦出，鼻中息肉，耳聋，亦能④除伤寒头痛洗洗，皆当以汗出为度。

一法，蹲踞，以两手举足五趾，低⑤头自极，则五脏气遍至⑥，治耳不闻人语声，目不明，久为之则令发白复黑。

一法，仰⑦两足指，五息止，引腰背痹偏枯，令人耳闻声，久行眼耳诸根⑧无有罣碍⑨。

一法，伸左胫，屈右膝，内压之，五息止，引肺，去风虚病，令人目明，依经为之，引肺中气，去风虚病，令人目明，夜中见

---

① 肥：原作“胞”，据《世医得效方》卷十六改。

② 展左足著外：此五字原脱，据《诸病源候论》卷二十八补。

③ 闭目吐气：此四字原在“泪苦出”下，据《诸病源候论》卷二十八移此。

④ 能：原作“然”，据《诸病源候论》卷二十八改。

⑤ 低：原脱，据《诸病源候论》卷二十八补。

⑥ 至：原作“主”，据《诸病源候论》卷二十八改。

⑦ 仰：原脱，据《诸病源候论》卷二十八补。

⑧ 诸根：即五根，佛教对眼、耳、鼻、舌、身之称，以其能感触外界并引起内心的“五识”。

⑨ 罣（guà 卦）碍：佛教指因凡心而成障，不能觉悟。

色，与昼无异。

一法，鸡鸣以两手相摩令热，以熨目三行，以指抑目左右，有神光，令目明，不病痛。

一法，东向坐，不息再通，以两手中指口唾之二七，相摩拭目，令人目明。以甘泉漱之，洗目，去其翳垢，令目清明。上以内气洗身中，令内睛洁，此以外洗，去其尘障。

一法，卧，引为三，以手爪①项边脉五通，令人目明。卧正偃，头下却亢引三通，以两手指爪项边大脉，为五通，除目暗患，久行令人眼夜能见色，为久不已，通见十方，无有剂限②。

一法，鸡鸣欲起，先屈左手啖盐指③，以指相摩，咒曰：西王母女，名曰益愈，赐我目，受之于口，即精摩形。常鸡鸣二七著唾，除目茫芒，致④其精光，彻视万里，遍见四方。咽二七，唾之，以热指摩目二七，令人目不瞑。

治眼暴赤肿，宜**散热饮子**。

防风　羌活　黄芩　黄连各等分

上吹咀，每服七钱，水二盏煎七分，食后温服。如大便秘，加大黄；如痛甚者，加当归、生地黄；如烦不得眠，加山栀。热痛赤肿，小柴胡汤加大黄、生黑豆、当归。不泻，更加朴硝。

治目赤暴发作云翳，疼不可忍，宜**四物龙胆汤**。

川芎　当归　芍药　地黄各二钱半　羌活　防风各一钱半　草龙胆　防己各一钱

上吹咀，分二贴，水二盏煎七分，食后温服。

治风毒上攻暴作，目肿痛难开，隐涩眵泪，宜**洗肝散**。

薄荷　当归　羌活　甘草　大黄　防风　栀子　川芎各等分

上为末，每服三钱，白汤调服。剉煎亦可。

---

① 爪：抓。

② 剂限：限止。剂，割。

③ 啖盐指：食指。

④ 致：原脱，据《诸病源候论》卷二十八补。

治风壅痰滞，心经积热，眼涩睛痛，或肿或赤，迎风多泪，怕日羞明，并治，宜**七宝洗心散**。

白术一两半　麻黄和节　当归　荆芥穗　芍药　甘草炙　大黄面裹煨①，去面，切焙，各八两

上为细末，每服三钱，水一盏，生姜、薄荷各少许，同煎，食后温服。

治目赤肿痛，麻豆②伤寒后，或食热毒物，肿痛如桃李，宜**菊花散**。

黄芩　大黄　菊花　甘草　防风　当归各等分

上㕮咀，分二贴，每贴水二盏煎七分，食后温服。

治风热毒气上攻，眼目肿痛，或卒生翳膜，赤脉胬③肉，痒涩，羞目多泪，或始则昏花，渐成内瘴，及但是暴风客热，宜**决明子散**。

黄芩　甘菊　木贼　决明子　石膏　赤芍　川芎　羌活　甘草　蔓荆子　石决明各等分

上㕮咀，每服七钱，水二盏，姜三片，煎七分，食后温服。

圣效散　治诸般风热痒毒，生翳膜血筋，一切外障，并治。

黄芩　细辛　甘草　熟地黄　大黄　栀子　赤芍药　当归尾　牛蒡④子　桑白皮各一钱二分，如有翳膜，桑白皮可用一钱八分　甘菊三钱

上㕮咀，分二贴，每贴水二盏煎八分，食后温服，早一服，午后一服，二柤煎，临卧一服。忌一切热毒并房室。每日白煮猪肉、莱菔、枣、柿，吃三五日，服后药：

石决明一两　白蒺藜炒，去刺　荆芥穗各二两　薄荷一两　人参一两

上为末，每服三钱，食后沙糖调，冷水点服。

---

① 煨：原作“㟪”，据嘉靖本改。
② 麻豆：麻疹与痘疹。
③ 胬：原作“努”，据文义改。
④ 蒡：原作“劳”，据嘉靖本、《世医得效方》卷十六改。

桑白皮散 治肺气壅塞，热毒上攻眼目，白睛肿胀，日夜疼痛，心胸烦闷。

玄参 桑皮 枳壳 升麻 杏仁炒，去皮尖 旋覆花 防风 赤芍药 黄芩 甘草 甘菊 甜葶苈各等分

上㕮咀，每服七钱，水二盏，姜三片，煎八分，食后温服。

密蒙花散 治风气攻注，两眼昏暗，眵泪羞明，脸生风粟，隐涩难开，或痒或痛①，渐生翳膜，视物不明，及久患偏头痛，牵两眼渐小，并暴赤肿痛。

密蒙花净 石决明用盐同东流水煮一伏时，研 木贼 羌活 菊花 杜蒺藜炒，去刺，各等分

上为细末，每服二钱，食后腊茶清调服，日二服。

羚羊角散 治大人小儿一切风热毒上攻，眼暴赤肿，生疮疼，隐②涩羞明。

羚羊角镑③ 黄芩 升麻 甘草炙 车前子各五两 山栀子 草龙胆各二两半 决明子十两

上为末，每服二钱，食后白汤调服，日三服，小儿服半钱。

拨云散 治男妇风毒攻眼，昏暗，翳膜遮障，怕日羞明，多生热泪，隐涩难开，眶痒赤痛，眦烂，瘀肉侵睛，一切风毒。

羌活 防风 柴胡 甘草炙，各等分

上㕮咀，每贴七钱，水二盏煎八分，食后温服。或加薄荷，或加甘菊花，皆可。一方加生地黄、芍药。

洁古云：**柴胡散**治肝风实热，头疼眩，眼赤心烦。

柴胡去芦 地骨皮去木 玄参 羚羊角镑 甘菊花去梗 赤芍药 黄芩各一两 甘草炙，半两

上㕮咀，每服四钱，水二盏，姜三片，煎八分，温服，不

---

① 或痛：原作“病”一字，据《和剂局方》卷七改。

② 隐：原作“瘾”，原书“隐”多有讹作“瘾”者，今据《和剂局方》改，后见径改，不出校。

③ 镑：原作“傍”，据嘉靖本、《和剂局方》卷七改。

拘时。

蝉花散 治肝经蕴热，风毒之气内搏，上攻眼目，翳膜遮睛，赤肿疼痛，昏暗，视物不明，隐涩难开，多生眵泪①，内外障眼。

蝉蜕洗净，去土 谷精草洗，去土 白蒺藜炒 菊花去梗 防风不见火 草决明炒 密蒙花②去枝 羌活 黄芩去土 蔓荆子去白皮 山栀子去皮 甘草炒 川芎不见火 木贼草净洗 荆芥穗③各等分

上为末，每服二钱，用茶清调服，或用荆芥汤入茶少许调服亦得，食后及临卧时服。

菊花散 理肝气风毒，眼目赤肿，昏暗羞明，隐涩难开，攀睛瘀肉，或痒或痛，渐生翳膜，及治暴赤肿痛，悉皆治之。

白蒺藜炒，去刺 羌活去芦，不见火 木贼去节 蝉退去头足翅，各三两 菊花去梗，六两

上为细末，每服二钱，食后、临卧茶清调下。常服明利头目，洗肝去风。忌发风淹④藏炙煿等物。

流气饮 治肝经不足，内受风热上攻，眼目昏暗，视物不明，常见黑花，当风多泪，怕日羞明，堆⑤眵赤肿，隐涩难开，或生翳障，倒睫⑥拳毛，眼弦⑦赤烂，及妇人血风眼，及时行暴赤肿眼，眼胞紫黑，应作眼病，并宜服之。

大黄炮 川芎 菊花去梗 牛蒡子炒 细辛去苗 防风去苗 山栀去皮 白蒺藜炒，去刺 黄芩去芦 甘草炙 玄参去芦 蔓荆子去白 荆芥去梗 木贼去根节，各一两 苍术泔浸一⑧宿，炒，二两 草决明一两半

---

① 泪：原作“睙”，据《和剂局方》卷七改。

② 密蒙：此二字原倒，据《和剂局方》卷七乙正。

③ 穗：原作“僡”，据《和剂局方》卷七改。

④ 淹：同“醃”。《齐民要术·杨梅》：“藏杨梅法，择佳完者一石，以盐一斗淹之。”嘉靖本、《和剂局方》卷七并作“腌”。

⑤ 堆：原作“推”，据《和剂局方》卷七改。

⑥ 睫：原作“睷”，据嘉靖本、《和剂局方》卷七改。

⑦ 弦：原作“眩”，据文义改。

⑧ 一：原脱，据嘉靖本、《和剂局方》卷七补。

上捣罗为末，每服二钱半，临卧用冷酒调下。如牙儿①有患，只令乳母服之。

蝉花无比散 治大人小儿远年近日一切风眼气眼攻注，眼目昏暗，脸生风粟，或痛或痒，渐生翳膜，侵睛②遮障，视物不明，及久患偏正头风，牵搐两眼，渐渐细小，连眶赤烂，及小儿疮疹入眼，白膜遮睛，赤涩隐痛，并皆治之，常服祛风退翳明目。

蛇蜕微炙，一两 蝉退去头足翅，二两 羌活 当归 石决明用盐同东流水煮一伏时，漉出，捣研如粉 川芎各三两 防风去叉枝 茯苓去皮 甘草炙，各四两 芍药赤者，三两 蒺藜炒，去刺，半斤 苍术泔浸，炒，三两

上为末，每三钱，食后米泔调服，茶清亦得。忌食发风毒等物。

草龙胆散 治上焦受于风热，气毒攻冲，眼目暴赤，碜涩羞明，肿痛多眵③，迎风有泪④，翳膜攀睛，胬肉隐痛，并治之。

川芎不见火 香附炒，去毛，各四两 龙胆草洗，去芦 甘草炙 草决明子微炒 木贼洗净⑤，去节 菊花去梗，各二两

上为细末，每服二钱，用麦⑥门冬熟水入砂糖少许同调，食后服，或米泔调服亦得，食后或临睡服之。

泻肝散 治乌风证，眼痒痛，渐昏暗，如物遮，无翳障，或时⑦生花，此乃肝有实热，服此殊效。

郁李仁 荆芥穗三钱 甘草炙，一钱 大黄六钱

上㕮咀，分二贴，每贴水二盏煎八分，食半饥时温服。

车前散 治肝经积热上攻，眼目逆顺生翳，血灌瞳人，羞明

---

① 牙儿：幼儿。牙，幼小。
② 睛：原作“暗”，据《和剂局方》卷七改。
③ 眵：原作“𪾢”，字书未见，据《和剂局方》卷七改。
④ 泪：原作“努”，据《和剂局方》卷七改。
⑤ 洗净：原作“先争”，据嘉靖本、《和剂局方》卷七改。
⑥ 麦：原作“麦”，字书未见，据嘉靖本《和剂局方》卷七改。
⑦ 或时：此二字原脱，据《世医得效方》卷十六补。

多①泪。

密蒙花　羌活　粉草　草决明　车前子　菊花　黄芩　草龙胆　白蒺藜炒，去刺，各等分

上为细末，每服三钱，食后米汤调服。

大决明散　治眼先患赤痛肿，怕日，泪涩难开，忽生翳膜，初一目不见，致两目齐患，因作劳用力，肝脏积热。

石决明一两，煅炒　草决明炒　羌活　栀子　木贼各五钱　大黄　荆芥各二钱半　青葙子炒　芍药各五钱

上为细末，每服二钱，食后麦门冬去心煎汤调服。

拈痛散　治两额角痛，目睛痛，时见黑花，及目赤肿痛，欲作内障，得之于饥饱劳役。

柴胡一钱八分　甘草炙，九分　栝楼根二钱四分　当归四钱八分　生地黄一钱三分　黄芩四钱八分，半剉，炒赤色，半酒浸，日干

上㕮咀，分二贴，每服水二盏，姜三片，枣一枚，煎八分，食后温服。小便不利，加泽泻、茯苓各六钱。

神芎散

搐鼻方

通天散

青火金针

赤火金针并见头痛门

治赤眼头风，与赤火金针大同小异。

乳香　没药　川芎　石膏　雄黄各二钱　盆硝五钱

上为细末，搐鼻，专治赤眼冷泪，头风耳聋，鼻塞牙痛。

宣毒散　治目赤肿痛，毒气侵睛胀痛。

盆硝　雄黄　乳香　没药各等分

上为细末，搐鼻。

一方

薄荷二钱　青黛　石膏各一钱　芒硝　川芎各半钱　细辛二钱

---

①　多：原作“灸”，据《仁斋直指方论》卷二十改。

蔓荆子三分

上为细末，搐鼻。一法草茎刺鼻出血，更捷。

青金散 治目暴赤肿痛。

芒硝一两 螺青① 没药 乳香各一钱

上为细末，搐鼻。

一方，治眼肿痛十②分大者，用生姜连皮捣取自然汁，调飞过白矾，贴胞上，勿令药入眼内。

洗药太清散 治暴风客热，目赤睛疼，隐涩难开。

铜青半两，另研 姜粉二钱半

上二件和匀，每用些少，沸汤泡，帛育挹洗③。造姜粉法：腊月生姜切，捣烂，新布捩汁，澄脚取粉，阴干。

圆灵丹 中年患眼翳，多用凉药，非惟不痊，抑且有妨脾胃，此方治攀睛翳膜，痒涩羞明，赤筋碧晕，迎风多泪，一切肝肾虚邪眼目等疾。

苍术三两，米泔④浸一宿，去皮，日干，炒黄色，用二两净 川椒去目并闭口者，微炒，称四钱 川芎一两 薄荷叶一两 甘草炙，五钱

上为细末，炼蜜丸，每两作十丸，每服一丸，食后、临卧细嚼，茶清下。如怕日羞明，防己汤化下。

秦皮散 治大人小儿风毒，赤眼肿痛，痒涩眵泪，昏暗羞明。

秦皮 滑石 黄连各等分

上为细末，每用半钱，沸汤泡，去柤，乘热洗。

汤泡散 治肝经客热，风壅上攻，眼目赤涩，睛疼脸烂，怕日羞明，夜卧多泪，时行暴赤，两太阳穴疼，头旋昏眩，视物不明，渐生翳膜，并治。

赤芍药 当归 黄连各等分

---

① 螺青：青黛。《儒门事亲》卷十二作“青黛”。

② 十：原脱，据《世医得效方》卷十六补。

③ 帛育挹洗：《重订严氏济生方·眼门》作“放温，频洗之”五字。

④ 泔：原作“甘”，据嘉靖本改。

上为㕮咀，每服二钱，用极滚汤泡，乘热洗，冷即再温洗，一日六七次，有效。或加荆芥。凡眼目之病，血凝气滞使然，故以行血药合黄连治之，血得热即散，必热洗之有效。一方加防风、杏仁，尤妙，煎洗亦可。一方加滑石、细辛、古文钱，煎洗。

截恶眼方

明矾如豆大一粒　山栀子一个，去壳

二味咬碎，用绢帛包①定，井花水小半盏浸之，候水浸透色黄，洗眼三二十次，一宿，次早立效。

一方

黄连　绿矾　杏仁　甘草　铜绿

上等分，为粗末，水煎，澄清洗之。

黄连散　治风热眼沿赤烂。

乳香另研，一钱半　黄连半两　荆芥穗百茎②　灯心百茎

上㕮咀，每服二钱，水二盏煎，滤去柤，热洗。

炉甘石散　治一切目疾。

炉甘石一两六钱　黄连八钱

上剉，同银石器内煮一伏时，去黄连，入脑子③半钱，同细研，每用半字④，泡汤洗。

聚宝散　治风热毒眼，伤寒外热，毒气上攻，并皆治之。

当归　大黄　甘菊花　甘草　龙胆草　赤芍药　黄连　荆芥　牛蒡子　薄荷各等分

上为细末，每服二钱，食后橡子煎汤调服。

三花五子丸　治五脏风热，风毒上攻，肝虚头痛，或痒或痛，时见飞蝇，或生翳障，并宜服之。

密蒙花　旋覆花　甘菊花　石决明　决明子　枸杞子　牛蒡

---

①　包：此下原衍“节”，据《瑞竹堂经验方》卷三删。

②　百茎：原作“六百”，据《卫生易简方》卷七改。

③　脑子：樟脑。

④　字：唐高祖武德四年废五铢钱，铸“开元通宝”，后世以抄取药末，填去一字之量为“一字”。

子　地肤子　菟丝子酒浸蒸过　甘草各等分

上为细末，炼蜜为丸如梧桐子大，每服三十丸，食后用麦门冬煎汤送下。

岩电丸　治男妇肝①肾久虚，风热瘀肝，五般毒热，并宜服之。

川芎　防风　甘松　细辛　杏仁去皮尖　香附子　菊花　苍术泔浸　枸杞子　荆芥　蝉退　赤芍药各等分

上为细末，炼蜜为丸如梧桐子大，每服三十丸，食后盐汤送下，茶清亦可。

本事方羊肝丸　治肝经蕴热，毒气上攻，眼目赤肿，多泪昏暗。

菟丝子　车前子　麦门冬　桂心　决明子　茯苓　五味子　枸杞子　茺蔚子　苦葶苈　蕤仁　地肤子　泽泻　防风　黄芩　杏仁炒　细辛　青葙子各一两　熟地黄一两半　白羯羊②肝只用子肝，一片，切薄，新瓦炒干

上为细末，炼蜜为丸如梧桐子大，每服三十四丸，温水下，日三次。

锦鸠丸　治肝经不足，风邪内乘上攻，眼暗泪出，怕日羞明，隐涩痒痛，瞻视茫茫，多见黑花，或生翳膜，并治之。

防风去芦　甘菊花拣净，各五两　草决明子二两　牡蛎煅，取粉　黄连去须③　杜蒺藜炒，去刺　肉桂去皮，各五两　蕤仁　羌活去芦　瞿麦各三两　蔓青子④二升，淘洗，绢袋盛，饭上蒸一伏时，取出晒干　白茯苓去皮，四两　细辛去苗，五两　羯羊肝一具，批⑤，炙令焦　班鸠一只，去皮毛肠嘴爪，用文武火连骨炙干

上为末，炼蜜和杵五百下，丸如桐子大，每服十五丸至二十

---

① 肝：原作“肘”，据《明目至宝》卷二改。

② 羯羊：公羊，也指骟过的羊。

③ 须：原作“发”，据《和剂局方》卷七改。

④ 蔓青子：蔓荆子。《和剂局方》卷七作“蔓荆子”。

⑤ 批：《和剂局方》卷七作“薄批”二字。

丸，空心温酒或白汤送下，日午、临卧，日三服。如久患外障①眼，服诸药未效者，渐加服五十丸，必效；暴赤眼疼痛，食后荆芥煎汤下二十丸。

拨云退翳丸 消翳膜。

甘菊花 川椒去目 木贼焙 蒺藜子炒 密蒙花 蛇退 蝉退 川芎 蔓荆子 荆芥穗 石燕 黄连 薄荷 瓜蒌根 枳实 羌活 当归 甘草 地骨皮各等分

上为细末，炼蜜为丸如弹子大，每服一丸，食后口内噙化。

针　法

神庭，禁针，止可以针出血，穴在鼻直上入发际五分。

上星，入发际一寸。

囟会，在上星后一寸，宜用细三棱针，针之即泄诸阳热气，无令上冲头目②。

百会，在前顶后一寸半，顶中央，刺二分。

攒竹，在两眉头少陷宛中，宜以细三棱针刺之，宣泄热气，三度刺，目③大明。

丝竹空，在眉后陷中，针三分，宜泻不宜补，禁灸。

眼痒证

驱风一字散 治眼痒极甚，连眦头皆痒。

川乌五钱，炮 羌活 防风 川芎 荆芥各二钱半

上为细末，每服二钱，食后茶清或薄荷汤调服。

驱风散 治风毒烂沿，眼或痛痒。

蔓荆子去膜 五倍子去皮，各等分

---

① 障：原作“瘴”，据《和剂局方》卷七改。

② 无令上冲头目：原作“无力中显目”五字，据《圣济总录》卷一百九十二改。

③ 目：原作“日”，据嘉靖本、《针灸资生经》卷一改。

上为末，每服二钱，水煎，去柤，乘热洗，冷再温，频洗效。

治眼痒，因布拭破眼沿烂不干。

白矾一两，煅　铜青三钱

上同研匀，如色白，再加铜青，每用半钱，沸汤泡，澄清汁，蘸洗其眼，必涩，不可试干，仍闭目坐，待涩止自然眼开。如药冷，再温洗。

歌曰：

烂沿有药煎为奇，研细汤澄柤去之。

熬作稀膏入轻粉，盐汤洗了点之宜。

治眼久病昏涩，因发而久不愈，宜**地黄汤**。

防风　羌活　黄芩　黄连　熟地黄　当归　人参　茯苓各等分

上㕮咀，每服七钱，水二盏煎八分，食后温服。

当归汤　补益肾水瞳子。

当归身二钱　黄连酒浸①　黄芩各一钱半　生地黄三钱，酒洗　甘草炙，一钱　白芍药二钱　柴胡四钱

上㕮咀，分二贴，每贴水二盏煎八分，食前温服。

通血圆　治血贯瞳人，其痛如锥刺，皆无翳膜，睹物不明，宜引血归肝。

生地黄　赤芍药各五钱　川芎一两　甘草五钱　防风　荆芥　当归尾各一两

上为细末，炼蜜为丸如弹子大，每服一丸，食后细嚼，用荆芥汤或薄荷汤或茶清任下。

血既散而归肝，又恐眼目生花，须服：

八味还睛散　治肝肺相传，停留风热，翳膜遮睛，涩痛眵泪。

白蒺藜炒，去刺　防风　甘草炙　木贼　山栀子去壳，炒，各五钱　草决明一两，炒　青葙子二钱半，微炒　蝉蜕二钱半，沂②

---

① 浸：原作“侵”，据嘉靖本改。

② 沂：水名，于文义未协。《古今医统大全》卷六十一作“去土”二字。

上为细末，每服三钱，食后麦门冬去心煎汤调服。

还睛[1]圆 治男子女人风毒上攻，眼目赤肿，怕日羞明，多饶眵泪[2]，隐涩难开，眼痒赤痛，脸眦红烂，瘀肉侵睛，或患暴赤眼睛，疼不可忍者，并服立效，又治偏正头痛，一切头风，头目眩运，皆治之。

白术生用　菟丝子酒浸，别研　青葙[3]子去土　防风去芦　甘草炙　羌活去苗　白蒺藜炒，去尖　密蒙花　木贼去节

上各等分，为细末，炼蜜为圆如弹子大，每服一圆，细嚼白汤吞下，空心、食前，日三服。

一方，治赤眼后暴翳。

歌曰：

眼赤之余翳忽生，草中鹅不食为名。

塞于耳内频频换，三日之间复旧明。

地黄膏 治眼被撞打，疼痛无时，眼眶停留瘀血，用此膏贴，仍服前大决明散。

生地黄一合　黄连一两　黄柏　寒水石各五钱

上将地黄研汁，和药成饼，贴之，上以纸盖，凡一应赤眼皆可用。

经效散 治眼因撞刺生翳，疼痛无时，经久不安者，复被物撞之，兼为风热所攻，转加痛楚，昏暗不见。

大黄　当归　赤芍药各二钱半　柴胡五钱　粉草　连翘各二钱半　犀角半钱

上㕮咀，分二贴，每贴水二盏煎八分，食后温服，仍以磨翳膏点之。

治尘埃飞扬入目，粘眼不脱，或被飞丝所侵，或被沙石所苦，疼痛隐涩，揩碎不开，宜**瞿麦散**。

---

① 睛：原作“暗”，据目录改。

② 泪：原作“疾”，据《和剂局方》卷七改。

③ 葙：原作“霜”，据《和剂局方》卷七改。

瞿麦穗炒黄色

上为细末，鹅涎调，逐时涂眦头，即开。

一方，治飞丝入眼，令人睛胀突出，痛不忍，新笔两三管，濡好墨，更换频运眼上，飞丝缠笔而出，即安。

一方，刮爪甲上细屑，箸头蘸津液①，却点爪屑入眼，其丝自聚，拨去。

一方，石菖蒲搥碎，破如飞丝，伤左目则塞右鼻，伤右目则塞左鼻，百发百中。

圆翳证

乃黑睛上一点，日中见之差小②，阴处见之则大白，或明或暗，观物不明，乃肝肾俱虚也，宜补肝补肾。

补肝散

熟地黄　白茯苓去皮　家菊花去梗　细辛各一钱八分　芍药二钱七分　柏子仁九分　甘草炙　防风各九分　北柴胡三钱六分

上㕮咀，分二贴，每贴水二盏煎八分，食后温服。

补肾丸

巴戟去心　山药　补骨脂炒　小茴香炒　牡丹皮各五钱　肉苁蓉一两，酒洗　枸杞子一两　青盐二钱半，后入

上为细末，炼蜜为丸如梧桐子大，每服五十丸，空心盐汤送下。

内障证

蔓荆子汤　治劳役饮食不节，内障眼病，此方神效。

黄芪　人参各一两　甘草炙，八分　蔓荆子去膜，二钱半　黄柏酒拌炒四次，三钱　白芍药三钱

上㕮咀，分五贴，每贴水二盏煎八分，食半饥时服。

---

① 液：原作“夜”，据嘉靖本、《普济方》卷八十二改。

② 差小：略小。差，略微。

补肾丸 治肾气不足，眼目昏暗，瞳人不分明，渐成内障。

磁石火煅醋淬七次，水飞 菟丝子淘净，酒浸蒸，另研，各二两 五味子 熟地黄酒蒸，焙 枸杞子 楮实子 覆盆子酒浸 肉苁容酒浸，焙 车前子酒蒸 石斛去根，各一两 沉香另研 青盐另研，各五钱

上为细末，炼蜜为丸如梧桐子大，每服七十丸，空心盐汤下。

菊睛丸 治肝肾不足，眼目昏暗，瞻视茫漠，黑花冷泪，久服补不足，强目力。

巴戟去心，一两 肉苁蓉酒浸，焙，一两 枸杞子三两 甘菊花四两

上为细末，炼蜜为丸如桐子大，每服五十丸，空心温酒、盐汤任下。

明目地黄丸 治男子妇人肝脏积热，肝虚目暗，膜入水轮，漏睛①眵泪，眼见黑花，视物不明，混睛冷泪，翳膜遮障，及肾脏虚惫，肝受虚热，及远年日②近暴热赤眼，风毒气眼，并皆治之，兼治干湿脚气，消中消渴，及诸风气等疾，由肾气虚败者，但服此，能补肝益肾，驱风明目，其效不可具述。

生地黄洗，焙 熟地黄洗，培，各一片 牛膝去芦，酒浸，三两 石斛去苗 枳壳去根，麸炒 防风去芦叉，各四两 杏仁去皮尖，麸炒黄，细研，去油，二两

上为细末，炼蜜为丸如桐子大，每服三十丸，空心、食前温酒吞下，或用饭饮、盐汤亦得。忌一切动风毒等物。

驻景丸 治肝肾俱虚，眼常昏暗，多见黑花，或生障翳，视物不明，迎风有泪，久服补肝肾，增目力。

车前子 熟地黄酒浸，蒸焙，各三两 菟丝子酒浸，别研为末，五两

上为末，炼蜜为丸如桐子大，每服三十丸，温酒下，空心、

---

① 睛：原作“暗”，据《和剂局方》卷七改。
② 日：原作“目”，据《和剂局方》卷七改。

晚食前，日进二服。

秘传羊肝丸 治肝经有热，目赤睛疼，视物昏涩。

白羊子肝一具，洗净，去膜 黄连去须，捣罗为末

上将羊肝先入沙锅内杵烂，旋次入黄连末拌擂，干湿得所，为丸如桐子大，每服五十丸，食后用熟水送下。

养肝丸 治肝血不足，眼目昏花，或生眵泪，久视无力。

当归酒浸 车前子酒蒸 防风 白芍药 蕤仁汤泡，去皮 熟地黄酒蒸，焙 川芎 楮实子各等分

上为细末，炼蜜为丸如桐子大，每服七十丸，食后白汤下。又，妇人血虚目疾亦宜服。

熟干地黄丸 治血弱阴虚，不能养心，致心火旺，阳太甚，偏头肿闷，瞳子散大，视物则花，法则当养血凉血益①血，驱风散火。

熟地黄一两 当归身酒洗，焙，五钱 柴胡八钱 人参二钱 地骨皮五钱 甘草炙，三钱 黄芩五钱 黄连三钱 枳壳麸炒 五味子 天门冬各三钱 生地黄七钱半

上为细末，炼蜜为丸如桐子大，每服百丸，食后茶清送下。妇人尤宜。

杞苓丸 专治男子肾脏虚耗，水不上升，眼目昏暗，远视不明，渐成内障。

白茯苓去皮，八两 枸杞子酒蒸，四两 当归酒洗，二两 青盐一两，另研 菟丝子二两，酒浸一日夜，蒸

上为细末，炼蜜为丸如梧桐子大，每服五七十丸，食前白汤送下。

点眼药

春雪膏 治肝经不足，内受风热，上攻眼目，昏暗痒痛，隐涩难开，昏眵赤肿，怕日羞明，不能远视，迎风有泪，多见黑花，

① 益：原作“溢”，据《奇效良方》卷五十七改。

并治。

脑子一钱半，研　蕤仁去皮壳，去油，二两，研极细

上用生蜜六钱重将脑子、蕤仁同搜和，每用铜箸子，或以金银钗股时①复点放眦头，又治连眶赤烂，以油纸膏贴之。

磨翳膏

空青二钱　片脑三钱，研　蕤仁一两，口含，去皮壳

上乳钵内研匀，磁器合盛，点之。

胎赤烂，乃人初生时洗沐不洁，秽水浸渍于眼眦，致眶脸赤烂，渐至长大，终不能瘥②，故名胎赤，宜**龙脑膏**点之。

片脑一钱，研　蕤仁去皮壳，二钱半　杏仁去皮尖，七个

上研膏，人乳汁调匀，磁器合盛，少许点眦头。

一方，治久风眼。

杏仁十二个，去皮尖，分三分　粉草一寸，分三分　铜绿二钱，研

上以水漱口净，将杏仁一分，甘草一分同嚼烂如泥③，吐磁盏内，三分俱嚼如此，入铜绿和均，用新井水一盏，将水漱口，吐于药内，搅匀，以绢帛滤，澄清，于大眼角点之，立效。勿令尘埃入盏内，用纸盖之。

一方，治同前。

铜绿研　寒水石研，各等分

上研匀，滚五七沸汤浸，去沫，澄清点之。勿令尘入。

龙脑金水膏　治风热上壅，赤目翳障，两眼筋膜胬④肉攀睛，迎风多泪，视物昏花，倒睫拳毛，泪不止，驱风凉血，明目通神。

蕤仁七个，去油⑤，研　辰砂二钱，另研　干胭脂一钱，研　龙脑一钱，研　麝香半钱，研

上为十分极细末，用好蜜六两重滤过，乳钵内再同研，渐渐

---

① 时：原脱，据《奇效良方》卷五十七补。
② 瘥：原作“差”，据《太平圣惠方》卷三十二改。
③ 泥：原作“尼”，据嘉靖本、《瑞竹堂经验方》卷三改。
④ 胬：原作“努”，据《医方类聚》卷六十九改。
⑤ 油：原作“由”，据嘉靖本、《医方类聚》卷六十九改。

下蜜四两，研匀，用磁器封合，点眼。

百点膏 《兰室秘藏》云：张济民病翳六年，以致遮障瞳人，因此药见效。

黄连拣，洗净，二钱，细细剉，水一大碗①一半煎②，再入下：

当归身六分 甘草六分 防风八分，并细剉 蕤仁去壳皮，三分，研

入黄连汁中同熬，滴水不散为度，去沫，入蜜些少，再熬少时，瓷器收贮，临卧点服。

点眼药 除昏退翳，截赤定痛。

当归二钱 黄连一两 防风一钱半 细辛半钱 甘草生，一钱

上剉豆大，水一碗，以文武火熬，滴水中不散为度，去沫，入熟蜜少许，点用。

点眼真珠散

朴硝净者 炉甘石各等分 龙脑 麝香各少许

上研极细末③，点眼。

重明膏 治眼内云翳昏花。

白蜜半斤 黄丹二两，飞 诃④子四个，水洗净⑤用，去皮 柳枝叶向南者，四十九条

先将蜜炼，用净绢滤过，盛于磁器内，将诃子、黄丹内入，风炉上熬，一顺搅之，熬成膏，不粘为度，又⑥用东南向槐枝手折寸长一碗，用水三碗熬一碗，将前膏子用槐条水解，稀稠得所，用磁器收贮⑦，封盖上十三日，滤过方用。

白龙散 去翳膜，明眼目。

---

① 碗：原作“坑”，据《兰室秘藏》卷上改。
② 一半煎：《兰室秘藏》卷上作“煎至一半”四字。
③ 末：原作“木”，据嘉靖本、《明目至宝》卷三改。
④ 诃：原作“歌”，据《重订瑞竹堂经验方·头面口眼耳鼻门》改。
⑤ 净：原作“者”，据嘉靖本改。
⑥ 又：原作“右”，据《重订瑞竹堂经验方·头面口眼耳鼻门》改。
⑦ 收贮：此二字原脱，据《重订瑞竹堂经验方·头面口眼耳鼻门》补。

川芒硝五两，取白如雪者，置销银锅内，以新丸盖，用熟炭火慢慢熬溶清汁，以铁①钳钳出，倾在②石器中，凝结如玉色③，研极细，入片脑等分

每用少许，以金银簪脚点入目内，凡点先以新汲水洗，然后点之④，或吹入鼻亦可，神效。

点眼膏子

羊胆一个，入蜜一钱，线扎定，砂锅内入水煮熟，再入冷水内浸，取出，候水干开胆，倾入角罐内，点眼角，能治诸般眼疾。

治外障眼，猪胆一枚，银石器内熬成膏，入脑子少许，点眼，微觉翳轻，又将胆白膜皮阴干，合作小绳，如钗大小，止用头烧作灰，待冷点翳，数日如旧。

佛手膏 治眼生翳膜，并弩肉赤脉攀睛，冷热泪下，及眼眶赤烂。

乳香半字，研 硇砂半字，研 麝香一字，研 当归一钱半，剉细 黄连一钱，去须，剉细 白矾半字，研，飞 青盐一字，明者，研 白蜜四两

上除蜜，先将上七件于乳钵内研烂，同蜜一处拌⑤匀，入新竹筒内，用油纸两三重，以线紧扎定口，勿令水入，放净锅内，添水煮，自早至午，破筒倾药，以新绵或重绢滤过，倾药于瓷瓶内，牢封，埋地坑内，经宿取出，点之用铜箸，合眼少顷⑥，温水洗之。翳膜嫩者是近⑦年生，点五七次退下，老者频点⑧，旬日退下，弩肉瘀肉不过三两日，随药以铜箸刮落，弩肉自然绽断。此方不谬，累验，出华陀方。

---

① 铁：原作“铢”，据《医方集宜》卷六改。

② 在：原作“住”，据《医方集宜》卷六改。嘉靖本作“注”。

③ 凝结如玉色：“结”原作“洁”，“如”原作“内”，并据《医方集宜》卷六改。

④ 每用……点之：此二十五字原脱，据《医方集宜》卷六补。

⑤ 拌：原作“伴”，据嘉靖本、《中藏经》卷八改。

⑥ 顷：原作“倾”，据嘉靖本改。

⑦ 近：原脱，据《中藏经》卷八补。

⑧ 点：原脱，据《中藏经》卷八补。

蟾光膏 治远年病目，不通道路，退去云翳膜。须腊月成开日①合。

白砂蜜四两，色白者，用隔年葱根去须皮，切短，同蜜熬，去白沫子，觑葱白软熟为度，绵滤去柤，放定，用纸取蜡面

黄丹三钱 密陀僧各水飞，三钱，生用 炉甘石火煅，五钱，水飞

已上三味研极细，重罗取末，再入钵内，研入蜜，桃柳各一枝搅匀。

当归 赤芍药 杏仁去皮尖，各五钱 川芎五钱 黄连去须，洗净，二两 秦皮 诃②子肉 防风 石膏 玄精石 井泉石 无名异③ 玄参 代赭石 石决明各二钱，细剉，用雪水或长流水五升，于银石器内熬至二升，滤柤净，再熬一升，方倾入药、蜜，慢④火再熬如紫金色，再添入后药，勿令过火

乳香 没药 琥珀 朱砂 蕤仁去皮用仁，各三钱

已上五味另研外，再一同研匀，水飞，倾入煎紫色药内，一同复熬一二沸，滴水中不散为度，取下，土中埋七日，取出，用银石器收贮，再添入后细药，桃、柳枝搅匀。

南硼砂 珍珠 片脑 珊瑚枝⑤各一钱 麝香半钱

上五味研极细，倾入前药中，亦以桃柳枝搅匀。如有取不尽药，用净水洗渲⑥，却将渲药水⑦熬三五沸，另收拾，洗眼用，或膏子太稠，倾入些少调解。

拨翳紫金膏 治诸般赤眼，血膜内障等，点眼⑧用此，药下夺魁，仙方。

---

① 成开日：成日和开日，古历法中认为吉利的日子。

② 诃：原作“歌”，据《杂类名方·蟾光膏》改。

③ 无名异：药名，始见宋代《开宝本草》，《证类本草》卷三称“味甘平，主金疮折伤内损，止痛，生肌肉。出大食国，生于石上，状如黑石炭”。

④ 慢：原作“㬅”，据《杂类名方·蟾光膏》改。

⑤ 枝：原作“板”，据《杂类名方·蟾光膏》改。

⑥ 渲：冲刷。

⑦ 却将渲药水：此五字原脱，据《杂类名方·蟾光膏》补。

⑧ 点眼：此二字原倒，据文义乙正。

蕤仁一两，去皮，研，去油　石斛　真珠　琥珀　麝香　片脑　硼砂　硇砂　青盐　石燕子①　金精石　银精石　白丁香　红珊瑚　乳香各半钱，另研　辰砂二钱，另研　炉甘石

后有余药十味煎汁：

当归　生地黄　陈皮　赤芍药　防风　羌活　黄连　黄芩　薄荷　菊花已上各半钱

上十味，后药㕮咀，用腊雪水两钟，用银石器中和药，煎至一钟，去柤，入好蜜三两，再文武火熬三二沸，以绵滤去柤，入磁器内，却将前药末一处搅匀，内用油纸包扎，固蜜其口，旋取点用，此方患重者点二三次，轻者点一二次，除根。

九转远睛膏　治一切眼疾用药不效者，为验。

没药　片脑　血竭　熊胆　海螵蛸　白丁香烧　黄连　当归　芍药　硇砂　硼砂　轻粉各二钱　青盐二钱半　麝香　铜青各五钱　炉甘石半斤，用童便淬七次

上研极细末，用好白蜜半斤，文武火熬，净滤过，下黄丹四两，再熬紫色，次下余药，研极细，和匀成膏，如遇眼疾，用井花水开，用银簪点。

开光拨云散　治一切眼疾，不分远年近日，云翳遮障瞳人，视物不明，瘀肉攀睛，不通道路，眼眶赤烂，及小儿痘疹入眼，白膜遮睛，赤涩隐痛难开，或暴发赤眼疼痛，并皆治之。

片脑三分　血竭五分　熊胆五分　海螵蛸去壳，五分　珍珠　炉甘石一斤，童便淬九次，用八两，同前药研匀

上研为细末，磁器或笺纸包收固蜜处，不许透风。如遇眼疾，用银簪将药少许点入大眼角下眼皮内，闭少时再点三次，拨死皮一次，重者一月，轻者二七，见效，通明道路，忌一切发物，一月见效。

① 石燕子：古生代动物中华弓石燕及其近缘动物的化石。

灸法

眼暗，灸大椎下数第十节脊中，灸二百壮愈，以多为佳，最验。

三里，治目不明。人年三十以上，不灸三里，令气上冲目明，下云令气上眼暗，所以三里下气也。取穴法见中风门。

风翳，左目患，灸右手中指本节头骨上，灸五壮，炷如小麦大，右患灸左。

目卒生翳，灸大指节横文三壮，左灸右，右灸左，良。

睛明二穴，在目内眦，针一寸半，留三呼，即泻，主目远视不明，恶风，目泪出，增寒头疼，目眩瞢，内眦赤痛，远视𥆧𥆧无见，眦痒痛，淫肤白翳。

易简诸方

一方，治暴赤火眼，用黄连五分，为粗末，以鸡子一枚，去黄取白，倾入白锭盏内，同黄连末以银钗股搅打千遍，澄清后，取清汁点眼大小眦内，日三五次，极效。

一方，**姜液膏**：治眼风痒，冷泪烂弦①，有虫②，用生姜母一块，以银箸插入，拔出，点眼头尾③，上下弦④。

一方，治眼痒难忍，或有虫者，取猪肚，去其粪，翻过，用竹刀刮取上之垢腻白物，涂在旧纱⑤上，令患者仰卧，将所涂纱盖眼上，其虫自出，曾试有效。

一方，治雀目，不计时月，用苍术二两，为末，每服二钱，不计时候，以羯羊肝一具，用竹刀批⑥破，掺药在内，麻绳扎定，

---

① 弦：原作“眩”，据文义改。
② 虫：原字漫漶，据《仁斋直指方论》卷二十补。
③ 尾：原作“犀”，据《仁斋直指方论》卷二十改。
④ 弦：原作“眩”，据文义改。
⑤ 纱：原作“沙”，据文义改。
⑥ 批：原作“柤”，据《肘后备急方》卷六改。

蒸熟食之，则愈。

孟诜云：方治一切眼目。用兔肝一具，决明子一两，为末，同研捣和，为丸如梧桐子大，每服三十丸，食后茶清送下。

一方，**补肝散**：治三十年失明，蒺藜子，七月七日收，阴干，捣为散，每服三钱，食后温水调服。

《圣惠方》治目痒痛急赤涩，用犬胆汁注目中，瘥。

《日华子》治眼昏暗，取青鱼胆汁点目中，良。

《肘后方》治眼泪出不止，黄连煎浓汁，渍帛拭之，疾愈。

一方，治眼暗，热病后失明，用羊胆点眼大角内，日二次，效。

《杨氏产乳》① 治眼目晚不见物，取鼠胆点之，效。

一方，治目茫茫，取青羊肝，铜器内煮，以面饼覆面上，钻两孔如人眼，止以两目向气上熏之，不过三两次，瘥。

《药性论》云：明目，取青羊肝煮熟食，胆汁点目中，治赤障白膜风泪，皆验。

一方，**莱花散**：治虚劳眼暗，或作夜生理过多，或夜书细字而致，采三四月萝卜花，阴干为末，每服一钱，井花水调下，日三服，效。

一方，**地黄膏**：治赤眼，用生地黄肥根洗净研烂，绢帛包之，仰卧，以帛药搭在眼上，初则似有碍痛，少顷自然清凉。

一方，**芣苡膏**：用车前叶洗净烂研，摊贴上，软帛按缚，经宿除之，即效。

一方，**朱红膏**：以土朱研极细末，蜜调成膏，卧则傅眼上，效。

一方，**地龙散**：治风赤烂，用蚯蚓十条炙干，为末，临睡时以冷茶清调服方寸匕，良。

---

① 杨氏产乳：即《杨氏产乳集验方》，唐代杨归厚集，原书佚，部分佚文见《证类本草》等书。

一方，**立消膏**：治浮翳粟翳，或雾①膜遮睛，雪白盐用无砂者，净器中生研少许，以大灯草蘸盐，轻手指②定浮翳就点，凡三次，不疼痛，切勿惊恐，累用有效。

一方，**煮肝散**：治内外障翳眼，用猪肝二两批开，以夜明沙末二钱匕掺在肝内，麻线缠定，用水一盏煮令肝转色白，取出烂嚼，用煮肝汤送下，食后。

歌曰：

烂眼百药煎为奇，研细汤澄柤去之。

熬作稀膏入轻粉，盐汤洗了点之宜。

眼热睛昏末朴硝，车前叶捣汁来调。

临卧涂傅眼胞下，便得清凉过一宵。

一方，用腊月不落干桑叶，不拘多少，煎汤洗之，效。

一方，常洗目法：空心用盐末揩齿漱口，少时吐水于手中，洗眼，令目明，夜见细字。

一方，治风泪眼，用槐树皮不以多少，煎汤澄清，入黄连，浸洗之，切效。

一方，治沙石草木入目不得出，以书中白衣鱼和乳汁，注目下，自出。又法，以鸡肝绞汁注之，亦出。

《经验方》治稻麦芒入眼，取蛴螬，以布覆目上，持蛴螬于布上摩之，其芒出着布上，良。

华陀禁法：令人自用两手指擘所患眼，垂空咒曰：疋疋，屋舍狭窄，不容③宿客。即出也。

一方，治内障眼，用鲤④鱼胆同脑子和研匀，贴太阳穴，效。

---

① 雾：原脱，据《仁斋直指方论》卷二十补。
② 指：原作“措”，据嘉靖本、《仁斋直指方论》卷二十改。
③ 不容：原作“客不”，据《肘后备急方》卷六改。
④ 鲤：原作“鲤”，据嘉靖本、《卫生易简方》卷七改。

喉舌门

《原病式》曰：喉痹，痹，不仁也，俗作闭，由闭塞也，火①主肿胀，故热客上焦而咽嗌肿胀也②。

子和曰：《内经》云：一阴一阳结，谓之喉痹。王太仆曰：一阴者，手少阴君火，心主之脉气也；一阳者，手少阳相火，三焦之脉气也。二火皆③主④脉，并络于咽⑤，气热则内结，结甚则肿胀，肿胀甚则痹，痹甚而不通则死矣⑥。推原十二经，惟足太阳别下项，其余皆凑于喉咙，然《内经》何为独言一阴一阳结为喉痹？盖君相二火独盛，则热结正络，故痛且速也。予谓一言可了者，火是也。故十二经中言嗌干嗌痛，咽肿颔肿，舌本强，皆君火为之也，惟喉痹急速，相火所为也。夫君火者，犹人火也；相火者，犹龙火也。人火焚木，其势缓，龙火焚木，其势速。《内经》之言喉痹，则咽与舌其两间耳，然其病同于火，故不分也。后之医者，各详其状，强立八名，曰单乳蛾、双乳蛾、单闭喉、双闭喉、子舌胀、木舌胀、缠喉风、走马喉闭。热气上行，故传⑦于喉之两傍，近外肿作，以其形似，是谓乳蛾，一为单，二⑧为双也；其比乳蛾差小者，名闭喉；热结于舌下，复生一小舌子，名曰子舌胀；热结于舌中，舌为之肿，名曰木舌胀，木者强而不柔和也；热结于咽喉，肿绕于外，且麻且痒，肿而大者，名曰缠喉风；喉痹暴发暴死者，名曰走马喉痹。此八种之名虽详，若不归之火，则相

① 火：原脱，据《素问玄机原病式·六气为病》补。
② 喉痹……胀也：语本《素问玄机原病式·六气为病》。
③ 二火皆：此三字原脱，据《儒门事亲》卷三补。
④ 主：原作“三”，据《儒门事亲》卷三改。
⑤ 咽：《儒门事亲》卷三作“喉”。
⑥ 矣：原作“矢”，据嘉靖本改。
⑦ 传：《儒门事亲》卷三作“结薄”二字。
⑧ 二：原作“一”，据《儒门事亲》卷三改。

去远矣。其微者可以咸耎之，而大者以辛散之，今之医者皆有其药也，如薄荷①、乌头、僵蚕、白矾、朴硝、铜绿②之类也。至于走马喉痹，何待此乎？其生死人反掌之间耳。其最不误人者，无如砭针出血，血出则病已。《易》曰血去惕出③，良以此夫。昔予治一妇人木舌胀，其舌满口，诸医不愈。令以铍针小而④锐者砭之，五七度肿减，三日方平，计所出血几至盈斗。又治一男子缠喉风肿，表里皆作，药不能下。余以凉药灌于鼻中，下十余行，外以拔毒散傅之，阳起石烧赤，与伏龙肝各等分，细末之，日以新水扫百遍，三日热始退，肿始消。又尝治一贵妇喉痹，盖龙火也，虽用凉剂，而不可使冷服，为龙火宜以火逐之，人火者烹饪之火是也。乃使曝⑤于烈日之中，登于高堂之上，令侍婢携火炉，坐药铫于上，使药常极热，不至大沸，通口时时呷之，百余次龙火自散，此法以热行寒不为热病杵格故也。大抵治喉痹，用针出血，最为上策，但人畏针，委曲旁求，瞬息丧命。凡用针而有针创者，宜捣生姜一块，调以热白汤，时时呷之，则创口易合。《铜人》中亦有灸法，然痛微者可用，病速者恐迟则杀人，故治喉痹之火与救火同，不容少待。《内经》火郁发之，发谓发汗，然咽喉中岂能发汗？故出血者乃发汗之一端也。后之君子毋执小方而曰吾药不动脏腑，又妙⑥于出血，若幸遇小疾而获效，不幸遇大病而死矣，毋遗后悔可也⑦。

《巢氏病源》云：咽喉者，脾胃之候也，由脾胃热，其气上冲喉咽，所以生疮，其疮或白头，或赤根，皆由挟热所致。

---

① 荷：此下原衍“荷”字，据《儒门事亲》卷三删。

② 绿：原作“碌”，原书“铜绿”之“绿”多有讹作“碌”者，今据《儒门事亲》改，后见径改，不出校。

③ 血去惕出：语出《周易·小畜卦》，系该卦六四爻辞中的一句。惕，忧惧。

④ 而：此下原衍“而”字，据嘉靖本、《儒门事亲》卷三删。

⑤ 曝：原作“爆”，据《儒门事亲》卷三改。

⑥ 妙：原作“炒”，据《儒门事亲》卷三改。

⑦ 《内经》……可也：语本《儒门事亲》卷三。

又云：喉痈者，六腑不和，血气不调，风邪客于喉间，为寒所折，气壅而不散，故结而成痈，凡结肿一寸为疖，二寸至五寸为痈。

又云：咽喉不利者，腑脏冷热不调，气上下哽涩，结搏于喉间，吞吐不利，或①塞或痛，故言喉咽不利②。

又云：喉③痹，脉沉者为阴，浮者为阳。若右手关上脉阴阳俱实者，是喉痹之候也，亦令人壮热而恶寒，七八日不治则死。

治　法

喉痹，大概多是痰热，重者用桐油探吐，或射干、逆流水吐之。李实根一片，噙口内，更用李实根研水，敷项上一周遭。

喉咽生疮痛，是虚热血虚，多属虚火游行无制，客于咽喉也，用人参、荆芥、蜜炙黄柏。气虚④者，人参、竹沥；血虚者，四物汤加竹沥；实⑤火热者，黄连、荆芥、薄荷、硝、蜜，姜汁调，噙化。

治喉痛，用倒滴刺根净洗，入些少好酒研，滴入喉中，痛立止⑥。

喉痹为痰饮所致，治法见痰饮门；喉痹为气逆所致，治法见气门；伤寒喉痹，治法见伤寒门。

附：养生方导引法

一法，一手长舒，令⑦掌仰，一手捉颏⑧，挽之向外，一时极

---

① 或：原脱，据《诸病源候论》卷三十补。
② 咽喉……不利：语本《诸病源候论》卷三十。
③ 喉：原作“脥”，字书未见，据嘉靖本、《诸病源候论》卷三十改。
④ 气虚：《丹溪心法》卷四作“虚火”。
⑤ 实：此上原衍“无”字，据《丹溪心法》卷四删。
⑥ 止：此下原衍“后服”二字，据《丹溪心法》卷四删。
⑦ 令：原作“合”，据《诸病源候论》卷三十改。
⑧ 颏：原作“频”，据《诸病源候论》卷三十改。

势，二七，左右亦然。手不动，两向侧极①势，急挽之二七，去颈骨急强，头风脑旋，喉痹，膊内冷注偏风。

一法，两手拓两颊，手不动，搂②肘使急，腰内亦然，住定，放两肘③头向外，肘膊腰气散，尽势，大闷始起，来去七通，去④喉痹。

甘桔汤 治喉咽热肿，吞防碍⑤，语声不出。

苦桔梗五钱 甘草一两

上吹咀，分二贴，每贴水二盏煎八分，食后温服。一方加荆芥等分，名三□汤。

一方，治喉痹并时行疫毒。

桔梗 甘草 升麻 连翘 防风 牛蒡子杵研 黄芩酒炒，各一钱

上吹咀，作一服，水二盏煎八分，食远细细饮服。

牛蒡子汤 治风热上壅，咽喉窒塞，或痛，或不利，生疮疡，或状⑥如肉脔，疼痛妨闷。

牛蒡子杵碎 玄参 升麻 桔梗 甘草 犀角屑 木通 黄芩各等分

上吹咀，每贴七钱，水二盏煎八分，去柤，食后温服。

败毒散方见伤寒门 治证同前。

加黄芩、半夏、连翘，倍加桔梗。痰盛，加石膏。

射干汤 治大人小儿咽喉因风热肿痛。

射干 升麻各五分 马牙硝 马勃各三钱半

上吹咀，每贴七钱，水二盏煎八分，不拘时温服，小儿减，分服。

---

① 极：原脱，据《诸病源候论》卷三十补。
② 搂：原作“接”，据嘉靖本、《诸病源候论》卷三十改。
③ 肘：原作“肋”，据《诸病源候论》卷三十改。
④ 去：原脱，据《诸病源候论》卷三十补。
⑤ 防碍：义同“妨碍”。
⑥ 状：原作“伏”，据《严氏济生方》卷八改。

解毒雄黄丸方见厉风门　治缠喉风，急喉痹，卒然倒仆①，失音不语，牙关紧急，不省人事，并小儿喉咙赤肿，及惊热痰涎壅盛，并宜服之。

如圣胜金锭　治咽喉急闭，腮颔肿痛，并单乳蛾、双乳蛾、结喉、重舌、木舌，并皆治之。

硫黄细研　川芎　腊茶　薄荷去枝梗　川乌炮　硝石研　生地黄各二两

上为末，绞生葱汁搜和为锭，每服先用新汲水灌漱，次嚼生薄荷五七叶，却用药一锭同嚼极烂，以井华水咽下，甚者连进三服，并以一锭安患处，其病随药便消。

罗青散　治咽喉单双乳蛾。

蒲黄五钱　罗青②三钱，研　盆硝三钱，研　甘草二钱

上为细末，每服一钱，不拘时冷蜜水调，细细咽之。如不下，以鸡翎蘸扫。

麝香朱砂丸　治咽喉肿闭，或作疮，或舌根肿痛者。

马牙硝生用，七钱　铅白霜三钱　硼砂三两　龙脑三钱　寒水石烧，一斤　麝香二钱　朱砂一两半　甘草十两，熬膏

上研极细，用膏子和丸如桐子大，朱砂为衣，每噙化一二丸。一法减铅霜、甘草，只五味，名绛雪散。

龙麝聚圣丹　治心脾客热，毒气攻冲，咽喉肿赤疼痛，或成喉痹，或结硬不消，愈而复发，经久不瘥，或舌本肿胀，满口生疮。

川芎一两　生地黄　犀角屑　羚羊角屑　南琥珀　南玄参　连翘各半两　人参　赤茯苓去皮　马牙硝　脑子　麝香各三钱　桔梗　升麻　铅白霜研，各半两　朱砂　牛黄各研二钱　南硼砂研，一两　金箔五十片

上末，炼蜜丸，每两作十丸，金箔为衣，以薄荷汤化下，细

---

① 仆：原字漫漶，据《幼幼新书》卷三十四补。

② 罗青：即青黛。

嚼或噙化。

上清丸 治口舌生疮，咽喉肿痛，止嗽，清声润肺，宽隔化气，效多广述。

百药煎一斤 薄荷一斤 砂仁二两 硼砂一两 片脑二钱 甘松 玄明粉 桔梗 诃子各五钱

上为细末，甘草膏为丸如梧桐子大，每服一丸，噙化，或三五丸茶清下。

玄霜 治喉闭。

薄荷梗烧灰存性，四两 硼砂 盆硝 胆矾各二钱

上为末，以油二三点入水上调，点患处。

玉钥匙 治风热喉痹及缠喉风。

焰硝一两半 硼砂五钱 片脑一字 白僵蚕二钱半

上研匀，每用少许，以竹筒吹入喉中，立愈。

乌犀膏 治咽喉肿痛，一切结喉烂喉，遁虫缠喉，痹喉急喉①，飞丝入喉，及重舌木舌等证，皆可服之。

皂荚两挺，捶碎，用水三升浸一时久，挼汁去柤，瓦器慢火熬膏 好酒一合 人参一钱，为末 百草霜研，取钱，同皂荚膏搅匀令②调 焰硝 硇砂 白梅霜各少许，并研，入膏中

上拌和匀，用鹅翎点少许入喉中，以出尽顽涎③为度，却嚼甘草二寸，吞津。若木舌，先以麻布蘸水揩舌令软，次用姜片擦之，然后用药。

二圣散 治缠喉风，急喉痹。

鸭嘴胆矾三钱 白僵蚕炒，五钱

上为末，吹少许入喉中，立验。

经验丸

明矾 白梅肉

---

① 喉急喉：此三字原脱，据《医学纲目》卷十五补。
② 令：此下原衍“勿”字，据《医学纲目》卷十五删。
③ 涎：原作“延”，据嘉靖本、《医学纲目》卷十五改。

上等分，细捣，丸如皂子大，噙之。牙紧，用此擦之。

白矾散 治缠喉风，急喉痹。

白明矾三钱 巴豆三个①，去壳，作②六瓣

上将矾、豆于铫内慢③火熬为水，候干枯去巴豆，取矾，加轻粉、麝香少许，吹喉。

千两金丸 蚵蚾草嫩者，五钱 铜青五钱 大黄 牙硝各五钱

上为末，以白梅肉烂研，一处捣匀，每一两作五丸，以新绵裹，噙化咽津，有顽涎吐出。大治喉风，不问阴阳内外急难证肿塞，真起死回生之药也。

一方，治喉痹卒不语。

白矾 朴硝各等分

上为细末，吹喉。

通关散 治咽喉肿痛，水谷不下。

青盐三钱 白矾二钱，枯 硼砂一钱

上为细末，将药少许吹入喉内，有涎吐出，一二次其肿立消。

加味利膈汤 治五心发热，上攻头目，咽喉肿痛，乳蛾④闭塞，不通气路，水谷不进，舌根麻木，尽皆治之。

利膈风荆芥，人参桔薄荷。

水煎牛蒡等，攻咽散乳蛾。

上六味内加枳实、黄连、栀子、连翘各等分，㕮咀，每服七钱，水二盏煎至八分，食后温服。

犀角散 利咽膈，下痰，治口舌生疮，喉痹肿痛。

大黄一两 荆芥二钱半 甘草五钱 薄荷二钱半

上㕮咀，每服七钱，水二盏煎至一盏，去柤，食后温服。一方加升麻、桔梗各一两，牛蒡子四两。

---

① 个：原作“介”，据嘉靖本、《玉机微义》卷二十七改。

② 作：原作“介”，据《玉机微义》卷二十七改。

③ 慢：原作“曼”，据嘉靖本、《玉机微义》卷二十七改。

④ 蛾：原作“鹅”，原书“乳蛾”之“蛾”多有讹作“鹅”者，今据文义改，后见径改，不出校。

清毒犀角饮子　治大小人内蕴邪热，咽膈不利，脸肿①，腮项结核，痈肿毒聚，遍身风疹，痒毒②赤瘰。

甘草一两　荆芥二两　防风五钱　鼠粘子二钱

上㕮咀，每服八钱，水二盏煎八分，去柤③，食远温服。

升麻散　治一切上膈热，口舌生疮，咽喉肿痛。

升麻　芍药　人参　桔梗　干葛各半两　甘草二钱半　生姜一钱

上㕮咀，每服七钱，水二盏，煎至八分，去柤，食远温服。

解毒洗心散　治一切火，肺肝多受天行，五心之气，在天为日，五行为火，在人为心，发毒至胜，口干咽痛，五心发热，上攻④头目，舌根肿胀，阴阳不分，咽喉生疮，如见神鬼。

熊胆一钱　雄黄五分

上为细末，每服五分，井花水一大碗调匀，徐徐服之，自退热，其凉生为效。

透天一块冰　治一切诸风热毒，口舌生疮，咽喉不利，头目不清，痰涎壅盛。

黄连一钱　片脑　硼砂　薄荷　黄柏各五分　桔梗　蒲黄　甘草各一钱　荆芥穗　白沙糖各五钱

上为末，炼蜜为丸如芡⑤实大，每服一丸，噙化，不拘时服。

一提金　治咽喉肿疼。

老黄瓜一枚，去子，用好硝填满，阴干

上为细末，每用少许，竹管吹入喉内，即愈。

吹喉散　治咽喉肿。

青黛　雄黄　硼砂　胆矾　焰⑥硝各等分

上为细末，每用少许，吹入喉中，效。

---

① 脸肿：《和剂局方》卷六作“眼赤睑肿”四字。
② 痒毒：丹毒。
③ 柤：原作“植”，据嘉靖本改。
④ 上攻：原字漫漶，据嘉靖本补。
⑤ 芡：原作“芡”，据《古今医统大全》卷六十五改。
⑥ 焰：原作“䌽”，据嘉靖本改。

舌

紫雪方见火门　治木舌。

以竹沥调下，小儿抹入口中，自消。

一方

紫雪一分　朴硝二钱　白盐半分

上同为细末，用竹沥、井水调下，小儿亦可用。

一方，治木舌，肿满口中，气不得吐。

腊茶　陈白梅　巴豆七粒，去壳

上以三味同捣如膏，薄荷水调稀，鹅翎扫上，得咽片时，即泻两行，以粥补之，舌自平矣。

一方，治舌忽胀出口外，用雄鸡冠上刺血，磁盏盛，浸舌，就咽下，即缩，神效。

百草霜散　治舌忽肿硬塞闷。

百草霜　青盐各等分

上为细末，井水调，涂舌上。

玄参升麻汤　治心脾壅热，舌上生疮，木舌重舌，舌肿，或连颊两边痛肿，并宜服之。

玄参　赤芍药　升麻　犀牛屑　桔梗　管仲　黄芩各一钱　甘草半钱

上㕮咀，作一贴，水二盏，生姜一片，煎八分，去柤，食后温服。

一方，治重舌喉闭，用朴硝、白矾为末，掺入口中。

一方，治重舌，用五灵脂一两去砂石，为末，米醋一盏煎，逐旋噙漱。

一方，朴硝二分。黄丹一分，为细末，掺之。

龙石散　治大人小儿上膈壅毒，口舌生疮，咽嗌肿塞，疼痛妨闷，疮疹毒气。

朱砂研，飞，五钱　寒水石煅，研，六两　脑子半钱

上研细末，每用少许，日五七次用，夜卧掺贴，咽津妙。

硼砂丸 治大人小儿风壅膈热，咽喉肿痛，舌颊生疮，口干烦渴。

麝香一两，研 硼砂十两，研 甘草浸汁，熬膏，十两 牙硝枯，研，二两 梅花脑别研，三分 寒水石烧通赤红，五十两

上为末，用甘草膏子和搜，每两作四十丸，每服一丸，唅①化咽津，常服化痰利膈，生津止渴。

玉屑无忧散方见骨鲠内

硼砂散 治颚悬②肿痛。

硼砂另研 马牙硝 滑石研 寒水石各二钱 脑子另研，一钱 枯矾钱半

上为细末，每服钱半，凉水调，食后服。

吹喉散 治三焦火热，口舌生疮，咽喉肿塞，神思昏闷，并治。

蒲黄一两 盆硝一两 青黛一两

上用生薄荷不拘多少，杵汁一钟，同前药一处用磁罐盛，慢火熬令干，研末，每用半钱，掺口内，良久涎出，吐乞③或吞之。喉中肿痛，以竹筒吹入喉中，立愈。

薄荷煎 治口舌生疮，咽喉肿痛，痰涎壅塞。

薄荷为末，二两半 甘草末二钱半 川芎末二钱 脑子半钱

上研匀，炼蜜和成剂④，随意嚼服。一方去脑子，加桔梗。

蒲黄散 治舌忽然肿硬，或血出如涌。

乌鲗鱼骨去壳 蒲黄炒，各等分

上为细末，傅舌上。

必胜散 治舌衄齿衄。

蒲黄炒 螺青各等分

---

① 唅（hán 函）：同“含”。《汉书·货殖列传》：“唅菽饮水。”颜师古注：“唅，亦‘含’字也。”

② 颚悬：《太平圣惠方》卷三十五作“悬壅”。

③ 吐乞：疑为“吐之”。

④ 剂：原作“补”，据《世医得效方》卷八改。

上为末，掺之，待少时以盐汤嗽之。

阴阳散 治舌上热疮，立效。

干姜 黄连各等分

上为细末，每用少许，干掺舌上，吐舌，滴清水良久，即愈。

薄荷蜜 治舌上胎干涩，语不真。

白蜜 薄荷自然汁等分

上以生姜蘸水揩净，然后傅。伤寒白胎亦可。

针 法

少商二穴，在手大指端内侧，去爪甲角如韭叶，以三棱针刺之微出血，治腮颔肿大如升，喉中闭塞，水谷不下。

易简诸方

奇方：治喉痹，用射干新者擂烂，取汁吞下，略下即解。或用米醋同研取汁，噙引出涎，更妙。

一方，治缠喉风，急喉痹，用陈白梅去核，入胆矾在内，绵裹噙之。

一方，治走马喉痹，涩①肿连颊，吐气数，用马鞭草根研自然汁，每咽一合。

一方，马衔铁煮汁，服之，良。

一方，治喉痹，用饭甑箅烧灰，冷水调下。

《圣惠方》治连月饮酒，咽喉舌烂生疮，用水中螺蚌十数枚，取肉，用葱、椒、姜煮汁饮，三四次即瘥。

《千金方》治舌上血出如簪孔者，煎香薷汁，饮数盏，瘥。

一方，治卒舌肿如猪胞状满口，气不能出，不治则死。以釜②墨不拘多少，酒调涂舌上，效。或针刺舌，血出不止，干贴尤佳。

《经验方》治舌无故出血，名曰舌衄。以槐花炒，为末，干掺

---

① 涩：《三因极一病证方论》卷十六作“洪”。

② 釜：原作“金”，据《证类本草》卷五改。

舌上，愈。

一方，治喉风喉痹，用皂角肉半锭，剉细，以米醋一盏煎至七分，滤清汁，咽下，效。

《肘后方》治重舌木舌，及舌上生疮，出涎，以生蒲黄末傅之。

一方，治重舌，用锈锁烧红，打下锈，为末，水调一钱，噙服。

一方，治喉闭肿疼，用腊月猪胆一枚，入白矾末令满，吊于有烟处所，候干为末，吹入喉内，效。

《医方便宜》① 治喉痹，用桃皮汁含而服之。

一方，黄荆叶绞汁，含服。

一方，煮豉汁，含而吞之。

一方，治急喉风，牙关紧闭，用巴豆去壳，纸包，去油，在纸上捻作纸捻，点火吹灭，以烟熏入鼻中，即时口鼻涎流，牙关遂开。

一方，治喉风，单双乳蛾，先将楮叶擦舌，令微出血，次将墙上土蜂巢研极细末，醋调，用鹅翎蘸入喉中，令涎出，后用射干根擂碎，冷水调服。

《灵苑方》治急喉闭，逡巡不救方，以皂角去皮子，生半两，为末，每服少许，以箸头点肿处，更以醋调药末，傅项下，须臾便破，少血出，愈。

一方，治喉痹并毒气，以生姜二升捣取汁，入好蜜五合，慢火煎令相得②，每一合，日五服。

一方，治哑瘴③乳蛾方，雄黄、郁金各五钱，白矾二钱半，生胆矾半钱，皆研为极细末，吹入喉中，立能言语。

一方，治急喉风，灯草用手大一握，除两头，新瓦上盛，又

---

① 医方便宜：指《山居医方便宜》，十六卷，明代熊宗立纂。

② 相得：原作“八分”，据《证类本草》卷八改。

③ 哑瘴：哑瘴喉风，喉风见口不能言，牙关不开者。

用新瓦盒定，以火烧成灰，再将盐一大匙于瓦上炒，二物和匀，用一捻吹入喉，吹两次效。

一方，明矾烧灰，和盐花研细，箸头点敷喉间悬钟①痛肿处，良。

《外台秘要》治喉痹，牛蒡子六分，马蔺子八分，捣为末，每服空心暖水调服一匙，渐加至二匙，未瘥再服。

一方，治走马喉痹，并毒气壅塞，用桔梗二两去芦头，剉，以水四盏煎至一盏半，去柤，不拘时分二服，效。

《集验方》治缠喉风，及喉痹牙宣，牙壅②口③疮，并小儿走马疳，蚕退纸不拘多少，烧存性，为末，炼蜜和丸如鸡头实大，每服一丸，不拘时，含化咽津，效。牙宣牙④壅，揩龈上。口疮，干敷患处，含细咽之，瘥。

一方，治咽喉卒肿，饮食不通，黄柏捣，傅之肿上，喉痹通。

一方，治喉中患蛾方，大鳝鱼胆汁搜光粉⑤，藏之，每用少许，箸头点咽中，蛾即退。

一方，治喉闭，卒不语，羊蹄独根者⑥，勿见风日及妇人鸡犬，以三年醋研和如泥，生布拭喉中。

一方，治缠喉风，以生白矾研为细末，冷水调下二钱。

一方，治咽喉肿痛，山豆根同射干花根同阴干，为末，吹喉如神。

一方，治喉肿不下食，以生韭研烂，敷喉项下，效。

《本草方》治喉痹初起肿痛，用硼砂含津咽之，效。

一方，治喉风喉痹，用蛇退剪成细屑，白梅肉研和为丸，含化，即效。

---

① 悬钟：悬雍垂。
② 牙壅：牙痈。“牙”字原脱，据《证类本草》卷二十一补。
③ 口：原作“牙”，据《证类本草》卷二十一及下文改。
④ 牙：原脱，据《证类本草》卷二十一补。
⑤ 光粉：铅粉。
⑥ 者：原脱，据《证类本草》卷十一补。

张仲景治喉痹，取蛴螬汁，点在喉中，即开也。

一方，**蚵蚾散**：治缠喉风，蚵蚾草一名皱面草为末，以生蜜丸如弹子大，口含津汁吞下，不过三二丸效。

《范汪方》治喉中肿痛，不得饮食，烧笔头灰二钱，浆水一盏，饮调之。

麻子散：治喉中痒刺欲嗽，名曰谷贼，此因误吞谷芒，刺在咽而痒痒痛痛。凡谷贼属咽，马喉风属喉，不可不分辨。用脂麻炒。为末，汤点，细细口呷，咽之。

一方，治咽喉肿闭疼痛，用苦实把豆儿①，徐徐含咽其汁，或以冷水磨浓汁，少少饮之，甚效。

一方，治咽喉肿痛，就令患人将手大拇指第二节屈蜷，急令张口勤勤坚咬，其气通畅，血丝自散，肿亦消失。

① 苦实把豆儿：马钱子。

口　门

《巢氏病源》云：手少阴，心之经也，心气通于舌。足太阴，脾之经也，脾气通于口。腑脏热盛，热乘心脾，气冲于口与舌，故令口舌生疮也。诊其脉，浮则为阳，阳数者口生疮。

林中诚曰：脾气通于口，口和能知食味矣。盖五味入口，藏于脾胃，为之运化津液，以养五脏，节宣微爽，五脏之气偏胜，由是诸疾生焉。且咸则为寒，咸挟苦或燥为热。酸则停滞，涩则因燥，淡则由虚，苦则为热，热甚则甘也。凡口干之后[1]，必患痈疽者有之。又胃热则口臭，肺热则喉腥，脾热则口甜，胆热则口苦，或思虑烦恼，气郁于胸膈，及心脾蕴热，冲发于口，亦令人口臭也。脾气凝滞，风热加之，则发口疮。小儿将养过温，心脏客热，其口亦然[2]。治疗有方，集验者列于后。

治　法

口疮，以阴阳散敷于疮上，立愈。

口疮，服凉药不愈者，此中焦气不足，虚火泛上无制，用理中汤，甚则加附子。

一方，生白矾末贴之，极效。

口疮，用西瓜水、浆水。口疮甚者，以此徐徐饮之。冬月无此，用西瓜皮烧灰，噙之。

口舌生疮，皆有上焦热壅所致，宜如圣汤，或甘桔汤加黄芩一钱，仍用柳花散掺之。

有下颔不收者，骨脱，令患人坐定，用手揉[3]脸百十遍，将患人张口开，用两大拇指入患人口内，拿定牙外，用两手指将下颔

---

① 口干之后：《古今医统大全》卷六十三作“口甘及口干燥”六字。

② 然：《古今医统大全》卷六十三作“疮”。

③ 揉：原作“搡”，据嘉靖本、《伤科汇纂》卷五改。

往上兜，即入臼矣。

附：养生方导引法

一法，凡人觉脊背崛强，不问时节，缩咽髆内，仰面努髆并向上，头左右两向挼①之，左右三七，一②住③，待血气行动定，然始更用，初缓后急④，不得先急后缓。若无病人，常欲得旦起、午时、日没三辰，如用，辰别二七。除寒热病，脊腰颈项痛，风痹，口内生疮，牙齿风，头眩，终尽除也。

柳花散 治口舌生疮。

玄胡索一两　黄柏　黄连各半两　青黛　蜜陀僧各二钱

上为末，每用少许，傅贴疮上，有津液吐出，再用。

甘露饮　治男妇小儿胃中客热，牙宣口⑤气，齿龈肿烂，时出⑥脓血，及口舌生疮，咽⑦喉肿痛，又疗脾胃受湿，瘀热在里，或醉饱多⑧劳，湿热相搏，致生疸病，身面皆黄，肢体微肿，大便不调，小便赤涩，或时身热。

枇杷叶拭去毛　熟地黄　天门冬去心　枳壳麸炒　茵陈　生地黄　麦门冬去心　石斛　黄芩各一钱　甘草炙，五钱

上㕮咀，每服七钱，水二盏煎八分，去柤，食后温服。

升麻汤　治上膈热毒，口舌生疮，咽喉肿痛。

升麻　赤芍药　人参　桔梗　干葛各二钱半　甘草

上㕮咀，分二贴，每贴水二盏，姜三片，煎八分，去柤，食后服。

碧雪　治一切壅热，咽喉闭肿，不能咽物，口舌生疮，舌根紧强，腮颊肿痛。

---

① 挼：原作“按”，据《诸病源候论》卷二十九改。
② 一：原脱，据《诸病源候论》卷二十九补。
③ 住：原作“柱”，据《诸病源候论》卷二十九改。
④ 初缓后急：原作“后缓急”三字，据《诸病源候论》卷二十九改。
⑤ 口：原脱，据《和剂局方》卷六补。
⑥ 出：原脱，据《和剂局方》卷六补。
⑦ 咽：原作“烟”，据嘉靖本、《和剂局方》卷六改。
⑧ 多：《和剂局方》卷六作“房”。

蒲黄　青黛　硼砂　焰硝　甘草各等分

上为末，每用手指捻掺喉中，咽津，或饮水送下，频频用之，效。

兼金散　治蕴毒上攻，口舌生疮。

细辛　黄连各等分

上为细末，以帛蘸水洗净口舌，掺药，涎出愈。

胡黄连散　治口糜生疮。

胡黄连①半钱　细辛二钱　黄连三钱　藿香一钱

上为细末，每用少许贴之，有涎吐之，瘥。

绿云散　治口疮烂臭，久不痊。

黄柏蜜炙，五钱　青黛一钱

上为细末，临卧用少许掺舌，咽津，妙。

赴筵②散　治证同前。

黄柏蜜炙　细辛洗

上为末，掺舌上，有涎吐之。

一方

五味子一两　滑石三钱　黄柏蜜炙，三钱

上为细末，掺于舌上，亦可。

水蘗圆　治口舌生疮。

硼砂甚者加片脑　黄柏　薄荷叶

上各等分，生蜜丸如弹子大，每服一丸，噙化。

赴筵散　治证同前。

密陀僧　黄柏　青黛各等分

上为末，掺疮上。一方加玄索、黄连各等分，研末掺之，有涎出再搽，名柳花散。

一方

明矾半钱　黄柏蜜炙，二钱

---

① 胡黄连："黄连"二字原倒，据嘉靖本、《卫生宝鉴》卷十一乙正。
② 筵：原作"逕"，据嘉靖本、目录改。

上为末，用少许傅患处，吐去苦水再傅。

秘效散 治口糜。

明矾 大黄各等分

上为细末，临卧干掺，沥涎尽漱之。

一方

朴硝一钱 寒水石煅，一两 朱砂少[①]许 甘草半钱

上为细末，每用少许，频掺患处。

赴筵散 治舌上生疮，不能食。

铜绿 白芷各等分

上为细末，和匀，掺舌上，温醋漱之，立效。

一方，治满口疮烂。

黄丹一两 蜜一两

瓦盏盛，甑内炊，以鹅翎刷疮。

歌曰：

口疮发热肿连喉，百法医之病不瘳。

捣取自然萝卜汁，吐涎[②]频漱病难留一方生姜自然汁漱。

一方，治飞丝毒，或食腥恶口发泡者。

桔梗 川乌 草乌 防风 甘草 大青根各五钱 全蝎七个，去毒 紫河[③]车五钱

上为末，每服五钱，酒一盏半，葱一根，红椒七粒，灯心七茎，煎一盏，食后热服。未效，再加茱萸。未效，用芭蕉煎汤调下。如落心肺间，刺痛，用泻药利下。如久不治，变为飞丝劳毒，能伤人命。

口糜证，膀胱移热于小肠，上为口糜，煎导赤散方见热门，调五苓散方[④]见伤寒门。

---

① 少：原作“沙”，据嘉靖本改。

② 涎：原作“延”，据嘉靖本、《奇效良方》卷六十改。

③ 河：原作“何”，据《世医得效方》卷十七改。

④ 方：此上原衍“眼”字，据嘉靖本删。

龙胆汤 治热口苦，名曰胆瘅。

柴胡一钱 甘草 人参 天门冬去心 黄连 草龙胆 山栀子 麦门冬去心 知母 五味子各五钱

上㕮咀，分四贴，每贴水二盏煎八分，去柤，不拘时温服。

丁香圆 治口臭秽。

丁香三钱 甘草炙，一钱 川芎二钱 白芷半钱

上为细末，炼蜜丸如弹子大，绵裹，噙咽①津。

一方，用干甜瓜子末，蜜丸如樱桃大，每日嗽口了噙一丸。

芎芷膏 治口气热臭。

白芷 川芎等分

上为末，炼蜜丸如弹子大，每服一丸，食后噙化。

水火散 治口疮。

干姜 黄连各等分

上二味为细末，干掺于口中，涎出为妙。

失音不语

诃子汤 治失音不语。

诃子四个，半生半煨 桔梗一两五钱，半生半炒 甘草二寸，一寸生，一寸炙

上为粗末，分二贴，每贴水一盏，童便②一盏，煎至八分，去柤③，食后温服。

玉粉丸 治冬月寒痰，结于咽喉不利，语音不出《针经》云：寒气客于会厌，卒如哑④，宜服此药。

桂心一字 草乌一字 半夏汤洗，五钱

上为细末，姜汁浸蒸饼为丸如鸡头大，每服一丸，至夜含化，多年不愈者亦效。

---

① 咽：原作“燕”，据《重订严氏济生方·口齿门》改。
② 便：原作“梗”，据嘉靖本、《卫生宝鉴》卷八改。
③ 柤：原作“粗”，据嘉靖本、《卫生宝鉴》卷八改。
④ 寒气……如哑：语本《灵枢·忧恚无言》。

响胜破笛丸　治歌讴失音不语者宜服，神效。

连翘　桔梗　甘草各二两半　薄荷四两　诃子肉炒　砂仁　大黄各一两　川芎一两半　百药煎二两

上为细末，鸡子清和，为丸如弹子大，每用一丸，临卧噙化服。

一方，治失音不语。

百药煎　杏仁去皮尖　百合　诃子肉　薏苡仁各等分

上为末，以鸡子清和，丸如弹子，每用一丸，临卧噙化。

一方，治失音，缠喉风声不出。

靛花①　薄荷各等分

上为末，炼蜜为丸如弹子大，每服一丸，临睡噙化，效。

歌曰：

杏仁七粒去皮尖，官桂槐花等分研。

炼蜜为丸如弹子，绵包含咽自过咽。

歌曰：

江茶汤点自如常，生入香油三滴良。

临卧之时乘热服，声音渐渐自通扬。

歌曰：

槐花瓦上炒令香，夜到三更仰卧床。

拈取花来如意食，明朝声响渐琅琅。

歌曰：

火盗兵戈惊入心，不言不语病成喑。

密陀僧末研如粉，茶点一钱徐有音。

易简诸方

孙真人云：治口疮吻疮，用白杨枝浆水煎，和盐含之。或用嫩枝②于铁上烧令作灰，和脂傅之。

---

① 靛花：青黛。

② 枝：此下原衍“藥”字，据《证类本草》卷十四删。

《博①济方》治皂荚水并恶水入口内，热痛不止，以皂角子烧存性一分，沙糖半两，先研皂角子令细，续入沙糖，和匀如膏，含之。

《肘后方》治口中及舌上生疮，取牛膝酒浸，含嗽之。无酒者，含牛膝咽汁，亦佳。

《圣惠方》治口臭及䘌齿肿痛，细辛煮取浓汁，热含，冷吐之，瘥。

一方，治口吻生白疮，用槟榔一枚②烧灰，细研，傅患处，妙。

一方，治口舌生疮，胸膈疼痛，用豆豉炒，为细末，含之，一宿瘥。

一方，治口吻疮，掘经年葵根，烧灰傅之，妙。

一方，治口臭，杵干甜瓜子作末，蜜和丸，每旦洗净漱，含一丸如枣核大。亦用傅齿，妙。

《千金方》治口臭，香薷一把，以水一斗煮取三升，稍稍含咽之。

一方，治口疮，用甘草、白矾各等分，为末，掺口内，佳。

一方，治口疮白漫漫，取桑树汁，先以发拭口，次以汁傅之。

《孙真人食忌》治口疮，取朴硝含之，甚良。

《胜金方》治口疮，用胆矾半两，入银锅子内，火煅通赤，置于地上，出火毒一夜，细研，每取少许傅疮上，吐酸水，清涎甚者，一两上便瘥。

《药性论》云：治口疮，水浸大青叶含之，频用效。

一方，治口疮，用白矾泡汤，灌漱，后以铜绿、麝香等分研末，干掺。

一方，治白口疮，用巴豆三枚去皮，不去油，黄丹半钱，同研如泥，涂于箬叶上，如大棋子，贴眉间，须臾四围疮出如蚕子，

① 博：原作"溥"，据《证类本草》卷十四改。

② 枚：原作"枝"，据《证类本草》卷十三改。

去药，大效。

一方，治口疮，用白矾一两飞至半两，黄丹二两炒紫色，同为末，掺疮上，立愈。

一方，治失音不语，杵莱菔自然汁，入生姜汁些少，时时饮之。

唇　门

治　法

《折衷方》云：脾脏应唇，通口气，脾与胃为合，足阳明胃之经，其脉侠口环唇，故脾胃受邪则唇为之病，风则动，寒则紧，燥则干，热则裂，气郁则生疮，血少则沈[①]而无血色。治法内理其脾胃，外敷以药，无有不愈者矣。

泻黄饮子　治风热在[②]于脾经，唇燥沈裂无色。

白芷　升麻　枳壳麸炒　黄芩　防风　半夏汤泡　石斛各二钱　甘草一钱

上㕮咀，分二贴，每服水二盏，姜三片，煎八分，去柤，食远温服。

薏苡仁汤　治风热在脾，唇口瞤动，或生结核，或为浮肿。

薏苡仁炒　防己　赤小豆　甘草炙，各等分

上㕮咀，每服七钱，水一[③]盏，姜三片，煎八分，去柤，食远温服。

治茧唇。

黄柏二两　五倍子二钱　密陀僧一钱　甘草少许

除黄柏，上将三件为末，水调，涂黄柏上，火炙，干再涂，尽药末，将黄柏剖成片，贴唇。

橄榄散　治唇紧[④]燥裂生疮。

橄榄烧灰，为末，猪脂和涂。

一方

---

① 沈：指沈唇，唇生疮溃烂。
② 在：《严氏济生方》卷八作“蕴”。
③ 一：原脱，据嘉靖本、《严氏济生方》卷八补。
④ 紧：原脱，据《严氏济生方》卷八补。

荷花瓣，贴。干者亦可。

消毒散 治唇肿裂，口舌生疮。

晚蚕蛾 五倍子 密陀僧各等分

上为细末，每用少许，贴患处。

白布散 治唇紧口小，不能开合，饮食不得，不急治则死，名曰紧唇，又名沈唇。用白布作灯炷如指大，安斧刃上，烧令汁出，取敷唇，日三度旧青布亦佳。或青布烧灰，酒调二钱服，亦可和猪脂调敷，佳。

灸法

治紧唇，不能开合，灸虎口，男左女右。

一法，灸承浆三壮，穴在颐前下唇之下宛宛中。

易简诸方

一方，治唇上生疮，连年不瘥，用八月蓝叶一斤捣汁，洗，不过三日瘥。

一方，治唇紧口小，不能开，以生采马齿苋浓煮汁，洗。冬月以干者浓煎汤用。

一方，以蛴螬焙干，为末，猪脂调成膏，傅唇上，良。

一方，治沈唇，用烧乱发、蜂房、六畜毛灰，用猪脂①调傅。

《伤寒类要》治沈唇紧唇②，用鳖甲及头烧灰，作末傅之。

《外台秘要》疗唇舌忽生疮，用鸡舌香以绵裹，含之，瘥。

《葛稚川方》治紧唇，以头垢傅之。

《卫生易简方》治吻疮，用白杨树枝火烧一头，焰出，注于刀上，取渚贴两吻上，不过三度便瘥。

---

① 脂：原脱，据嘉靖本、《千金翼方》卷十一补。

② 唇：原脱，据《外台秘要》卷二十二补。

齿　门

《巢氏病源》云：牙齿痛者，是牙齿相引痛。牙齿是骨之所终，髓之所养，手阳明之支脉入于齿，若髓气不足，阳明脉虚，不能荣于牙齿，为风冷所伤，故疼痛也。

东垣曰：夫齿者肾之标，口者脾之窍。诸经多有会于口者，其牙齿是[①]手足阳明之所过。上龈隶于坤土，乃足阳明胃之脉贯络也，止而不动，下龈嚼物，动而不休，手阳[②]明大肠之脉所贯络也。手阳明恶寒饮而喜热，足阳明喜寒饮而恶热，其病不一。牙者肾之标，亦喜寒，寒者坚牢，为痛不同。热甚则齿动龈断，袒脱作痛不已，故所治疗不同也。有恶寒作痛者，有恶热而作痛者，有恶寒又恶热而作痛者，有恶寒饮少热饮多而作痛者，有恶热饮少寒饮多而作痛者，有牙齿动摇而作痛者，有齿袒而为痛者，有齿龈为疳所蚀缺少，血出为痛者，有齿龈肿起为痛者，有脾胃中有风邪，但觉风而作痛者，又有牙上多为虫所蚀，其齿缺少而色变，为虫牙痛者，有胃中气少，不能于寒袒露其齿作痛者，有牙齿疼痛而秽臭之气不可近者。痛既不一，岂可一药而尽之哉[③]？

治　法

治一人，年三十余，病齿痛不可忍，须骑马外行，口吸凉风则痛止，至家则其痛复作。家人以为祟，祈[④]祷于巫师而不能愈。病乃湿热为邪也，足阳明多血多气，加以膏梁之味助其湿热，故为此痛。因立一方，不须骑马，常令风寒之气生于齿间，以黄连、胡桐泪之苦寒，新薄荷叶、荆芥穗之辛凉，四味相合而作风寒之

---

① 是：此下原衍“也”字，据《兰室秘藏》卷中删。

② 阳：原作“防”，据嘉靖本、《兰室秘藏》卷中改。

③ 夫齿……之哉：语本《兰室秘藏》卷中。

④ 祈：原作“神”，据《医学纲目》卷二十九改。

气，治其湿热为主，以新升麻之苦平行阳明经为使，牙齿骨之余，以羊胻骨灰补之为佐，麝香少许，入肉为引用，为细末，擦之，痛乃减半。又以调胃承气汤去硝，加黄连，以治其本，服之，下三两行，其痛良愈，遂不复作。

附：养生方导引法

一法，常向本命日①栉发，之始叩齿九通，阴咒曰：大帝散灵，五老反真，泥丸玄华，保精长存，左拘隐月②，右引日根，六合清练，百疾愈。因咽唾三过，常数行之，使齿不痛，发牢不白，头脑不痛。

一法，东向坐，不息四通，上下琢齿三十六下，治齿痛。

一法，凡人觉脊背皆崛强，不问时节，缩咽髆内，仰面努髆并向上，头左右两向挼③之，左右二七，一住，待血行气动定，然始更用，初缓后急，不得先急后缓。若无病人，常欲得旦起、午时、日没三辰，如用，辰别三七。除寒热病，脊腰颈项痛，风痹，口内生疮，牙齿风，头眩，终尽除也。

金沸草散方见咳嗽门　治风寒伤于心脾，令人憎寒发热，齿舌浮肿。

信效散　治风热上客阳明之经，牙齿疳蚀，龈宣腐臭，血出色黄气腐，注闷，动摇疼痛，作发有时。

信一钱　黄丹二钱　千年古石灰如无，陈久者炒④，细研⑤，四钱又入　青盐二钱半同再研　麝香少许，如无此二味亦得

先洗漱净，以手指蘸少许，擦上下牙齿龈，沥涎，勿令咽之，须臾漱净，或有蚀处，再上少许，日三四次，常用如意，以频为妙，能清头目，宽膈美食，须发迟白。一方使⑥龙骨，不用石灰。

---

① 本命日：与出生日干支相同的日子。
② 左拘隐月：原作“左回拘月”，据《诸病源候论》卷二十七改。
③ 挼：原作“按”，据《诸病源候论》卷二十九改。
④ 炒：原作“以”，据《黄帝素问宣明论方》卷十五改。
⑤ 研：原脱，据《黄帝素问宣明论方》卷十五补。
⑥ 使：原脱，据《黄帝素问宣明论方》卷十五补。

牙痛有四证，此四证，先用嗃鼻药兼洗漱药，然后以药随经擦法治之。

嗃鼻药 治牙疼。

雄黄一钱 乳香半钱 没药一钱

上为细末，右疼嗃左鼻，左疼嗃右鼻。

神芎散方见头痛门

漱药追毒散 治诸般牙疼。

贯众 鹤虱 荆芥 细辛① 蜂房各等分

上为粗末，每用三钱，加入川椒五十粒，水一大盏煎七分，去柤，乘热漱之。

风牙疼

风牙，不怕冷热，宜用牙皂、姜蚕、蜂房、草乌等药。

独活散 治风毒牙疼，牙根肿痛。

川芎 独活 羌活 防风去芦，各半两 细辛 荆芥 薄荷 生地黄各二钱

上㕮咀，每服三钱，水一盏半，煎至七分，漱咽。

定痛散 治风牙，立效。

细辛五钱 白芷 川乌各一两 乳香一钱

上为细末，每用少许擦牙，吐涎，须臾以盐汤漱灌。

逡巡散 治风牙肿疼，亦治腮颊肿痛。

良姜二寸 全蝎一个，焙干

上为细末，擦牙令热，须臾吐去涎，以盐汤漱口。

乌辛散 治风牙疼。

细辛 草乌各等分

上为末，先以水漱口净，擦患处。一方加川椒去②目。

细辛散 治风牙疼，腮颔肿。

---

① 细辛：此二字原倒，据嘉靖本、《古今医统大全》卷六十四乙正。此上原衍“加”字，据《古今医统大全》卷六十四删。

② 去：原作“夫”，据嘉靖本改。

红椒　鹤虱　砂仁　牙皂　荜拨各五钱　荆芥穗　细辛各一两　白芷　草乌各二两

上为末，每用少许，频擦患处，有涎吐之，仍用盐汤漱。

玉池散　治风蛀牙疼、肿痒动摇、牙龈溃烂、宣露出血、口气等疾。

当归　藁本　地骨皮　防风　白芷　槐花炒　川芎　甘草炙　升麻　细辛各等分

上为末，每用一字揩之。痛甚，取三钱，水一盏半，黑豆半合，姜三片，煎七分，温漱。

《百一选方》治风牙疼。

白芷一两　朱砂二分

上为末，炼蜜丸如樱桃大，每一丸擦牙上。

如神散①　治风虫牙攻注疼痛，牙齿动摇，连颊浮肿。

川椒炒出汗　露蜂房炙，各等分

上为细末，每用二钱，水煎数沸，热漱，即止。

一方，治风牙虫牙疼。

川椒　细辛　防风　全蝎　荆芥　独活各等分

上为粗末，每用二钱，水一盏半煎，乘热漱②之。

一方，治风牙。

川芎　石膏　升麻　细辛　草乌　白芷　防风　羌活各等分

上为末，擦牙。单方用鹤虱。

一方

升麻　石膏　细辛　藁本　檀香　皂角各等分　麝香少许

上为末，擦法同前。

赴筵散③　治风虫牙疼。

良姜　草乌去皮　细辛　荆芥各等分，如无荆芥，一方以椒代之

① 散：原作“效”，据目录改。
② 漱：原作“嗽”，据嘉靖本、《古今医统大全》卷六十四改。
③ 散：原作“汤”，据目录改。

上为末，擦法同前。

寒牙疼

寒者怕热汤，宜用良姜、荜拨、细辛等药。

白芷散 治大寒犯脑，牙齿疼痛。

麻黄 草豆蔻各钱半 黄芪 升麻各一钱 吴茱萸 白芷各四钱 当归 熟地黄各半钱 藁本三分 桂枝二分半 羌活八分。

上为细末，先用温水漱净，以药擦之。

丁香散 治牙齿疼痛。

丁香 荜拨 蝎梢 大椒去目，各等分

上为末，每用少许，擦于患处。

一方，治寒牙疼。

草荳蔻 白芷 细辛 草乌 丁香 蝎梢

上为末，擦法同前。

一方，治牙痛。

升麻 郁金 当归 细辛 荜拨 白芷 荆芥穗各等分

上为细末，瓦盒贮之，紧闭勿令泄气，每用少许，擦痛处，后以荆芥汤漱①之。古方治牙疼，荜拨为要药也。

热牙疼

热者怕冷水，宜用牙硝、姜黄、雄黄、荆芥等药。

驱毒饮 治热毒上攻，宣露出血，牙龈肿痛不忍。

屋游即瓦上青苔，不拘多少，净洗

上用水煎汤，澄清，入盐一撮，频频漱之。

犀角升麻汤 治阳明经受风热，口唇颊车连牙肿痛。

犀角七钱半 升麻五钱 防风 羌活各五钱半 川芎 白芷 黄芩 白附子各二钱半 甘草一钱半

上㕮咀，每服七钱，水二盏，煎八分食后漱服。

姜黄散 治牙疼不可忍。

---

① 漱：原作“嗽”，据嘉靖本、《古今医统大全》卷六十四改。

姜黄　细辛　白芷各等分

上为末，擦患处，须臾吐涎，盐汤漱口。又治牙疼不忍，面赤肿，去姜黄，以川芎代之，立见肿消。

元戎胡桐泪散　治足阳明经虚，风热所袭，流传牙齿，攻注牙龈，则致肿结妨闷，甚者与龈间津液相抟，化为脓汁，宜用此药。

胡桐泪　石胆矾　黄矾　芦荟　升麻各半两　麝香　乱发灰各一钱　朱砂　细辛　当归　川芎　牛膝各二钱半

上为细末，先以甘草汤漱口，后用药少许傅之。尝①用少许擦牙，去风热，消肿化毒，牢固，永无牙宣疳血之病。

一方

石膏　升麻　地骨皮　羊胫骨灰

上各等分，为末，每用少许，频擦牙齿根上。

清胃散　治因服热药，使上下齿疼不可忍，引头脑满面发热大痛，喜寒恶热，宜服之。

生地黄三分，酒浸　生麻一钱　牡丹皮半钱　黄连　当归酒浸，各三分

上㕮咀，每服七钱，水三盏煎八分，食远候冷服。

当归龙胆散　治寒热停牙痛，不可忍。

香白芷　当归稍　羊胫骨灰②　生地黄已上各五分　草豆蔻皮　麻黄　龙胆草　升麻　黄连已上各一钱

上为细末，先用温水漱口，擦之，妙。

《隐居方》云：脾胃俱热，则牙根肿痛，牙齿动摇。先以升麻汤加大黄、荆芥煎服，以去其热，次日五更以冷盐汤吞下养正丹，食③蒸饼压之，至晚再服甘露饮，服后④升麻汤加鹤虱、荆芥煎漱。

---

① 尝：经常。《古今医统大全》卷六十四作“常”。
② 灰：原作“皮”，据嘉靖本、《兰室秘藏》卷中改。
③ 食：原作“令”，据文义改。
④ 后：原作“之”，据文义改。

虫牙疼

有窍者，蛀牙，宜用雄黄、石灰等药。

砂糖丸 治牙痛蛀牙。

矿石灰

上为细末，砂糖丸如黄米粒大，塞蛀孔。

《瑞竹堂方》治虫牙疼。

天仙子不以多少，烧烟，用竹筒抵牙，引烟薰之，其虫即死。

一方

白矾枯，研 滴乳另研

上二味末，同蜡溶化，和丸如黄米大，塞虫穴。

歌曰：

细研五十好川椒，巴豆一枚同作膏。

软饭作丸如豆大，绵包塞在虫牙槽。

肾虚牙疼

安肾丸 治肾虚牙齿肿疼。

苁蓉酒浸 桃仁去皮尖，麸炒 白术 补骨脂炒 山药 石斛 白蒺藜炒，去刺 川乌去皮脐 萆薢 巴戟去心，各等分

上为细末，炼蜜丸如桐子大，每服七十丸，空心盐汤送下。

取牙药

《本事方》① 取牙落不犯手。

草乌 荜拨各一两半 川椒 细辛各三两

上为细末，每用少许，揩在患处，其牙自落。

一方，取牙经验。

轻粉少许 硇砂 白鸡粪 雄黄 山豆 人言各二钱

若要麻木者，加川椒、荜拨、草乌、良姜各一钱。

上为末，擦患处牙根上，其牙自落。

---

① 本事方：指《类证普济本事方续集》，方见该书卷四。

一方，取牙不犯手。

歌曰：

石菜马蛆并鲤胆，乌鸡食下马头蛆。

俟候此鸡抛下粪，指甲粘来齿上居。

咳嗽一声牙自落，起知药内有神奇。

神效散 治牙齿动摇疼痛，及吃饮食挽碴不便，此药取牙大妙，用白马头一个，上下齿全，于夏月候头内生蛆，四十九个，晒干，后药同用。

蜈蚣二条 良姜 细辛 草乌 胡椒 荜拨各二钱

上为细末，每用少许，干贴患牙内外，须臾其牙自落。

坚齿药

《圣济总录方》治牙齿动摇疼痛，此药大能牢牙固齿。

黑铅半斤，大砂锅内熔①化成汁，入桑柴皮灰、柳木槌研合成砂

上研，熟绢罗为末，每日早辰揩牙，温水漱在盂内，以水洗眼，能明目②，黑须鬓。

元戎麝香间玉散

酸石榴皮 诃③子各二两 升麻 绿矾枯 何首乌 青盐 百药煎 五倍子 没食子各半两 白茯苓一两 细辛 石胆矾各半两 荷叶灰 白檀 川芎 白芷 甘松 零陵香 茴香 藿香叶 猪牙皂角灰 木鳖子各二钱 荜拨 青黛各一钱半 麝香一钱 脑子半钱

上为末，如常法擦牙，用茶清漱。一方无脑子，加沉香。

宣风牢牙散 驻颜补肾，牢牙固齿。

青盐 细辛各七钱 川芎 当归酒洗，干，各一两

上为末，每用少许，清晨擦牙，漱满口，连药咽之。

擦牙散

川芎 防风 升麻 细辛 茯苓 白芷 荜拨 甘松 香附

---

① 熔：原作“容”，据《圣济总录》卷一百二十一改。

② 目：原脱，据《圣济总录》卷一百二十一补。

③ 诃：原作“訶”，据嘉靖本、《玉机微义》卷三十改。

子各一两　石膏二两

上为细末，每用少许，擦之。

御前白牙散

石膏四两，另研　香附子一两　白芷七钱半　甘松　三奈　藿香　零陵香　沉香　川芎各三钱半　细辛　防风五钱

上为细末，先用温水漱口，擦之，妙。

一方，治牙疏陷物，用寒水石煅、炉甘石生用各等分，为细末，每用少许，擦牙上。忌用刷牙脂麻茶物。

通　治

塞耳雄黄定痛膏　治牙齿疼痛。

大蒜二个，煨　细辛去叶　盆硝另研，各二钱　雄黄另研，一钱　牙皂四定①

上为末，同大蒜一处捣为膏，丸如梧桐子大，每用一丸，将绵裹药，左边牙疼放左耳，右边牙痛放右耳，良久痛止，取出药丸，可治数人。

透关散　治牙疼。

蜈蚣头　蝎梢去毒　草乌尖如麦粒六七个　川乌底如钱大七个　胡椒七粒　雄黄如麦大七粒

上为末，纸捻蘸醋，点药少许，火上炙干，塞两耳内，闭口少时，效。

香盐散　常用治虫牙，去风热，蛀龋宣露，一切齿疾。

香附子炒，三两　青盐半两，另研

上为末，如常法擦牙。

一方，治牙疼。

南星为末　霜梅奩②过，取其引涎③　荆芥　薄荷各等分，散热毒盐入骨，以此常擦噙

① 定：《杨氏家藏方》卷十一作“两”。
② 奩：原作“盒”，据《丹溪治法心要》卷六改。
③ 涎：原作“延”，据《丹溪治法心要》卷六改。

上为细末，每用少许擦牙，亦效。

麝香散 牢牙齿，止疼痛，养气血，黑髭鬓。

绿矾枯 石燕子烧通赤，醋淬七次 生地黄 青黛各五钱 青盐二钱 石胆炒三次 五倍子一两二钱 诃子皮 何首乌 龙骨各四钱 白茯苓一两 砂仁八钱 甘松四钱 零陵香 藿香各六钱 百药煎一两 细辛二钱 龙脑 麝香各二钱半

上为细末，每用以刷牙蘸药，刷牙齿上，待少时用温水微漱，早晨、食后或临卧，日用三两次。

牢牙石燕子散 治牙齿龈肉不固，及肾弱齿疏，或血出侵蚀。

青盐研 麝香研，各一钱 石燕子十对，火煅醋淬七遍，后再煅一次，去醋气

上合研细末，每用半钱，以指蘸药，刷擦牙龈上，合口少时，后用温酒漱咽。如不欲咽，吐出不用无妨。早晨只用一遍。

立效饼子 治一切风牙虫牙，疼痛不可忍者，神效。

歌曰：

忽然牙疼甚忧愁，良姜荜拨草乌头。

川芎更加胡椒子，风肿虫牙立便休。

上为细末，酒糊为丸如梧桐子大，捻作饼子，每用一饼，咬在患处，有涎吐之，立愈。

蟾酥丸 治牙疼不可忍。

蟾酥一字 生附子尖二豆大 巴豆一粒，去壳，研 麝香研，少许

上研细末，蒸饼为丸如绿豆大，以新绵裹一丸，咬痛处，有涎吐之。

牢牙散 治一切牙齿疼痛。

全蝎七个，去毒 细辛去叶，三钱 草乌二个，去皮 乳香二钱，另研

上为细末，每用少许擦患处，须臾盐汤漱之。

灸　法

治一切风肿虫牙疼痛。

一法，以草量手中指至掌后横文止，将草折为四分，去三①分，将一分于横文后量臂中，灸三壮，随左右灸。

一法，两手交叉，以中指尽处是穴，灸七壮。

一法，灸肩髃七壮，随左右灸之。取法见中风门。

一法，灸耳垂下牙②尽骨上三壮，未效，再加壮数。

承浆一穴，在颐前唇下宛宛中，灸三壮，治口齿蚀生疮。

兑端一穴，在唇上端，针入二分，灸三壮，炷如大麦，治唇吻强，齿龈痛。

易简诸方

一方，治牙疼，用燕子屎丸如桐子大，用疼牙上咬之，丸消，愈。

一方，以江南墓置草叶似白杨大，牵蔓，采无时，取三四钱，煎浓汤，点眼中，须臾引虫出。如二三分发丝长，大一二分者有之，置水中能动，牙痛久者黑头，新者虫红头。

《道藏经方》治牙齿动摇，出血不止，用白蒺藜，不拘多少，捣为细末，每用少许，清旦徐徐擦患处。为验。

一方，治风虫牙疼，用霜杀老丝瓜，烧灰存性，为末擦之，效。

一方，治风虫牙痛，以菖蒲切片，抵痛牙处咬定，或塞缝亦可。

一方，取牙虫痛，用韭菜连根洗净，烂捣，以人家擗③板上泥垢和匀，涂痛处，腮上用纸贴之，一时顷取下，细细虫在泥上，可以除根。

一方，治风热上攻，牙齿疼痛，用豨签草，霜后收之，晒干，为粗末，每用三钱，以滚汤泡，任意漱之。醋煎尤妙。

---

① 三：原作“二”，据《世医得效方》卷十七改。
② 牙：原作“于”，据《世医得效方》卷十七改。
③ 擗：《急救良方》卷二作“地”。

《千金方》治牙疼，以苍耳子，不拘多少，水煮汁，热含漱之。茎叶亦可，或入盐亦佳。

一方，治牙齿根欲动脱，以生地黄细剉，帛裹，着牙上咂之，渍齿根三五次，咽之，十日大效。

一方，治虫牙疼，用藜芦为末，塞孔中，勿令咽汁，有涎即吐之，大有神效。

一方，治牙龈宣露，每旦以盐末擦牙，后用汤漱之百遍，其牙自牢蜜。

《外台秘要》治牙齲疼痛，有虫蚀孔，取雄雀粪帛裹，塞蛀孔中，日二三次易之雄雀粪直者是。

一方，治牙齿疼痛，以独蒜火煨极热，刀截断，乘热熨其疼处，冷即再换熨之。亦治虫牙，尤妙。

一方，治牙疳蚀臭，用牛尿漱而得血出者，愈。

一方，治齿痛，令患人东向坐，不息四通，上下琢齿三十六下，上下牙相对恨咬三十六下，即叩齿也。

一方，治风虫牙疼，用鹤虱①，以醋擂烂，入盐少许，嗽口良久，吐出又含，其痛即止。

一方，治齿痛及落尽，用胆矾细研，以人乳汁和如膏，搽痛处或孔中，日三四度，止痛，百日后复生齿，每日以新汲水漱令净。

一方，治齿肿痛及口气，用细辛煮浓汁，热含，冷吐出，即瘥。

一方，治齿虫腐烂，用棘针二百枚，水二盏煎一盏，频频噙漱。

一方，治齿虫痛不可忍，嚼薰陆香，咽其汁，瘥。

一方，治牙虫，用雄黄末，蜜丸如枣核，塞牙间。

一方，用芦荟为末，先以盐揩齿令净，然后傅少末于上。

一方，治牙虫，用杏仁烧烟未尽，研如膏，物裹，内孔中。

---

① 虱：原作“风”，据嘉靖本、《古今医统大全》卷六十四改。

一方，治牙痛，诸药不效，用甘草煎浓汁，噙漱，三五日定愈。

一方，用新掘李树根取白皮，细切，水浸浓汁半碗，逐口含之良久，吐去又含，痛止绝根。

一方，治诸般牙齿痛，用香附子、生艾叶等分，浓煎汤，漱之。

一方，治牙疼，用枯矾、露①蜂房等分，为末，煎汤含漱，冷则吐去再漱。

一方，用苋菜梗烧灰，为末，擦疼牙上，效。

一方，以茄蒂烧灰，为末，擦患处，效。

一方，马夜眼②烧存性，为末敷上，立愈。

《千金翼方》治虫食齿根齿黑者，以松木灰揩之，末雄黄，涂龈上百日，神效。

《姚氏方》：卒齿痛，取苦竹，烧一头，一头得汁，多揩齿上，瘥。

《千金方》治诸牙龈疼，杏仁一百枚去皮、两仁，以盐方寸匕，水一升煮令沫出，含之，味③尽吐却，更含之，三度瘥。

《外台秘要》：主齿疼，以胡荽子五升，水五升煮取一升，含之。

---

① 露：原作“路”，据文义改。

② 马夜眼：古时认为马有夜眼，故能夜行。《本草纲目》卷五十：“（马）夜眼在足膝上，马有此能夜行。”

③ 味：原作“未”，据《千金翼方》卷十一改。

鼻门

《山居简要》云：夫鼻者，肺之候职，欲常和，和则吸引香臭。若七情内郁，六淫外伤，饮食劳役，致鼻气不得宣调，清道壅塞，其为病也，为衄为痈，为息内，为疮疡，为清涕，为窒塞不通，为浊脓，或不闻香臭，此皆肺脏不调，邪气郁积于鼻，清道壅塞而然也。治之之法，寒则温之，热则清之，塞则通之，壅则散之，无越于斯①。

治法

酒齄者，此皆壅热所致。夫肺气通于鼻，清气出入之道路，或因饮酒，气血壅滞，上焦生热，邪热之气留伏不散，则为之鼻疮矣。又有肺风不能饮而自生者，非尽因酒齄耳。宜一味淅二泔②，食后用冷饮，外用硫黄，入大菜头内煨，碾涂之。

若鼻尖微赤及鼻中生疮者，辛夷碾末，入脑、射少许，绵裹纳之，或以枇杷叶拭去毛，剉，煎汤候冷，调消风散，食后服。方见中风门。

附：养生方导引法

一法，东向坐，不息三通，手捻鼻两孔，治鼻中患。交脚踑坐③，治鼻中患，通肺④痈疮，去其涕唾，令鼻道通，得闻香臭，久行不已，彻闻十方。

一法，踞坐，合两膝，张两足，不息五通，治鼻疮。

---

① 夫鼻……于斯：语见《严氏济生方》卷八。

② 淅二泔：二次淘米水。淅，原作“拆”，据《丹溪心法》卷四改。

③ 踑（jī 鸡）坐：义同“箕踞”，古人席地而坐时伸开两脚，其形如箕。

④ 肺：原作“脚”，据《诸病源候论》卷二十九改。

一法，端坐伸腰，徐徐以鼻内气，以右手捻鼻，徐徐闭目吐气①，除目暗，泪苦出，鼻中息肉，耳聋，亦能除伤寒头痛洗洗，皆当以汗出为度。

一法，东向坐，不息三通，以手捻鼻两孔，治鼻中息肉。

风寒伤于腠理，头目不清，鼻塞声重：

消风百解散方见伤风门

川芎茶调散方见头痛门

神术散　治伤风鼻塞。

苍术泔浸，五两　藁本去土　白芷　细辛　羌活　川芎　甘草炙，各一两

上为末，每服三钱，水一盏，生姜三片，葱白三寸，煎七分，服。

离泽通气汤　治鼻不闻香气，服之，忌一切冷物，及风寒处坐卧行立。

黄芪四钱　羌活　独活　防风　升麻　葛根　苍术各三钱　甘草炙，二钱　白芷　麻黄不去节　川椒各一钱

上㕮咀，每服五钱，水二盏，姜三片，枣二枚，葱白三寸，煎至一盏，去柤，稍热食远服之。

鼻塞证

香膏　治鼻塞不利。

当归　木香　通草　细辛　蕤仁去壳　川芎　白芷各等分

上剉咀，和羊髓熬白芷色黄，去柤，为丸如豆，入一粒塞于鼻内，立通。

芎䓖散　治鼻塞为齆。

芎䓖　槟榔　麻黄去节　肉桂　防己　木通　细辛　白芷　石菖蒲各一分　木香　川椒　甘草炙，各等分

上剉，每服三钱，生姜、紫苏煎服。

① 徐徐闭目吐气：此六字原在“泪苦出”下，据《诸病源候论》卷二十九移此。

荜澄茄丸　治鼻塞不通。

荜澄茄半两　薄荷叶三钱　荆芥穗三钱半

上为末，炼蜜丸如樱桃大，每服一丸，临卧噙化咽津。

菖蒲散　治鼻内窒塞不通。

菖蒲　皂角

上各等分，为末，每用①一钱，绵包塞鼻内，即通。

南星饮　治鼻内窒塞不通，风邪入脑，宿冷不消，鼻内结硬。

南星不拘多少，汤泡二次，切片，焙干

上为细末，每服二钱，用枣十枚，甘草少许，煎，食后服三四服，其硬物自出，脑气流转，浊涕自收，仍用大蒜、荜拨杵作饼，纱衬炙热，贴囟门，熨斗熨透，瘥。

辛夷散　治肺虚，风寒湿热之气加之，鼻风壅塞，涕出不已，或息气不通，不闻香臭。

辛夷仁　细辛洗去土叶　藁本　升麻　川芎　木通　防风去芦　羌活　甘草炙　白芷各等分

上为末，每服三钱，食后茶清调服。

人参散　治肺气上攻，鼻塞不通。

人参　白茯苓去皮　黄芩　陈皮去白　麻黄去根节　羌活去芦　蜀椒去目及闭口者，炒去汗，各半两

上㕮咀，每服五钱，水一盏半煎七分，食后温服。

鼻衄清涕

芎犀丸方见头痛门

千金细辛膏　治鼻塞脑冷，清涕常出。

黑附子炮，去皮　川椒去目，炒　川芎　细辛　吴茱萸　干姜各一钱半　桂心三钱三分　皂角屑一钱六分半

上用猪脂二两煎油，先一宿以米醋浸前八味药，取入猪油内同煎，以附子色黄为度，用绵蘸药，塞鼻中，瘥。

---

① 用：原作“服”，据《古今医统大全》卷六十二改。

抑金散 治肺热鼻塞浊涕。

歌曰：

细辛白芷与防风，羌活当归半夏芎。

桔梗陈皮茯苓辈，十般等分咀和同。

三钱薄荷姜煎服，气息调匀鼻贯通。

川椒散 治鼻流浊涕。

红川椒炒去汗　诃子煨，取肉　白姜　川芎　官桂　细辛　白术各等分

上为末，每服二钱，食后酒调服。

鼻衄证有方在失血内

凉膈散方见热证门　加生地黄、当归、芍药。

龙骨散 治鼻衄，或九窍出血皆可，吹入立止。

龙骨不拘多少

上研为细末，吹入鼻中。

息肉证

辛夷膏 治鼻生息肉，窒塞不通，有时疼痛。

辛夷一两　细辛　木通　木香　白芷　杏仁各五钱

上为末，用羊髓、猪脂二两和药，于银石器内慢火熬成膏，取赤黄色，放冷，入龙脑、麝香各一钱，为丸，绵裹塞鼻中，效。

歌曰：

绵裹石首鱼脑骨，盐泥①固济煅为末。

更加芎麝及胆矾，时嗃鼻内肉能殁。

消鼻痔方

瓜蒂　甘遂各二钱　白矾枯　螺青　草乌尖各二钱半

上为末，脂麻油搜，令硬不可烂，旋丸，用药入鼻内，令到痔上，其痔化为水，肉皆烂下，每日一次用。

瓜丁散 治鼻，齆有息肉，不闻香臭。此药傅之，即化黄水，

① 泥：原作“呢”，据嘉靖本改。

点滴至尽，不过三四日愈。

瓜蒂　细辛

上各等分为末，以绵裹，塞鼻中①，须臾即通。鼻中息肉，俗呼鼻痔，无不效。

通草膏　治鼻齆，有息肉，不闻香臭。

通草　附子炮　细辛

上为末，炼蜜丸，绵裹，内鼻中。

一方，治久患鼻疮，脓极臭者。

百草霜不拘多少

上为细末，每服一钱，食后用冷水调服。

鼻渊证

防风散　治鼻渊脑热，渗下浊涕不止。

防风三两　黄芩　人参　甘草炙　川芎　麦门冬去心，各二两

上为细末，每服二钱，食后白汤调服。

防风通圣散方见风门　治头旋脑热，鼻塞浊涕，加薄荷、黄连。

苍耳散　治鼻流浊涕不止，名曰鼻渊。

辛夷仁五钱　苍耳子炒，二钱半　白芷一两　薄荷叶半钱

上为细末，每服二钱，葱汤或茶清食后调服。

衄衊证

定命散　治胆受胃热，循脉而上于脑，溢血妄行，衄衊②血汗。

朱砂　水银　麝香各等分

上为细末，每服半钱，食远新水调下。

酒齄鼻证

大枫油　治酒齄鼻。

草乌尖七个　麝香少许

---

① 中：原字漫漶，据嘉靖本、《世医得效方》卷十补。

② 衊（miè 灭）：鼻出血。

上为细末，研匀，入大枫油，以瓦盒盛，火上调匀，先以姜擦，次用药擦，日三次，专治肺风鼻面赤。

硫黄散 治酒齇鼻，及女人鼻上生黑粉刺。

硫黄一钱 轻粉少许 杏仁去皮，十四个，研膏

上为细末，用杏仁膏和药，捏作饼，临卧涂贴鼻，次早洗去。一法，以白盐常擦为妙。

一方，治赤鼻久不瘥。

大黄 朴硝各等分

上为末，水调，敷患处。

治鼻齇赘子，及面上雀子班点。

黄丹 硇砂 巴豆去①油，各二钱

上为细末，入生炭末一匕，鸡子清调匀，鹅翎刷上。雀班，竹针刺破，用药点之，觉痛便洗去。

灸 法

治鼻鼽鼻痔，囟会一穴，在上星后一寸陷中，灸七壮。通天二穴，在承光后一寸，灸七壮。灸后鼻中必出臭积一块，方愈。

易简诸方

一方，治鼻衄出血不止，用山栀子烧存性，为末，吹鼻中。

一方，用生葛、小蓟根捣汁，汤温服之。

《千金方》治鼻鼽，炙皂角为末，如小豆大，以竹管吹入鼻中，瘥。

一方，治鼻鼽，以干姜末蜜和如皂子大，塞鼻中。

一方，治鼻气窒塞，用槐叶五两，用水五大盏煎取二盏，量下葱三茎，豉一撮，再煎一二沸，分二服，效。

一方，治鼻中瘜肉，用白矾枯为末，猪脂和，绵裹，塞入鼻

① 去：原作"法"，据嘉靖本改。

中，数口瘜肉随其药出①。

《外台秘要》治鼻室塞不通，小蓟一把，水二升煮取一升，去滓，分二贴，空心服。

一方，治鼻衄，以小蓟根捣汁，温服。

或以萝卜汁随左右鼻仰卧滴入，效。

或取自然汁，入盐少许冷服，亦可。

一方，治鼻中生疮，捣杏仁，乳汁和调，傅之。

《圣惠方》治鼻面酒皻皰，用鸬鹚粪一合研，以腊月猪脂和，每夜敷之。

一方，治鼻塞多年，不闻香臭，水出不止，以蒺藜二握当道车碾过，以水一大盏煮取半盏，仰卧，先满口含②饭，以汁一合灌鼻中，不过再灌，必③嚏出一两个瘜肉似赤蛹虫，即瘥。

《肘后方》治鼻病酒皻，以马蔺子并花杵烂，傅之，佳。

《经验方》治鼻塞，烧麻鞋灰，吹鼻中，立通。

一方，治鼻准赤酒糟，以新银杏嚼烂，敷于鼻上，不过五七次复旧。

---

① 随其药出：《备急千金要方》卷六作“随药消落”。

② 含：原作“饮”，据《太平圣惠方》卷三十七改。

③ 必：原作“之”，据《备急千金要方》卷六改。

耳　门

《巢氏病源》云：肾为足少阴之经而藏精，气通于耳。耳，宗脉之所聚也。若精气调和，则肾脏强盛，耳闻五音；若劳伤血气，兼受风邪，损于肾脏而精脱，精脱①者则耳聋。然五脏六府，十二经脉，有络于耳者，其阴阳经气有相并时，并则有脏气逆，名之为厥，厥气相搏，入于耳之脉则令聋。其肾病精脱耳聋者，候颊颧，其色黑，手少阳之脉动而气厥逆，而耳聋者，其候耳内辉辉焞焞②也，手太阳厥而聋者，其候聋而耳内气满。

林中诚曰：大抵气厥耳聋易医，精血虚耗者难愈。

治　法

凡忧愁思虑则伤心，致心虚血耗，以致耳聋耳鸣，当宁心顺气，宜辰砂妙香散、平补镇心丹选用之。

凡房劳过度则伤肾，至肾虚精竭，以致耳聋耳鸣，宜住精补肾，宜苁蓉丸。

耳聋皆属于热，少阳、厥阴热多，当用开痰，散风热，通圣散方见中风门、滚痰丸方见痰饮门之类。大病③后用四物汤降火。阴虚火动耳聋者，亦用四物汤方见妇人门。

附：养生方导引法

一法，坐地，交叉两脚，以两手从曲脚中入，低头，叉手④项上，治久寒⑤不能自温，耳不闻声。

---

① 精脱：此二字原脱，据《诸病源候论》卷二十九补。

② 辉（hún 魂）辉焞（chún 纯）焞：形容耳聋。《太素》卷八杨上善注："浑浑淳淳，耳聋声也。"

③ 病：原作"痰"，据《丹溪心法》卷四改。

④ 手：原脱，据《诸病源候论》卷三补。

⑤ 寒：原作"塞"，据《诸病源候论》卷三改。

一法，脚着项上①，不息十二通，必②愈大寒③不觉暖热，久顽冷患，耳聋目眩，久行即成法，法身④五六⑤，不能变。

气厥耳聋

辰砂妙香丸方见虚损门　用石菖蒲煎汤调服。

平补镇心丹　治男妇心气不足，志意不定，神情恍惚，夜多异梦，忪⑥悸烦郁，及肾气伤败，血少气多，四肢倦怠，足胫酸疼，睡卧不稳，梦寐遗精，时有白浊，渐至羸弱，以致耳聋。

熟地黄　生地黄　干山药　天门冬去心　麦门冬去心　柏子仁　茯神各四两，一方各七两　辰砂另研，为末　苦梗炒，各三两　石菖蒲一斤　远志甘草煮，去心，七两　当归六两　龙骨一两

上为细末，炼蜜为丸如梧桐子大，每服三十丸，空心饭⑦饮吞下，温酒亦可，渐加至五十丸。

肾虚耳聋

苁蓉丸　治肾虚耳聋，或风邪入于经络，耳内虚鸣。

苁蓉酒浸，切，焙　山茱萸肉　石龙芮⑧　石菖蒲　菟丝子酒蒸　羌活　鹿茸酒浸蒸　石斛　磁石火煅醋淬七次　附子炮，去皮脐，各一两　全蝎去毒，二十个　麝香一字，另研，旋入

上为末，炼蜜丸如桐子大，每服七十丸，空心盐酒送下。

补肾丸　治肾虚耳聋。

---

① 上：原作"王"，据《诸病源候论》卷二改。

② 必：《诸病源候论》卷二无此字。

③ 寒：原作"塞"，据《诸病源候论》卷二改。

④ 法身：佛教认为不受贪、嗔、痴、慢、疑五毒侵害，达到自性真如，即成"法身"。

⑤ 五六：佛教认为有五种法身，如华严宗所说法性生身、功德法身、变化法身、虚空法身、实相法身，密宗教所说自性法身、受用法身、变化法身、等流法身、法界身。佛教真言宗又以地、水、火、风、空、识为大日如来之法身，称六大法身。

⑥ 悰：原字漫漶，据嘉靖本补。《和剂局方》卷五作"忪"。

⑦ 饭：原作"饮"，据嘉靖本、《和剂局方》卷五改。

⑧ 芮：原作"苪"，据《严氏济生方》卷八改。

山茱萸　芍药　干姜炮　巴戟去心　羊肾二枚　泽泻　桂心　菟丝子酒浸　远志去心　茯苓半两　黄芪　细辛　石斛　干地黄　防风各一两半　附子炮　蛇床子酒浸　当归　牡丹皮　甘草　苁蓉酒浸　人参各二两　菖蒲一两

上为末，以羊肾研细，酒面糊丸如桐子大，每服五十丸，盐酒送下。

黄芪丸　治肾虚耳鸣，夜间睡着如打战鼓。

黄芪一两　羌活　白蒺藜炒，去刺，各五钱　黑附子大者，一个，炮　羯羊肾一双，切片，焙干

上为末，酒糊为丸如梧桐子大，每服五十丸，食后煨葱煎汤下。

蜡弹丸　治两耳虚聋。

白茯苓二两　山药炒，三两　杏仁炒，去皮尖，两半　黄蜡一两

上前三味为末，镕蜡为丸如弹子大，每服一丸，细嚼，空心盐汤送下。

通　治

清神散　治气壅于上，头目不清，耳常重听。

甘菊花　僵蚕炒，去丝嘴，各五钱　荆芥穗　羌活　木通　川芎　防风各四钱　木香　甘草炙　石菖蒲各一钱半

上为细末，每服三钱，食后、临卧茶清调下。

塞耳丹　治耳聋。

石菖蒲一寸　巴豆一粒，去壳　全蝎一个，去毒

上为细末，葱涎为丸如枣核大，绵裹，塞耳中，即通。或用生川乌为末，绵裹，塞耳中，亦效。

通耳法

紧磁石一粒，如豆大　穿山甲烧存性，为末，一字

上用新棉裹，塞耳中，口中含小生铁一块，觉耳内如风雨声，即效。

一方，治耳聋久不闻者。

全蝎黄色，小者，四十九个　生姜切如蝎大，四十九粒，用慢火炒干①

上二味为末，作一服，临卧空腹温酒调服。一法，向晚勿饮食，以酒调作一服，至二更徐徐尽量饮，五更如耳中闻数百攒笙簧之音，更自闻声。一法，三五日前每日先服黑锡丹方见喘门，然后服此药。

通耳筒　治耳聋，耳中如风水声，或如钟鼓声。

椒目　巴豆去油、壳　菖蒲　松枝各半钱

上为末，更以蜡溶化，同摊薄纸上，候冷，卷作筒子，塞耳内，一日一易，有效。

一方，治耳鸣。

草乌半生半炮　石菖蒲各等分

上为末，绵裹塞耳，一日三度，瘥。

风客热壅，出血流脓，名曰停耳。

白矾　黄连　乌贼鱼骨　赤石脂各等分

上四味为末，吹入耳中，即效。

犀角饮子　治风热上壅，耳内聋闭，䏲②肿切痛，流脓出血。

犀角　菖蒲　木通　玄参　赤芍药　赤小豆炒　甘菊各三钱

上㕮咀，分二贴，每贴水二盏，姜三片，煎八分，食后温服。

解仓饮子　治气虚③热壅，失饥④冒暑，耳内聋否⑤彻痛，流脓出血。

白芍药　当归　甘草炙　大黄蒸　木鳖子去壳，各二钱半

上㕮咀，分作二贴，每贴水二盏煎八分，食远服。

明矾散　治热壅气滞，或沐浴水入耳中，为脓为水。

枯矾　龙骨研，各二钱　黄丹煅，一钱四分　干胭脂七分　麝香

① 炒干：原字漫漶，据嘉靖本补。
② 䏲（xìng 杏）：肿痛。
③ 虚：原脱，据《三因极一病证方论》卷十六补。
④ 饥：原作“音”，据《三因极一病证方论》卷十六改。
⑤ 否：《三因极一病证方论》卷十六作“闭”。

少许

上为末，先用绵杖拭净，蘸药，敷于耳内。

一方，治耳热出汁。

消石　烂石膏　天花粉　防风各一钱

上用脑子少许同研，为末，掺耳中。

立效散　治聤①耳底耳，有脓出不止。

陈皮灯上烧②，一钱，为末　麝香少许

上研匀，依前治法，以绵杖拭干脓水，付③药于耳内。

胭脂散

干胭脂　枯矾

上各等分，研匀，依前法用。

一方，治聤④耳脓出不止。

五倍子半两　全蝎烧存性，一钱半

上二味，为细末，先用绵杖子拭净脓，次蘸药，傅于耳中，效。

一方

枯矾　黄丹各等分

上二味，为末，依前法用。

一方

蜂房洗　干胭脂各等分　麝香少许

上三味，研匀，亦依前法用。

一方，治耳内臭烂。

羊矢一个，焙干　干胭脂少许

上二味，研匀，用竹筒轻吹入耳内，日三次，效。

一方，治耳中出血，用龙骨为末，吹入耳内。

---

① 聤：原作“停”，据《严氏济生方》卷八改。

② 烧：《严氏济生方》卷八作“烧黑”二字。

③ 付：同“敷”。宋代曾慥《类说·纪异纪》：“瓶中有药如膏，曰：以此付之即瘥。”

④ 聤：原作“停”，据《卫生易简方》卷七改。

一方，用鳝鱼胆滴入耳内，愈。

一方，治耳内卒痛，或水出，用杏仁炒焦，研末，以葱涎和匀，捻作枣核大，绵裹，塞入耳中，效。

一方，治耳间疼痛流脓，用鸠屎、夜明沙为末，吹入耳中。

透冰丹 有人耳痒，一日一作，可畏，直挑剔出血，稍愈，此乃肾虚浮毒上攻，宜服此药。

大黄酒蒸 益智仁 茯苓去皮 茯神 山栀子 蔓荆子 威灵仙 天麻 白芷 香墨烧，醋淬，研 麝香另研，各一钱 仙灵脾叶五钱 川乌河水浸半月，三日换水，切片，焙①干，盐一两、乌二两同炒，去盐

上为末，炼蜜搜和，如麦饭相似，以酥涂杵臼，捣万杵，搜成剂，每服旋丸加梧桐子大三丸，食后茶汤下。忌酒面韭蒜葱菜鸡猪肉一月。

百虫入耳②

一方，治百虫入耳，用好酒少许灌耳中，却起行，自出。

一方，用脂麻油灌之，即出。

一方，蓝青汁灌入耳，少顷虫出也。

一方，苍蝇入耳，皂角子虫烂研，生鳝鱼血调，灌入耳。

一方，恶虫入耳，用葱涕灌入耳。

一方，用桃叶挼细塞耳，又用桃叶枕头，虫自鼻出。

一方，治蚁虫入耳，用猪精肉一指许，炙令香，置耳孔边，即出。

一方，治百虫入耳，鸡冠血滴入耳中，自然而出。

一方，飞蛾入耳，用酱汁灌入耳中，即出。

一方，治蜈蚣入耳，生姜汁灌入耳中，即出。韭汁亦可用。

一方，治蚰蜒入耳，以地龙一条，以盐少许掺在地龙上，内葱园间葱叶内，仍以线缚叶口，候一宿摘葱叶，擘破，溜其汁入

---

① 焙：原字漫漶，据《和剂局方》卷一补。

② 百虫入耳：此题及以下内容原在“灸法”下，据文例移此。

耳内，其虫即出。或以牛酪灌入耳中令满，自出。或入腹，空腹食好酪一二升，即化为水，如未出再加，神验。

一方，治蚰蜒入耳，以小鸡一只，去毛足，用油煎令黄，筋穿作孔，枕之。或用胡麻炒熟，以葛囊盛，枕之，虫闻其香即出矣。

一方，用小蒜捣取汁，滴入耳中。治百虫皆可用。

一方，治耳中有物不得出，用弓弩弦长三寸，打散一头，蘸好胶，柱著耳中物上，停之令相著，徐徐引出。但取葱管，斗①于耳门内翕②之，即出。用麻绳尤妙。水入耳，薄荷汁点。

灸 法

听会二③穴，在耳微前陷中，上关下一寸，动脉宛宛中，张口得之，灸五壮，治耳聋，耳中蝉声。

翳风二穴，在耳后陷中，按之引耳中，灸七壮，治耳聋耳痛。

易简诸方

一方，治耳聋，用驴生脂与生姜熟捣，绵裹，塞耳中，用数次有效，即闻声。

一方，生鼠胆汁滴耳中。或以生鼠脑髓绵包，塞耳内。或生鲤鱼脑髓，亦通用。

《外台秘要》治耳聋，用芥菜子捣碎，以人乳调和，绵裹塞耳。

一方，治耳聋，以雄黄、硫黄等分，为末，绵裹塞耳中，即闻声。

一方，治耳聋，以醇醋微火煎附子软，削令尖，塞耳，效。

---

① 斗：斗接，谓对准并紧贴。

② 翕：通“吸”。《说文通训定声·临豫部》：“翕，段借为‘歙’、为‘吸’。”

③ 二：原作“一”，据《针灸资生经》卷一改。

一方，治耳聋，用菖蒲根一寸，巴豆一粒去皮心，二物合捣，分作七丸，每用一丸绵裹，卧即塞耳，自瘥。

一方，龟溺治耳聋，滴耳中，即瘥。取尿法：将一龟置盆中，以镜照之，自见其影，尿自出，收用。

一方，治耳聋，用巴豆一枚去心皮，斑蝥一枚去翅足，二物合捣膏，绵裹塞耳中，再易，甚验。

一方，治耳聋，用猫尿滴入耳中，效。取尿法，用干姜末擦于猫牙上，其尿自出，收用。

一方，治聤耳脓不干，用香附子去毛，为末，掺耳中，日三次，效。

一方，白矾枯煅，为末，吹耳内。

一方，五倍子为末，吹耳内。

一方，治肾虚耳鸣，以嫩雄鸡约一斤余者，以常法治，用无灰酒煮极烂，空心早温食之，如此食过三五只见效。可入椒盐煮。

一方，治耳鸣如流水声，耳痒及风声，日久成聋，用生乌头一味，乘湿削如枣核大，寒耳内，一夜易一次，不过三日，效。

一方，治耳内痛，用白盐炒热，重帛包，熨耳边四围。

一方，治耳痛，用杏仁七粒，荡①，去皮尖，研烂，以绵裹塞耳中。亦治耳聋。

一方，治耳痛，用鳝鱼斩尾，滴血入耳中。又治耳脓经年不干。

---

① 荡：同“烫”。《物类相感志·器用》：“热盌足荡漆桌成迹者，以锡注盛沸汤冲之，其迹自去。”

发鬓髭须门

《巢氏病源》云①：足少阳，胆之经也，其荣在须；足少阴，肾之经也，其华在发。冲任之脉为十二经之海，谓之血海，其别络上唇口。若血盛则荣于头②发，故须发美；若血气衰弱，经脉虚竭，不能荣润，故须发秃落。

治　法见补益门

琼玉膏方见补益门

丁砂散　掠髭发。

大诃子一个　母丁香一十五个　百药煎一钱　针砂少许，醋炒七次　高茶末③

上为极细末，用水一大碗熬数沸，不去柤④，收于净磁器内，每夜临卧温浆洗净髭发，用药水掠之，次早用温浆水净洗，百日其髭发自黑。药用更浸一新钉，尤妙，妇人亦可用。

三青膏　乌髭发。

生胡桃皮　生石榴皮　生柿子皮

上先将生酸石榴剜去内穰子，陈丁香好者装满，通秤分两，然后却将胡桃皮、柿子皮与所装石榴、丁香停分，晒干，同为细末，用生牛奶和匀，盛于锡盒内或磁器内，密封之，埋于马粪内一十日，取出，将白线一条扯紧，点此膏子于线中，待药力行至两头皆黑彻者，是药中⑤也。如不黑，再于马粪内埋数日。

---

① 云：原作“二”，据嘉靖本改。

② 头：《诸病源候论》卷二十七作“须”。

③ 高茶末：疑为“膏茶末”。按高，通“膏”，“高茶”或即“膏茶”，亦砖茶。宋代吴曾《能改斋漫录·方物》：“张芸叟《画墁录》云：有唐茶品……贞元中，常衮为建州刺史，始蒸焙而研之，谓之膏茶，其后始为饼样。”

④ 柤：原作“粗”，据嘉靖本改。

⑤ 中：适合。

滋荣散 长养髭发落，最宜。

生姜皮焙干，一两 人参二两

上为细末，每用生姜一块切断，蘸药末，于发落处擦之，二日一次用。

犀皮散 治髭发干燥，能令润泽。

小麦麸半斤 半夏汤洗 沉香各五钱 生姜一两，和皮

上㕮咀，作一贴，用水五碗煎至三碗，去柤，取清汁，入脑、射少许搅匀，洗髭发，自然润泽。

洗发菊花散 治证同前。

甘菊花二两 蔓荆子 干柏叶 川芎 桑白皮 香白芷 细辛去苗 旱莲根茎花叶各一两

上㕮咀，每贴二两，浆水三碗煎至二碗，去柤①，洗发，大妙。

三圣膏 治髭鬓脱落，能令再生。

黑附子 蔓荆子 柏子仁各半两

上为末，用鸡脂捣和匀，令干，以磁合内封固百日，取出，涂在髭发脱处，频频易之，三五日即生，自然牢壮不脱。

巫云散 治髭发鬓黄赤白不黑。

胆矾 五倍子 百药煎 青胡桃皮 酸石榴皮 诃子 木瓜皮 猪牙皂角 何首乌 细辛各等分

上为细末，炼蜜丸，捏如小钱，常以木炭灰内焙养，勿得离灰，如要乌髭发时，用热酒或好热醋化开，涂髭发上②染之，大能黑润。

一方，治髭鬓黄赤，一染即黑。

生地黄 生姜各半斤，各洗净，捣绞自然汁，留滓

上用不蛀③皂角十茎，去黑皮并筋，将前药汁蘸皂角，慢火炙

---

① 柤：原作“植”，据嘉靖本改。

② 上：原作“发”，据嘉靖本改。

③ 蛀：原作“蛀”，据《卫生易简方》卷八改。

黄，以药汁尽为度，却将前药粗同入罐内，用火煅存性，为末，用铁器盛之，每用二钱，白汤一盏调匀，停放三日，临睡将药蘸髭发，自然即黑。

一方，治髭发脱落，此药大能生发。

蔓荆子二分，碎　附子二枚，生用，㕮咀

上将二味药用酒三碗，同药入磁器中盛，蜜封闭放，候二七日，先以灰汁净洗须发，拭干，取乌鸡脂，日揩三遍，凡经七日，然后以前药汁涂，每日三四遍，涂至四十日，发长尺余。凡涂，勿令涂于面上，恐生毛出。累有效验。

五神还童丹

嗟嗟髭发白如霜，要黑元来有异方。

不用擦牙并染发，都来五味配阴阳。

赤石脂与川椒同，辰砂一味最为良。

茯神能养心中血，乳香分两要相当。

枣肉为丸桐子大，空心温酒十五双。

十服之后君休摘，管教华发黑加光。

兼能明目并延寿，老翁变作少年郎。

赤石脂　川椒　辰砂　茯神　乳香已上各一两

此方乃仙家传授，无问老少，皆可服。

易简诸方

《道藏①经方》治血脉极寒，发须脱落，令发润生，用桑白皮四两，㕮咀，水二碗煎五六沸，去粗②，洗沐发须，自然不落，落者能令再生。

一方，治髭发不生，以羊屎烧灰淋汁，洗之，三日一洗，不过十度即生其发③。

---

① 藏：原作"脏"，据嘉靖本、《古今医统大全》卷六十六改。

② 粗：原作"植"，据嘉靖本改。

③ 其发：《小儿卫生总微方论》卷二无此二字。

《外台秘要》治人无发，用甜瓜叶捣汁涂之，即生。

一方，治发鬓不黑，用好醋二碗，黑大豆半升，煎令稠粘，傅之，即黑。

《孙真人食忌》治发落不生，以侧柏叶阴干，为末，菜油调涂。

一方，治发黄，以熊脂涂发，梳之，散头发，入床底伏地一食之间，即黑，不过一升脂，甚验。

《子母秘录》治发黄赤脱落，收自己乱发，洗净晒干，每一两入花椒五十粒，泥封，入炉内火煅如黑糟，细研为末，每服一钱，好酒调服，大能长黑不脱。

《千金方》治白发还黑，乌麻九蒸九暴，末之，以枣膏丸，服之。

《圣惠方》治生眉毛，用七月乌麻花，阴干为末，生乌麻油浸，每夜傅之。

《千金方》治发落不生，令长，麻子一升熬黑，压油以傅头，长发妙。

一方，治眉发髭落，石灰三升，上以水拌令匀，焰火炒令焦，以绢袋贮，使①好酒一斗渍之，蜜封，冬十四日，春秋七日，取服一合，常令酒气相接，服之百日，即新髭发生不落。

《千金翼》治发薄不生，先以醋②泔清净洗秃处，以生布揩令大热，腊月猪脂细研，入生铁煮沸三二度，傅之，遍生。

《梅师方》治年少发白，拔去白发，以白蜜涂毛孔中，即生黑者。发不生，取梧桐子捣汁，涂上，必生黑者。

张潞③云乌髭鬓大效方：以小雌鸡一对，别处各养，喂不得食虫并杂物，只与乌油麻一件，并与水吃，使④鸡长大。放卵时专

---

① 使：原作“便”，据《证类本草》卷五改。

② 醋：原作“酢”，字书未见，据《千金翼方》卷五改。

③ 张潞：《证类本草·所出经史方书》著录有《张潞大效方》，卷三“丹砂”条载此方。

④ 使：原作“便”，据《证类本草》卷三改。

觑，取出先放者卵收取，及别处更放卵绝，却收①先放者卵，细研好朱砂一两，击破卵巅些些作窍，入砂于卵内，安置，用纸粘损处数重，候干，用后放者卵一齐令鸡抱，候鸡子出为度，其药在卵内自然结实，打破取出，烂研如粉，用蒸饼丸如绿豆大，不计时候酒下五七丸，不惟变白，亦②愈疾矣。

《千金月令》：南烛煎，益髭发及容颜，兼补③暖方。三月三日采叶并蕊子，入大净瓶中，干盛，以童子小便浸满瓶，固济其口，置闲处，经一周④年取开，每日一两次，温酒服之，每酒一盏调煎一匙，极有效验。

《服气精义》⑤ 云：刘君安烧已发，合头垢等分，合服如大豆许三丸，名曰还精，令头不白。

---

① 收：《证类本草》卷三作“取”。

② 亦：原作“赤”，据《证类本草》卷三改。

③ 补：原作“煵”，据嘉靖本、《证类本草》卷十四改。

④ 周：原作“个”，据《证类本草》卷十四改。

⑤ 服气精义：《证类本草·所出经史方书》著录有《服气精义方》，卷十五“头垢”条载此方。

卷之七

目　录

痈疽发背门

疔疮门

瘰疬门

瘿瘤门 附瘊子、漆疮

伤损门

兽虫伤门 附汤火、签刺、骨鲠、腋漏、肉刺、嵌甲

卷之七

痈疽发背门

外科云：五脏不和，则九窍不通；六腑不和，则留结为痈[①]。盖痈者六腑不和之所生，疽者五脏不调之所致。六腑主表，其气浅，故痈皮薄而肿高；五脏主里，其气深，故疽皮厚而肿坚。多由喜怒忧思，饥饱劳逸，或服丹石补药，或嗜酒面炙煿，温床煖被，疲极房劳，内则水竭火炎，外则风伤热迫，腑脏不和，气血流[②]结。凡诸脉浮数，当发热而洒淅恶寒。若有痛处，饮食如常者，欲畜聚而成痈脓也。脉数，发热而疼者，发于阳也；脉不数，不发热而疼者，发于阴也。不疼，尤[③]是恶证。且痈疽初生，黍粟粒米大，或痒或痛，其状至微，其祸非小，便须作急疗治。初觉之时，宜速灼艾，痛则灸至痒，痒则灸至痛，自然毒气随火而散也。若不得灸，其毒焮痛滋蔓，结成痈疽，却当详[④]其正[⑤]之善恶而施治焉。善恶者，古人所谓五善七恶是也。烦燥时嗽，腹痛渴甚，或泄痢无度，或小便如淋，一恶也；脓血大泄，肿[⑥]尤甚，脓色败臭，痛不可近，二恶也；喘粗气短，恍惚嗜卧，三恶也；目视不正，黑睛紧小，白睛青，瞳子[⑦]上青者，四恶也；肩项不便，四肢沉重，五恶也；不能下食，服药则呕，食不知味，六恶也；

---

① 五脏……为痈：语见《难经·三十七难》。

② 流：疑为“留”。

③ 尤：原作“由”，据《三因极一病证方论》卷十四改。

④ 详：原脱，据《严氏济生方》卷六补。

⑤ 正：通“证”。《楚辞·九章·惜诵》：“所非忠而言之兮，指苍天以为正。”陆侃如等注：“正，同‘证’。”

⑥ 肿：《严氏济生方》卷六作“肿痛”二字。

⑦ 瞳子：原作“肿眦”，据《严氏济生方》卷六改。

声嘶色脱，唇鼻青赤，面目四肢浮肿，七恶也。动息自宁，饮食知味，一善也；便利调匀，二善也；脓溃肿消，色鲜不臭，三善也；神彩精明，语声清朗，四善也；体气和平，五善也。若五善见三则瘥，七恶见四则危。五善并至，则善无以加也；七恶具见，则恶之剧矣。其脉则洪大者难治，微细者则易治。又《素问》云：诸痛痒疮疡，皆属心火。诸痈疽疡疹，瘤气结核，皆属于热。痈者，浅而大也，疽者，深而恶也，乃热成血也。疡者，有头疮、疖、疔、瘘、下疰臁疮之类也。疹者，浮小瘾疹也。瘤气者，赤瘤丹熛，热胜气也。结核者，热气郁结，坚硬如果中核也。已上疮疡，或痛或痒，皆热气之微甚也。亦犹人近火气者，微热则痒，热甚则痛，薄近则热而成疮也。河间、易水之法，治疮之大要，有托里、内疏、通行荣卫之三法。盖外之内者，其脉浮数，焮肿在外，恐毒气极而内攻，当先托里也；内之外者，脉必沉实，发热烦燥，外无焮赤，痛深于内，其毒深矣，当先疏其内，以绝其深源也；内外之中者，外无焮恶之甚，内则清便自调，知其在经，当和荣卫也。能用此三法，纵来即瘥，必无变坏之证，可使毒气消减而易痊除也。

治　法

发背形证

原阳子①云：痈发于背，广一尺，深可一寸，虽溃至骨，不穿膜不死。此证因饮食而感，其毒在脾肚之间，急宜用药治脾肚中之毒，内外夹攻之。然脾易作臭，急服吃药。初发用追疔夺命汤，以能内消方见末后。化毒消肿托里散、内托千金散，中间敷解毒生肌定痛药，四围敷拔毒散，结果用生肌膏药，必定见效②。

---

① 原阳子：即赵宜真，元末明初道士，江西人，著有《原阳子法语》《仙传外科集验方》《秘传外科方》等。

② 痈发……见效：语本《秘传外科方·发背》。

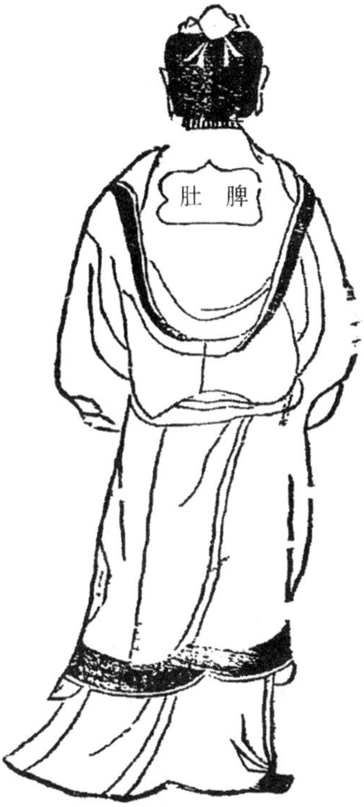

发背形证图

莲子发

此证发于右脾中，恐其毒奔入心火，大要用吃药散之，敷点药截住，不令攻心。如在通背皆肿，不可救之，消者可疗。诸疮痛痒，皆生于心，以心主血而行气走痛。疮皆有毛病，敷散，就上可打火针，三四针为妙，用后化毒消肿托里散加南星、草乌、木鳖子、贝母、大蒜，上以生姜、米醋调①敷，留口，二三日夜即消尽矣，长长②以醋润湿。

① 调：原作“詷”，据嘉靖本、《秘传外科方·莲子发》改。
② 长长：《秘传外科方·莲子发》作“常常”。

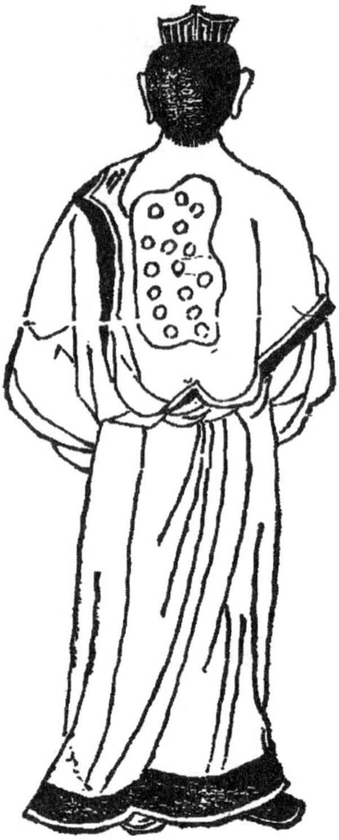

莲子发图

蜂窠发

此证头在上发，最不宜治，乃是反证，却要仔细用药，此名蜂窠发，全在吃药托里生肌，定痛散血，恐毒气攻心入膜，必难治疗，因心火未散故也。

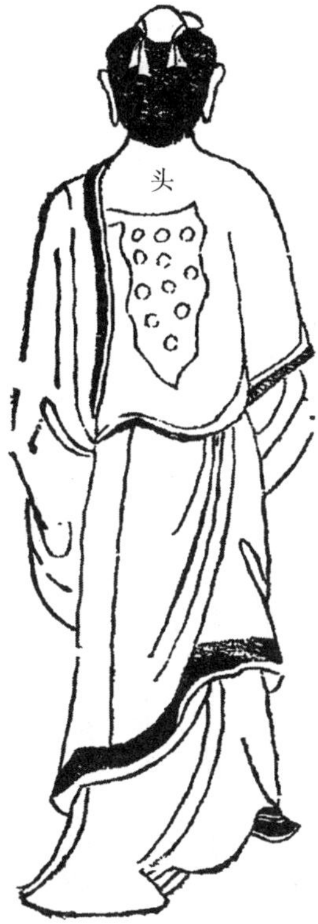

蜂窠发图

散走流注发

此俗谚鳖影之证，殊不知医方即无此说，鳖证生子之说，背上不为鳖影之实，毒气乘风热而走是也。此证因风盛而生热之极，气因热之极，气因热而走于四散，急宜疏风定热，则气自然而息。此药用之，如用兵治之，流注于手脚腿者，必死无疑矣。

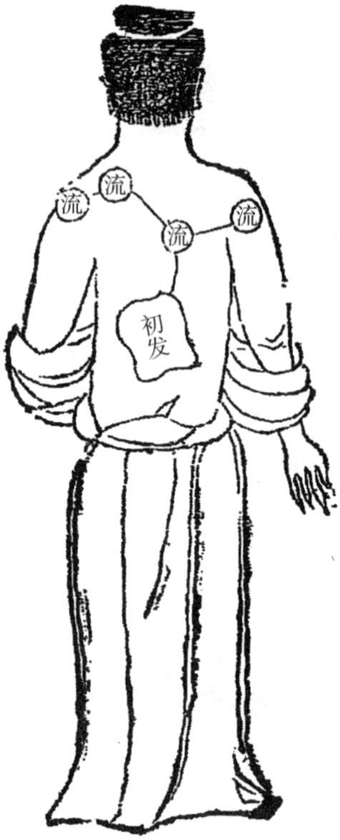

散走流注发图

肾俞①发

此证因受湿并怒②气饮热酒而得之，伤于内肾之间，流毒在肾俞，急宜用药敷吃，解散内肾之毒，更用生肌药内外夹攻之。若阴发伤肾膜者，则有难治之患。切戒怒气行房，稍或有犯，决不可治，慎之慎之。

① 俞：原作“愈”，据嘉靖本、《秘传外科方·肾俞发》及下文改。
② 怒：原作“恕”，据嘉靖本、《秘传外科方·肾俞发》改。

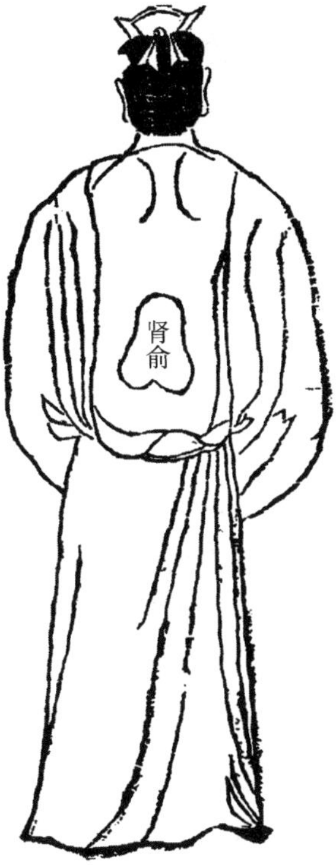

肾俞发图

肾俞[1]双发及脾痈

此证下肾俞双发，因饮热酒行房事，怒气受湿而得也。阳发于外可治，痰发阴发，伤于肾膜，脓稀者为虚，难以治之，必定死矣。

脾痈发于左膊之间，初发可用灯火点破，追疔汤汗之，即散。

① 俞：原作“愈”，据《秘传外科方·肾俞发》改。

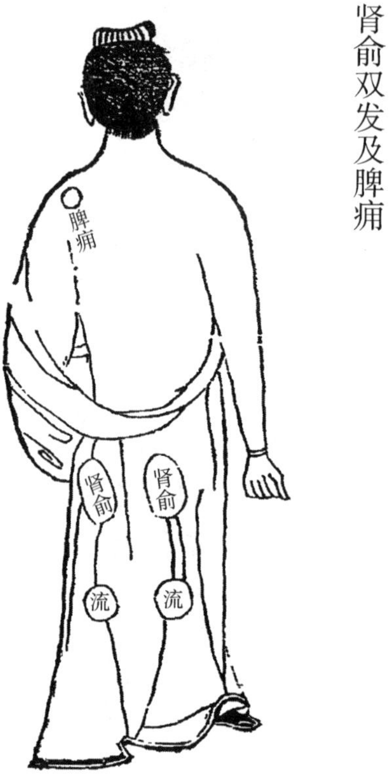

肾俞双发及脾痈图

右搭肩发

此证发于右搭肩骨上生者，以动之处，可治难安，串于左肩者必难治也。用药搽掺，依后左搭肩方。

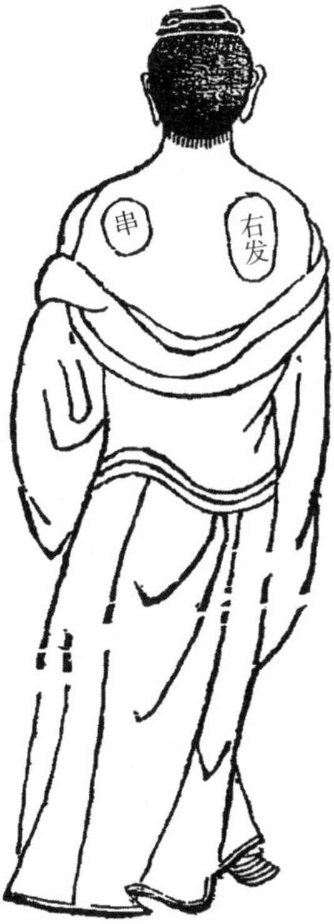

右搭肩发图

左搭肩发

此证发于左搭肩骨上生者，以动之处①，可治难安，串于右搭肩者必难治也。可用鸡黄皮及絮，焙干为末，湿则干掺，干则用清油调搽之。

① 处：此下原衍“入”字，据《秘传外科方·左搭肩发》删。

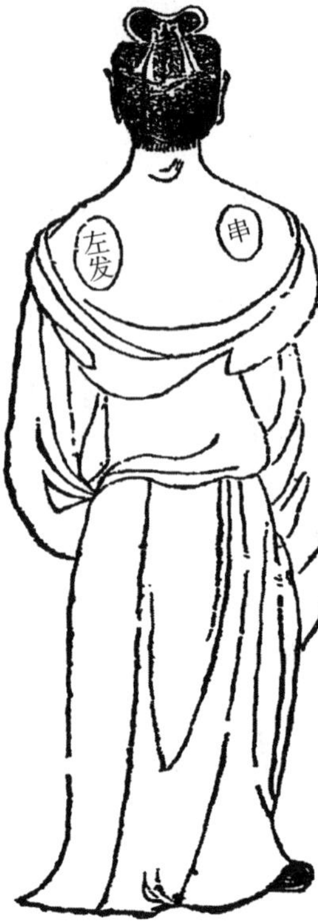

左搭肩发图

对心发

此证乃对心发，因心火盛而热气会，生于此处，其毒愈壮盛走之。急用疏导心火之药解之，然后以生肌药，愈矣。

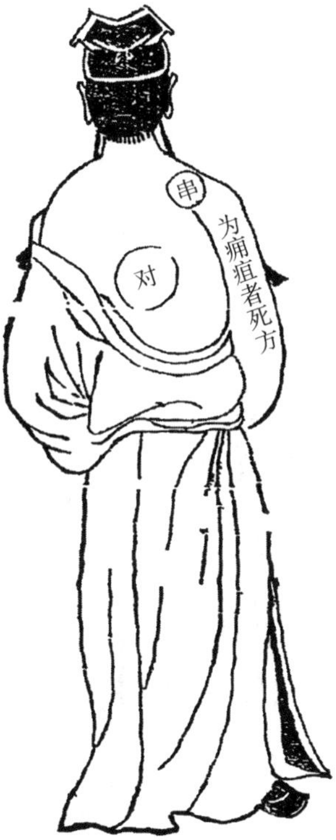

对心发图

蜂窠发

此证蜂窠发于胸乳间，乃心火热盛，亦只用依前疏导心火之药稍治之，迟则热必攻心，必然死矣。

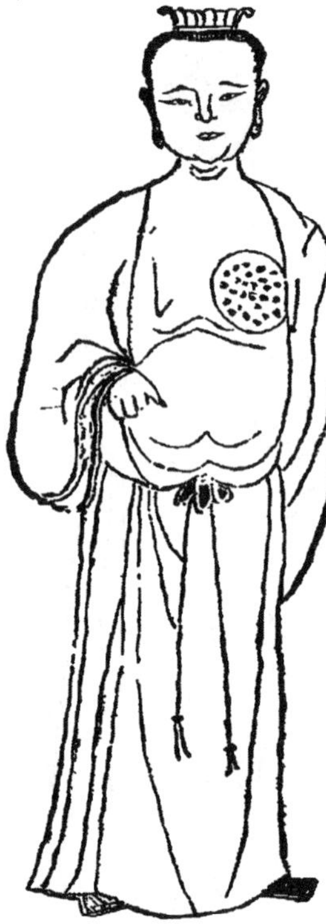

蜂窠发图

头后蜂窠发

此证发于头后，如是蜂窠者，急宜救之。若焮赤肿痛起者好疗，痰发者必难治矣。宜用药服敷急疗之。若或流于两肩者，决不可疗也。

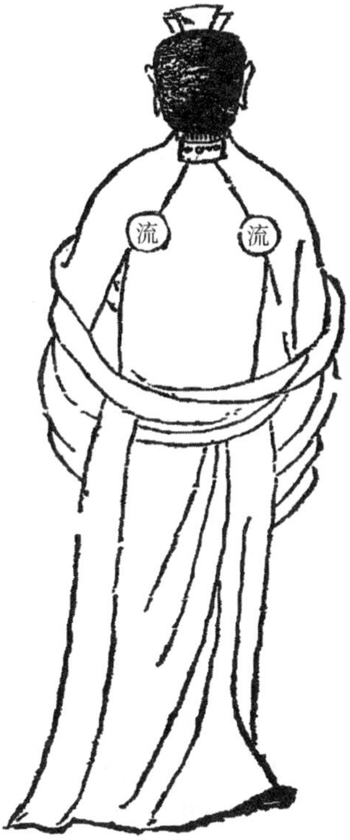

头后蜂窠发图

背发两头

此证两头小者，四边散攻，乃因饮酒之所致也，而气食相关，合阴①虚而成之，气虚而散，所以开口而阔，急服②内消药，亦宜补阳也。

① 阴：《秘传外科方·背发》作“因”。
② 服：原作“眼”，据《秘传外科方·背发》改。

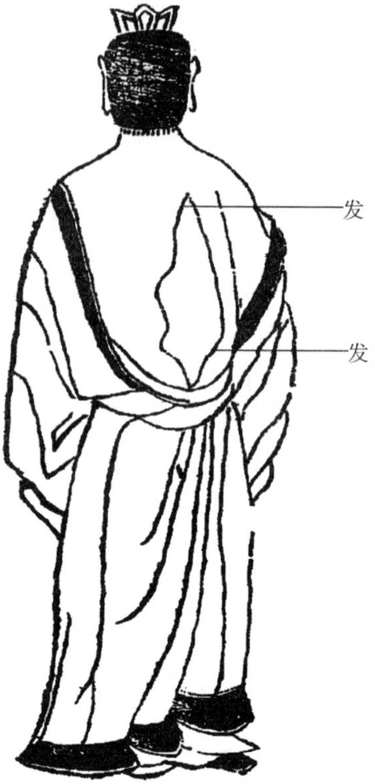

背发两头图

两胁痈疽发

此证两胁下成痈疽，因①而气虚，切不可服补阳之药，盖虚中而得，决不宜受热剂。倘受热剂，则虚热愈盛，易于伤骨膜，切宜慎之。

① 因：此下原衍“虚”字，据《秘传外科方·两胁痈疽发》改。

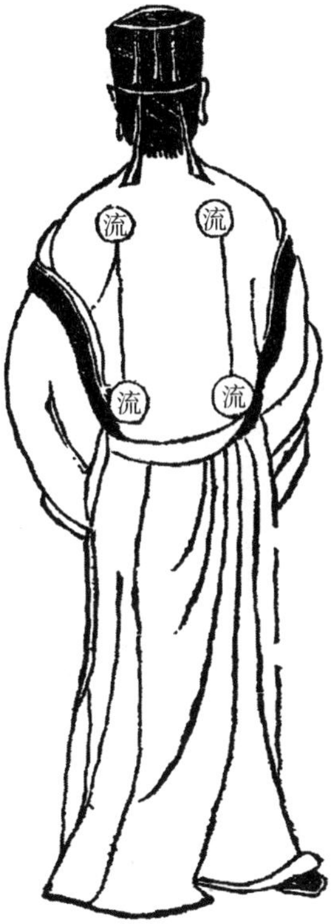

两胁痈疽发图

两边发际发

此证于头后两边左右鬓发边发生者，急宜救之。如核发者，急宜取去病根。如脑心发者，热气上攻于脑，四畔边焮赤肿硬，连于耳项，寒热疼痛，若不急疗，毒入于血，肉多腐坏为脓水，头中而出。血气及痰发者难治，主死矣。

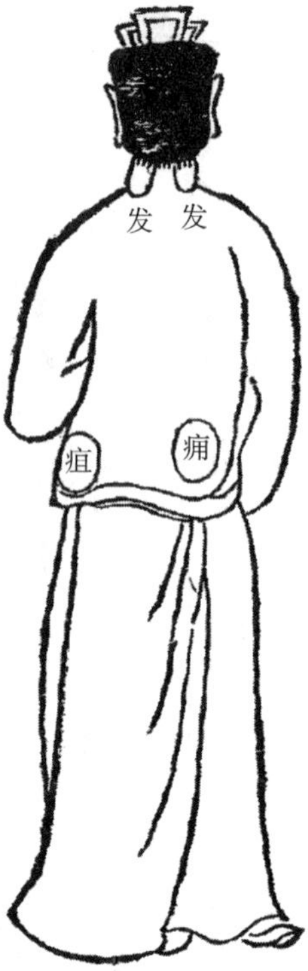

两边发际发图

脑后发

此证名夭疽，其状大而紫黑色，若不急疗，则热入渊腋，前伤任脉，内薰肝肺，十余日死。急用化毒消肿托里散及内托千①金散、生肌定痛等药取效。

① 千：原作“于”，据《秘传外科方·脑后发》改。

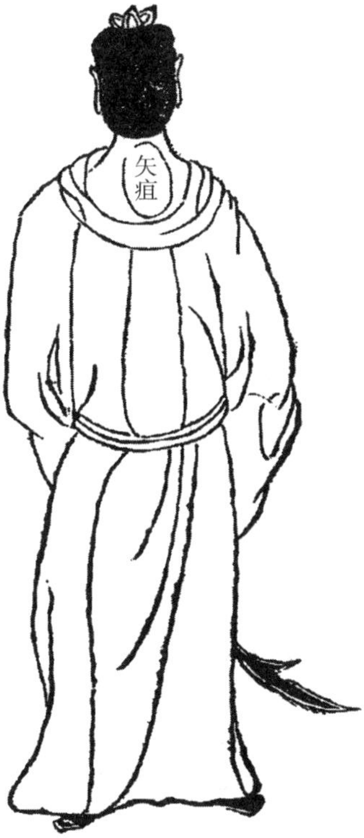

脑后发图

耳后发

此证耳后一寸三分至①命之处，发之必死，故锐毒不治。锐毒者，坚锐其毒，名曰发颐，乃热上蒸，连颐而穿口者，必主穿喉，死矣。用药于后

① 至：通“致”。《墨子·明鬼下》毕沅校注：“至，同‘致’。”《秘传外科方·脑后发》作“致”。

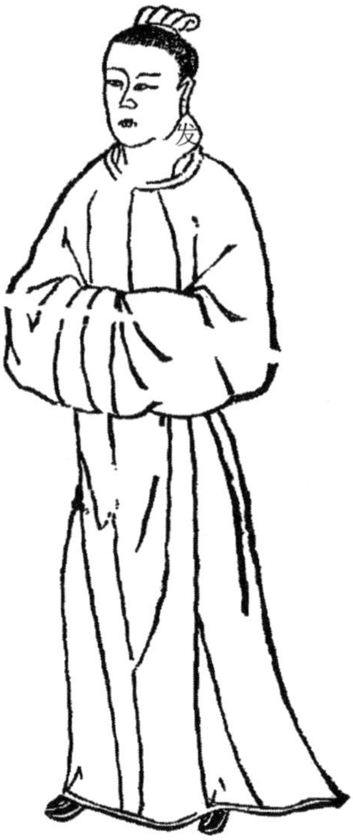

耳后发图

破血[①]散 专治石瘿、气瘿、血瘿等证，急服此药，及后药敷之。

海藻洗 龙胆 海蛤 通草 贝母去心，各二钱 昆布洗 矾石枯 松萝各三钱 麦曲 半夏[②]各一钱

上为细末，每服二钱，南酒温调服，忌食一切毒物及甘草、鸡、鱼、五辛、生冷、果木，效。

南星膏 专治皮肤项面上生疮瘤，大者如拳，小者如粟，或软或硬，不疼不痛，宜用此药，不可辄用针灸，只宜从顺点破，慎之。药用南星大者一枚，细研稠粘，滴好醋为膏，如无生者，

---

① 血：原脱，据《秘传外科方·耳后发》补。
② 半夏：此二字原倒，据嘉靖本、《秘传外科方·耳后发》乙正。

干者亦可，为末，醋调如膏，小点破，令气透出，却以①药膏摊纸上，象瘤大小贴②之，觉痒，则不可以手动拨，则频贴取效，纸上药干，又换湿的贴上，为妙。

胸发

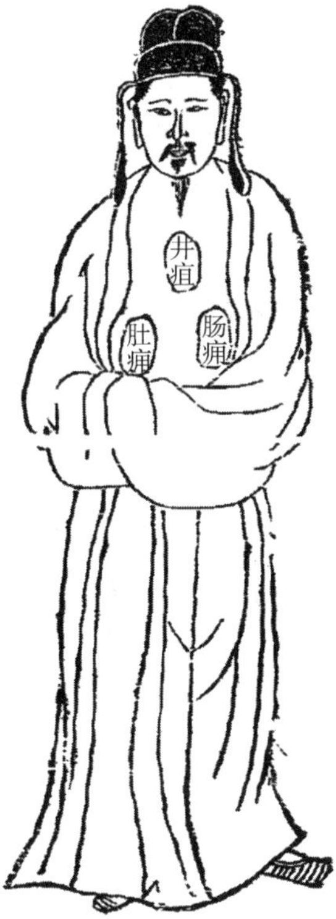

胸发图

此证发于胸者，名曰井疽，状如大豆，三四日起，若不早疗，下入于腹，入腹不疗，十日当死。急服内固清心散方见后。外发可治，内发伤膜，主死无疑。

① 以：原作“必”，据《秘传外科方·耳后发》改。
② 贴：原脱，据《秘传外科方·耳后发》补。

九发

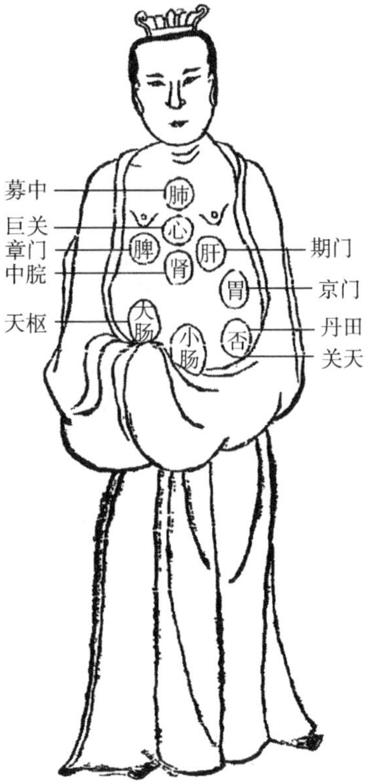

九发图

此证发为肺疽、心疽、肝疽、肾疽、脾疽、胃疽、大肠疽、三焦疽、小肠痈。

上验其人所膜①，依据此候，审定痈疽浅深，病从何脏腑发，先曾食何乳石，又验其气虚实，穿溃出外者可治，发于内伤膜者，流脓大便出者，必难治，参详而疗之。

① 膜：《秘传外科方·九发》作“募”。

妇人乳发

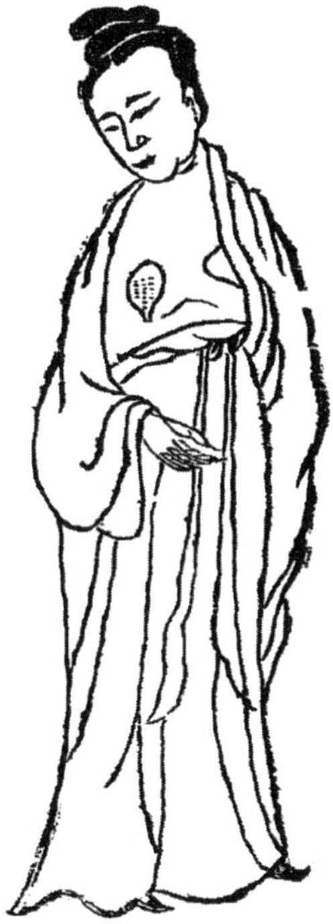

妇人乳发图

乳痈证，有儿者名为外吹奶，有孕者为内吹奶。可以急治敷散，不然出脓，即用生肌定痛药见效。

吃药即效散

白芷　贝母去心，各等分

上为细末，南酒调服。若无乳行者，加漏芦煎酒调服，即行。

治初发乳及内外吹乳敷药　用酵子一勺，以面五钱炒，擂酵子，发面如蜂窠，发过上青色无妨，焙干为末，井花水调敷。如干，日夜以水湿之。或不退，加白芷、贝母为末，疼痛，加乳香、没药末，立效。

乳痈乳疽二证，在内结核不散，急服复元通气散，以前①敷药及化毒拔毒敷药，夺命汤，汗之为度。

复元通气散 治发乳痈疽，及一切肿毒。

木香 茴香 青皮 穿山甲酥炙 陈皮 白芷 甘草各等分 贝母姜制，一钱 加漏芦

右㕮咀，每服五钱，水一盏半煎八分，去柤服。或酒调亦可。

又方

青皮 陈皮各一两 甘草生熟一两 穿山甲炙 瓜蒌根各三两 连翘一两 金银花一两

上总为末，热酒调服二钱，不拘时。

乳劳之证，不宜用针，恐针伤其房缝者死。但要识证，开口洪者，去奶房因伤而坏也，皆须急服药，敷之，不生肌者，必死难治。可服秘传流气饮、托里十宣散，中间敷解毒生肌定痛散，用前吹乳方内敷药四围敷之。

番②花石榴、发乳者，此二证方③可治之。三十二三者可治，四十之上者宜早治，用药吃、敷，如不生肌者难治之，必死也。

人面疮

此证皆是冤④，可以作善事解之，须在真诚忏悔，然后方可用药。吃药用流气饮，久不可⑤者，服苦参丸补肾水，敷解毒生肌定痛散，立效如神。后用膏药并生肌药，填在疮口内。流气饮方见后。

---

① 前：原作“后”，据《秘传外科方·妇人乳发》改。
② 番：《秘传外科方·妇人乳发》作“翻”。
③ 方：《秘传外科方·妇人乳发》作“不”。
④ 冤：冤业，佛教认为由恶孽所招的果报。
⑤ 可：病愈。

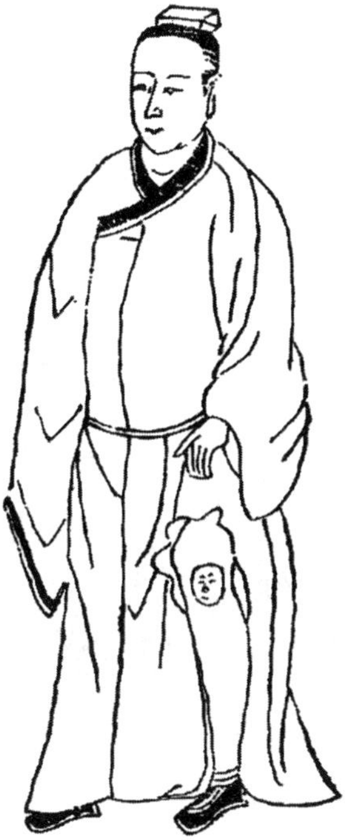

人面疮图

苦参丸

苦参四两　防风　荆芥　白芷　川乌生，去皮　赤芍药　何首乌　独①活　栀子　川芎　牙皂　蔓荆子　茯苓　山药　蒺藜各一两　草乌炮，三钱　黄芪　羌活　白附子各一两，此四味名四生散，止用草乌三钱

上为细末，水煮面糊为丸如梧桐子大，每服三五十丸，日进二三服，空心南酒吞下。如不饮酒者，以好茶代之。吞服，补肾水。

① 独：原作"浊"，据嘉靖本、《秘传外科方·人面疮》改。

外臁疮

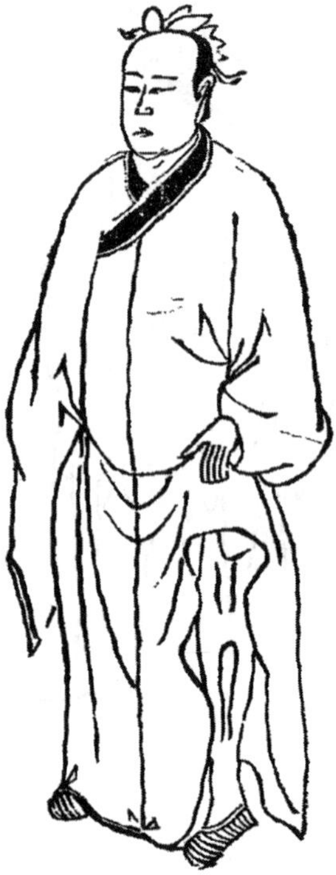

外臁疮图

此证年久不愈者，多是肾水虚败下流，又有脾溃溢。可服苦参丸补肾水，用解毒生肌定痛散，后用隔①纸膏药。

秘传隔纸膏 治年月深久臁疮不愈者。

老松香 樟脑 国丹②炒 水龙骨即旧船石灰，各等分 轻粉少许

不愈，加白芷、川芎、螵蛸。

上总为末，溶化③松香，加少清油和之，以油纸随疮大小糊

① 隔：原作“膈”，据《秘传外科方·外臁疮》改。

② 国丹：虢丹，亦即黄丹。

③ 化：原作“花”，据《秘传外科方·外臁疮》改。

袋，盛药夹之，用水洗疮，缚在疮口上，二日定，四日一换。若单用白芷、川芎、螵蛸三味煎水洗之，亦效。

臀疽血风疮

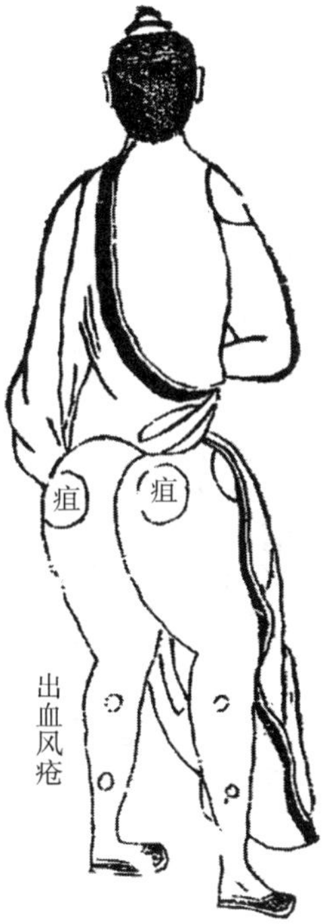

臀疽血风疮图

此二证发者，一臀上生痈疽者，如近大小便处，难治也，生于实处即安。男子妇人脚生血风疮，难便可也。下流上手生疮，难治。

脚背发

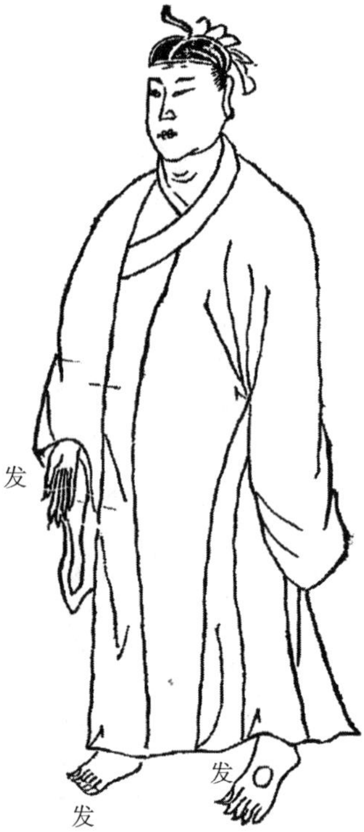

脚背发图

此证得于消渴，病发于足指者，名曰脱疽。其状赤黑者死不疗，不赤黑者可疗。如疗不衰，急斩去之，得治，不去者，赤黑必死矣。初发可治，消渴服流气饮、苦参丸、解毒生肌药，可急疗之。人专治此发，用桐油及无名异煎至一沸，入花椒一勺，看疮大小，剪蓼叶在内同煎，浸一七后，单以此叶贴在疮上，即安。手指发者，亦同前治疗。

肾阴发

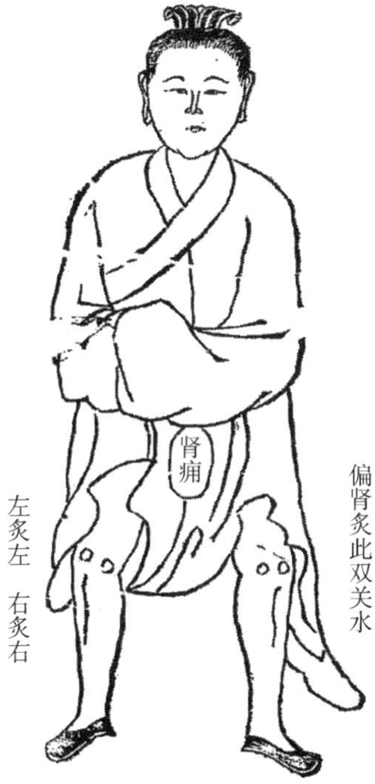

肾阴发图

此证肾痈者名悬痈，阴囊上肿而痛，乃膀胱肾经感寒湿邪气，偏于肾①阴之经络，至血气凝滞，寒湿气不散，作为此病。即服后托里散，加车前、木通、淡竹、牵牛、何首乌、脚莲②，复用内消散及生肌定痛散敷之，用膏药贴，更服秘传流气饮。

下瘼瘤③秘传一味千金散　专治瘼瘤，立效。

上单用黑蜘蛛一个，过江者为妙，入在碗中研烂，镟热南酒，于碗中搅匀，通口服之，随病左右侧卧而不退，再用一个，即效。

① 于肾：此二字原倒，据《秘传外科方·肾阴发》乙正。

② 脚莲：独角莲，即白附子。

③ 瘼（qí 旗）瘤：未详，《秘传外科方·肾阴发》同，“瘼”字书未见。《医宗金鉴》卷六十四：“生乳旁两胯软肉等处者，名瘼疡疬。”

敷药

先用葱白炒热，熨之，如冷，再炒热，以熨三四次，后敷药，用化毒消肿药，加用大蒜、木鳖、南星、草乌敷之。如破，用生肌定痛药。

癀瘤通药 即过三五行为度。

牵牛 雄黄 川楝子 大黄 甘草节 天花粉 枳壳 贝母各等分

上为末，空心南酒调服二钱，出脓即散。

又方

黄连 穿山甲 乳香 没药 连翘 大黄 山栀子 金银花 牡蛎 车前 甘草 油胡桃 细辛 当归尾 防风各等分

上㕮咀，每服七钱，水一盏煎熟，加南酒，五更温服。

偏肾气即效如神，先服五苓散，加：

茵陈 灯草 木通 白术 猪苓 泽泻 赤茯苓 官桂 车前各等分

上㕮咀，每服五钱，水一盏半煎八分，去租，空心温服。后用丸子药，青木香丸一贴，用斑蝥大个同丸子炒热，去斑蝥，热南酒送下。如不退，再进一二服。

一方，用粟子树根，南酒煎，热服，立效。

下疳疮搽药

黄连 黄柏各等分

上先用猪胆二个，以汁浸二药湿，却用瓦一片，或砖，于火上烧红，放药在上，焙干，加：

乳香 没药 朴硝 白矾枯 无名异 百药煎 血竭① 苦参

上为末，干，清油和调搽，湿则干掺之。如肿不退，用益元散加防风、荆芥、何首乌，煎水，温洗之。

癀瘤下疳，肿不消，用：

---

① 竭：原作"蝎"，原书"血竭"之"竭"多有讹作"蝎"者，今据《秘传外科方》改，后见径改，不出校。

防风　荆芥　甘草节　牛膝各等分

上以水煎汤，熏洗之，即消。

又，**蛀疳方**

密陀僧　黄连　黄柏　轻粉各等分

上为末，掺之，以盐艾煎汤洗之。

瘬瘤吃药　用赤葛根、生姜一块，同擂烂，镟热酒服之，出汗，柤敷疮上。

通　治

麝香轻粉散　又名桃红散，生肉合口，去痛住风，一切痈疮伤折疮口不合，用药洗后，以此方干掺。

乳香　没药　五倍子焙，为生①　白芷不见火，去风，生用　轻粉　国丹水飞　赤石脂煅　麝香　槟榔止血　宣郎②　当归酒浸，焙　海螵蛸　赤芍药散血止痛　血竭止血生肉

上研为细末，掺口。

追疔夺命汤

羌活　独活　青皮　防风多用　黄连　赤芍药　细辛　甘草节　蝉蜕　姜蚕　脚莲各等分

加河车、泽兰、金银花。有脓，加何首乌、白芷；要利，加青木香、大黄、栀子、牵牛；在脚，加木瓜。

上㕮咀，每服五钱重，先将一服加泽兰叶少用、金银花各一钱，生姜一两重，同药擂烂，好酒镟热服之。如不饮者，水煎，加少酒服，亦妙。然后用酒、水各一盏半，生姜十片煎，热服，以衣被盖覆，汗出为度。病退减后，再以前药加大黄二钱重，煎热服，或利一两次，以去余毒为妙。此方以药味观之，甚若不切，然累用累效，万无一失矣。如别有它证出后，宜随证加减治之。

心烦呕吐，加甘草节一钱，豆粉酸浆水下已上另为末；呕逆恶

---

①　生：《仙传外科集验方·合用诸方》作“主”。

②　宣郎：未详。

心，加乳香、豆粉甘草汤下，又用紫河车、老姜，米醋一口吞①下；心烦呕，名伏暑，用朱砂五苓散；呕逆，加母丁香、石连，同前药煎服，又不止，用不换金正气散加人参、木香煎服，即平胃散方见脾胃门，内加藿香、半夏，不换金正气散；呕不止，手足冷，多吃水②，黄连香薷散吞下消暑丸二方见中暑门；手脚冷，宣木瓜、牵牛；心烦，加麦门冬、赤芍药、栀子、灯草；潮热，加北柴胡、黄芩、淡竹叶、丝茅根③；眼花，加朱砂、雄黄、麝香少许；腹胀，加薏苡仁、寒水石；自利，加白术、茯苓、肉豆蔻、罂粟壳；腹痛不止，加南木香、乳香；喘嗽，加知母、贝母、沙蜜少许；头痛，加川芎、白芷、葱白；痛不止，萝卜子、川芎、葱白捣碎，敷太阳穴；痰涎多，生艾尾叶、米醋擂取汁，嗽，去痰；咽喉痛，山豆根、凌霄根、山栀子、淡竹叶、艾叶、灯草，水煎，嗽；大便秘，赤芍药姜制、枳壳麸炒、大腹皮；小便秘，赤芍药、赤茯苓、木通、车前子、灯草；尿血出，生地黄、车前子；鼻血出，野红花、生地黄、藕节、姜皮生用；疮不痛，顶不起，灸三壮，更不痛，不治；骨蒸，加丝茅根；无脉，服二十四味流气饮。方见气门。

化毒消肿托里散　专治痈疽发背发乳，骨痈，疔疮肿毒，及一应诸般恶疮疖，咽喉肿痛。

人参无亦可　赤茯苓　白术各六钱　滑石　桔梗　金银花各二两　荆芥穗　山栀子各五钱　当归一两　川芎　黄芪④　赤芍药　苍术　麻黄　大黄　黄芩　防风　甘草　薄荷　连翘　石膏　芒硝加缩砂，不用⑤此

或加瓜蒌、牡蛎、贝母、木香。疔疮，加脚莲、紫河车；瘨

① 吞：原作“磨”，据《仙传外科集验方·合用诸方》改。

② 多吃水：“多”原作“名”，据文义改。《仙传外科集验方·合用诸方》作“因吃水多”四字。

③ 丝茅根：白茅根。

④ 芪：原作“蓍”，据《秘传外科方·总论十八条》改。

⑤ 用：原作“同”，据《秘传外科方·总论十八条》改。

疳，加车前子、木通、竹叶；疼痛，加乳香、没药；咽喉，加大黄、栀子、竹叶、灯草；脚气，加宣木瓜、槟榔；嗽，加半夏姜汁制，用生姜同煎。

上㕮咀，每服五钱，水一碗，葱白一根，煎，热服，汁出为度。服后若利三五行为妙。大病不过三五服即内消，化毒尽矣。

仙方解毒生肌定痛散 专治痈疽发背，乳痈人面①，外臁金刀②，诸般恶疮疖肿毒。

黄连一两 黄柏四两 木泽③一两 防风一两 苦参四两

加羌活、独活。

上㕮咀，大瓦瓶盛水，入前药煎汤，以炉甘石十片，用炭火煅通红，钳出在药汤内，不问几④片大小者，皆要以酥内青色方好，如石不酥，再将前药淬煎汤，再以石淬酥方了，却将瓦盆盖在地上一昼夜，收火毒，将起候干，研为极细末。此石十斤，用石膏二十斤，别研极细，拌⑤匀，和后药用度。

赤石脂煅 谷丹炒，此二味同前打和 南木香 血竭 降真节 乳香 没药 白芷 黄连 黄柏 白蔹各等分 龙骨煅

加朱砂、何首乌。有虫，加轻粉、苦参、百药煎、雄黄；水不干，加螵蛸去皮、无名异煅、蓼叶烧灰。

上各为细末，与前药拌⑥和用之，敷中间。

洗药 用此药煎汤，干净洗⑦之。

防风 白芷 赤芍 苦参 甘草节 荆芥 艾叶 金银花 苍耳草 羌活 独活 荷叶蒂 当归尾 牙皂 柏子 蜂房 葱

---

① 人面：指人面疮，疮形如人面，见唐代段成式《酉阳杂俎》卷十五。现代有认为属寄生胎者。

② 金刀：指金刃疮。

③ 木泽：《秘传外科方·总论十八条》作“木贼”。

④ 几：原作“已”，据《秘传外科方·总论十八条》改。

⑤ 拌：原作“伴”，据文义改。

⑥ 拌：原作“伴”，据《秘传外科方·总论十八条》改。

⑦ 洗：原作“先”，据《秘传外科方·总论十八条》改。

白　茶脚①

上先薰后，待温冷用，洗得干净，以绢衣抹干后，用清油硬调前生肌定痛散敷之，如湿干掺。无脓，不要留口，一日一换；如有脓，可以留口，出毒，去脓水。用药已了，可使用黑纸盖之，以绢袋紧缚三五转。外臁三日一换，不要打动，立有功效。

荣卫返魂汤又名通顺散，又名何首乌散

何首乌不犯铁　当归　木通去皮节　赤芍药炒　白芷不见火　茴香炒　土乌药炒　陈枳壳面炒，若恶心，加姜汁炒　甘草

上方止此九味，各等分，水酒汤使，随证用之，水酒相半亦可。唯流注加独活，每服四钱。病在上食后服，病在下食前服。

此一药，流注痈疽，发背伤折，非此不能效。至于救坏病，活死肌，弭②患于未萌之前，拔根于既愈之后，中间君臣佐使，如四时五行，更相迭旺，真神仙妙剂，随证加减，其效无穷。何则？此药大能顺气匀血故也。夫气，阳也，血，阴也。阳动则阴随，气运则血行，阳滞则阴凝，气弱则血死，血死则肌死，肌死则病未有不死者矣。故必调其阳，和其阴，然后气血匀，二者不可偏废。只调阳，不和阴，则气耗而凝，肌必不活，如五香连翘之类是已；只和阴，不调阳，则血旺而气弱，疾必再作，而内补十宣之类是也。然二药亦须参用之，不可执一为妙。此药扶植胃本，不伤元气，荡涤邪秽，自然顺通，不生变证，真仙剂也。用法开具于后：

发背既久不愈，乃前医用凉药过也。凉药内伤其脾，外冰其血。脾主肌肉，脾其受伤，饮食必减，颜色痿瘁，肌肉不生。血为脉络，血一受冰则气不旺，肌肉糜烂。故必理脾，脾健肉自生。宜于此方中去木通，少用当归，倍加厚朴、陈皮。盛，则用家传对金饮子，又盛，则加白豆蔻之类为妙。

凡治流注，可加独活。流注者，气血凝滞，故气流而滞，则

---

① 茶脚：茶叶残渣。

② 弭（mǐ 米）：消除。

血注而凝。加此药者，可以动荡一身血脉，血脉既动，岂复有流注乎？

流注起于伤寒，伤寒表未尽，余毒流于四肢，经络涩于所滞，而后为流注也。如病尚有潮热，则里有寒邪未尽散，此方中可加升麻、苏叶。如此而热不退，可加干葛。如有头疼，加川芎并姜，水煎。如无潮热，可用水酒相半煎，酒大能行血生气故也。气生血行，病愈可必。然流注须表者何也？所以推其因，究其源，不忘病之本根也。寒邪既尽，表之太过，则为冷流注，尤为难治，故宜略表为妙。表后第二节，宜服温平之药，乃十宣内补是已。如不效，第三节宜加附子，或服四柱散，数服即止。温药亦不可多用，恐增痛苦，返①成脓血不干。第四节仍归本方收效。然表未尽，则余毒附骨而为骨痈。夫流注者，伤寒之余毒，骨痈者，又流注之败证也。流注非伤寒之罪，乃医者表之未尽也。骨痈非流注之过，又庸医凉药之过也。庸医无识，心盲②志聋，妄称明见，虽知为骨痈，而治之无法，又复投之凉药，烈之毒刃，则毒气滞凉药，触铁器，则愈附骨而不能愈矣。不然，则人之骨何以有痈？骨而成痈，非药可治，故名附骨疽，又名白虎飞尸，留连周期③，展转数岁，冷毒朽骨，出尽自愈。其不愈者，至于终身有之，此皆失于初也。其骨腐者多为附④骨，尤或可痊，正骨腐则终身废疾。故脓白而清者，碎骨初脱，肉深难取；脓黄而脓者，碎骨将出，肉浅可取。宜以利刀取之，详在后章，此不过治骨痈之概耳。又有病经数月，伤于刀刃，羸弱拳挛，咳嗽脓血，坏肉阴烂者，此皆冷极，阳弱阴盛，不可以⑤唾红为热，宜以好附子加减治之。又有毒自手脚头面而起，疼痛遍身，上至颈项经络所系去处，如疡疬贯珠者，此为风湿流气之证，宜以加减小续汤及独活寄生汤

① 返：《仙传外科集验方·服药通变方》作“反”。
② 盲：原作“肓”，据《仙传外科集验方·服药通变方》改。
③ 期（jī 鸡）：一年。
④ 附：《仙传外科集验方·服药通变方》作“副”。
⑤ 以：原脱，据《仙传外科集验方·服药通变方》补。

与此方参错用之。又有两膝痛起，以至遍身骨节痛，妇人类血风，男子类软风，此名风湿痹，又名历①节，宜以附子八物汤加减用之。又有痈肿在项腋、两乳傍、两胯软肉处，名为瘭疬痈，此冷证无热，宜以内补十宣散与此方参用。小儿不可轻用附子，恐生惊痫。切不可更犯针刀，薄血无脓，弩肉②难合，宜以温热药贴散内消。倘犯针刀生弩肉，亦以此药收功。倘用药微疼，略有惊痫，宜用全蝎观音散加减用之，惊定，药如故事。又有小儿亦患宿痰失道者，痈肿见于颈项臂膊胸背等处，是为冷极，全在热药敷贴之功留口，病须再作为佳，治法在后。又有流注大如匏瓠覆碗，见于胸背，其证类发而甚恶，用药之后，形势一有微动，即非③发矣，宜以内补十宣与此方随证通变用之，可以内消。大抵诸证皆原于冷，故为痛者，骨痛也，骨者肾之余，肾虚则骨冷，骨冷，所以痛，所谓骨疽皆起肾者，亦以其根于此也。故补肾必须大附子，方能作效，肾实则骨有生气，疽不附骨矣。凡用药不可执一，贵乎通变。

凡痈疽初萌，必气血凝滞所成，为日既久，则血积于所滞而后盛作，故病人气血盛者，此方中减当归，多则生血，发于他所，再结痈肿，生生不绝。斯乃秘传，医者少知也。

凡痈疽生痰有二证：一胃寒生痰，此方中加半夏健脾化痰，二热郁而成风痰，此方中加桔梗以化咽膈之痰，并用生姜和水酒煎。

凡脑发背在上者，此方中可去木通，恐导虚下元，为上盛下虚之病，难于用药，老人虚弱者尤宜去之。

凡病人有泻者，不可便用此方，宜先用止泻药，白矾生用，为末溶开，黄蜡为丸，米饮下三十丸，俟泻止方用此药。盖人身以血气为主，病痈之人，气血潮聚，一处为脓，若脏腑不固，必

---

① 历：原作“疬”，据文义改。

② 弩肉：《仙传外科集验方·服药通变方》作“胬肉”。

③ 非：疑为“复”。

元气泄而血愈寒，难愈，此药大能顺气故也。大抵气顺则血行，气耗则血寒，气寒则血死，血死则肌肉不生，投之热①，则肌肉无元气，不足以当之，徒增苦，投之凉药，则无是理。是方虽仙授，要在用之得当，不然则有刻舟之患矣。至于流注，又不②可一概论也。若凉药耗散，元气虚败，有用三建③取效者，其疾多缘于冷故也，尤当审其脉，辩其证，的出于冷而然后用之，亦不可过，过亦有害。但阳脉回，肿处红活，骨有生气，寒气不能相附为疽，即归功本方，以取效万全妙法。

此药元④、散、末，皆可水酒汤使，临时裁度用之。贵人加木香为衣。病者有热痰咳嗽，富沉香，贫苏叶汤，皆可下。圆用蜜为丸。

肚肠内痈，宜服十宣散，与此方相间用之，并加忍冬藤。此药最治内痈，但当审其虚实，或通或补，补须用附子，通则用大黄。如不明虚实，则此方亦自能通顺，十宣自能内补，可无他变。至于肺痈，初觉饮食有碍，胸膈微痛，即是此证，急须察脉，审其虚实。虚则用此方加附子，相出入用之，若稍再作，即用十宣散内补之，即自消散。实则用此方加大黄略通之，使毒气下宣为妙，盖肺与大肠相表里故也。如内痈已成，宜以海上方与此方加减参用之。喘咳脓血者，肺痈也，大便有脓，自脐⑤出者，肚痈也，忍冬藤、甘草节煮酒，妙。

发背如黑，不疼痛者，即为阴也

艾叶一斤　雄黄半两　硫黄半两

上二味，同水煮艾半日，候温敷之，再煮别艾，又换，以敷十余遍。若疼痛则可瘳，必不死，如不疼痛，出黑血者，必死矣。

发背开不住，初发时以开不住，即用此药箍之。

---

① 热：《仙传外科集验方·服药通变方》作“热药”二字。
② 不：原作“有”，据《仙传外科集验方·服药通变方》改。
③ 三建：指附子、乌头、天雄。
④ 元：义同“丸”。
⑤ 脐：原作“剂”，据《仙传外科集验方·服药通变方》改。

上以白盐梅、皂角二味，烧存性，为末，不发热者米醋调涂，四周箍之，连换，即不走开。若加姜汁同醋调，尤妙。如发热者，茶清涂箍之，立效。

治发背已溃未溃者，最有神效。

厚朴制　陈皮去白　甘草炙，各二钱，苍术五钱，米泔浸

上入桑黄菰①五钱，同为细末，疮已溃者则干掺之，未溃者清油调涂。

内固清心散　治恶疮，热盛焮痛，作渴烦燥，此药解毒神效。

辰砂　茯苓　人参　白豆蔻　雄黄　绿豆　朴硝　甘草　脑子　麝香　皂角各等分

上总为细末，每服一钱，蜜汤调下。

已上图方出《道藏经》。

内托复煎散　治肿焮于外，根盘不深，形证在表，其脉多浮，疼在皮肉，邪气盛而必侵于内，须急内托，以救其里也。

地骨皮　黄芪　防风各三钱六分　芍药　黄芩　白术　茯苓　人参　甘草　当归　防已各一钱八分　柳桂淡味者，九分

上㕮咀，分四贴，先煎制苍术二两八钱八分，用水十盏煎至六盏，去苍术，每用一盏半入药一贴，再煎至八分，去柤服，二柤并煎，终日服之，又将苍术柤用水五盏煎至三盏用。服此除湿，散郁热，使胃气和平。如或未已，再作一料服之。若大便秘及烦热，少服黄连汤。如微利，烦热已退，却服复煎散。如此便荣卫俱行，邪气不能内侵也。

内疏黄连汤　治呕啘心逆，发热而烦，脉沉而实，肿硬木②闷而皮肉不变，毒气在内，脏腑秘涩，当急疏利之。

黄连　山栀子　芍药　当归　槟榔　木香　薄荷　连翘　黄芩　桔梗　甘草　大黄各一钱二分

上㕮咀，分二贴，每贴水二盏煎至八分，不拘时服。如二便不

---

① 桑黄菰：即桑耳。

② 木：原作"本"，据《素问病机气宜保命集》卷下改。

闭涩，且未可入大黄，且吃一二服，次后加入大黄，以利为度。如觉无热证，煎复煎散，时时服之。稍有热证，却服黄连汤，秘则加大黄。如此内外皆通，荣卫调和，则易愈矣。

黄连独活散 治背疽，一切恶疮初发肿甚者，三四服即消散。

羌活 独活 防风 藁本 黄芩各半钱 黄连半钱 知母一钱，酒浸 当归身三钱 生地黄二钱，酒浸 防风梢半钱，酒洗 连翘三钱 黄芪钱半 人参半钱 甘草身炙，钱半 陈皮 苏木 当归梢各半钱 桔梗一钱 泽泻七分 黄柏钱半 防已 甘草梢各半钱

上㕮咀，每服八钱，水二盏煎八分，入好酒半盏，临卧服①，随即再煎柤服，接续又服，愈。

复生散 专治发背，一切痈疽毒肿，如神。

金银花 黄芪 防风 川芎 羌活 芍药 大黄 薄荷 麻黄去节 连翘 朴硝 当归各一钱 荆芥 白术 山栀 滑石各三钱 甘草节 人参各一分

上㕮咀，分二贴，每贴水二盏，姜五片，葱二茎，煎八分，食后温服。

小补汤 治发背疼痛，呕吐恶心，不纳食，及发咳逆不止者，效。

人参 甘草 黄芪 当归 白芍药各二钱 乳香 没药 木香 白芷各一钱

上㕮咀，每服七钱，水二盏煎八分，食远服。

防风当归散 治诸般疮疖热毒。

防风 甘草节 赤芍药 黄芪 当归尾 白芷各五钱 左缠藤 皂角刺各五两 桂阳②五钱，阴一钱 大黄阳用五钱，阴用一钱

上㕮咀，水四碗用砂锅煮至二碗，入好酒一碗，再煎至二碗，放温，作数次服。角刺、左滕③比众药加五倍。

---

① 服：原脱，据《瑞竹堂经验方·疮肿门》补。
② 阳：《瑞竹堂经验方·疮肿门》作“阳证”二字。
③ 左滕：即方中所用左缠藤。

当归黄芪散 治痈疽证，脏腑已行，痛不可忍者。

川芎 当归 生地黄 芍药 黄芪 地骨皮各等分

上㕮咀，每服七钱，水二盏煎八分，不拘时温服。发热，加黄芩；烦燥不得睡，加山栀；呕，是湿气浸胃，加白术。

五香连翘汤 治一切恶疮核，瘰疬痈疽，恶毒①等病。

沉香 乳香 甘草生 青木香各一分 连翘 射干 升麻 桑寄生无，以升麻代之 独活 木通各三分 丁香半两 大黄酒蒸，二两 麝香真者，另研，钱半

上㕮咀，每服四钱，水二盏②煎一盏，去柤，取八分清汁，空心热服，半日以上未利，再吃一服，以利下恶物为度。本方有竹沥、芒硝，恐泥者不能斟酌，故阙之，智者当自添减。

漏芦汤 治痈疽发背，丹毒恶肿，时行瘰疬，目翳吹奶，无名一切恶疮，与五香连翘汤尤妙。

漏芦 麻黄去节 升麻 赤芍药 黄芩 甘草生用 白蔹 白及 枳壳米泔浸，各一钱二分 大黄生，三钱九分

如实热，加芒硝。

上㕮咀，每服七钱，水二盏煎八分，温服。

内托连翘汤

连翘一钱半 甘草炙，二钱 大黄 薄荷 黄芩各一钱 白芷 赤芍药 生地黄各钱半 山栀一钱 朴硝三钱

上㕮咀，每贴七钱，水二盏，入竹叶、灯心同煎八分，食远温服。喘，加人参。若心烦□呕，可服：

不二散

甘草末五钱 绿豆粉一两

上为细末，每服三五钱，浆水调下。

千金托里散

大黄钱半 甘草六钱 牡蛎粉四钱半 山栀钱半 乳香 没药各

① 毒：《和剂局方》卷八作“肿”。

② 盏：原脱，据嘉靖本、《和剂局方》卷八补。

七分半

上㕮咀，每贴七钱，水二盏煎八分，食远温服。

九珍散 治一切痈疽肿毒，因气壅血热而生者①。

川芎 当归 赤芍药 生地黄 白芷 大黄 黄芩 瓜蒌实 甘草各等分

上㕮咀，每服七钱，水一盏、酒一盏同煎八分，食远去滓温服。妇人乳痈尤宜服。

单煮大黄汤

大黄 甘草等分

上㕮咀，每服五钱，水一盏半煎七分，食远温服。

《事亲书》② 云：凡痈疽发背，可用玉烛散下之，四物合大承气等分煎服，次用铍针于肿焮处赤晕周匝密刺出血，尽，以绵拭去，以阳起石散敷之。

阳起石散方 阳起石煅为末，新水调，涂患处。

藿香托里散

藿香 连翘 升麻 葛根 甘草 山栀 木通 当归 牛蒡子 姜蚕各三钱半 黄芪 茵陈 大黄各五钱

上㕮咀，每服八钱，水一盏、酒一盏同煎八分，食远服。

脉不数，不发热而疼者，发于阴也，及老人虚人，宜神效托里散、十宣内补散。

神效托里散 治痈疽发背，肠痈奶痈，无名肿毒，焮作疼痛，憎寒发热，不问老幼虚人并治。

忍冬叶去梗 黄芪各六钱 当归钱半 甘草炙，一钱

为末，分二贴，酒二盏煎至一盏，随病上下食前后服，后留柤外敷。

化毒排脓内补十宣托里散 治一切痈疽，未成者速散，已成者速溃，败脓自出，不用手挤，恶肉自去，不犯刀杖，服药后疼

---

① 生者：此二字原倒，据嘉靖本、《普济方》卷二百八十三乙正。

② 事亲书：指《儒门事亲》，此下引文本该书卷四“背疽”。

痛顿减，其效如神。此方即前流气饮。

黄芪洗，去芦，又寸截，搥碎撕擘，盐汤浸透，重汤蒸过　人参　当归洗，细切，焙干，各一两　厚朴姜制　白芷　北桔梗切，焙　桂心另研　川芎　防风　甘草生用，各五钱

上除桂心另研外，一处为末，入桂令匀，每服二三钱，温酒调服，日夜五六次服之，疮口合，更服尤佳，所以补前损，除后患也。不食酒人，木香调下。一方加连翘、芍药、木香、乳香、没药，名千金托里散，酒煎服。

内托千金散　治脑背痈疽，乳梗①等恶疮。

白芷　人参　当归　黄芪　川芎　防风　甘草　芍药　瓜蒌实　官桂　桔梗　金银花各二钱半

上㕮咀，分四贴，每贴水二盏煎七分，入酒半盏再煎沸，去柤，温服。如痛甚，倍加当归、芍药，又加乳香，日进三服。疮口内有黑血，或遍身汗出，皆药之效也。

加味清凉饮　治诸热毒疮疖。

即四顺清凉饮方见热证门内加荆芥、薄荷、连翘、忍冬叶。

上㕮咀，每贴七钱，水二盏煎八分，去柤，食远温服。

拔毒消肿药名四面楚歌②　治诸般痈疽，发肿赤痛，不可忍，未成即散，已成即破，用至平复而止。

白及　白蔹　荆芥和根剉　赤芍药　黄柏　当归　大黄　白芷　南星　赤小豆　赤敛　草乌　寒水石煅　商陆剉，焙③，各等分

上为末，地黄汁调，涂角四畔，或苦薗根汁。肿，用商陆根汁。未溃遍涂，尖④起留疮口。

青露散　治背疽，一切恶疮，围药晕开⑤。

---

① 梗：原作“便”，据《瑞竹堂经验方》卷五改。

② 歌：原作“哥”，据嘉靖本、《世医得效方》卷十九改。

③ 焙：原作“倍”，据《世医得效方》卷十九改。

④ 尖：原作“亚”，据《世医得效方》卷十九改。

⑤ 晕开：“晕”原作“䰟”，字书未见，据《瑞竹堂经验方》卷五改。“晕”上原衍“不”字，据《瑞竹堂经验方》卷五删。

白及　白蔹　白薇　白芷　白鲜皮　朴硝　青黛　黄柏　天花粉　大黄　青露叶即芙蓉叶　老龙皮即老松皮，各等分

上为细末，用生姜汁调，围敷。如干，再用姜汁润。

乌龙膏　治一切肿毒，收赤晕。

木鳖子去壳　半夏各一两　水粉四两　草乌半两

上于铁铫内慢火炒令转焦，为细末，出火毒，再研细，以新水调敷，一日一换，凡药必先自外向里涂之。若外有赤晕，则以解毒散敷之。

解毒散方　去赤肿，收热晕。

寒水石二两　龙骨五钱　黄连　黄柏各一两　轻粉一钱

上为末，鸡清调，以翎扫疮四畔。若是热疮，加黄丹五钱。

歌曰：

阴干秋后芙蓉叶，等分南星及草乌。

初作痈疽姜汁傅，中留一孔毒消除。

水澄膏　拔毒消肿。

雄黄飞，三钱　黄连五钱　郁金二钱　黄柏　大黄各五钱

为末，新汲水半盏，约量抄药在内，须臾药沉定，慢慢去水尽，然后用槐柳枝搅百余转，如面糊相似，以纸摊药，贴肿处，更以鸡翎撩凉水，不住扫之。

拔毒散　治证同前。

寒水石四钱　石膏二钱　黄柏　甘草各一钱

上为细末，水调傅。

万金散　治肿毒恶疮。

大黄一斤　白芷六两

上为末，每服三钱，酒调服，并茶调敷。

一方，治痈疽肿痛。

白及　白蔹　黄柏　黄芩　大黄　石膏　东墙上土

上各等分，为末，水调敷上，神效。

一方

大黄　东墙上土

上为末，用无根井花水调，付诸般恶疮，干即再傅。

一方，治痈疽，发散肿毒。

白及　白芷　白蔹　姜黄　南星　赤小豆

上等分，为末，赤肿用密调敷，白色用醋调敷。

角无辜疮毒，黄连、黄柏二味，为末，芭蕉根汁调敷，留口。搽疮，加轻粉。有汁，加黄丹炒、麝香少许，和匀干掺，大人小儿皆可。

鸡清散　治痈疽发背，丹毒恶肿，时行热毒，吹奶，急敷内消。

赤小豆　黄药子　大黄　盆硝　皂角去皮弦，酥炙　木鳖子去壳，另研，各等分

上为细末，用鸡子清调敷。

透脓散　治诸痈及贴骨痈①不破者，多效。

蛾口茧②即出蛾了者一个，烧灰，温酒调服，即透。不可用两个三个。

一方，治发背，用番白草即海菖蒲，和根捣烂，罨患处，立效。

越桃散　洗诸疮毒。

越桃③　黄芩　甘草　当归　羌活　白芷

上各等分，每一两，用水五碗煮三四碗，去柤，洗。

治诸疮口脓水不干。

龙骨二分　寒水石三分　国丹飞，一分

上为细末，干掺疮上。

调理保安汤　治诸疮托里，或已成者，服此速溃。

瓜蒌实去皮，火焙　没药通明者，一钱，研　金银花　甘草　生姜各五钱

上为末，无灰酒二升于银石器内煎至一升，分二次饮，病微

---

① 痈：原脱，据《瑞竹堂经验方》卷五补。

② 茧：原作“玺”，原书“茧”多有讹作“玺”者，今据《瑞竹堂经验方》改，后见径改，不出校。

③ 越桃：即栀子。

者一服。托里药不能发散者。

当归散　治诸疮已破未破，焮肿甚痛不可忍。

当归　黄芪　瓜蒌实　木香　黄连各等分

上㕮咀，每服七钱，水二盏煎八分，服。如痛，大便秘者，加大黄亦可。

内消升麻汤　治血气壮实，若患痈疽，大小便不通。

升麻　大黄各三钱　黄芩　枳壳　当归　芍药各二钱二分　甘草炙，一钱

上㕮咀，每贴七钱，水二盏煎八分，食前服。

竹叶黄芪汤　治发背渴甚，通治诸疮大渴。

竹叶一钱　生地黄四钱　麦门冬　黄芪　当归　川芎　甘草　黄芩　芍药　人参　半夏　石膏各钱半

上㕮咀，分二贴，每贴水二盏煎八分，温服。

干葛饮　治发背作渴。

黄芩　朴硝各五钱　干葛一两　枇杷叶去毛，净洗，二片

上㕮咀，分二帖，煎法同前

追毒散　治疮毒发闷，吐逆霍乱。

螺青　甘草各一两　明矾二钱半

上为末，每服一钱或二钱，新水调下，立止。

复煎散　治一切痈疽肿毒及痟瘘恶疮。

羌活一钱　独活钱半　防风中段，钱半　黄芩一钱　藁本　黄柏各钱半　知母　生地黄各一钱　黄连　汉防已　金银花各钱半

细咀，用无灰酒浸过，随即漉起，晒干，和后药：

防风梢　人参　陈皮　苏木　当归须　甘草梢　甘草身　木香　红花各半钱　桔梗　黄芪　当归身　连翘各三钱　熟地黄　穿山甲炮，各一钱　泽泻七分

上件和前药作一服，水二大盏煎至一盏半，用箸蘸酒，滴二十滴，再煎，去柤，临卧时服，留柤晒干，如前法煎服，如此煎十遍服，效。

回疮金银花散　治疮疡痛，甚则色变紫黑者。

金银花连枝叶，剉，三两　黄芪四两　甘草一两

上㕮咀，用酒一升同入银壶瓶内，闭口，重汤内煮三两个时辰，取出去柤，顿服之。

乳香散　治疮口痛甚。

滑石一两　乳香　没药各五钱　片脑少许　寒水石一两，煅

上各研为细末，和匀研，掺疮口，效。

万应膏

沥青滤净，十两　乳香三钱　没药五钱　轻粉　雄黄各三钱　木鳖子七个　黄蜡三钱　油三两，四时加减

上以砂石器内文武火熬，忌鸡犬妇人，亦忌闲话。先将沥青、黄蜡熔开①，入药末②熬，柳槐四五条把不住手搅③，常如鱼汁泡起，少顷入油，再熬一饭时，淡黄色水内漂浮，待沉底扯拔，或硬干，再添油，再扯拔，至浮水为度，依常法用贴数日。痒，有疮，用粉扑之。

神仙太乙膏　治八发④痈疽，一切恶疮软疖，不问年月深远，已成脓未成脓，贴之即效。蛇虎蝎犬、汤火刀斧所伤，并可内服外贴。发背，先以温水洗疮，拭干，用帛子摊药贴，仍用水下。血气，木通酒下，赤白带，当归酒下。咳嗽喉闭，缠喉风，并绵裹含化。一切风赤眼，贴太阳穴，后用山栀子汤下。打扑伤损，贴药，仍用橘皮汤下。诸漏，先以盐汤洗其诸疮疖，并量大小以纸摊药贴之，并每服一粒。旋圆樱桃大，以蛤粉为衣，其药可收十年不坏，愈久愈⑤烈，神效不可具述。

玄参　白芷　当归　肉桂去粗皮　大黄　赤芍药　生地黄各一两

上㕮咀，用麻油二斤浸，春五日，夏三日，秋七日，冬十日，滤去滓，油熬得所次，下黄丹一斤，以滴油在水中不散为度。

---

① 熔开：原作“乳”一字，据《袖珍方》卷三改。
② 入药末：此三字原脱，据《袖珍方》卷三补。
③ 搅：原脱，据《袖珍方》卷三补。
④ 发：原作“法”，据《和剂局方》卷八改。
⑤ 愈：原脱，据《和剂局方》卷八补。

玄武膏　治痈疽发背，一切痈疖，排脓血，生肌肉。

巴豆去壳，净，二两　木鳖子去壳，二两　国丹四两　脂麻油十两　槐柳嫩枝各七条，七寸长，剉细

上将豆、别、枝用油浸一宿，慢火熬药黑色，用生绢帛滤去柤，入丹，用柳木篦于慢火上不住手搅，候有微烟起，却提离火，滴水不散为度，置新汲水内三日，出火毒，用。

乳香膏

木鳖子去壳　当归各一两　柳枝三尺五寸，剉

上同以①脂麻油四两，慢火熬令黑色，去柤，次用：

乳香　没药各五钱，另研　白胶香明净②，四两，细研

上将药入油煎化了，用生绢滤净，入黄丹一两半，以两柳枝搅极得所③，再上慢火不住手搅，候油沸住搅，滴水中成珠为度，倾水中出火毒，用之。

麒麟膏一名七枝复煎膏

血竭　桔梗　黄连　当归　甘草　白芷各三钱　苍术　防风　黄柏　羌活各四钱，剉　黄丹四两　香油半斤　桃　柳　桑　槐　榆　梅　枣取嫩枝，各五寸，剉

上除黄丹外，用铜铫或瓷器盛油，入诸药并七枝在内，浸一宿，慢火熬令焦黄色，滤去药，入黄丹在内，用柳木篦④再上慢火不住手搅，候烟起离火，搅一点滴水中成珠，倾水中出火毒，用。

善应膏　治一切痈疽及痛伤折⑤。

蓖麻子去壳，二十粒　巴豆七粒，去皮　姜蚕去丝嘴　赤芍药　白芷各五钱　五倍子　黄连各一钱　乱发烧，鸡子大　桃柳枝各七寸　猪膏两大指

上用香油半斤浸药三日，慢火煎熬令乱发焦，出火候冷，用

---

① 同以：此二字原倒，据《济生方》卷六乙正。

② 明净：《济生方》卷六此下有"者"字。

③ 搅极得所：此四字原脱，据《济生方》卷六补。

④ 用柳木篦：此四字当在"再上慢火"下。

⑤ 痛伤折：《普济方》卷三百一十五作"伤折损痛"四字。

绢滤柤，入飞黄丹四两，再上火，以桃柳枝不住手搅，清①烟微出为度，滴水中不散，方成膏，却再出火，搅令温，再入乳香、没药末五钱，桂心末三钱，略上火，再搅令匀，却以净瓷器收用。

秘方善应膏 治诸恶疮，肿毒发背，脑疽疬子②，打扑接骨，闪肭③，刀伤杖疮，蛇虫毒，犬马咬伤，汤火，漆疮疥癣，贴之即愈。吹④乳，丸如桐子大，新汲水下二十丸。肺痈肠痈，亦丸吞服，酒、米饮或桔梗甘草汤皆可下。不可犯荤醒⑤辛⑥及火焙⑦。

黄丹八两　白胶香　没药　乳香并另研　当归　白芷　杏仁去皮尖　大黄　草乌　川乌　赤芍药　槟榔　生地黄　川芎　沥青另研入　乱发净洗，各一两

上除乳、没、白胶香、沥青、丹外，将瓷石铫盛真油一斤，浸药一宿，慢火煎熬黑色，再入葱白、乱发煎少时，用绢滤去滓，留下一两药油，复将滤油于慢火上熬⑧，却将丹入油内，用长条柳槐枝不住手搅，候⑨有微烟起，滴水成珠为度，再搅无烟出，却入乳、没、胶香、沥青搅匀，倾入瓷器内，将留下香油一并收入器内，坐新汲水中浸三日，一日一换水，出火毒，方可用。如膏硬，药约量加蜡、香油熬，搅匀得所。煎膏药最难，须耐烦看火紧慢，倘火猛则药中火起，不可不小心谨慎。

千搥膏 治大小恶疮肿毒，拔脓，生肌肉，神效。

沥青一两　黄香三钱　乳香　没药　轻粉各一钱　云香⑩四钱

---

① 清：《普济方》卷三百一十五作“青”。

② 疬子：《世医得效方》卷十九此下有“牙肿”二字。

③ 肭：原作“脞”，据《世医得效方》卷十九改。

④ 吹：原作“次”，据《世医得效方》卷十九改。

⑤ 醒：同“腥”。宋代陶谷《清异录·馔羞门》引谢讽《食经》有“虞公断醒酢”。

⑥ 辛：原作“手”，据《世医得效方》卷十九改。

⑦ 焙：原作“焰”，据《世医得效方》卷十九改。

⑧ 熬：原脱，据《世医得效方》卷十九补。

⑨ 候：原作“后”，据《世医得效方》卷十九改。

⑩ 云香：疑为“麝香”。

杏仁去皮尖，一百个，研膏

一方松香二钱半。

上除杏仁膏外，余药各研为末，旋入杏仁膏于石臼内，同杵千余下，成膏，用红绢摊贴，不留疮口。凡修合，用成开定三日①，勿令妇人鸡犬见之，效。

五云膏 治一切恶疮，及杖疮打破，肿毒。

桃 柳 槐 桑 榆各七枝，长三寸 巴豆四十九粒，去壳，研 穿山甲炮，研末 当归末 樟脑研 乳香研 没药研 海螵蛸末，各少许 木鳖子三个，去壳 香油半斤 黄丹四两

上先将丹炒令黑色，取纸摊地上，出火毒，将油与五枝同熬，待赤色滤去柤，候油稍冷，却入黄丹、巴、归、乳、没、甲，入油内，不住手用柳枝搅，文武火熬，滴水不散，却入樟脑、海螵蛸末，搅匀，用。

万应膏 专治一切脚手寒，湿气肿痛。

即前药不用黄丹，用松香四两净末，再加生姜、葱，研如②泥，入米醋、好酒各一盏，搅匀，净布绞取汁③，同煎如前法，又加五积散末二三钱搅匀，白纸摊贴。

捷效方膏

香油半斤 川归半两 杏仁四十九粒，去皮尖 桃柳枝四十九枝，各一寸长 新绵一叶

上桃、柳二枝，绵裹前药，系于一枝上，入油慢火煎，外一枝搅，候桃柳枝焦黄，去绵，药入丹三两，慢火煎，不住手搅，微烟出离火，滴水成珠为度。

瑞竹堂方善应膏 治一切恶疮，打扑汤火刀虫等伤。

黄丹水飞，二斤半 乳香 没药各二两 木鳖子一两 白芷 白

---

① 成开定三日：旧时历法“十二值位”中的三个日子，参见前“破开除日”条注。

② 如：原作“入”，据文义改。

③ 汁：原作“十”，据嘉靖本改。

及　白蔹　当归　官桂　杏仁　血竭各一两　香油五斤　柳枝一条，三寸长，截碎　槐条同上

又名如神膏，有苏合香油半两，无血竭。

上件除乳、没、竭①、丹外，其余药油②内浸三日，熬令黄色，去粗，下黄丹，以新柳条搅，令褐色有微烟起，不住手搅，烟尽，下乳、没、血竭，再搅匀，候冷，倾③磁器内收顿。修合宜春三月、七月，不得犯薰④手。吹⑤奶，新汲⑥水下，温酒亦可。

追毒万应针头丸　治一切脑背疽，恶毒歹疮⑦欲死，一粒即愈。

麝香　血竭　蟾酥　轻粉　硇砂各三钱　脑子一钱　全蝎　蜈蚣各一对，全用

上为细末，炼蜜和为剂，如疮有头者，用针挑破，微有血出，将药一黍米大内于挑破针眼内，上用纸盖周围，因津唾粘住，不过时即愈。两腋见无头痛疮者，即是暗丁，俗云要胡是也，即将两手虎口白土纹用针挑破，如前用药傅盖。忌鸡鹅酒热毒物。

搜脓散　疮口有⑧脓，不能自出。如透，深者用纸捻⑨蘸此疮内⑩，平浅者掺之。

白芍药三钱　川芎二两　白芷一两　轻粉三钱

上为细末用。

追毒丹　治痈疽丁疮，附骨疽，并治。

巴豆七粒，去壳，不去油，研　白丁香一钱　雄黄　黄丹各二钱

---

① 竭：原作“蝎”，据文义改。
② 油：原作“由”，据《重订瑞竹堂经验方·疮肿门》改。
③ 倾：原作“收”，据《重订瑞竹堂经验方·疮肿门》改。
④ 薰：有刺激气味的菜如葱、姜、蒜等。
⑤ 吹：原作“次”，据《重订瑞竹堂经验方·疮肿门》改。
⑥ 汲：原作“及”，据嘉靖本改。
⑦ 歹疮：《杂类名方·万应针头丸》作“大疮”。
⑧ 有：此下原衍“虫”字，据《瑞竹堂经验方》卷五删。
⑨ 捻：原作“抵”，据《瑞竹堂经验方》卷五改。
⑩ 蘸此疮内：《瑞竹堂经验方》卷五作“蘸药，入于疮口内”七字。

轻粉一钱

加蟾酥更好。

上研匀，用白面三钱，水为丸如麦状，针破疮，纳之，上复以乳香膏追出脓血。漏疮四壁①死肌不去，亦可以此追毒，去死肌，乃养肉使愈矣②。

追毒饼子 治诸般恶疮，用针拨开，又闭合生脓，胀痛不可忍，用此药捻成麦子大，入疮口中，永不闭，脓水自出，疮自干好。

好砒霜半钱 雄黄 雌黄 朱砂各一钱 轻粉少许。

上研细末，糯米糊丸如麦子大，入疮口，上开，膏药贴之一日，下自出或不出脓，疮自干好。

治恶疮死肉锭子

巴豆一钱，去皮油 五灵脂五钱 国丹三钱 飞枯矾一钱

上为末，以面糊丸为锭子，入疮口内用之。

替针丸 治一切恶疮。

川乌二钱 草乌半钱 五灵脂二钱 轻粉一分 粉霜一分 斑蝥十个，去翅足，研 巴豆二十粒，去皮，研

上将前三味研匀，次入轻粉、粉霜研匀，入斑蝥、巴豆研，水调面丸，依前法用。

雄黄散 治疮有恶肉不能去者。

雄黄一钱 巴豆一个，研

上同研如泥，入乳香、没药各少许，再研匀细，少上，恶肉自去矣。

保生定子 一名黄金散，一名一并金。

雄黄二钱 巴豆二钱，去油 杏仁二钱，去皮尖 乳香 没药各一钱 蓖麻子三粒

---

① 壁：原作“璧”，据嘉靖本、《严氏济生方》卷六改。

② 乃养肉使愈矣：“乃养”“使愈矣”五字原脱，据《严氏济生方》卷六补。

上为末，用唾津调作定，如大麦豆大，无问疔疮发背疬瘰，贴骨痈漏，诸般恶疮，不问新旧，皆可治之。

歌曰：

背痈已溃未收疮，雄猪前蹄作洗汤。

熟煮放温频洗净，故帛拭干及四旁。

余脓出尽疮头敛，取一鲫鱼生去肠。

实以羯羊新粪焙，焦干为末掺之良。

生肌槟榔散

治一切诸般痈疽疮疖，脓溃之后，外触风寒，肿焮结硬，脓水清稀，出而不绝，肉腠空虚，恶汁臭败，疮边干急，好肉不生，及疔疳瘘恶疮连滞①不瘥，下注臁疮侵溃不敛。

槟榔　黄连　木香各等分

细剉，日干，为细末，干贴。亦治金疮日久不敛。一方加轻粉、乳香、密陀僧等分，一方加黄柏、麝香，一方加白及，一方加白芷减半。

生肌散

没药　乳香　黄丹火煅，飞　枯矾　赤蔹②　黄柏各一钱　白胶香二钱　麝香一分

上为细末，先煎葱白盐汤洗，挹干，掺之。

一方

寒水石煅　滑石　乌贼鱼骨　龙骨各一两　定粉　枯矾　密陀僧　干胭脂各五钱

上为细末，干掺之。

一方

寒水石煅，三钱　黄丹半钱　龙骨七钱　轻粉一钱

细研为末，干掺上，用万金膏或他膏药贴之。一方去龙骨、

---

① 滞：原作“带”，据《和剂局方》卷八改。

② 赤蔹：《证类本草》卷十“白蔹”条：“濠州有一种赤蔹，功用与白蔹同，花实亦相类，但表里俱赤耳。”

轻粉，名红玉散，治杖疮金疮火疮。

一方，治诸疮久不敛。

黄丹二钱半　乳香　轻粉各一钱　黄连二钱半　密陀僧　花蕊石二味同煅赤　白龙骨各一两

上为末，干贴。

一方，治一切疮，生肌。

白及　白蔹　黄柏　黄连　乳香一两，研　麝香另研　黄丹

上各等分，研极细末匀，干掺。

一方

白蔹　锭粉①　滑石各四两　乳香　轻粉各一钱　小豆粉一钱　寒水石煅，三两

一方别用生小豆粉作定粉。

上为细末，干掺患处。

已上皆名生肌散。

一方

白蔹　定粉各等分　黄丹少许

上为细末，干掺之

一方

黄连三钱　密陀僧五钱　干胭脂一钱　雄②黄　轻粉各一钱　绿豆粉二钱

上为末，温浆水洗疮，用净绢帛挹干，贴之，生肌极效。脓溃后虚人宜调理。

十宣散方见前

千金托里散　治一切疮肿，发背丁疮。

黄芪一两半　厚朴　防风　桔梗各二两　川芎一两　白芷一两　连翘二两二钱　芍药　官桂　甘草　人参各一两　木香　没药各三钱　乳香二钱　当归五钱

---

① 锭粉：按《活法机要·疮疡证》当作“定粉”。

② 雄：原作“推”，据《儒门事亲》卷十二改。

上为细末，每服三钱，酒一大盏煎三五沸，服。或作咀煎服亦可。

橘皮汤　治乳痈，初发即散，已溃即效，痛不可忍者。

陈皮汤浸，去白，晒干，麸炒微黄色

上为细末，麝香研少许，每服二钱，酒调服。初发觉赤肿疼痛，一服效。因小儿吹奶变成此疾者，并治。

复元通气散　治发乳痈疽及一切肿毒。

木香　茴香　青皮　穿山甲炙酥　陈皮　白芷　甘草各等分　贝母去心，姜制

加漏芦。

上㕮咀，每服五钱，水一盏半煎八分，去柤，入酒食远服。末，酒服二钱，亦可。

一方，治妇人乳赤肿成痈者。

歌曰：

欲治乳痈良捷法，紫苏一味胜他方。

浓煎汤饮频频服，苏叶围来盦①乳房。

妇人吹奶，用枣七枚，去核，入鼠矢七粒，火煅存性，研末，入麝香少许，温酒调服。

歌曰：

妇人吹奶治如何？皂角烧灰蛤粉和。

热酒一盏调八字，双手揉散笑呵呵。

一方加乳香少许。

妇人乳头裂，一方，秋后冷露茄儿裂开者，干，烧存性，为末，水调，敷患处，甚验。

便痈者，血疝也，俗呼为便毒，言于不便处肿毒，故为便痈也。乃足厥阴肝之经络及冲任督脉，亦属肝之傍络，是气血流行之道路也。今②壅而为痈，治之宜以导水丸、桃仁承气汤大下之，

① 盦：原作"盒"，据文义改。
② 今：原作"金"，据《外科理例》卷四改。

次以玉烛散和血行气，则散矣。

导水丸

大黄　黄芩各一两　牵牛末　滑石各二两

上为细末，滴水为丸如梧桐子大，每服十五丸，食前温水送下。

桃仁承气汤方见伤寒门

玉烛散在前

一法，治便痈，先以复元通气散方见前、黑神散方见产后门二药和匀，酒调空心服，次以：

南星　半夏　姜蚕　拒霜叶①　乳香　没药各等分

上为细末，姜汁调，涂患处，极能定痛消肿，又治一切肿毒。

治便痈又名路岐，又名便毒，又名便痈，初得病，服此散。

牛蒡子　补骨脂　大黄　黑牵牛各微炒

上等分，为细末，和匀，每二三钱酒调服，得利效。

一方，治便毒。

鲫鱼　山药

上二味捣，敷。

治血疝方　即便痈。

牡蛎粉　大黄　甘草各五钱　瓜蒌实一枚②

上㕮咀，酒浸，露一宿，早空心煎沸，分三次服。

治便毒，妇人横痃，即血疝也，宜万金散方见前。

双解散　治便毒，内蕴热气，外挟寒邪，精血交错，肿结疼痛。

辣桂　大黄　白芍药　泽泻　牵牛炒，捣研　桃仁去皮尖，各二钱半　甘草半钱　干姜一钱

上㕮咀，分二帖，每贴水二盏煎七分，食前服。

治便毒初发，以生姜一大块，米醋一合，以姜蘸醋，磨取千

---

①拒霜叶：即木芙蓉叶。《证类本草》卷三十："地芙蓉（即木芙蓉）……味辛平，无毒，花主恶疮，叶以敷贴肿毒。九月采。"

②枚：原作"枝"，据文义改。

步峰泥，敷之即散。千步峰乃地上人经行日久，其泥突起者是。

灸便毒法 用细草或软篾①，随所患左右手，自掌后横文量至中指②头尽处是穴，攧③断，却从横文量至臂尽处是穴，灸三壮。

腋生夹肢④，用天芥菜名鸡屙粘，同盐醋捣烂，敷上，散肿止痛。若脓成，敷之即安。又见万应针头丸。

治便毒，初觉肿痛，即以称锤于上按磨数次，自消散。

牡丹汤 治肠痈，少腹⑤肿否，按之即痛如淋，或小便自调，时时发热，自汗出，复恶寒，其脉迟紧者，脓未成，可下之，当有血，洪数者，脓已成，不可下。

大黄蒸 桃仁去皮，各五钱 牡丹一钱一字 瓜蒌实三钱 芒硝三钱三分，包

上㕮咀，作一服煎，去柤，入芒硝再煎沸，顿服。柤再煎，再入硝一包。未效，再服败毒散方见伤寒门。

治肚痈便痈。

牵牛末一两 大黄半两 牛蒡子二钱半 补骨脂一钱二分半

上为细末，冷蜜水调，空心服，每二钱，加芒硝妙。

薏苡仁汤 治肠痈，腹中㽲痛，烦毒不安，或胀满不食，小便涩，妇人产后虚热，多有此病，纵非是痈证，疑似间便可服。

薏苡仁五钱 牡丹皮 桃仁去皮尖，炒，各三钱 瓜仁⑥四钱

上㕮咀，分二贴，每贴水二盏煎八分，去柤，温服。

小犀角丸 治肠痈乳痈，发背，一切肿毒，服之化为水。寄⑦煎四顺清凉饮子方见前送下尤妙。

---

① 用细草或软篾：此六字原脱，据《世医得效方》卷十九补。
② 指：原作“脂”，据嘉靖本、《世医得效方》卷十九改。
③ 攧（juē 撅）：同“绝”，折断。见《正字通·手部》。
④ 夹肢：夹肢痈，即腋痈。
⑤ 少腹：原作“小便”，据《金匮要略·疮痈肠痈浸淫病脉证并治》改。
⑥ 瓜仁：瓜蒌仁。
⑦ 寄：疑为“急”。

巴豆二十粒，去皮膜①心，炒，去油，研　大黄蒸焙，一两一分　犀角屑二两　黄连　山栀子　升麻　干蓼蓝　黄芩　防风　人参　当归　黄芪　甘草炙，各一两

上为细末，入巴豆末研匀，炼蜜丸如梧桐子大，每服三五丸，米汤下，利二三行，吃粥补之。不利，加七八丸。初服取快利，后渐减丸数，取微溏泄为度，老少如意加减。利下黄水，脚肿处微皱，即是消候，一切肿毒皆内消。忌热面蒜猪肉芦笋②鱼生冷等物。一方不用黄连、黄芩、蓼蓝、人参，加入南星、白蔹，名六花丹，长流水面糊丸。

心痈乃心肺有热，或作寒热，口干好饮水，浑身疼痛，内热，头面赤，先服升麻葛根汤方见伤寒门，后服：

凉血饮

木通　瞿麦　荆芥　薄荷　白芷　天花粉　甘草　芍药　麦门冬去心　生地黄　山栀　车前子　连翘各等分

上㕮咀，每服七钱，水二盏煎，加淡竹叶、灯心、新生地黄。如虚老③，加川归、羌活同煎。

射干汤　治胃脘壅热成痈，腐坏成脓，身皮甲错，咳嗽脓血。

射干　山栀　赤芍药　升麻各二钱半　赤芍药三钱　白术钱半

上㕮咀，分二贴，每贴水二盏煎八分，入地黄汁一合，蜜少许，服。

翠玉膏　治臁疮及一应疮，并杖疮溃烂，皆效。

沥青一两　黄蜡二钱　铜绿④二钱　没药一钱，另研

一方用明矾。

上将铜绿为末，入油调匀，将黄蜡火上镕开，下绿搅匀，入没药搅⑤匀，倾河水盆内，扯匀，油纸裹，用时口噙水洗了，旋捻

---

① 膜：原作“摸”，据《和剂局方》卷八改。
② 笋：原作“莆”，据《和剂局方》卷八改。
③ 如虚老：《世医得效方》卷十九作“老人气虚者”五字。
④ 绿：原作“録”，据下文及《卫生宝鉴》卷十三改。
⑤ 搅：原脱，据《卫生宝鉴》卷十三补。

作饼子贴疮，纸封，三日一易。

蜡黄膏 用槐、柳、桃、楝条，椿皮、荆芥熬汤，荡洗，软绢帛挹干，生黄蜡于油纸上量疮大小摊成膏药，一十个作一沓，贴疮上，用帛拴定，三日一次洗疮，除去下一层不用，一月痊可。

治臁疮，不问久新悉治。败船底石炭煅红，为末，海船更佳，轻粉五分之一，和匀，香油调，鹅翎扫上①，用茶箬叶②盖之，纱帛缚定，湿者干傅，歇七日勿动③，开看未愈④，再傅。

一方，用油纸贴。忌食热物。

一方，用茶箬叶，再用茶煮，拭干，摊黑膏药，上又用一片箬叶夹之，纱帛缚在疮上，一日后番过又贴之，其效如神。如有脓水，先熬羌活汤洗之，然后用药。

一方

龙骨 铅粉 铅丹各等分

上为末，香油或桐油调，用油纸夹隔贴之，次日又番过贴，甚效须先以葱椒汤或盐汤洗净。一法，龙骨合用水龙骨⑤。

麒麟膏方在前 治里外臁疮，不以年月深浅，并效。

歌：

疮怕生于里外臁，拣收羊矢⑥不相粘。

烧灰存性研为末，轻粉调涂便脱然。

又：

左脚草鞋将棒挑，水中净洗晒干烧。

细研为末加轻粉，洗以盐汤傅即消。

---

① 上：原作“止”，据《居家必用事类全集·壬集》改。

② 茶箬叶：包茶的箬叶。

③ 动：原脱，据《居家必用事类全集·壬集》补。

④ 未愈：此二字原脱，据《居家必用事类全集·壬集》补。

⑤ 骨：此下原衍“方旧灰也“四字，据文义删。

⑥ 矢：通“屎”。《庄子·人间世》陆德明释文：“矢，或作‘屎’，同。”

又：

一两干秤生地黄，次添赤豆大①黄羌。

炙焦黄柏各半两，木香二两共槟榔。

当归须入七钱重，末敷臁疮效最良。

粉麝散 治外臁疮臭烂多年。龟一个，去肉用壳，以米醋一碗炙，醋尽，仍煅令白烟尽，存性，用碗盖地上出火毒，为末，入轻粉、麝香和匀，先以葱椒汤洗，挹干，次傅之。

治久年臁疮，及脚上一应过老疮。

轻粉 黄连等分

为末，却将浓茶清入盐，口噙漱洗疮净，绢帛挹干，傅药，又将油调赤石脂末，傅油纸上，贴之，绢帛缚定，三五日效。

一方，治脚肚上生疮，初则如粟渐大，抓把②不已，成片泡脚③，黄水出，痒不可忍。用百药煎研细，唾调，逐运涂傅，自外而入，先以贯众煎洗，挹干，傅。

十四味臁疮膏 治臁疮，刀斧伤损，汤烫杖疮，皆可治之，甚妙。

清油一两 黄蜡三钱，若遇夏加三钱 银朱 黄丹各一钱 乳香 没药 黄连 当归须 血竭 龙骨 黄柏 轻粉冷定下，各五钱

疮患四五年不愈者，方加猪羊胆各一个。

已上为细末，先将蜡、油用瓦器溶沸，先下银朱、黄丹，次下乳香等七味，用竹捧搅，冷定下轻粉，仍搅匀为膏，用纸上摊，傅贴患处，效不可尽述，止可用茶汤洗过贴之。

诸 疮

当归饮子 治心血凝滞，内蕴风热，发见皮肤，遍身疮疥，或肿痒，脓水浸淫，或发赤疹痦瘖。

当归 川芎 芍药 地黄 防风 白蒺藜炒，去刺 荆芥穗各

① 大：原作"夫"，据嘉靖本改。

② 把：同"爬"，搔。《集韵·麻韵》："爬，搔也，或从'手'。"

③ 成片泡脚：《世医得效方》卷十九作"成片包脚相抟"六字。

一钱七分　何首乌　黄芪　甘草各八分半

上㕮咀，分二贴，每贴水二盏，姜三片，煎八分，温服。

连翘饮　治诸恶疮，痛痒不定，心烦口干，及妇人血风，红班圆点，开烂成疮，流黄汁。

川芎　当归　芍药　地黄　防风　荆芥　连翘　牛蒡子炒，研破　山栀　黄芩　瞿麦　木通　瓜蒌根　麦门冬去心　甘草各等分

上㕮咀，每贴七钱，水二盏，灯心二十茎，同煎八分，服。

平血饮　治遍身生疮，脓血臖肿①，极痛且痒，即人参败毒散方见伤寒门内加后药。

干葛　芍药　升麻　甘草　天麻　蝉蜕　薄荷　生地黄　麦门冬去心

上㕮咀，每服七钱，水二盏，姜三片，煎八分，食远温服。

菖蒲末　治遍身热毒疮，痛而不痒，手足尤甚，粘着衣被，夜不得卧，多用此末布于席上，恣卧其间，五七日可效。

敷药合掌散　治遍身生疮，百药不效。

槟榔五个，为末　硫黄生者，五钱，研　腻粉半钱

上和匀，每用一钱，安手心内，香油调，夜卧时涂外肾，不可洗手，但揩擦令干，一二日愈。

疣目疮方②　凡大人小儿遍身如鱼目，无脓，又名征虏③疮，以川升麻剉，煎百沸，入蜜一二匕，以瓷器盛，鹅翎蘸敷。

玉粉散　治热汗浸渍④成疮，肿痒焮痛。

定粉一两　蛤粉一两半　石膏　寒水石三两，炒　白石脂各五钱　滑石八两半　白龙骨五钱　粟米粉一两

上研为极细末，干擦。

竹茹膏　治黄疱热疮。

---

① 臖肿：《普济方》卷二百七十三作“肿胀”。
② 方：原脱，据《世医得效方》卷十二补。
③ 虏：原作“肤”，据《世医得效方》卷十二改。
④ 渍：原作“溃”，据嘉靖本、《御药院方》卷八改。

香油二两　青木香五钱　青竹茹一块　杏仁十四粒，去皮、尖

慢火熬杏仁色黄，去柤，入松香末五钱，熬膏，涂疮，效。

手掌心生疮，用牡蛎灰泡汤浸洗，至汤冷止，不三次，便可。

脚上生疮，谓之下注。鹿角烧存性，为末，入轻粉、香油调，敷。

一方，黄连末，浆水调成饼，摊瓷碗内，用艾及穿山甲烧烟，薰黑色，再取下，及以浆调摊薰，如是五次，以连末黑色为度，地上出火毒，再研极细，湿，干掺，干，油调傅，仍先以黄柏、茵陈、藿香煎汤洗。

秘方　治脚胫骨上疮，久烂黑，或作孔，或臭秽不可近。用蚰蜒十数条，小竹签穿①定，瓦上焙干，为末，香油调傅，取效。

治烂疮。

灯花下油　黄蜡　轻粉　国丹　头发　初生鸡卵壳　葱白

用雨伞纸同药煎，洗净挹干，贴，一宿五番，贴两次效。

治湿脚气生疮。歌曰：

脚疮生水镇淋沥，平胃散末干掺之。

更服酒煎五积散，葱椒汤洗最相宜。

脚指缝疮

治夏月脚指丫烂湿，女人多有此。

枯矾二钱　黄丹半钱

上为细末，掺之。

一方，用鹅掌烧灰存性，为末，掺贴，口嚼茶叶敷，效。

一方，治指丫搔痒成疮，有窍出血不止，多年粪桶箆箍干烧存性，为末，敷。

甲疽疮

绿矾散

绿矾炒，五钱　芦荟一钱，生　麝香一字

① 穿：原作“穷”，据《世医得效》卷十九改。

研极细，以小绢袋盛药，纳指于袋中，线扎[1]定，瘥即去之。

经验方 治诸疮胬肉如蛇头，吐水不已，俗名天蛇。

用硫黄末薄敷，便消缩。

一方，诸疮胬肉，以乌梅捣细，和蜜捻成饼子如钱，厚贴之。

一方，疮肿毒花，桑叶末，水调敷。

火带疮

歌曰：

疮毒细如天火带，能令斑驳皮肉坏。

烂研一味百合根，敷若频时消亦快。

一方，治火丹毒，遍身赤肿痛。

寒水石　石膏各三两　黄柏　甘草各一两

上为末，芭蕉汁调敷。

痱　疮

一方

绿豆粉二两，焙干　滑石一两，研

右和匀，以绵扑子蘸药扑之，仍以腻粉佐之。

一方，以[2]柳枝、青蒿，不以多少，用新汲水熬汁，调蛤粉傅之。雪水尤妙。

冻　疮

生附散 治冻烂脚成疮。

生附子去皮脐

上为末，面水调贴。

一方，以茄根浓煎汤，洗，以雀儿脑髓涂之。

一方，黄丹、猪胆调傅。

一方，橄榄烧存性，为末，入轻粉，香油调傅。

一方，黄柏烧存性，研，鸡子清调傅。

---

① 扎：原作“劄”，据《仁斋直指方论》卷二十四改。

② 以：此上原衍“右”字，据文义删。

治冻耳成疮痒痛，**白蔹散**。

黄柏　白蔹各五钱

上为末，先以汤洗，次用香油调傅。

月蚀疮

胡粉散

胡粉炒微黄　枯矾　黄丹煅　黄连　轻粉各一钱　胭脂半钱　麝香少许

上为末，温浆水入盐洗净，拭干，傅之。干者油调敷。

一方，虾蟆干烧灰存性，为末，和猪膏傅。

治疮生耳鼻口间，时①瘥时发。

枯矾　蛇床子各一两　黄连五钱

上为末，掺之。蜜水调涂亦可。

一方，治月蚀耳疮并诸疮，生肌肉，敛疮口。

没药　乳香　黄丹煅飞　白矾枯　赤敛　黄柏各一钱　白膠香　麝香各二钱

上为细末，煎葱白汤洗净，挹干，掺之。

一方，治证同前。以②胡粉同东壁上土为末，干掺于上。

软　疖

水沉金丝膏　治软疖及恶疮，并风湿所抟，浑身疼痛。

沥青　白胶香各二两　黄蜡三钱

上同于铫内慢火熬化，量用香油三钱煎，槐枝搅匀，滴水中不散为度，滤于水盆中，揉成剂，手扯一千遍，每用于水中捻③作饼子，贴之，上以纸盖此药。加当归一两于内，煎令黄色，去柤，再加乳香二钱，名乳香膏，尤佳。

三物散　治大人小儿鬓边生软疖，名发鬓，有数年不愈者，

---

①　时：原脱，据文义补。

②　以：此上原衍“右”字，据文义删。

③　捻：原作“稔”，据《普济方》卷三百一十四改。

极效。

猪颈上毛　猫颈上毛各一握，烧存性　鼠矢一粒

上为末，香油调傅。加轻粉更妙。

治软疖愈而复作。

野蜂房烧存性，为末，不拘多少　巴豆二十一个，去壳

上以香油熬豆三五沸，去豆，以油调敷。

一方，枯矾末，香油调傅。

玉饼子　治一切恶疮，软疖及瘰疬。

白胶香一两，磁器内化开①　蓖麻子六十四粒，去壳，研

上入内搅匀，再入香油半匙，慢火略熬匀，点水中试软硬，添减胶、油得所，以绯帛摊贴。

治诸疮瘘疡，热毒痈肿，软疖聤②耳，用风化石灰、鸡子清拌匀，和作弹子大，日干，火煅，研为细末，香油调傅，已破干掺。若聤耳，则卧掺之，次日指爪搜去再掺，不二三愈。

石灰散　治疮肿软疖，立效。

干姜　石灰各等分

上为末，香油调和，捏作饼子，罨于疮上。

痦　疮

一方，治痦疮及阴茎痦疮，用孚鸡卵壳、黄连、轻粉等分③，为末，香油调涂。先用香附、白芷、五倍子煎汤洗，一方用朴硝煎汤，亦可。

轻粉散　治痦疮。

蚕退烧灰存性，三钱　轻粉　乳香各少许

上为细末，先以温浆水洗净，干掺之。

一方，治痦疮，以炉甘石火煅醋淬，为末，油调涂。加孩儿茶亦可。

---

①　开：此下原衍“以”字，据文义删。

②　聤：原作“停”，据文义改。

③　分：原字漫漶，据嘉靖本、《世医得效方》卷十九补。

立效方 治下疳。

用灯心烧灰，入轻粉、麝香少许，研末干贴，效。

麝香轻粉散 治血疳阴蚀，臁疮耳疳，一切恶疮。

轻粉 麝香各半钱 乳香 没药 明矾各一两

上为细末，干贴。

金线锭子 此药乃牙疳之神药也，不愈①日取效。

人言一钱 雄黄二钱半 干胭脂半钱 飞罗面四钱

上为细末，滴水为剂，搓成条子，用米泔水漱净齿，次用锭掐如米粒大贴之，曾试累验。

一方，治走马牙疳。

梧桐泪② 黄丹各等分

上为细末，掺疮上。

一方，治走马牙疳。

用小鲫③鱼一个，去腮肚，脊上划两刀，将信细末擦于鱼肚脊上，用纸包了，蘸湿，于灰火内煨焦存性，为末，于患处掺。不可多加。

一方，治走马牙疳，下疳。

伏龙肝 干胭脂各三钱 麝香 枯白矾各一钱半

上为末，先浆水洗过，挹干，后贴之。

一方，治牙疳下疳方。

白矾枯 鸡肶胵内黄膜皮 锅盖上黑垢 蚕茧儿

上四味各等分，为细末，用米泔水洗净，干擦即妙。

一方，治大人小儿牙疳。

铜绿铁器上炒过 白矾枯 小红枣儿烧过存性

上各等分④，为细末，干贴患处。

---

① 愈：疑为“逾”。

② 泪：原作“减”，据文义改。

③ 鲫：原作“即”，据嘉靖本改。

④ 分：原作“末”，据文义改。

一方，治一切牙疳疮。

信石一钱　黄丹二钱　好石灰四钱

上为细末，干搽牙根上，少时吐之。

一方，治一切下疳疮。

木香　心红①　轻粉各二钱　乳香　没药各一钱

上为细末，干掺。

青腿牙疳②蓝绿褐袖方

用羯羊肝一具，煮熟，蘸赤石脂末，任意食之。或日久危急者，用猪肝一具煮熟，蘸赤芍药末，依前食之，即效。后煎平胃散二三贴服之，亦妙。

一方，治急疳蚀鼻口，数日欲死，取蓝靛敷之令遍，日十度，夜四度，瘥。

一方，治疳虫蚀鼻生疮，取乌牛耳垢傅之，良。

一方，治下疳疮。

灯心灰　轻粉　麝香少许

上为末，干贴，立效。

一方，治下疳疮肿不消。

防风　荆芥　甘草　牛膝各等分

上咀，水煎，洗之，即消。

一方，治下疳疮。

白矾枯　轻粉　麝香各少许

上为末，先以口含浆水洗净，挹干，贴疮，日上三两次。

一方，治下疳疮。

密陀僧　黄连　黄柏　轻粉各等分

上为末，以煎盐艾汤沃洗，干掺。

---

① 心红：即银朱，一种将硫黄和水银混合加热生成的汞制剂，成分主要为硫化汞。

② 青腿牙疳：牙疳之一种。《医宗金鉴》卷七十："军中凡病腿肿色青者，其上必发牙疳，凡病牙疳腐血者，其下必发青腿，二者相因而至。"

走马散 治口内生疳疮。栀子去仁，填入明矾，柳叶火烧为末，吹入口中。

乌金散 此药专能治大人小儿一切牙疳走动。

红枣七个，去核，每一个用人言大豆大一粒，纳入枣中，炭火烧过存性

上研为细末，用浆水葱花椒汤洗净，用青绢揾干，将药掺于疮上，立效。

蛀疳疮。

轻粉 韶粉各等分

上为末，掺之。

乳香丸 治走马牙疳。

乳香 轻粉各半钱 麝香少许 人言半钱

先研乳香细，入三味再研匀，薄纸韭阔①药内按过，捋纸少许，丸如黄米大，临卧填在疳处，至明愈。

一方，治下疳疮，搽药。

黄连 黄柏各等分

上先用猪胆二个，以汁浸二药湿，却用瓦一片或砖，于火上烧红，放药在上焙干，加：

乳香 没药 朴硝 白矾 无名异 百药煎 血竭 苦参各等分

上为末，干，以清油调搽，湿则干掺之。如肿不退，用益元散加防风、荆芥、何首乌煎水，温洗之。方见伤寒门。

妒精疮

津调散 治妒精疮，脓汁淋漓臭烂。

黄连 款花等分，为末

以地骨皮、蛇床子煎汤洗，绢帛挹干，津调药敷。

一方，治妒精疮，用大田螺两个，和壳煅存性，为末，入轻粉，傅。

---

① 薄纸韭阔：《卫生宝鉴》卷十一作“每用以薄纸一韭叶阔”九字。

阴头生疮，用陈大螺蛳壳，甘锅①内煅存性，为末，傅。先以盐汤洗。

治年少阳道兴起，当泄不□泄，不当泄强泄，胀断嫩皮，初如针眼大，畏疼不敢洗刮，日久攻入皮肉，连茎溃烂，用荆芥、黄柏、马鞭草、苍耳草、生葱煎汤，洗去脓靥②，以诃子烧灰，入麝香少许，干掺。仍禁房事三五月，日临睡吃冷水两三口，勿令阳兴，胀断疮靥③。

歌曰：

阴疮痒痛黄汁注，轻粉石膏湿干傅。

不然细研生白矾，冷水洗之根亦去。

又：

腊茶五倍末同调，掺傅阴疮便可消。

更有一般官局药，水银粉和玉龙膏。

又：

阴茎肿烂有何方？药末无如防己良。

先煮葱汤重洗了，掺于其上便如常。

又：

妇人交接妒精疮，地骨蛇床作洗汤。

细研黄连款冬末，唾津调傅是良方。

玉龙膏　摩风止痛，消肿化毒，兼治阴头肿痛。

瓜蒌根大者，一个，去皮　黄蜡一两半　白芷半两　麻油清真者，六两　麝香研，一钱　松脂研，一钱半　零陵④香　藿香各一两　杏仁去皮尖　升麻　黄芪　赤芍药　白及　白蔹　甘草各一分

上以油浸七日，却取⑤出，油先炼令香熟，放冷，入诸药慢火

① 甘锅：即坩埚，用耐火材料制成的熔冶器。
② 靥：原作“掩”，据《世医得效方》卷十九改。
③ 靥：原作“眼”，据《世医得效方》卷十九改。
④ 零陵：此二字原倒，据文义乙正。
⑤ 取：原作“此”，据《卫生宝鉴》卷十三改。

煎黄色，用绢滤去柤，入银石锅内，入蜡并麝香、松脂熬少时①，以瓷盒器盛，每用少许，薄摊绢帛上，贴。若头面风癣痒，疮肿疼痛，并涂磨令热，频频用之。如耳鼻中肉铃，用纸捻子每日点之，至一月则愈。如治灸疮及小儿瘤疮，涂之，兼灭瘢痕，神效。

一方，治阴囊疮瘙痒不已，自汗不收。

琥珀　黄丹各六钱　枯矾一钱　麝香四钱　龙泉粉二两

上为细末，每用半钱，手心搽患处。

一方，治阴疮疼痛出水，久不瘥。

腊茶　五倍子各五钱　腻粉少许

上先用葱椒煎汤洗净，香油调敷。

一方，治证同前。

川椒　荆芥　蛇床子各等分　槐柳枝各二寸

上用水一大碗煎汤，去柤，洗后用鸡子清调朴硝末，涂之。

手足皲裂

润肌膏　治手足皲裂疼痛。

乳香三钱　沥青四两　黄蜡八分

上用文武火熬，入香油一二匙，再慢火熬，水中试软硬合宜了，滤于水中，瓷器盛，每用捻成饼子，烘热贴用，纸封之。

白及膏　治脚跟②皲。

用头发一大握，桐油一碗熬，候油沸，入白芷、白及、松脂末③各等分，出火候冷，以瓷器收贮，莫令灰尘入，每用汤洗软，拭干，用此药涂傅。

黄蜡膏　治冬月手足拆裂。

香油半两入盏内，慢火煎沸，入黄蜡一块，候化，入光粉、五倍子末，熬令稠紫色为度，以热汤洗，挹干，火上烘热，即以药傅上，薄纸贴。一方无五倍子。

① 时：原作“许”，据《卫生宝鉴》卷十三改。
② 跟：此下原衍“断”字，据文义删。
③ 末：原在“各等分”下，据《世医得效方》卷十九移此。

一方，治手足皲裂，春夏不愈。

红糟①盐　猪脂少许　生姜汁

同研烂，炒热，擦入缝内，一时虽痛，少顷皮软，缝合再敷，即安。

疥　疮

滑肌散　治风邪客于皮肤，浑身瘙痒，致生疮疥，脾肺风毒攻冲，久不瘥。

剪草七两，不见火　轻粉一钱

上研细末，湿，干掺，干，油调搽。

如圣散　治肺脏风毒，血气凝滞，疮疥瘙痒，搔之皮起作②痂，此药活血脉，润皮肤，散风邪，止瘙痒。

蛇床子末五钱　黄连末七钱半　胡粉一两　水银二钱半，同胡粉点水银，研令黑

香油调和稀滑，先以盐浆水洗疮，后以药涂之，干即更换。

玄精散　治疥疮。

硫黄　川椒　枯矾　玄精石等分，如无盐代之，石膏亦可

上研极细末，油调敷。

油调立效散　治湿疥浸淫流注，遍体瘭浆，搔之水出，小如粟粒，痒痛湿润，久不瘥。

绿矾　硫黄研　黄柏炙　腻粉

上各等分，研细末，香油调敷。

一浴散　治浑身疮疥。

硫黄　川椒　枯矾　玄精石　雄黄各等分，研　轻粉少许

早起饱食干物，勿食饮汤，煎防风通圣散一贴，入白蜜二钱，送下神芎丸五七十丸，入浴堂内令汗出，将疮抓破，用药搽之，再煎再搽，通圣散见中风，神芎丸见头痛。

神异膏　治一切疮疥。

---

① 红糟：一种米酒酒糟。

② 皮起作：原字漫漶，据《和剂局方》卷八补。

全蝎七个，去毒　皂角剉碎，一定　巴豆七粒，去壳　蛇床子末三钱　香油一两　黄蜡半两　轻粉半字　雄黄三钱，别研

先用皂角、全蝎、巴豆煎油变色，去柤，入蜡化开，取出，冷处入雄黄、轻粉、蛇床，和匀成膏，先煎苦参汤洗，然后搽药。

苦参汤

苦参　蛇床子　白矾末　荆芥各等分

上㕮咀，煎汤，放温洗。

治遍身疮疥。

雄黄　人言　胡桃仁　大风子去壳，各五钱　木鳖子三个

上为末，熟艾一两，摊在纸上，同卷成条，用瓦二块合住，安被中烧薰之，出汗效。

一扫光

硫黄九钱　信一钱　巴豆去壳，九十粒　草乌三钱　荆芥穗一钱　白矾枯，三钱

上为细末，先用草火熏体，后用猪脂调搽疥上。此药性紧，不便处不可多搽。

一方，治疥。

雄黄　心红各三钱　信一钱

上为细末，熟艾一两半，摊在纸上，同药卷成条子，用瓦二块合住，安在被中烧熏之，熏后服雄黄解毒丸，量虚实服一二十丸，以利为度，效。解毒丸见厉风。

异方疥疮药

水银滓五钱，研如粉　朴硝　南星　草乌各一钱

上为末，研匀，用油半盏，入连须葱煎香，去葱，调敷。

立效散

朴硝三两　硫黄一两　枯矾五钱

上研匀，油调，临卧敷三次。

结核疮

治结核在头在项，在耳在臂，如肿毒，是痓作核不散，曾治

一人耳后顶门各一块。

姜蚕炒　大黄酒浸　青黛　牛胆南星

上为末，炼蜜为丸鸡头实大，每用三五丸，食后常噙化。

凡人颈下生核，用二陈汤方见痰饮门加后药：

大黄　连翘　桔梗　柴胡

水煎，食后热服。

一方，治小腹连毛际结核，痛不可忍，由阳明受湿热，传入太阳，必恶寒发热。

山栀子炒　桃仁炒　枳壳炒　山楂各等分

上㕮咀，水煎，入姜汁服。

漏　疮

盖漏疮，须先用补药以生①血。

人参　黄芪　白术　当归　川芎各等分

上㕮咀，为主，大剂服之，外以附子末唾调作饼如钱厚，以艾炷灸之，漏大，艾炷亦大，但灸令微热，不可令痛，干则②易之。如困倦则止，来日又灸，直至肉平为效，仍用好膏药贴之。

人牙散　治漏疮恶疮，生肌，里肉干则用。

人牙　油发各烧存性　雄鸡内金各等分

上为细末，入麝香、轻粉少许，湿则乾掺，干则麻油调傅。

截疳散　治年深疳瘘。

川黄连五钱　白及　白蔹　黄丹　密陀僧各一两

上为细末，入轻粉、脑、麝各半钱，研，干掺于疮，或膏药贴。

灸　法

凡一应痈疽肿毒始生之时如黍粟大，始觉之初，便用艾于痛

---

① 生：原作“主”，据嘉靖本、《丹溪心法》卷二改。

② 则：原作“贴”，据《丹溪心法》卷二改。

处灸之，痛灸至痒，痒者灸至痛，使毒气随火而散。又有肿坚硬不破者，名曰痈，当灸其上百壮。

一法，灸一切痈疽肿毒，以独蒜横切如钱，贴其上，中心艾炷灸之，七壮而止。若形大，以黄秆纸蘸酒贴，认先干处灸之，或两处先干，则两处皆灸七壮。

一法，屈指寻按，过痛处是根，就此重按深入，自觉轻快，即此灸之。

一法，诸痈疽毒开阔，痛楚殊甚，以艾炷四围着所作处，同时下火，各七壮，多至十一壮，即止。

易简诸方

一方，治发背稍轻者，以活虾蟆一个放于疮上，顿饭时取下，其虾蟆必昏愦，置于水中，以救其命。又易一个，如前放疮上，稍顷取下，其虾蟆必踉跻。再易一个，仍照前，其虾蟆如旧。累验极效。

一方，治发背重者，已未[①]成疮，先将抱出鸡雏鸡卵内白皮润湿，贴疮周围，留下疮头，量疮头大小，以活虾蟆一个或二三个，用刀开腹，连肚乘热合于疮上，不久虾蟆自臭不可闻，不过二三次即愈。慎勿以物微见轻，极有神效。

一方，治发背，用沥青火溶开，候冷，研为末，以南星磨水，调傅之。

《肘后方》治发背欲死，鸡肠草傅，良。

一方，治背疮弥验，以针挑[②]四畔，白姜蚕为散，水和傅之，即拔出根。

一方，治发背，白蔹末傅，并良。

一方，治发背痈肿已溃未溃方，香豉三升，少与水和捣成泥，可肿处作饼子，厚三分已上，有孔勿覆孔，布豉饼，以艾列其上

① 已未：疑为“尚未”。

② 挑：原作“铫”，据《证类本草》卷二十一改。

灸之，使温温而热，勿令破肉，如热痛，即急易之，患当减快，得安①稳，一日二度灸之。如先有疮，孔中汁出，即瘥。

一方，治发背欲死方，伏龙肝末，以酒调，厚傅其上②，疮口干即易，不日平复。

一方，治一切恶疮肿毒，并宜服之。用明净白矾火内溶化，次乘浓时入朱砂少许，调匀，丸如箸头大，每服三丸，并茶水入蜜，用金银钗打匀送下。如不出汗，用热米汤一碗催之，其汗即出。忌一切生冷风寒。

一方，治背痈疖，以多年烟薰壁③土并黄柏二件等分，捣罗末，用生姜汁拌成膏，摊贴之，更以茅香汤调下一钱匕服，妙也。

一方，治五毒发背，金星草和根净洗，慢火焙干，秤四两，入生甘草一钱，捣末，分作四服，每服用酒一升以来煎，二三沸后，更以冷酒三二升相和，入瓶器内封。却时时饮服。忌生冷油腻毒物。

《百一方》治发背欲死，芭蕉捣根，涂上。

《胜金方》治发脑发背，及痈疽热疖恶疮等，腊日兔头细剉，入瓶内蜜封，惟久愈佳，涂帛上，厚封之，热痛傅之如冰，频换，瘥。

《集验方》治发背，以蜗牛二百个活者，以一升净瓶入蜗牛，用新汲水一盏浸瓶中，封系，自晚至明，取出蜗牛放之，其水如涎，将真蛤粉不以多少，旋调傅，以鸡翎扫之疮上，日可十余度，其热痛止，疮便愈。

一方，治发背，诸恶疮，疼不可忍，用粪缸内底上青泥，取出阴干，为末，以新汲水调傅其上，痛立止。

一方，治恶寒微微④，欲发背，或已生疮肿，瘾疹起方：硝石

---

① 安：原作“分”，据《备急千金要方》卷二十二改。
② 上：与下句“疮”字原倒，据《证类本草》卷五乙正。
③ 壁：原作“璧”，据《证类本草》卷五改。
④ 微微：《外台秘要》卷二十四作“啬啬”。

三两，以暖水一升和令消，待冷，取故青布摺①三重，可以②赤处方圆，湿布搨之，热即换，频易，立差。

一方，治两腿缝髀疙瘩，用秆草点火，若疙瘩在左腿，燎左臁上毛，抹三抹，闻三闻，即愈。在右撩右。

一方，治发背，头未成疮，及诸热肿，以湿③纸搨上，先干处是热气冲上，欲作疮子，便以艾灸之。如先疼痛，灸即不痛，如不知痛④，即以痛为度。

《食医心镜》治发背，杵地松汁一升，日再服，以差止。

《梅师方》治诸痈疽发背，或发乳房，初起微赤，不急治之即死，速消方：捣苎根，傅，数易之。

一方，治诸痈不消，已成脓，惧针不得破，速令取雀屎涂痈头上，即易破⑤。雄雀屎佳，直⑥者是。

《古今录验方》治痈肿，若有息肉突者，乌头五枚，以苦酒三升渍三日，洗之，日⑦夜三四度。

《经验方》治痈肿发背，生菖蒲捣，贴。若疮干，捣末，以水调涂之。

《食疗》云：治痈疽，栝楼根苦酒中熬燥，捣筛之，苦酒和，涂纸上摊贴，服金石之人宜用。

一方，治一切痈肿无头，以葵子一粒，新汲水吞下，须臾即破。如要两处破，服两粒，要破处，逐粒加之。验。

刘涓子方治附骨痈，蜣螂七枚，和大麦烂捣，封之。

《博济方》治一切痈肿未破疼痛，令肉消，以生地黄杵如泥，随肿大小摊于布上，掺木香末于中，又再摊地黄一重，贴于肿上，

---

① 摺（dié 叠）：摺叠。
② 以：《外台秘要》卷二十四作“似”。
③ 湿：原作“温”，据《普济方》卷二百八十九改。
④ 如不知痛：此四字原脱，据《普济方》卷二百八十九补。
⑤ 破：原作“之”，据《肘后备急方》卷五改。
⑥ 直：《肘后备急方》卷五作“坚”。
⑦ 日：原脱，据《证类本草》卷十补。

不过三五度。

《千金翼》治丈夫阴头痈，师所不能医，鳖甲一枚，烧令末，以鸡子白和，傅之，良。

一方，凡痈，以梁上尘灰、葵茎等分，捣，醋和傅之。

《千金方》治痈疮中冷，疮口不合，用鼠皮一枚，烧为灰，细研，封疮口上。

一方，治游肿诸痈，以芥子、猪胆和如泥，傅上，日三易之。

一方，治妇人乳赤肿，欲成痈者，天南星末，姜汁调涂，初发之时效。

《肘后方》治诸痈疽发背及乳房，釜下土捣取末，鸡子黄和，涂之，佳。

一方，治诸痈肿，伏龙肝以蒜和作泥，涂用布上贴之，干则再易。

《百一方》[①] 治痈肿未成脓，取牛耳中垢封之，愈。

《孙真人方》治痈发数处，取牛粪烧灰，以鸡子白和，傅之。

张文仲[②]治痈坚如石，不作脓者，生樟陆根[③]捣，擦之，燥即易，取软为度。

一方，治人患痈疖，毒热内攻，未出脓者，以冬葵子水吞三五枚，作窍出血[④]。

唐本注云：治痈肿，以蚤休傅疮上，有效。

《外台秘要》治痈疽发背及乳房，茱萸一升，捣之，以苦酒和，贴疮。

---

① 百一方：东晋葛洪辑《肘后百一方》，经南朝陶弘景补订，成《补阙肘后百一方》。金代杨用道补入《证类本草》所附单方，成今本《肘后备急方》，八卷，六十八篇。

② 张文仲：唐初医家，著有《张文仲灸经》《疗风气诸方》《随身备急方》等，均佚。部分佚文见《备急千金要方》《外台秘要》等。

③ 樟陆根：即商陆。

④ 出血：《证类本草》卷二十七作“脓出”。

一方，治一切恶疮疥癣，久不合者，傅①，密陀僧同麒麟竭研，傅之。

《鬼遗方》治疥癣，松胶香研细，少许轻粉，研令匀，凡疥癣上先用油涂了，擦末，一日便干，顽者三度。

《葛氏方》治疥癣，煮薤汁叶，洗亦佳，捣如泥，傅之亦得。

《杨氏产乳方》治疮疥，烧竹叶为末，以鸡子白和涂，不过三四次，立瘥。

《本草》云：治恶疥癣，用铁锈为细末，和油涂之。

一方，治诸疥疮久不瘳，生死肌，除大热，用藜芦以水煮，洗之。

一方，用柳絮叶煮汁，洗疥癣，立愈。

一方，用椿叶水煮叶汁②，洗疥疮，风疽用之。

一方，治恶疮疽䘌，疥痈蚁瘘等，用朝生暮落花③，日干，和生油涂之。

一方，治疥，杀蛊虫，以布里草④皮焙干，为末，油调敷。

《千金方》治遍身风痒，生疮疥，以蒺藜子苗煮汤，洗之，立瘥。

一方，治遍身风痒，生疮疥，茵陈不计多少，煮浓汁洗之，差。

张文仲治干湿癣，疗胡臭，若股内阴下长湿且臭，或作疮，但用胡粉一物傅之，即差，常用大验。

《简要济众》治癣疮久不差，羊蹄根捣绞汁，用调⑤腻粉少许如膏，涂傅癣疮上，三五便即差。如干，用猪脂调和傅之。

---

① 傅：《证类本草》卷十三此下有“此药”二字。

② 汁：原脱，据《证类本草》卷十四补。

③ 朝生暮落花：鬼笔科植物细皱鬼笔的子实体，真菌类，又名“鬼笔”。入药始见唐代陈藏器《本草拾遗》。《证类本草》载在卷十。

④ 布里草：未详，《证类本草》卷三十归于“《本草图经》本经外草类”。

⑤ 调：原脱，据《证类本草》卷十一补。

《千金翼①》治癣初生，或始痛痒，以姜黄末傅之，妙。

一方，治诸疮癣初生，或始痛痒，嚼②盐涂之，妙。

《食疗》云：治湿癣白秃，取马齿苋膏涂之，若烧灰傅之，良。

《海上方》治疮癣，用米醋熬嫩皂角针作③浓煎汁，以傅疮癣，有奇效④。

《梅师方》治风癣，暖酒，以蜜搅之，饮一杯，即差。

陶隐居云：五月五日取练实子叶佩之，辟恶。其根以苦酒磨，涂疥甚良。煮汁作糜食之，去蛔虫。

《圣惠方》治久疥癣，用川乌头七枚，生用捣碎，以水三大盏煎至一盏，去滓，温洗。

一方，治干癣，积年生痂，搔之黄水出⑤，逢阴雨⑥即痒，用狼巴草⑦末，涂之。

《博济方》⑧ 治疥癣满身作疮，不可治者，何首乌、艾等分，以水煎令浓，于盆内洗之，甚能解痛，生肌肉。

《外台秘要》治疥方：捣羊蹄根，和猪脂涂上。或着盐少许。

一方，治干癣，积年生痂，搔之黄水出，每逢阴雨即痒，用斑蝥半两，微炒为末，蜜调傅之。

《斗门方》治疥癣，用藜芦细捣为末，以生油调敷。

《百一方》治疥疮，杵蟹，傅之，立效。

《肘后方》治疥疮，猪脂煎芫花，涂之。

《经验方》治五般疮癣，以韭根炒存性，旋捣末，以猪脂油

---

① 翼：原作“冀”，据嘉靖本、《证类本草》卷九改。

② 嚼：原作“爵”，据嘉靖本、《备急千金要方》卷二十三改。

③ 作：原脱，据《证类本草》卷十四补。

④ 效：原作“方”，据《证类本草》卷十四改。

⑤ 出：原脱，据《证类本草》卷十一补。

⑥ 雨：原作“而”，据《证类本草》卷十一改。

⑦ 狼巴草：《证类本草》卷十一作“野狼毒”。

⑧ 博济方：医方著作，宋代王兖撰，原书佚，今本系《四库全书》馆臣自《永乐大典》辑录，五卷。

调，傅之，三度差。

《千金方》治风瘙瘾疹，牛膝末，酒服方寸匕，日三服。并治骨疽癞病及瘖瘰。

《外台秘要》治瘾疹，以慎火草一斤，捣绞取汁，傅上热炙，摸之再三，即差。

一方，治丹瘾疥，白芷及根叶煮汁，洗之，效。

一方，涂风疹，取枳实，以醋渍令湿，火炙令热，适寒温熨其上，即消。

一方，元希声①侍郎治卒发疹秘验方：石灰随多少，和醋浆水调涂，随手即减。

《梅师方》治风瘾疹方：以水煮蜂房，取三升，入芒硝，傅之，日五度，即差。

一方，治一切疹，以水煮枳壳为②煎，涂之，干即又涂之，效。

一方，治一切疹，煮蒴藋汤，和少酒涂，无不差。

一方，治一切疹，以水煮芒硝，涂之。

一方，治妇人风瘙瘾疹，身痒不止，用苍耳花、叶、子等分，捣罗为细末，豆淋酒调服二钱匕。

一方，治肿，蒺藜子一升，熬令黄，捣筛，以麻油和如泥，炒令焦黑，以涂故布上，剪如肿大，勿开头，贴。

一方，凡肿已溃未溃者，烧鲤鱼作灰，酢和，涂之一切肿上，以差为度。

一方，治瘘疮，用鸳鸯肉，清酒炙食之，差，则令人美丽。

《鬼遗方》治一切疮肉出，以乌梅烧为灰，杵末，傅上，恶肉立尽，极妙。

雷公云③：阴头生疮，以蜜煎甘草，涂之，差。

---

① 元希声：唐代人，曾任吏部侍郎。

② 为：原脱，据《证类本草》卷十三补。

③ 雷公云：此方系《证类本草》引《外台秘要》方。

一方，治灸疮不差，兔毛烧灰，贴之差。

《谭氏小儿方》[1] 治蜘蛛啮，遍身成疮，用青葱一茎，去小尖头作孔子，入蚯蚓一条入葱叶中，紧捏两头，勿令通气，但摇动，即化为水，点咬处，即瘥。

一方，治恶疮连痂痒痛，捣萹蓄封，痂落即瘥。

一方，治灸疮痛肿，急捣灶中黄土，水煮令热，淋渍之。

一方，治妬精疮，用大田螺两个，和壳煅存性，为末，入轻粉，傅之。

一方，治丈夫阴下湿痒，蒲黄末，傅之三四次。

《梅师方》治甲疽，以石胆一两，于火上烧令烟尽，研末，傅疮上，不过四五度，立瘥。

《胜金方》治甲疽，弩肉裹甲，脓血疼痛不瘥，牡蛎头厚处生研为末，每服二钱，研淀花水调下。

《灵苑方》治甲疽，胬[2]肉裹甲，脓血疼痛不瘥，凡此疾，须剔去肉中甲，或已成疮不差，用此法，乳香末、胆矾烧研等分，傅之，肉消愈。

一方，兔头脑子，傅冻疮，效。

《简要济众》治瘖𤸇，无问去处皆治之，以虾蟆烧灰存性，为末，醋调敷，三五次瘥。

一方，治恶疮久不瘥者，用三家洗碗水煎令沸，以盐投中，洗之，三五度效。

《斗门方》治软疖，苍耳叶同连皮老姜捣烂，罨，即破。

一方，治发背肿，用猪狗牙烧灰，醋调傅。

一方，治发背，用乱发烧存性，酒服方寸匕。

《圣惠方》治灸疮多时不瘥，痒痛，出黄水，用楸[3]叶或根皮

---

① 谭氏小儿方：见《证类本草·所出经史方书》，原书佚，部分佚文见《证类本草》。

② 胬：原脱，据《证类本草》卷十二补。

③ 楸：原作“秋”，据《证类本草》卷十四改。

捣为末，敷疮上，即瘥。

《集验方》治月蚀疮，以①虎头骨二两捣碎，同猪脂一升熬，成膏黄色②，涂疮上，效。

一方，治大人小儿卒得月蚀疮，于③月望夕取兔屎，及内虾蟆腹中，合烧为灰，末，以傅疮上，瘥。

一方，治月蚀疮，干虾蟆烧灰存性，为末，和猪膏傅之。

一方，治月蚀耳疮，又治耳出脓水成疮，以④韭地蚯蚓粪，火煅为末，猪脂调傅之。清油亦可。

一方，治恶核肿结不散者，以吴茱萸、小蒜等分，烂捣傅之。捣鲫鱼傅之，亦妙。

一方，治诸疮，天茄子叶贴之，妙。

一方，**拔毒散**：治一切无名肿毒恶疮，用：

大黄　百草霜各三两，如无百草霜，以倒吊灰代之　黄蒿去梗　连子草　血竭各四两　当归二两　防风　枳壳　煨石碱　细辛　荆芥　地骨皮各一两　甘草炙，量加

上为细末，蜜调为膏，摊厚纸上，贴患处。如疮红，加孩儿茶；疮黑烂，加白矾枯；疮疼，加乳香、轻粉；生肌肉，倍加草血竭⑤、当归；痄疮，加蚕茧烧灰、血竭、珍珠、枯矾、孩儿茶；诸疮走动，加胆矾。

---

① 以：此上原衍“右”字，据《证类本草》卷十七删。

② 成膏黄色：《证类本草》卷十七作“以骨黄”三字。

③ 于：此上原衍“右”字，据《证类本草》卷十七删。

④ 以：此上原衍“右”字，据文义删。

⑤ 草血竭：即地锦草。《本草纲目》卷二十：“地锦……赤茎布地，故曰地锦，专治血病，故俗称为血竭。”

疔疮门

外科云①：夫上古圣人之教下也，虚邪贼风，避之以时。人之有生，摄养为先。故四时迭更，阴阳交变，此二气互相击②搏，必成暴气。所谓暴气者，卒然大风大霜，大寒大热，体虚气弱，或脏腑阴阳偏胜之人，犯此暴沴之气，袭于肌肤，入于四体，气血结滞，遂成痈疽疔毒恶疮之患矣。

又书云：诸兽病死，开剥之际，不能谨避，而其恶气冲冒之者，必生疔疮；及食诸兽自死肉，生疔疮，人汗入肉食之，作疔疮。养生之士，须宜识此。但疔疮古方该载有一十三种，所谓麻子疔、石疔、雄疔、雌疔、火疔、烂疔、三十六疔、蛇眼疔、盐肤疔、水洗疔③、刀镰疔、浮沤疔、牛拘疔。此等疔疮多发于手足之间，初起黄泡，其中或紫黑色，必先痒而后痛，先寒而后热，热定则多寒，四肢沉重，头痛心惊，眼见火，甚者呕逆，凡呕逆者多难治。其麻子疔一种，始末皆痒，不可犯触，触者即难疗。众疔之中，惟三十六疔可畏，其状头黑浮起，形如黑豆④，四畔起⑤大赤色，今日生一，明日生二，三日生三，乃至十，若满三十六，药所不治，未满三十六，尚可疗理，俗名黑皰，忌嗔怒蓄积愁恨。如浮沤疔、牛拘疔二种易治，纵不疗，亦不能害。生疔疮最忌犯触，何以知其犯触？但脊强，疮痛极甚，不可忍者，是犯状也。诸疔得效之方具于后。

---

① 外科云：此下至“遂成痈疽疔毒恶疮之患矣”句本《济生方》卷六。

② 击：原作“系”，据嘉靖本、《济生方》卷六改。

③ 疔：原脱，据文义补。

④ 黑豆：此二字原倒，据《备急千金要方》卷二十二乙正。

⑤ 起：原脱，据《备急千金要方》卷二十二补。

治　法

赤芍药汤　治一切疔疮痈疽，初觉憎寒疼痛。

金银花　赤芍药各二钱半　大黄三钱七分半　瓜蒌一个　当归　甘草　枳壳各钱半

上㕮咀，分二贴，每贴水一盏，酒一盏，煎八分，不拘时服。

瑞竹堂返魂丹　治十三种疔疮。

朱砂　胆矾各一两半　血竭　铜绿　蜗牛各一两　雄黄　枯矾各二两　轻粉　没药　蟾酥各五钱　麝香少许

上为末，和捣蜗牛、蟾酥极烂，丸如鸡头实大，每服一丸，令病人先嚼葱白三寸，吐在手心，将药丸裹在葱白内，用热酒送下，如重车行五里许有汗出，即瘥。若不能嚼，葱研烂，裹药下。救人甚多，真妙方也。

经验方夺命丹　治疔疮毒气入里，烦闷不已，食不下，兼痈疽发背恶疮，神效。比返魂丹无蜗、没、麝三味，面糊为丸，如前法服，有汗出即瘥，或发热一阵，或利，皆效。

治疔疮，手足之间起黄泡，其中或紫黑色，有一条红脉直上，仓卒之际，急用针于红线所至之处刺出毒血，然后以蟾酥乳香膏等于正疮上涂之。针时以病者知痛出血为好，若否则入腹攻心，必致危恶。

飞龙夺命丹　治一切疔疮恶肿，痈疽初发，或发而黑陷，毒气内陷者。

大南星　雄黄　巴豆各一钱　硇砂　黄丹　信石　乳香各钱半　斑蝥十个，去翅足　麝香少许

上为末，取蟾酥和，为丸如黄黍米大，每服一十二丸或十四五丸，看疮上下，食前后以好酒送下，量人虚实与之。忌油腻鱼肉荤①物七日。

疔疮出时，皮色不变，及不疼痛，发寒发热，便是此证。如

① 荤：原作“脾”，据《玉机微义》卷十五改。

疮黄，于黄上用针刺之，仍服内托连翘饮，自然消散。方见痈疽门。

苍耳散 苍耳根茎子叶，但取一色①，烧存性，为末，用醋脚调如泥，先以针刺疮上及四边令血出，料度药气可入，即拭去血，敷药，干即易之。已破溃者不须针刺。又敷之先用京墨、姜汁研烂，姜片蘸墨，涂四周肿热处。一方酒调滤清吃，以柤敷疮上。

蟾蜍丹 蟾蜍一枚，为末，以白面和，黄丹搜作剂，丸如小麦大，针破患处，以一粒内之，神妙，仍以水澄膏贴之。

水澄膏方 白及半钱，末，水盏内沉下，澄去水，皮纸摊贴。

取蟾酥法 癞蚵蚾眉棱上挤出酥于油纸上，或桑叶上，然后插于背阴处，经宿自干，放于鹅翎管内盛之。又，不可对面挤，恐其汁入眼，令人目暗。又，蟾无八字者不可用。

秘方

蝉②蜕 姜蚕各等分

上为末，醋调，涂四周，留疮口，候根出稍长，然后拨去，再用药涂贴。仍用白及为末，糯米饮频调服。

紫金丹

白明矾四两 国丹二两

上以银石器内溶矾作汁，入丹，使银钗子搅之，令紫色成也。用文武火，无令火过不及，如有③疮，先以针周回挑破，用津唾调药，敷上数度，无令疮干，其疮溃动，取丁出也，兼疮色④红赤为效。如不溃，用：

紫金散

人言一钱 雄黄 硇砂各半钱

上为末，拨开疮口贴之，甚者不过二次。仍服荆黄汤方见后。

托里散 治一切恶疮发背，疔疽便毒，始发脉洪弦实数，肿

---

① 色：原作“束”，据《备急千金要方》卷二十二改。
② 蝉：原作“蟾”，据《卫生易简方》卷八改。
③ 有：原脱，据《儒门事亲》卷十五补。
④ 色：原作“死”，据《儒门事亲》卷十五改。

甚欲作脓者，三服消尽。

大黄　牡蛎　瓜蒌根　皂角刺　朴硝　连翘各三钱　当归　金银花各一两　赤芍　黄芩各二钱

上㕮咀，每服半两，水酒各一盏煎八分，服。

通利药

黑牵牛末一两　巴豆十五粒，去油　大黄五钱

上为末，水丸如绿豆大，初服七丸，次服五丸，白汤送下。

治鱼脐疔疮。

丝瓜叶　连须葱　韭菜

上入石臼内，捣烂如泥，以酒和服。以柤贴腋下，如病在左手贴左腋下，在左脚贴左膝下，右同，如在中贴心脐，用帛缚住，候肉下红线处皆白色则安。如有潮热，亦用此法，却令人抱住，恐其颠倒，倒则难救矣。

金砂散

硇砂　雄黄等分，研

用生蜜调，角盒内收贮。遇患先用银篦儿挑破疮口，挤去恶血，然后用药一豆大，安入疮口内，纸花贴之，即效。若毒气入腹，多呕吐欲死者，可即服内托香粉散。

内托香粉散方

滴乳五升，另研　真绿豆粉一两

上研匀，每服三钱，煎生甘草汤调，时时饮之。

荆黄汤　治风热结滞，生疮毒。

荆芥五钱　大黄二钱半

上㕮咀，作一贴，水二盏煎八分，温服。

鱼脐疮，疮头黑深，破之黄水出，四畔浮浆，用蛇蜕烧灰存性，为末，鸡子清调敷。

三神丹　治疔疮。

青盐少　铁锈多　牡蛎中

上三味为末，旋调，用灯盏内油手心调绿豆大一粒，将疮挑破，入药，止红丝。

夺命丹又名小灵丹　治一切疔疮恶毒，并皆治之。

蟾酥三分　轻粉　粉霜各四分

上用头生男孩儿乳化，调蟾酥为饼，如扁豆大，轻者一饼，重者二饼，放在患人舌下，觉麻，嚼葱白一茎咽下，引汗出，即愈。

灸　法①

灸掌后横文五指②，男左女右，七壮即瘥。已上皆效，专治疔疮。

易简诸方

《圣惠方》治疔疮肿甚者，用附子末醋和，涂之，干即再涂。

《千金翼方》治一切疔肿，取苍耳根茎叶烧作灰，以醋泔浸和如泥，涂，干即易，下过十余度，即拔出其根。

一方，治疔肿，取荠苨根汁一合，去滓，傅，不过三次，瘥。

《外台秘要》治一切疔肿，取蒺藜子一升烧灰，以酽酢和，封头上，如破涂之。

一方，治疔疮肿，生椒末、釜下末，以大醋和，傅之。

《食疗》云：治疔肿恶疮，用荆芥一把，水五升煮取三升，冷，日二服。

---

① 灸法：此题及其下内容原在“金砂散”上，据目录及文例移此。

② 指：原作“脂”，据《备急千金要方》卷二十二改。

瘰疬门

外科云：夫瘰疬者，结核是也。或在耳后，或在耳前，或在耳下，连及颐颔，或在颈下，连及缺盆，皆谓之瘰疬；或在胸及胸之侧，或在两胁，皆谓之马刀。乃手足少阳经多气少血之病也①。其证瘰疬大小无定，发作寒热，久则遗漏。古方虽有狼、鼠、蝼蛔②、蜂、蚍蜉、蛴螬、浮蛆③、瘰疬、转脉九漏之名，其焉治法则同也。

治　法

人头面有疮肿，及胸臆肋胁之间瘰疬肿核，用仓盐④一二两，炒过，以长流水一大碗煎，放温，作三五次顿服，少时以鸡翎于咽喉之中探引，吐涎三两升，后服和血通经，如玉烛散、四物、凉膈之类，经曰火淫所胜，治以⑤咸寒故也。

散肿溃坚汤　治马刀疮结硬如石，或在耳前后上下及肩胁，皆⑥手足少阳经，及瘰疬遍于颏⑦，或颊车，坚而⑧不溃，在足阳明经，或二证⑨疮已破，乃流脓水，并皆治之。

草龙胆半两，酒洗炒四次　升麻六钱　甘草炙，半钱　柴胡半钱　桔梗五钱　连翘三钱　葛根　白芍药　黄连各二钱　黄芩梢钱半，酒炒半生　昆布　知母酒洗，各五钱　当归稍酒洗，半钱　瓜蒌根酒洗

---

① 夫瘰……病也：语见《素问病机气宜保命集》卷下。
② 蝼蛔：《备急千金要方》卷二十三作“蝼蛄”。
③ 浮蛆：《备急千金要方》卷二十三作“浮沮”。
④ 仓盐：《儒门事亲》卷十一作“沧盐”。
⑤ 治以：此二字原倒，据《素问·至真要大论》乙正。
⑥ 皆：原作“背”，据《兰室秘藏》卷下改。
⑦ 颏：原作“头”，据《兰室秘藏》卷下改。
⑧ 而：原作“面”，据《兰室秘藏》卷下改。
⑨ 二证：原作“一”一字，据《兰室秘藏》卷下改。

黄柏酒洗，各半两　京三棱酒洗　广茂酒洗，各三钱

上㕮咀，每贴七钱，水二盏煎八分，去柤，食远热服，于卧处伸足在高处，头微低，每噙一口，作数次咽下，至服毕如常安卧，取药在胸中停畜也。另攒一料作细末，炼蜜丸，每服百丸，此药汤留一口送下，更加海藻五钱炒。

救苦胜灵丹　治证同前，兼心脾之邪作，今合治之。

黄芪一钱　人参三钱　甘草炙，半钱　升麻一钱　葛根半钱　漏芦半钱　连翘一钱　牡丹皮　当归身　熟地黄　生地黄各五钱　白芍药半钱　肉桂三钱八分　柴胡八分　鼠粘①子半钱　防风一钱　昆布五分　莪术　三棱各半钱　麦蘖炒，一钱　神曲炒，五钱　黄连半钱

上为细末，汤浸蒸饼和匀，捻作饼子，晒干，捣②如米大，每服二三钱，白汤下。如只在阳明分野，去柴胡、鼠粘③子；只在少阳分野，去漏芦、升麻、葛根，更加瞿麦穗三钱；气不顺，加陈皮，甚者加木香；如脊痛不可回顾，腰似折、项似拔，加羌活一钱，独活半钱；如有热，或脚腿无力，加炒黄柏五钱；大便不通，加酒洗大黄；如气涩而不大便，加郁李仁、大黄。

遇仙无比丸　专治瘰疬。

白术　槟榔　甘草　密陀僧　防风　黑牵牛半生半炒　郁李仁汤泡，去皮　斑蝥去翅足，同糯米炒，去米，各等分

上为细末，面糊丸如桐子大，每服二十丸，早晚煎甘草槟榔汤送下。服至一月后，觉腹中微痛，于小便中取下疬子毒物，有如鱼目状，已破者自合，未破者自消。

治瘰疬疮。

干姜为末　生姜自然汁

上以面糊和作剂子，国丹为衣，每一日一次，随疮大小入药在内，追出脓尽，生肉为度，以疮口合则已。如疮口不敛，用大

① 粘：原作“粒”，据《兰室秘藏》卷下改。
② 捣：原脱，据《兰室秘藏》卷下补。
③ 粘：原作“粒”，据《兰室秘藏》卷下改。

黄末，以葱白自然汁调敷，仍日服十全内托散二服。如疮肿不破者，用野菊花根捣烂，煎酒服之，仍将煎过粗为末，敷贴疮上，自消，或不消，疮口亦自破，依前用药剂子追脓生肉敛口，神效。

治结核，前后耳上下颌皆瘰疬也。

桑椹二斗，蒸熟黑色者

上以新布捩取自然汁，砂锅文武火熬成膏，每日沸汤点一匙，食后日三服。

治马刀连翘汤

连翘　瞿麦穗各一斤　大黄三两　甘草二两

上㕮咀五钱，水一盏半煎八分，去粗服，服十余日，可于临泣穴灸二七壮，服五六十日效。穴在目上直入发际五分陷中。

一方加大黄、木通、贝母各五两，雄黄七钱，槟榔五钱，不用甘草，上为细末，每服二三钱，不拘时白汤调，日三五服。

瞿麦饮子

连翘一斤　瞿麦穗半斤

上为粗末，每服五六钱，水二盏煎八分，食后服。此药验效多，但未能速效，宜以日月可除也。

皂子丸

好皂角子一升　玄参　连翘各一两

上以水五升于砂锅内慢火熬，水尽为度，先拣皂角子软者，每服三粒，食后临卧时细嚼津下，硬者捣烂，炼蜜和丸如榛大，每夜含化一丸，半月效。忌酒面热毒。

连翘饮　治瘰疬结核，破或未破。

新薄荷叶二斤，取自然汁　好皂角一条，去皮，水浸，挒取①汁

已上二味，银石器内熬成膏。

青皮一两　连翘五钱　陈皮一两　皂角子火煨，去皮、仁，为末，一两半　牵牛半生半炒，一两

---

①挒（liè 列）取：捩取。“挒”原作“拔”，“取”原作“去”，并据《世医得效方》卷十九改。

上为末，用膏子丸，每服三十丸，煎连翘汤下，十日效。

治瘰疬疮多年不瘥，神效。

蝙蝠一个　猫头一个

上以二物俱撒上黑豆，同烧，其骨化碎，为细末，湿即干掺，干，油调傅，内服五香连翘汤，效。方见痈疽门。

白花蛇散　治九漏瘰疬，发于项腋之间，增寒发热，或痛或不痛。

白花蛇酒浸，去皮骨，焙干，二两　生犀角半钱　青皮五钱　牵牛半生半炒，一两

上为细末，每服一钱，入腻粉半钱研匀，五更糯米饮调服，巳时利下恶物，乃瘰之根也，更候十日再一服，忌发风热毒物，已成疮者一月可效。

四圣散　治瘰疬，服白花蛇散转利后，服此调之，永去根。

海藻洗　石决明煅　羌活　瞿麦穗

上各等分，为末，每服二钱，米汤下，日三服，下清水妙。

螺灰散　大田螺连壳肉烧存性，研末，破①者干贴，未破者香油调付。

治项间少阳经中疙瘩，不辨肉色，不问大小，日月浅深，赤硬肿痛。

生山药一条　蓖麻子一个

上将二味擂烂，摊帛上，贴。

神圣膏　治瘰疬，一切恶疮。

当归五钱　杏仁四十九粒　沥青一两　木鳖子五个，去皮　黄丹三两　乳香四钱，另研　麝香另研　鹰条②　轻粉三味不以多少　桃柳枝各二寸，各四十九枝

上用香油半斤，以绵裹归、杏、别、二枝③，于砂石器内文武

---

① 破：原脱，据《奇效良方》卷五十四补。
② 鹰条：鹰条白，即鹰屎白。
③ 二枝：指桃、柳二枝。“枝”原作“枚”，据文义改。

火熬，却用①一枝粗槐稍缚短嫩枝搅之，待药焦了，取出不用，乃离火，下黄丹、沥青搅匀，再火上搅少时，滴水中不散为度，却入乳香、射、轻粉、鹰条毕，倾水盆内，出火毒，摊纸上，量疮大小贴之。

琥珀膏 治颈项瘰疬，及发腋下，初如梅子，肿结硬强，渐若连珠，不消不溃，或穿穴脓溃，肌汁不绝，经久难瘥，渐成瘘疾，并治之。

琥珀一两 木通 桂心 当归 白芷 防风 松脂 朱砂研 木鳖去壳，各半两 麻油二斤 丁香 木香各三分

上件药，先用琥珀、丁香、桂心、朱砂、木香五味捣罗为末，其余药并细剉，以油浸一宿，于铛中以慢火煎，候白芷焦黄漉出，次下松脂末，滤去滓，再澄清油，却安铛中慢火熬，下黄丹一斤，以柳木篦不住手搅，令黑色，滴水中成珠不散，看硬软得所，入琥珀等末搅令匀，于磁器内盛之，每使时看大小用火熁②纸上匀摊，贴之。

一方，治瘰疬。

乌鸡子七个，每个开一孔，内入斑蝥七个，去头足翅，饭上蒸熟，去毛壳，服尽，神效。

灸法

治瘰疬，以手仰置肩上，微举肘取之③，肘骨尖上是穴，随患处，左即灸左肘，右即灸右肘，艾炷如小箸头大，再灸如前，三次永无恙。如患四五年，用药不退，辰时着灸，申时即落，所感稍深，三灸即安。

一法，仍④以蒜切片，贴疬疮上，灸七壮，易蒜，多灸取效。

① 用：原作“令”，据《杂类名方·神圣膏》补。
② 熁：熏烤。原作“协”，据《和剂局方》卷八改。
③ 肘取之：此三字原脱，据《世医得效方》卷十九补。
④ 仍：《世医得效方》卷十九作“只”。

一法，治瘰疬，以线系项，垂下至乳头，用铜钱计①，丢过背脊心是穴②，灸五壮，男左女右，灸了用过药③。

易简诸方

一方，治瘰疬，不问有头无头，用大蜘蛛五枚，晒干细研，酥油调如面脂，日两度贴之。

一方，治瘰疬，肿硬疼痛，时久④不瘥，用狸头蹄骨等，并涂酥炙令黄，捣为散，每日空心粥饮调下一钱匕。

一方，治风毒瘰疬赤肿，地松⑤捣，傅瘰疬上，干易之。

《外台秘要》治瘰疬，白姜蚕为散，水服五分匕，日三⑥服，至三十日瘥。

一方，治瘰疬，狼屎烧灰，傅上。

一方，治瘰疬，马齿菜阴干烧灰，腊月猪脂和，以暖泔水渍洗疮，拭干，傅之，日三度。

一方，治瘰疬，七月七日日未⑦出时取麻花，五月五日收叶⑧，二件作炷子，于疬上灸百壮，效。

一方，治瘰疬经久不瘥，生玄参捣碎，干傅上，日二易之。

《肘后方》治颔下瘰疬如梅李，宜速消之，海藻一斤，酒一升渍数日，稍稍饮之。

① 计：《古今医统大全》卷八十作“记”。
② 是穴：此二字原脱，据《古今医统大全》卷八十补。
③ 过药：《古今医统大全》卷八十作“通利药”三字。
④ 久：原作“必”，据《太平圣惠方》卷六十六改。
⑤ 地松：地菘，即天名精。
⑥ 三：原作“或”，据《备急千金要方》卷二十三改。
⑦ 日未：此二字原脱，据《备急千金要方》卷二十三补。
⑧ 叶：《备急千金要方》卷二十三作“艾”。

瘿瘤门 附瘊①子、漆疮

外科云：人之气血，循环一身，常欲无滞留之患。倘喜怒不节，忧思过度，调摄失宜，致气滞血凝为瘿瘤。瘿者，多结于头项之间。瘤者，随气凝结于皮肉之中，忽然肿起，状如梅李，久则滋长。医经所谓瘿有五肿，石、肉、筋、血、气也，瘤有六证，骨、脂、脓、血、石、肉是。治疗之法，瘿不可决破，破则脓血崩溃，多致夭②枉，瘤者惟有脂瘤可破，去脂粉则愈，余五证亦不可轻易决溃也③。

治法

破结散 治五瘿。

海藻洗 龙胆草 海蛤 通草 昆布 明矾枯 松罗④各三分 麦曲四分 半夏二分 贝母二分

上为末，酒调服，日三。食忌甘草、鲫鱼、猪肉、五辛、生菜、毒物。

昆布丸 治一切瘿瘤。

昆布洗 海藻洗 小麦醋煮干，各一两

上为末，炼蜜丸如杏核大，每一丸，食后噙咽。

系瘤法 兼去鼠奶痔，真妙药也。

芫花根净洗带湿，不得犯铁器，于木石器中捣取汁⑤，浸线一条半日，系瘤，一宿自落⑥，不过两次，后以龙骨、诃子末付，疮

---

① 瘊：原作“疾”，据文义改。
② 夭：原作“夫”，据《济生方》卷六改。
③ 人之……溃也：语本《济生方》卷六。
④ 松罗：《济生方》卷六作“松萝”。
⑤ 于木石器中捣取汁：原作“独汁”二字，据《世医得效方》卷十九改。
⑥ 落：原作“疮”，据《世医得效方》卷十九改。

口即合。

南星膏　治皮肤头面生瘤，大者如拳，小者如栗，或饮或硬，不疼不痛，无药可疗，不可辄便针灸。

生南星大者一枚，去土，细研稠粘如膏

上以酒三盏调，摊贴。无生者，以干者为末，投醋研如膏。先将小针轻轻刺令气透，以药膏摊纸上如瘤大小，贴，觉痒，三五易，瘥。

治颏下结核不消，经效。

大蜘蛛不计多少

上以好酒浸过，研烂，同酒调开，澄去滓，临卧服。

神效开结散　专治男子女人项下瘿疾，不分年岁久近，极有应验。

沉香二钱　木香三钱　陈皮去白，四两　珍珠四十九粒，砂锅内泥封口煅过　猪厌肉子①生于豚猪项下喉咙系，一枚如枣大，微匾②色红，收取四十九个，瓦上焙干

上为末，每服二铜钱，临卧冷酒调，徐徐咽下，轻者三五服见效，重者一料全愈。修合时用除日效，试有奇验。忌酸咸油腻涩气之物，尤妙。

灸　法

治诸般瘿疾，天突穴在结喉下宛宛中，灸三七壮。

肩髃③二穴，在膊骨头肩端两骨间陷宛中，举臂取之，男左十八壮，右十七壮，女左十七壮，右十八壮。

又，灸两耳后发际七壮。

---

① 猪厌肉子：猪靥，即猪的甲状腺。

② 匾：扁。

③ 髃：原作“禺”，据《针灸资生经》卷一改。

易简诸方

《圣惠方》治瘿气结核，瘰瘰①肿硬，昆布一两，洗去咸，捣为散，每以一钱绵裹，于好醋中浸过，含咽津，药味尽再含之。

《外台秘要》治项下卒结囊，渐大欲成瘿。以昆布、海藻等分为末，蜜丸，含如杏核大，稍稍咽津。

一方，治瘿极效，用黑牛或犏牛②喉内巧舌并喉咙脆骨二寸许一节，连两边扇动脆骨，或烧或煮熟，临卧仰睡顿服，巧舌多嚼多噙一会方咽，其人容貌必瘦减而瘿自消矣，不二服，极效。

一方，治瘿，用自然铜，贮水瓮中，逐日饮食皆用瓮内之水，其瘿自消。或火烧烟气久吸，亦可。

孙思邈方：疗瘿疾一二年者，以万州黄药③半斤，须紧重者为上，如轻虚即是信州者，力④慢，须用一倍，取无灰酒一斗，投药其中，固济瓶口，以糠火烧一伏时，停腾⑤，待酒冷即开，患者时时饮一杯，不令绝酒气，经三五日后常须把镜自照⑥，觉消即停饮，不尔便令人项细也。

《深师方》治瘿，取鹿厌⑦以酒浸，炙干，内酒中，更炙⑧令香，含咽汁，味尽更易，十具愈。

《肘后方》治项下卒结囊，欲成瘿，海藻一斤，洗去咸，酒浸饮之。

《千金翼方》治五瘿，昆布一两，并切如指大，酢浸之，含咽

---

① 瘰瘰：《太平圣惠方》卷三十五作“瘰瘰”。

② 犏（piān 篇）牛：牦牛。见《正字通·牛部》。

③ 黄药：即黄药子。

④ 力：原作“方”，据《证类本草》卷十四改。

⑤ 停腾：摆放，为唐至五代时口语，见敦煌变文。俄国藏365《妙法莲华经讲经文》：“未审停腾何物色，拟重供养唱将来。”“腾”原作“服”，据《证类本草》卷十四改。

⑥ 照：原作“然”，据《证类本草》卷十四改。

⑦ 鹿厌：鹿靥，即鹿的甲状腺。

⑧ 炙：原脱，据《千金翼方》卷二十补。

津，愈。

《外台秘要》治瘤丹毒①，以剪刀草②，用冷水调敷。

一方，治瘿瘤，用蜘蛛丝缠勒其根，三五日自落。若遇七夕日，取丝缠之尤妙。

一方，治瘿气，用猪肺管上团肉一块，将新瓦焙干，临卧以酒咽下，极妙。

一方，用琵琶絃勒瘿瘤根，极妙。

瘊　子

一法，治瘊子，如遇风雨闪电，用手拂之，咒曰拂瘊子，拂瘊子，数次自落。

一方，用鸡肫黄擦之，自落。

一方，取蜘蛛丝缠于根下，妙。或用头发于根下缠，妙。

一方，以针穿头发，于患处数次穿，愈。

一方，用地肤子、白矾等分，为末，煎汤洗，数次即去。

一方，治瘊子，凡遇立秋之后，遇天阴雷响时，暗入园内，勿令人知，将秋茄子七个拍破，每个擦瘊子上数次，将茄抛于地内，候茄干，其瘊自愈。

一方，治瘊子，以天南星为末，酽醋调涂，数次即落。

一方，灸瘊子上一壮，以水滴之，即去。

一方，治瘊子，用活螳螂一个，放于患处，自行食啖，肉平为验。

漆　疮

一方，治漆疮，用贯众不拘多少，洗之，妙汤洗。

一方，用磨刀石上泥涂之，妙。

---

① 瘤丹毒：《证类本草》卷三十作“小儿游瘤丹毒”六字。

② 剪刀草：未详，《证类本草》卷三十归于“《本草图经》本经外草类”。

一方，取羊乳汁涂之，妙。

一方，用薄荷叶一斤，水一斗煮取五升，洗疮上，即瘥。

一方，以韭叶研，傅之，妙。

一方，以汤溶芒硝令浓，搽之，即愈。

一方，用蜀椒煎汤，洗之，妙。

一方，取蟹黄涂之。

一方，以盖漆纸烧烟，熏之。

一方，用苋菜煎汤，洗之。

《卫生易简方》治漆疮，用白矾煎汤，浸洗。

一方，用杉木煎汤洗，效。

一方，用芥菜叶煎汤，洗。

一方，用无名异末，水调傅。

一方，治漆疮、冻疮、犬咬疮，并用秫米嚼烂，涂傅。

一方，治漆疮久不瘥，用漆草捣烂，傅患处，立效。

《杨氏产乳》治漆疮，煎黄栌木汁，洗之，最良。

伤损门

《内经》曰：有所坠堕，恶血留内，有所大怒，气上而不行，下干于胁，则伤肝。

治法

肝胆之经俱行于胁下，属厥阴、少阳，况血者肝之所藏，故恶血必归于肝。法当以柴胡引用为君，佐以破血之药治之。其金疮、刀箭、杖疮、狗咬、蛇伤、虫伤、汤火、竹木签刺、骨鲠，治各有方，详用之。

《仙授理伤续断秘方》：一煎水洗，二相度损处，三拔伸，四或用力收入骨，五捺[①]正，六用黑龙散通，七用风流散填疮，八夹缚，九服药，十再洗，十一再用黑龙散通，十二或再用风流散填疮口，十三再夹缚，十四仍前用服药治之。

凡打扑坠堕，刀刃伤损，便觉气绝不能言，取药不及，擘[②]开口，以热小便灌之。

凡脑骨伤碎，轻轻用手撙[③]令平正，若皮不破，用黑龙散敷贴。若破，用风流散填疮口，绢片包之。不可见风著水，恐成破伤风。若水与风入脑，成破伤风，则必发头疼，不复可治。在发内者，须剪去发傅之。

凡脑骨伤碎，在头骨上则可治，在太阳穴乃是命处，断然不可治矣。

凡肩甲骨出，相度如何整，用椅当圈住胁，仍以软衣被盛簟，使一人捉定，两人拔伸，坠下手腕，又著曲著手腕，绢缚之。

---

① 捺：原作“擦”，据《仙授理伤续断秘方·医治整理补接次第口诀》改。

② 擘：原作“脂”，据《三因极一病证方论》卷九改。

③ 撙：勒住。

凡金井骨①在胁下有损，不可夹缚，只是捺平，令安贴平正，用黑龙散贴，绢缚。两胁骨亦如此。

凡胯骨从臀上出者，可用三两人捉定腿，拔伸，乃用脚蹅②入。如胯骨从裆内出，不可整矣。

凡手骨出者，看如何出，若骨出向左，则向右边拔入，骨向右出，则向左拔入。

凡手脚骨皆有两胫，若一胫断则可治，两胫俱断，决不可治矣。

凡手脚骨伤甚者，不可治。

凡伤损重者，大概要拔伸捺正，或取开捺正，然后傅贴、填涂、夹缚。拔伸当相近本骨损处，不可别去一节骨上。

凡拔伸，且要相度左右骨如何出，有正拔伸者，有斜拔伸。

凡认损处，只须揣摸骨头平正不平正便可见。

凡左右损处，只相度骨缝，子细③捻捺忖度，便见大概，要骨头归旧，要撙捺皮相就入骨。

凡拔伸，或用一人，或用两人三人，看难易如何。

凡皮破骨出差爻④，拔伸不入，撙捺相近，争一二分，用快刀割些，捺入骨。不须割肉，肉自烂碎了，可以入骨。骨入之后，用黑龙散贴疮四周肿处，留疮口，用风流散填。所用刀⑤要快，剜刀、雕刀皆可。

凡捺正，要时时转动使活。

凡骨碎断，须要本处平正如何，大抵骨低是骨不曾损，左右看骨方是。损处要拔伸捺正，用药贴夹缚平正方是。

凡肿，是血作，用热药水泡洗，用黑龙散敷贴。

凡伤重，必用药水泡洗，然后涂药，如伤轻，不必洗，便

① 金井骨：肋骨。
② 蹅：字书未见，疑为“踏”。
③ 子细：《仙授理伤续断秘方·医治整理补接次第口诀》作“仔细”。
④ 差爻：错位。
⑤ 刀：原脱，据《仙授理伤续断秘方·医治整理补接次第口诀》补。

涂药。

凡夹缚，夏三两日，冬五三日，解开，夹缚处用热药水泡洗，去旧药，洗不可动损处，仍用黑龙散傅，夹缚，盖伤重者方如此。

凡颔骨脱，令患人坐定，用手揉脸百十遍，将患人口张开，用两大拇指入患人口内，拿定牙，外用两手指将下颔往上兜，即入臼，正矣。

凡皮破，用风流散填，更涂。未破，用黑龙散贴，须用杉木皮夹缚。

凡拔伸捺正，要软物如绢片之类奠之。

凡皮里有碎骨，只用黑龙散傅贴，后来皮肉自烂，其碎骨必然自出来，然后方愈。

凡骨破打断，或筋骨有破处，用风流散填涂，却用针线缝合其皮，又四围用黑龙散傅贴。

凡夹缚，用杉木皮数片，周回紧夹缚，留开皆一缝，夹缚必三度，缚必要紧。

凡平处骨碎，皮不破，用药贴，用密夹缚。大概看曲转处脚凹之类，不可夹缚，恐后伸不得，止用黑龙散贴，帛片包缚，庶可曲转屈伸。有数处如指骨断，止用苎麻夹缚腿上，用苎麻绳夹缚，绳如钱绳许大。

凡贴药，用版子一片，将皮纸或油纸以水调黑龙散，摊匀在上，然后卷之，贴损处。

凡用杉皮，浸约如指大片，疏排令周匝，用小绳三度紧缚，三日一次，如前淋洗，换涂贴药。

凡曲缚如手腕、脚凹、手指之类，要转动，用药贴，将绢片包之后，时时运动，盖曲则得伸，得伸则不得屈，或屈或伸，时时为之方可。

凡伤损，其初痹而不痛，应拔伸捺正，复用刀取开皮，皆不痛，三二日方痛。

凡损一月，尚可整理，久则不可。

凡损，不可吃草药，吃则所出骨不能如旧。

凡跌损，肠肚中污①血，且服散血药如四物汤之类。

凡损，大小便不通，未可便服损药，盖损药②用酒必热，且服四物汤，更看如何，又服大承气汤加木通。如大小便尚未通，又加朴硝，待大小便通后，却服损药。

凡伤重者，未服损药，先服气药如③匀气散之类。

凡浑身无故损痛，是风损，当服风损药如排风汤之类。

凡服损药，不可吃冷物，鱼、牛肉极冷，尤不可吃。若吃牛肉，痛不可治。

凡损药必热，便生血气，以接骨耳。

凡服药，不拘在红酒、无灰酒、生酒，皆可。

凡药，三四月炼，不可多合，五月尤甚，存散药随时旋丸。

凡收药，丸子、末子并用罐子收，入橱子内，以火焙之。

凡损用火炙，则医不得，服药不效矣。

诸药惟小红丸、大活血丹最贵，盖其间用乳香、没药。枫香可代乳香三之一，血竭难得，合大活血丹欠此亦可，若有更佳。

合药，断不可无乳香、没药。若无没药，以番降真代，血竭无，亦用此代。

凡所用药材，有外道者，有当土者。如当归，土与川不同，丸子可用土当归、土药材。末子须用外道者。

凡伤重者，用此方煎汤洗之，然后傅药。

生葱切断，一本④用生姜　荆芥剉　土当归

上三味煎汤，温热洗。

黑龙散贴用　治跌扑伤损，筋骨碎断，差爻出臼，先煎葱汤或

---

① 污：原作“汗”，据《仙授理伤续断秘方·医治整理补接次第口诀》改。

② 药：原脱，据《仙授理伤续断秘方·医治整理补接次第口诀》补。

③ 如：原作“加”，据《仙授理伤续断秘方·医治整理补接次第口诀》改。

④ 本：原作“条”，据《仙授理伤续断秘方·方论》改。

药汁淋洗，拔伸整捺①，令骨相续平正后，却用姜汁或生地黄汁和水调稀，却将熟帛或皮纸量损处大小，薄摊于上贴之，次以木皮约如指大片，疏排令周匝，将小绳三度缚之，要紧，三日一次，如前淋洗，换药贴裹，不可去夹，须护，毋令摇动，候骨生牢稳方去夹，则复如故。若被刀箭伤，虫兽伤啮，成疮坏②烂，肌肉不生，跌磕肿痛，并用姜汁和水调贴，有破则留口，以风流散填塗。

穿山甲六两，炒黄，或③烧存性　丁香皮六两　土当归二两　枇杷叶根去毛入，半两，一云山枇杷根　百草霜散血，入半两

上焙，研为细末，姜汁水调，或研地黄汁调用。

大活血丹　治扑损伤折，骨碎筋伤，疼痛浮肿，腹有瘀血，灌注四肢，烦闷不安，痈疽发背，筋肉坏烂，诸般风疾，左瘫右痪，手足顽麻，妇人血风诸疾，产后败血不行，流入四肢，头面浮肿，血气疼痛，浑身疼痹，经脉湛浊④，风劳发动，百节酸痛，并宜服之。每服半丸，用无灰酒磨化，微煎三五沸，温服，不拘时，不限多少。此药将纱葛袋收，挂净处，经久不坏，可备急用。孕妇莫服。损在上食后服，在下空心服，伤重不拘，余仿此。

天南星一斤，姜汁浸一宿，焙　芍药一斤，赤白皆可　骨碎补一斤，焙，石上生者佳　黑豆一斤，酒煮焙干　大栗间⑤一斤，老者，去皮，焙　川乌一斤，炮⑥　自然铜半斤，火煅，酸醋淬，存性，取半斤　血竭六两，另研　细辛去苗，取十两　白芷一斤　木鳖去壳切，麸炒，取半斤　川牛膝去芦，酒浸焙，取半斤　没药四两，另研，如无，以降真香为末代　乳香半斤，另研，无，以三倍⑦枫香代之　青桑炭十斤，青桑木取如臂大者，去皮叶，火煅令烟起，用酸醋杀为炭

---

① 捺：原作“擦”，据文义改。
② 坏：原作“穰”，据文义改。
③ 或：原脱，据《仙授理伤续断秘方·方论》补。
④ 湛浊：泥滓污浊，指血瘀而不行。
⑤ 大栗间：未详。
⑥ 炮：原作“泡”，据《仙授理伤续断秘方·方论》改。
⑦ 倍：原作“陪”，据《仙授理伤续断秘方·方论》改。

上桑、栗、豆、补、星、药六味为末，和余药研细末，用米醋煮糯糊拌，入臼捣千杵，方聚，众人急下手丸，下手稍缓则折，阴干半月，然后用火焙或晒一日，大丸重六文，湿，中丸重三文，湿，干则以漆抹在手上，取两三丸挪漆为衣，每服半丸。合此药勿令四眼见之，更忌鸡犬妇人，见之则折矣。

小红丸 治踒①折伤损，皮破骨出，手足碎断，筋肉坏烂疼痛，甚至昼夜叫呼，百治不止，手足久损，筋骨差爻，举动不得，损后伤风湿，支节挛缩，遂成偏废，劳伤筋骨，肩背疼痛，四肢疲乏，动用无力，常服壮筋骨，治经络，生气血。每服三十丸，用生姜煎酒或盐汤下，不拘时候。孕妇莫服。

土当归六两，焙　川乌六两，煨　白杨皮六两，焙　川芎三两　肉桂四两，不见火　莪术②二两，焙　丁香二两　干姜二两，焙　细辛四两，焙　没药三钱，另研　附子三两半，煨，去皮　乳香三钱，另研　芍药六两，焙　骨碎补姜制焙，取六两

上补、药、归、杨四味用当土者，余八味研为末，乳、没别制，和醋糊为丸如绿豆大，信、朱为衣，每服三十丸，温酒下，傅用生姜自然汁煎酒或盐汤皆可，不拘时服。

大红丸 治扑损伤折，骨碎筋断，疼痛痹冷，内外俱损，瘀血留滞，外肿内痛，肢节痛倦，应诸损痛。不问年深日近，并宜服之。常服补损，坚筋固骨，滋血生力，神验不可具述。每服三十丸，温酒醋汤下，不拘时候。妇人有孕莫服。

天南星一斤，焙　芍药一斤，焙　土当归十两，培　牛膝十两，酒浸焙　细辛八两，去苗，焙　赤小豆二升，焙　赤敛一斤　川乌一斤七两，火煨坼　自然铜四两，煅存性　骨碎补一斤，姜制焙　青桑炭五斤，煅，醋淬，缺此一味亦可，其上俱要制焙③后方秤斤两

上敛、星、芍药、归、补、膝、辛七味并用当土者，同余药

---

① 踒（wō 倭）：筋骨伤折。
② 术：原作“米”，据嘉靖本、《仙授理伤续断秘方·方论》改。
③ 焙：此下原衍“向”字，据《仙授理伤续断秘方·方论》删。

罗为末，醋煮面糊为丸如梧子大，朱为衣，每服三十丸，温酒下，醋汤亦可，损在上食后服，在下空心服，伤重不拘时服。或与小红丸互用亦可。

黑丸子 治打扑伤损，驴马跌坠，骨筋断碎，百节疼痛，瘀血不散，浮肿结毒，一切风疾，四肢疼痹，筋痿力乏，浑身倦怠，手足缓弱，行步不前，妇人诸般血风劳损，并宜服之。每服二十丸三十丸，用煨葱酒或茶下。孕妇莫服。

白蔹一斤，焙 白及四两，焙 南星六两，焙 芍药十两，焙 土当归四两，焙 骨碎补八两，焙 川乌三两，焙 牛膝六两，焙 百草霜十两 赤小豆一斤

上除星、芍、归、补、膝、豆用土产者，草霜釜下取，同为末，醋糊为丸如梧子大，每服三二十丸，服法依前。

当归散 治打扑伤损，皮肉破碎，筋骨寸断，瘀血壅滞，结肿不散，或作痈疽，疼痛至甚，因伤后中风，手足痿痹，不能举动，筋骨缝纵，挛缩不舒，及劳役所损，肩背四肢疼痛，并宜服之。此药大能续筋接骨，克日取效。

泽兰 川当归 牛膝 川续断各十两 芍药 白芷 川芎 肉桂去粗皮，各五两 川乌 川椒去目，各三两 桔梗 甘草各四两 白杨皮不用亦可 细辛五两，已上俱要好者

上为细末，每服二钱，热酒调下，不拘时。

乳香散 治跌扑伤损，皮肉绽①，筋骨寸断，败血壅滞，结肿烂坏，疼痛至甚，或劳役所损，背肩四肢疼痛，损后中风，手足痿痹，不能举动，筋骨乖纵，挛缩不舒，大能续筋接骨，卓有奇验，常服活血②止痛生力。每服二钱，温汤调下，不拘时候。

肉桂 干姜各三两 牛膝 羌活 川芎 细辛 姜黄 芍药 草乌 川乌各四两 白芷二两 碎补 当归 苍术各六两 没药五两 木鳖去壳，麸炒，六两 何首乌十四两 赤小豆一升 乳香半斤 桔梗

---

① 绽：《仙授理伤续断秘方·方论》作“破绽”二字。
② 活：原作“结”，据文义改。

十两

乳香、没药另研，一方去木鳖，加海桐皮。

右焙，碾为末，续入乳、没末，和汤调服如前。

风流散 但遇伤损，皮肉血出，或破脑伤风，血出不止，用药填涂。

血竭二钱半，另研 降真节四钱 灯心一把 龙骨五色者，二钱，另研 苏木少许，同降真研 红花头收者，二钱，焙干为末 鸡一只，全[1]毛屎同醋煮后碎之，用黄泥封固，文武火煨干，为末 乳香五钱，同灯心研 桔梗少许 当归各三钱

上为细末，每用少许，干靥[2]疮口上。如血流不止，多靥之，候血药将干，又用清油调，涂疮口上。修制一料，急备。

乳香定痛丸 治打扑伤损，疼痛不可忍者。

乳香 没药 当归各三钱 血竭一钱 木鳖子去皮 蒴藋叶 自然铜煅，醋淬 草乌炮 川乌各五钱，炮 红娘子去足翅 水蛭瓦上焙黄，各一钱半

内加羌活、细辛各半两。

上同为细末，用米粉醋打糊，为丸如鸡头实大，朱砂为衣，煎苏木酒化开服。如重车行十里地者痛不止，再进一服。

小黑丸 治折伤风损疼痛。

白蔹 白及 南星 芍药各十两 当归五两 细辛三两 赤小豆一升 百草霜六两

上为末，醋糊为丸如梧子大，每服三十丸，温酒下。

搜风丸 治风损腰腿痛，头疼，治效与黑丸子同。

何首乌 南星 骨碎补 川乌各半斤 土牛膝 芍药各五两，一云二两 细辛三两 当归十两 白鲜皮

上为末，醋糊为丸如梧子大，每服三十丸，温酒、盐汤不拘时吞下。

---

① 全：《仙授理伤续断秘方·方论》作“连”。

② 靥（yè夜）：用手指按压。

驱风丸　治效同黑丸子。

骨碎补五两　川乌　川芎各一两　草乌　川当归　牛膝　木鳖子各二两　何首乌四两　乌金四两，即百草霜，一云京墨

上为末，醋糊丸如梧子大，每服三十丸，空心盐汤下，或荆芥茶汤食后下。

黑虎丹方见风痹门

首乌丸　治风损，宽筋。

何首乌十斤　黑豆半升，同蒸熟　牵牛十两，炒　牛膝　薄荷各二十两　川乌二两　青木香五两　皂角二斤，一斤烧存性，一斤蜜炙用

上为末，酒糊丸如梧子大，每服三十丸，葱汤或薄荷汤不拘时下。

匀气散　凡伤重，先下此药调气，然后服损药。

茴香　青皮　厚朴制　白芷　乌药　杏仁去皮尖，各半两　陈皮　麦蘗　前胡　桔梗　苍术　粉草各一两

上为细末，每服二钱，水一盏，姜三片，枣一枚，煎八分，空心服。

四物汤方见妇人门　治伤重，肠内有瘀血者，服此。

五积散方见伤寒门　凡被伤头痛，伤风发寒。

大承气汤①方见大承气汤　一应伤损极重，大小便不通者，方服此。可加木通煎。如未通，加朴硝。俟大小便通，方能服损药。损药不可用酒煎，愈不通矣，然亦须量人肥②弱用，如孕妇小儿莫服。

大黄　枳壳各四两　川芒硝　甘草　陈皮　红花　当归　苏木　木通各二两　厚朴少许

上㕮咀，每服二钱，水一盏半煎一沸，去柤温服，不拘时。此乃专治男子伤重，瘀血不散，腹肚膨胀，大小便不通，上攻心腹，

---

① 大承气汤：《仙授理伤续断秘方·方论》作“大成汤”，其下小字有“一名大承气汤”。

② 肥：原作“肌”，据《仙授理伤续断秘方·方论》改。

闷乱至死者，急将此药通下瘀血后，方可服损药。

小承气汤方见伤寒门　治效同大承汤，此较力轻，妇人小儿皆可服。

排风汤　治诸风疾损，更宜续命汤、消风散方并见中风门。

接骨药　下窟乌，一名鹗，用骨烧存性，用古铜钱一个，煅，醋淬七次，为末等分，骨断夹缚讫，用药一钱，酒调下，不可过多，病在下空心服，在上食后服。此方极验。

常用整骨药　用大草乌刮去皮，为末，每服半钱，温酒调下。如未觉，再添二分，药酒下。

又方　用乳香、没药各二两，另研，次入血竭、自然铜、无名异，醋煮黄，木鳖子、地龙各一两，并为末，蜜丸龙眼大，嚼烂，热酒咽下，俟了用生葱嚼解。

《急救仙方》①　治伤损。如伤重者，第一用大承气汤或小承气汤二方并见伤寒门或四物汤见妇人门，通大小便，去瘀血也，惟妇人别有阴红汤通下。第二用黄末药，温酒调，不拘时，病在上食后服，在下空心服，遍身痛，临卧时服。第三服白末药，热酒调，其法同黄末服，妇人产后诸血疾并皆治之。第四服乌丸子，第五服红丸子，第六服麻丸子，用温酒吞下，妇人艾醋汤下，孕妇不可服。第七服活血丹、当归散、乳香散，二散方见前方内，并用酒调，不拘时，与黄末、白末服法同。惟乳香散参之山泉方，则又加六味：白杨皮一斤，生芥子七个，泽兰一斤，檀香六两，沉香二两，川芎一斤。余方条具于后，大承气、小承气、四物汤并见前方内。

黄末药　治跌扑伤损，皮肉破绽，筋肉寸断，败血壅滞，结痈烂坏，疼痛至甚，或劳役所损，肩背四肢疼痛，损后中风，手足痿痹，不能举动，筋骨乖张，挛缩不伸，续筋接骨，卓有奇

---

①　急救仙方：宋代医书，作者佚名，收入《正统道藏·太平部》。

功①，常服活血止肿②生力。

川乌炮　草乌醋煮　枫香另研，各三斤　当归去芦头，酒浸一宿，阴干　赤芍药各半两　川独活去芦　川芎汤泡七次　细辛去苗，净洗　香白芷　山桂去粗皮　白姜面裹煨　姜黄　五加皮净洗，去骨　桔梗去芦　碎补去毛，炒　苍术醋煮七次　何首乌黑豆酒煮七次　牛膝酒浸七日，焙干，各二斤　知母　没药各半斤

上件为细末，每服二钱，盐酒调，病在上食后服③，病在④下空心服，遍身损临卧服。孕妇勿服。

白末药⑤　治打破伤损，皮肉破碎，筋骨寸断，瘀血壅滞，结肿不散，或痈疽疼痛至甚，或因损后中风，手足痿痹，不能举动，筋骨偏纵，挛缩不伸，及劳伤破损，肩背四肢疼痛，并宜服。此药大宜缩筋接骨，刻日效，妇人产后诸血疾并治之。

桔梗去苗　白芷　甘草炙，各十两　川芎汤泡七次　山桂去皮　细辛去苗，各半斤　川乌炮　续断米汁浸　牛膝去苗，酒浸⑥一宿　当归　香附子炒⑦，各六两　花椒去子、合口，五⑧两　赤芍药酒浸一宿　泽兰叶去叉，各九两　白杨皮十二两，米泔浸一宿

上为细末，每服二钱，酒调下，服法如前，妇人诸血风气皆治之。

乌丸子　治打扑伤损，骨碎筋断，瘀血不散，及一切风疾，筋痿力乏，左瘫右痪，手足缓弱，诸般风损，妇人血疾，产后败血不散，灌入四肢，面目浮肿，并宜服之，惟孕妇勿服。

赤小豆炒　白及煨　细辛去苗　赤芍药　何首乌醋煮　白蔹　草

---

① 功：原作“切”，据《仙授理伤续断秘方·方论》改。
② 肿：嘉靖本作“痛”。
③ 服：原脱，据嘉靖本、《仙授理伤续断秘方·方论》补。
④ 病在：原脱，据嘉靖本、据《仙授理伤续断秘方·方论》补。
⑤ 末药：此二字原倒，据目录乙正。
⑥ 浸：原脱，据《仙授理伤续断秘方·方论》补。
⑦ 炒：原作“妙”，据嘉靖本、《仙授理伤续断秘方·方论》改。
⑧ 五：原作“立”，据嘉靖本、《仙授理伤续断秘方·方论》改。

乌醋煮七次　山桂去粗[1]皮　川芎　南星面裹煨　当归酒浸一宿　川牛膝去苗，酒浸一宿　百草霜　骨碎补去毛，炒　天台乌药乌豆酒煮，焙干，已上各一两半

上为细末，用煮豆酒煮面糊，为丸如梧子大，每服五十丸，用煨葱酒或煨葱茶送下。

红丸子　治打扑伤损，骨碎筋断，疼痛痹冷，内外俱损，瘀血留滞，外肿内痛，肢节疼倦，应诸伤损，不问年月日[2]久，并宜服之。常服补损，坚筋固骨，滋血生力，神效不可具述。孕妇勿服。

牛膝酒浸一宿　川乌炮　南星醋煮三次　细辛去苗，洗净　何首乌水煮熟　桔梗去芦　山桂去粗皮　当归　赤芍药　白蔹　没药另研　骨碎补去毛　羌活去芦　赤小豆不见火　自然铜煅，醋淬七次，另研

上除研药末外，余并和炒干，为末，酒煮面糊为丸如梧子大，每服五十丸，随病上下服之，温酒送下。

麻丸子　治蹉折伤损，皮破骨出，手足碎断，肌肉坏烂，疼痛至甚，日夜叫呼，百治不止，手足久损，筋骨差爻，举动不能，损后伤风湿，肢节挛缩，遂成偏废，劳伤筋骨，肩背疼痛，四肢废乏，动作无力，常服壮筋骨，活经络，生气血，及治妇人血气。孕妇勿服。

川当归　桔梗名布罗蔔　牛膝各半两　骨碎补二两，去毛　川芎　百草霜　草乌用山矾灰汁浸，各一斤　木鳖去壳　赤芍药各半斤　金毛狗脊去尾　乌豆一升，酒煮　川乌不见火，切片，醋煮

上为末，酒煮面糊丸如梧子大，每服五十丸，温酒下，妇人艾醋汤下。

活血丹　治跌扑伤损，折骨断筋，疼痛浮肿，腹有瘀血，灌注四肢，烦闷不安，痈疽发背，肌肉坏烂，诸般风疾，左瘫右痪，手足顽麻，妇人血风发动，并宜服之。每服半丸，无灰酒磨化，

---

① 粗：原作“柤”，据《仙授理伤续断秘方·方论》改。
② 日：原脱，据《仙授理伤续断秘方·方论》补。

微煎三五沸，温服，不拘时候，不以多少。此药常服，纱葛袋收，挂静处，经久不坏，可备急用，惟孕妇勿服。

荆芥二两半　草乌酒煮　川乌炮，各二两　枫香另研　檀香不见火　降香节　乳香另研　没药另研，各一两　山桂去皮　当归酒浸一宿　川羌活去芦　白及面裹煨，晒干　地龙去土　麝香另研　碎补去毛，炒　川牛膝酒浸一时　细辛去苗　白芷不蛀①者　花桑木烧灰存性　赤芍药酒浸　大栗间　川牵牛石灰炒　乌豆以糯米炒黄　川芎热汤洗三次　南星石灰炒黄色为度　自然铜煅，酒淬，另研　沥青一钱半，另研　苍术米泔浸，春五夏三，秋七冬十，炒干，已上各半两　五灵脂一两半，用灯心别研　木鳖二十个，去油壳

上为细末，酒煮面糊丸如弹子大，入臼杵三十余下，团成块，秤一两，分作三丸，候丸尽，分作三分，一分阴干，一分晒干半时久，一分焙半时久，却三分打和一处，令阴阳相合，候药上塺②气为度，然后塺刷去，用黑漆光为衣。

洗药后有仙③正散方　如伤重，先用洗，后却用乌龙角贴。其洗药同前方，内又参山泉方。洗药用：

木蒴藋　石南叶　白芷　白杨皮　生葱　何首乌　荆芥　土当归　藁本　芍药

上不拘多少，煎汤候温，将洗损处令净，用绢掺干疮口。

乌龙角贴药　治跌扑伤损，筋骨碎断，差爻出臼。其用法详见前方黑龙散同，先洗擦整理，后调贴夹缚，亦可用此干掺疮口。

白僵蚕去丝嘴，炒　赤小豆各六两　川牛膝去芦，六两　山桂去皮　桔梗　白及生剉，阴干　百草霜　山枇杷叶生剉，阴干，各一斤　骨碎补去毛，炒，半斤　当归尾　北细辛去苗，半斤　白芷　南星煨　赤芍药　何首乌　白蔹各十两　知母　草乌用姜汁煮，各三两

上为细末，药润，亦可焙干碾之，每用以姜汁或冷水、茶水

---

① 蛀：原作“蛙”，据《仙授理伤续断秘方·方论》改。
② 塺（méi 煤）：灰尘。
③ 仙：原作“先”，据《仙授理伤续断秘方·方论》改。

调摊纸上，于痛肿处贴之，三日一洗一换贴，骨碎须夹。

桃红散 治积年不效朽烂疮口，金疮箭射，打碎皮破，血出不止，可将此药干糁，次日别用药水洗净，再糁，大能散血结口。

白矾飞过 龙骨另研，各二两 血竭一两，另研 松糖[①]另研 五倍子 粉霜 石膏一斤，黄泥封，煅过 黄丹细研，火飞过，水飞过，三两

上研为细末，罐子收用。

紫金散 整骨续筋，生肌止痛，内伤肝肺，呕血不止，或在心腹胀痛，四肢无力，左右半身风痪，并宜服之。

紫金藤皮 降真节 骨碎补去毛，炒 琥珀 当归去尾 桃仁去皮，各二两 蒲黄 大黄煨，各一两 续断五两，要细者 无名异烧红，酒淬七次 牛膝去苗，酒浸一宿，各三两 朴硝半两，热汤泡化，用花叶纸滤过七次

上件为末，用苏木煎酒调，日进三服，即效。

麻药草乌散 治损伤骨节不归窠者，用此麻之，然后手整顿。

猪牙 皂角 木鳖子 紫金皮 白芷 半夏 乌药 川芎 杜当归[②] 川乌各五两 舶上茴香 坐拿[③]酒煎熟 草乌各一两 木香三钱

伤重刺痛，手近不得者，更加坐拿、草乌各五钱，及蔓陀罗花五钱入药。

上并无煅制，为末，诸骨碎骨折出臼者，每服二钱，好红酒调下，麻倒不识痛处，或用刀割开，或用剪去骨锋者，以手整顿骨节，归元端正，用夹夹定，然后医治。或箭镞[④]入骨不出，亦可用此麻之，或用铁钳拽出，或用凿凿开取出，然后用盐汤或盐水

---

① 松糖：松脂。《幼幼新书》卷四十："松脂，一名松糖。"

② 杜当归：土当归。

③ 坐拿：坐拿草，《证类本草》卷三十归于"《本草图经》本经外草类"，治打扑所伤，兼壮筋骨，治风痹。

④ 镞：原作"鏃"，原书"箭镞"之"镞"多有讹作"鏃"者，今据《世医得效方》改，后见径改，不出校。

与服，立醒。

七气汤 治积年久损，入经络，服药无效，腰背拘急，咳嗽痰涎，风劳发动，日渐羸瘦，每到秋来损病复作，不问男子妇人，并皆治之。

青皮去白，炒 陈皮去白 三棱湿纸裹煨 北梗去芦 肉桂去粗皮 藿香去枝 益智去壳，炒 香附子炒 甘草炙 半夏汤泡 赤芍药 乌药 独活去芦 羌活去芦 降真香各一两

上㕮咀，每服五钱，水一大盏，半姜三片，枣一枚，煎至七分，去滓，随病上下服。

仙正散洗药 治男子妇人骨断，用此煎水，洗后整骨，却用乌龙角贴之，如破留口，当夹缚，即依前方为之。

肉桂去皮，二钱 当归去尾，三钱 荆芥四两 苍术 防风各一两 玄胡索 白芷 赤芍药各五钱

上㕮咀，每服五钱，水五升，干荷叶两片，煎至三升，去滓，于损断处，及冷水风脚，筋脉拘急，不得屈伸，行步难苦，可用此药热蒸，用被盖覆，候温淋洗。

掺疮口方 但遇伤损皮肉血出，或破脑伤风，血出不止，急用此药糁之。

血竭二钱半，另研 降真节四钱 炒心一把 龙骨五花者，另研 红花要马头者，焙干为末，各一钱 乳香同灯心研 没药另研，各五钱 桔梗少许 当归三钱 苏木同降真研 鸡一只，连毛屎用醋煮后，碎之，用黄泥封固，文武火煨干，为末

上为细末，每用少许干糁疮口上。如血流涌出不止，多糁之。候血药将干，又用清油调涂疮上。可制一料，以备急用。

接骨散 治飞禽骨断，从高坠下，驴马跌折，筋断骨碎，痛不可忍，此乃接骨续筋，止痛活血。

硼砂一钱半 水粉 当归各一钱

上为末，每服二钱，煎苏木汤服，时时饮苏木汤，立效。

除痕，欲[1]伤后疮愈无痕用此。

蔓青子　随风子[2]　续[3]随子　黄荆子

上件各等分，为细末，饭上蒸九遍，用童便浸一宿后，炒干为度，以花叶纸包在绢巾内，揩之，可以除痕。

阴红汤　专治妇人伤损，瘀血不散，腹肚膨胀，大小便不通，上攻心腹，闷乱至死者，急将此药通下瘀血，却依前次第服药。

产妇油发烧灰　鹿角胶一钱　没药三钱

上为末，每服一钱，食前温酒调服。

止痛当归散　治打扑损伤，肿痛不可忍，并皆治之。

米壳去蒂隔，四两　白芷　甘草炙，一两半

内加乳香、没药各少许。

上㕮咀，每服二钱，水一大盏，酒半盏，同煎至八分，温服，不拘时候。

洗药　治男子妇人骨断，用此煎水，洗后整骨了，却用乌龙角贴。

杜仲五两　五加皮七两　葱根一把

上三味，水五升煎至七分，去柤，淋洗，每服二两半重。伤破留口，用药掺，骨断当夹缚，详见前。

苏合香丸方见气门　治从高坠下，因夹惊气，昏迷不省，急宜服之。

复元活血汤　治坠堕恶血流于胁下，疼痛不可忍。

柴胡三钱二分　瓜蒌根　当归须一钱　红花七分　甘草炙，六分　大黄酒浸，七分　穿山甲炮，一钱二分　桃仁二十六个，去皮尖，研

上㕮咀，分二贴，水一盏半，酒半盏，同煎至八分，五更温服，平明空心再进一服，二柤并煎，午前服，得利为度。利后痛未尽，更服。

---

① 欲：此上原衍“治”字，据《仙授理伤续断秘方·方论》删。

② 随风子：即诃梨勒。

③ 续：原作“俗”，据《仙授理伤续断秘方·方论》改。

乳香神应散　治从高坠下，疼痛不可忍，腹中疼痛。

乳香　没药　雄黑豆　桑白皮　独棵栗子各一两　补骨脂二两，炒

上为末，每服五钱，醋一盏，于砂锅内煎至六分，入麝香少许，温服。

当归导滞散　治一切坠打压迮①，肿满疼痛，悉宜服之。

大黄一两　川归尾半两　麝香一字，另研

另方大黄、当归等分，麝不用。

上为末，同研匀，热酒调服，以瘀通血利为度。或骨节疼不忍，服。

接骨定痛，**紫金丹**

川乌炮　草乌炮，各一两　五灵脂　木鳖子去壳　骨碎补　威灵仙　金毛狗脊　自然铜　防风各半钱　地龙去土　乌药　青皮　陈皮　小茴香各半钱　乳香　没药各另研　红娘子　麝香各二钱半　牵牛末半钱　禹余粮醋炒，四两

上为末，醋煮面糊丸，每服二十丸，温酒下，病在上食后服，在下食前服。

没药降圣丹　治打扑闪肭，筋断骨折，挛急痛，不能屈伸，及荣卫虚弱，外受游风，内伤经络，筋骨缓纵，皮肉刺痛，肩背拘急，身体倦怠，四肢少力。

自然铜煅，醋淬十二次，研末，水飞过，焙　川乌头生，去皮脐　骨碎补炒，去毛　白芍药　没药另研　乳香另研　当归焙，洗，各一两　生地黄　川芎各一两半

上并生用，为细末，以生姜自然②汁与蜜等分炼熟，和丸，每一两作四丸，每丸搥碎，水酒各半盏，入苏木少许，同煎至八分，去苏木，热服，空心食前。

补损当归散　疗坠马、落车、被打，伤腕折臂，呼叫不绝，

---

①　迮（zé 则）：挤压。
②　然：原脱，据《和剂局方》卷八补。

服此药，呼吸之间不复大痛，服三日，筋骨即当相连，神效。

泽兰制　附子炮，去皮，各一分　当归炒　蜀椒炒去汗　甘草炙　桂心各三分　芎䓖炒，六分

上为末，每服二钱，温酒下，日三服。忌海藻菘菜葱猪肉。

接骨散　治从高坠下伤折，筋断骨碎，痛不可忍，接骨续筋，止痛活血。

硼砂七钱半，一方三钱　定粉　当归各五钱

上为末，煎苏木汤，调一二钱服。如病在上，先吃淡粥半碗，服药。另作糯米粥，入药末和匀，摊纸上绢帛上，裹伤处，竹木夹定，衣包之。

寻痛丸　止痛清心，行气活血，如神。

草乌去皮尖，生用　乳香　没药各另研　五灵脂各二钱　麝香少许

上为末，酒糊丸如指头大，朱砂五钱为衣，每服二丸，薄荷、生姜研汁磨化用服，痛止。

一方，治打扑骨折，此药自顶心至足周遍一身，遇病处则飒飒有声，患人自觉药力习习往来。

乳香　没药　降真节　苏木　川乌　松明节　自然铜煅，米醋淬七次，各一两　地龙去土，油炒　水蛭香油炒，各五钱　血竭三钱　龙骨半两　土狗十个油浸，焙

上为末，每服三钱，好酒送下。

蒺藜散　治打动牙齿。

蒺藜根烧灰，不拘多少

上为末，每用少许贴动牙上，即牢。

接骨丹　敷贴药

天南星四两　木鳖子三两，去壳　没药五钱，另研　官桂一两　乳香五钱

上为末，生姜一片，去皮捣汁，入米醋少许，白面糊调药，摊纸上，贴伤处，以帛缚之，夹定，麻皮缠之。

一方

五灵脂一两　小茴香一钱

上为末，另研乳香末，于极痛处掺上，用黄米粥涂，后用①二味药掺于帛上，裹了杉木片夹之。

走马散

柏叶生，少用　荷叶生　皂角生，多②用　骨碎补去毛

上同为末，于折伤处揣定，入③元位，姜汁调药如糊，摊纸上，贴骨断处，用杉木夹缚之，莫令摇动，三五日后开看，以葱汤洗，再贴药，复夹七日。如痛，加没药。

一方，接骨药。

半两钱④火煅醋淬，捣末　木香　自然铜醋⑤淬，各一钱　麝香少许

上为末，每服二钱，先嚼丁香一粒，乳香一粒，无灰酒一盏调，如在⑥上食后服，在下食前服。次日如骨未接，再服。

筋断，以白胶香末生敷，或用金沸草汁涂筋上封之，可续。

乌头散　治一切伤折，先服此，然后用手如法整理。

草乌炮，去皮尖，三钱　当归　白芷各二钱半

上为末，酒调半钱服，后淋渫。

顽荆散　治从高失坠，及一切伤折，筋骨瘀血结痛。

顽荆叶⑦　白芷　细辛　防风　桂心　蔓荆子　川芎　丁皮　羌活各一钱

上为粗末，用盐半匙，葱五根，浆水五升，煮五七沸，去柤，通手淋洗痛处，冷即换，宜避风。

伤损筋骨肿痛。

---

① 后用：此二字原倒，据《儒门事亲》卷十五乙正。

② 多：原作“炙”，据《普济方》卷三百零九改。

③ 入：原脱，据《医学纲目》卷三百零九补。

④ 半两钱：战国后期秦国铸半两钱，秦统一后推行全国，圆形方孔，重十二铢，汉武帝以后废。《本草纲目》卷八“古文钱”下有以半两钱入药治跌扑损伤的药方。

⑤ 醋：此上当有“火煅”二字。

⑥ 在：原作“再”，据《儒门事亲》卷十五改。

⑦ 顽荆叶：栾荆叶，能通血脉，出《新修本草》。

草乌三个，去皮尖　飞罗面五钱　黄丹二钱　贝母　天南星各半两

上为末，姜汁调贴。如潮热，茶清调贴，皮破见血者，去草乌。

苍术散　治打扑伤损，皮不破，浮肿者，及角血，用此退之。

紫金皮　苍术　牙皂盐醋炒　鸡脚风叶　骨碎补等分

为末，水调涂。

《本事方》治打扑内①损，筋骨疼痛。

没药　乳香　芍药　川芎　川椒去目　当归各五钱　自然铜煅，三钱半

上为末，用黄蜡二两溶开，入药末，不住手搅匀，丸弹子大，每一丸，好酒煎开，热服，随疼处卧片时，连进有效。

没药乳香散　治打扑伤损，痛不可忍。

白术炒，二两半　川当归焙　甘草炙　白芷　没药　乳香另研　肉桂各五钱

上为末，研匀，每二钱，温酒下，不拘时。

双乌散　治诸伤②百损，打扑时痛③，及内损者。

川乌　草乌炮，各三钱　当归　白芍药　苏木　大黄　生地黄　红曲炒，各五钱　麝香少许

上为末，酒煮一瓶，放冷服，如觉麻痹，无害。但二乌生用虽好，恐大猛，故炮之，去皮脐用也。

治从高坠堕，打扑伤损，腰胁下痛，用：

木香调气散方见气门　加红曲末少许，童子小便同酒调④，空心服。

内损瘀血夺命散　治金疮打损，及从高坠下，木石所压，内损瘀血，心腹疼痛，二便不通，气绝欲死。

---

① 内：《普济本事方续集》卷八作“肉”。

② 伤：原作“复”，据《类编朱氏集验医方》卷十三改。

③ 打扑时痛：《类编朱氏集验医方》卷十三作“如被打破伤折，久后时时疼痛”一十二字。

④ 调：原脱，据《世医得效方》卷十八补。

红蛭①用石灰慢火炒焦，五分　大黄　牵牛末各一两

上为末，每服三钱，热酒调服，如人行五里，再用热酒调牵②牛末催之，须下恶血。

一方，治攧③扑伤损，瘀血留经络，因成痼疾。

老黄茄种薄切片，瓦上焙干

上为末，温酒或盐汤调三钱，日二服，虽十年积血亦下矣。

一方，治攧扑刀伤，接骨。

腊月猪脂五两　黄蜡半斤，以上先④煎　铅丹罗　自然铜淬　密陀僧研，各四两　朱砂二两，另研

上用新铛鼎先溶脂，次下蜡，于冷处下密陀僧、铅丹、自然铜，缓火再煎，入水中不散，更出鼎，于冷处下诸药，用柳蓖搅匀，入磁器内，不住手搅至凝，圆如弹大，用笋皮衬，冷收。凡木石压伤碎者，用火化开，糊骨上，然后夹定。用此药服之，须丸如桐子大，每服十丸，葱酒调下。或伤深，捻成条子，入孔中。浅者用油单为膏药贴，甚者灯心裹木夹之。如药力散，再觉痛，更一服，痛即止。又痛甚者，贴之即止。

地黄膏　治打扑伤损，臂臼脱出，及一切痈肿未破，令内消。

生地黄研膏　木香为末

上以膏摊纸上，掺末一层，贴上。

正骨散　治跌伤重损折，不能动履者，扶正⑤折处，缚定后服药半字，立便接住，神效。

土鳖儿大十个，小秤一钱半　母丁香一个，有窠者　巴豆一粒，去皮心油净　自然铜煅⑥，淬酒内三次，净用一钱　没药各一分　当门子一粒，塞罐口

---

① 红蛭：水蛭。

② 牵：原脱，据《严氏济生方》卷四补。

③ 攧（diān 癫）：原作“蹎”，据文义改。

④ 先：原作“洗”，据《世医得效方》卷十八改。

⑤ 正：原作“其”，据《古今医统大全》卷七十九改。

⑥ 煅：原脱，据《古今医统大全》卷七十九补。

上为末，每用一字，先用酒嗽口净，去酒不用，次用酒一口送药下，再用一口咽下，暖处睡，以手扶折处。

一方，骨不折者，以小粉①炒黑，为末，临期②葱汁煮滚，醋调，敷患处。

接骨良方

乳香五钱　烧过人骨一两，男用女骨，女用男骨　飞罗面三钱，五月端午收

上为末，用无根水为丸如梧子大，每服三十丸，好酒送下，如伤在上中部食后服，在下部食前服。如遇打扑折损其骨，即将骨设法辏③完，用炒米粉，酸醋调，敷患处，用④木片夹住，过三日洗去米粉，不必敷，止用木片仍前夹住。将药起初隔⑤日进一服，待骨接住四五日进一服，其骨痊可，不必进药，此方神效。

接骨仙方　治跌扑闪伤⑥，骨折疼痛等证。

童子骨已故者，烧灰，一两　乳香二钱　喜红绢一方，烧灰

上为末，每服三钱，热酒服，不拘时，立效。

又效方，用古文钱烧红晾冷，磨取末、土鳖一个，焙干为末各等分，却将熟面捻作饼，包裹前药，温酒送下，后用甜瓜子研一手⑦许，亦用温酒送下，其药直至患处。如骨碎者，乱丝烧灰存性，与前二味一处同研，裹服。

追毒散

白矾　雄黄各等分

上为末，或干擦，或清油调涂，极有效验。

---

① 小粉：小麦粉。

② 期：《古今医统大全》卷七十九作“时”。

③ 辏：《古今医统大全》卷七十九作“凑”。

④ 用：此上原衍“仮”字，据《古今医统大全》卷七十九删。

⑤ 隔：原作“革”，据《古今医统大全》卷七十九改。

⑥ 伤：原作“内”，据《古今医统大全》卷七十九改。

⑦ 手：《古今医统大全》卷七十九作“字”。

一方，接骨，用旧油靴皮，将多年陈酱[1]抹在皮上，用火烧化，又用蛤薄虫、甜瓜子，一处捣为细末，好热酒一碗调服，立效。

一方，接骨。

官粉　硼砂各等分

上为末，每服一钱，煎苏木汤调下，频频饮苏木汤，有效。

益母膏方见妇人门　治折伤内损，有瘀血，每遇天阴则痛。

易简诸方

《百一方》治忽被坠损，肠出，以冷水喷之，令人噤，肠自入也，破处用桑白皮拈[2]线缝之。

《广利方》治诸瘀血不散，变成痈疽，捣生[3]菴蕳蒿，取汁一升，服。

《塞上方》[4] 治坠伤扑损，瘀血在内，烦闷，蒲黄末，空心热酒调下三钱服。

一方，治被物打，头面青肿，大豆黄嚼，傅。或猪肉炙热，搨之。猪肝、羊肉皆妙。

《刘涓子方》治被打，腹中瘀血，白马蹄烧烟尽，取灰为末，酒服方寸匕，日三服，夜一服。亦治妇人血病。

一方，治坠马拗损，以桑根白皮五升为末，水二升煎成膏，傅损处，便止[5]，后[6]亦无宿血，终不发动。

《圣惠方》治打扑坠损，恶血攻心闷乱，以干荷叶五个烧烟尽，细研，食前以童子小便一盏调三钱匕，日三服。

---

① 酱：原作“医”，据《古今医统大全》卷七十九改。

② 拈（niān 蔫）：搓。

③ 生：原作“主”，据《证类本草》卷六改。

④ 塞上方：医书名，见《证类本草·所出经史方书》，原书佚，部分佚文见《证类本草》。

⑤ 便止：原作“使上”，据《证类本草》卷十三改。

⑥ 后：原作“下”，据《证类本草》卷十三改。

一方，治被打，瘀血在骨节及胁[1]外不出，以铁一片，酒三升煮取一升，服之，效。

一方，治脑骨破及骨折，葱白细研，和蜜，厚封损处，立瘥。

《海药》[2]云：治折伤马坠，推陈致新，能生血，没药研二钱，热酒调服。

《灵苑方》治折伤，先用止痛汤法，白矾为末，每服一匙，沸汤一碗冲了，以手帕蘸，热熨[3]伤处，少时痛止，然后排整筋骨，贴药。

一方，用绿豆粉，新铁铫内炒令紫色，井汲水调，傅损处贴之，以纸裹杉木夹之。

一方，用骨碎补捣取汁，以酒煎服，柤再煎服。

《朝野佥载》[4]方：治坠马折足，取铜末和酒调，服之，效验。

唐本注云：治打扑伤损，自然铜研细水飞，同当归、没药各半钱，以酒顿服[5]，仍以手摩痛处。

孙真人方：治多年伤损不瘥，炒瓜子末，温酒服之。

陈士良[6]方：治扑损，便取龟血作酒食，肉生研，厚涂之，效。

一方，治坠马内损，恶血不散，用大黄、酽[7]醋熬膏，丸如弹子，醋汤入米，便化开服。

一方，治打扑肌体，瘀血流注紫黑，或伤眼上血黑紫，用大黄末、姜汁调涂，一宿黑者紫，二宿即白矣。

一方，治因伤血出不止，用大黄烧存性，为末，傅。五月五

---

① 胁：原作“血”，据《证类本草》卷四改。

② 海药：即《海药本草》，唐代李珣撰，记南海郡县所产诸药产地及功用，原书佚，部分内容见《证类本草》，今人有辑校本。

③ 熨：原作“慰”，据《证类本草》卷三改。

④ 朝野佥载：唐代张鷟所撰笔记小说，主要记载武则天时的朝野见闻。

⑤ 以酒顿服：《卫生易简方》卷九作“酒调频服”。

⑥ 陈士良：唐代汴州（今河南开封）人，曾任陪戎副尉、剑州医学助教，撰《食性本草》。原书佚，部分内容见《证类本草》。

⑦ 酽：原作“童”，据《妇人大全良方》卷二十改。

日合，加石灰、葱、姜尤妙。忌乌鱼骨韭窝苣菜。

陈藏器云：治折伤，取甜菜①汁傅之，效。

一方，木乃伊，一名密人，出天方国，有年七八十岁老人自愿舍身济众者，绝不饮食，惟澡身啖密，经月，便溺皆密。既死，国人殓以石棺，仍满用密浸，镌志岁月于棺盖，瘗②之。俟百年后启封，则蜜剂也，凡人伤折肢体，食少许，立愈。虽彼中亦不多得。

《外台秘要》：疗从高坠下，若为重物所顿笮③，得瘀血，刮琥珀屑，酒服方寸匕，取蒲黄二三匕服，日四五服，瘥。

《葛氏方》治折伤，以乌梅五斤去核，饴五升，合煮，稍食之，渐渐消。

金疮

治法

金疮方

黄柏四两，去皮　黄连三两　黄葵花焙，三两　降真末一两　槟榔二两　白芍药少许，六味同为末　木鳖子五钱　乌贼骨三两，二味同研末，旋入　真龙骨一两，另研入　密陀僧一两，研　血竭一两　麝香二钱，研，旋入　轻粉一钱　韶粉④一两　滴乳二钱

同于钵内研匀，次入黄丹三两，依法再研匀，用厚纸包裹，勿令透气，候三日方可用，须研细，遇金疮血不止，干贴立止。所伤日久，用葱盐汤洗，挹干，用津唾调贴，纸封，留孔流脓出。

神圣饼子　治一切打扑伤损，金石刀刃，血不止，此药上⑤无

---

① 甜菜：莙菜。《证类本草》卷二十八："又按陈藏器本草云：莙菜……又止血生肌，人及禽兽有伤折，傅之立愈。"

② 瘗（yì 亦）：埋葬。

③ 笮（zé 则）：挤压。

④ 韶粉：产于韶州（今广东韶关）的铅粉。

⑤ 此药上：此三字原脱，据《黄帝素问宣明论方》卷十五补。

脓便愈。

乌鱼骨一两　青蓟草一握　莴苣菜　韭菜各一握

五月五日未时①，本人不语，将三味同捣烂，次下余药杵细，团作饼子，阴干，捣为末，干贴。

刀刃伤及打扑伤损，皮肉破青肿，急用未经水葱捣烂，炒，乘热罨伤处，冷即再换。

指爪抓破，煨葱，乘热贴，冷再换。

一方，治金疮，止痛止血。

黄连　槟榔

上各等分，研末，付。

又，大黄烧存性，末，付。

歌曰：

金疮血出涌如泉，龙骨黄柏末最便。

一味紫苏为细末，用时封扎自安痊。

一方，降真末、五倍子、铜末是锅面刮下者三味研，付上。

浸药散　治刀箭伤，止血定痛。

定粉　风化石灰各一两　枯矾三钱　乳香一钱，另研

上同为末，匀付上。

龙骨膏　治金疮。

龙骨　海螵蛸　五倍子　赤石脂　黄丹煅，各等②分

上各研细，入麝香少许研匀，以盐水洗，挹干，傅。

出箭头方

蜣螂　乳香各等分　麝香少许

上为末，拨动掺之。

一方，治箭镞入骨，不可拔者。

巴豆半个　螳螂一个

上同研，傅伤处，微痒且忍，极痒不忍，即撼动拔之，以黄

① 未时：《黄帝素问宣明论方》卷十五作“日未出”三字。

② 等：原脱，据《古今医统大全》卷七十九补。

连、贯众洗，以牛胆制石灰傅之。

禁声饮子 治棒疮，刀刃伤，疼痛不忍。

防风 南星汤洗，各等分

上㕮咀，每服五钱，水酒二盏，生姜一片，煎至八分，食远温服，三服效。

应痛散 治折伤后为四气所侵，手足疼痛。

苍术酒浸 补骨脂半炒 骨碎补 穿山甲炮 草乌各四两 茴香三两，炒 生姜 葱各半斤，捣烂

上将去皮尖草乌剉米大，罨两宿，焙干，同众药共①焙，为末，酒糊丸如梧子大，每服五十丸，不拘时温酒送下。此方制度与延寿丹、黑虎丹同。

太岳活血丹 治男子妇人外伤内损，狗咬虫伤，驴扑马坠，手足伤折，一切疼痛，腹中瘀血，刺胁筑心，及左瘫右痪，走注疼痛，痈肿痔漏，妇人冷气入腹，血脉不通，产后败血灌注四肢，吹奶肿痛，血气撮痛，并服之。

乱发皂角水洗净，二斤，熏干，用清油二斤入锅内炒②，频以手捻看，脆③乱如糊荅④即止，不可炒过⑤ 栗楔谓栗三颗共一毬，其中匾者是，去壳切，日干 皂角刺烧红，醋内淬，焙 大黑豆以湿布揩去尘，退黑皮，焙干 花桑枝如臂大者，火烧烟尽，醋淬，取出焙，各一斤 蓖麻仁另研，涂墨，三两 乳香好者，研，入醋一碗熬熟，四两 细墨半斤，一半用蓖麻仁三两，乳钵烂研，涂墨上，涂尽，用纸裹，以黄泥固济，日干，以火五七斤煅通红，放地上，盆盖，出火气两饭久，一半⑥用硇砂二两醋化，涂墨上，炙干

---

① 共：原作“处”，据《伤科汇纂》卷七改。
② 炒：原脱，据《和剂局方》卷八补。
③ 脆：原作“脱”，据《和剂局方》卷八改。
④ 糊荅：一种面食。
⑤ 过：原脱，据《和剂局方》卷八补。
⑥ 半：原作“斤”，据《和剂局方》卷八改。

上六味为末，入乳香膏内，和捣二千下，圆①如弹子大，如②乳香膏少，更入醋煮面糊，痛甚者服一丸，轻者服半丸，用无灰酒一盏，乳香一豆大，先磨香尽③，次磨药尽，煎三五沸，临卧温服，以痛处④就床卧，如欲出汗，以衣被盖覆，仍用药涂磨损处。忌一切动风物。一应妇人诸疾服者，当归末更用一钱，依法煎服，有孕勿服。

花蕊石散 治一切金刃箭镞伤中，及打扑伤损，狗猫咬伤，或至死者，急于伤处掺药，其血化为黄水，再掺药便活，更不疼痛。如内损血入脏腑，热煎⑤童便，入酒少许，调一大钱服之，立效。若牛抵肠出不损者，急内入，细丝桑白皮尖茸为线，缝合肚皮，缝上掺药，血止立活。如无桑白皮，用生麻缕亦可。并不封裹疮口，恐作脓血。如疮干，以津液润之后掺药。妇人产后败血不尽，血迷血运，恶血奔心，胎死腹中，胎衣不下，至死者，但心头暖，急以童子小便调一钱，取下恶物如猪肝片，终身不患血风血气。若上膈有血，化为黄水，即时吐出，或随小便出，立效。

硫黄上，色明者，为粗末，四两　花蕊石捣粗末，一两

上二味相拌匀，先用纸筋和胶泥固济瓦罐子一个，内可溶药，候泥干入药内，蜜封口，焙笼内焙干令热，便安在四方砖上，砖上书八卦五行字，用炭一秤笼叠周匝，自巳午时从下生火，令渐渐上彻，有坠下火，旋夹火上，直至经宿，火冷炭消尽，又放经宿，罐冷定，取出研，以绢罗子罗至细磁盒内盛，依前法使用。

---

① 圆：原脱，据《和剂局方》卷八补。
② 如：原作“入”，据《和剂局方》卷八改。
③ 尽：原脱，据《和剂局方》卷八补。
④ 处：原脱，据《和剂局方》卷八补。
⑤ 煎：原作“酒”，据《和剂局方》卷八改。

五行八封之图

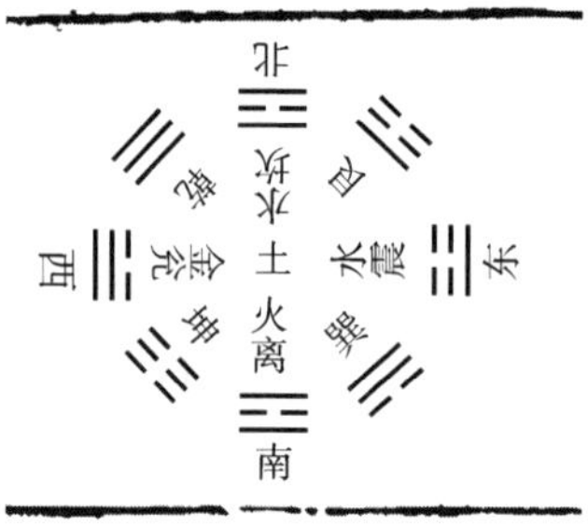

五行八卦之图

一方，治大人小儿偶含刀在口，割断舌头，已垂落而未断，用鸡白软皮袋①了舌头，用破血丹蜜调，涂舌根断血，却以蜜调和蜡，稀稠得所，调此正方，敷在鸡子皮上，取性软薄，能透药性故也。如在口溶散，勤勤添敷，三日舌接住，方可去鸡子白皮，只用蜜蜡调药，勤勤敷上，七日全安。学者观此，则知通变活法妙用，不在师傅之功。如无速效，以金疮药参错治之，尤妙尤妙。

破血丹方

天花粉三两　姜黄　白芷各一两　赤芍药二两

上为末，每用少许，干掺于患处，或蜜调涂。

黄丹散　治金疮并一切恶疮。

上等黄丹　软石膏火煅通红，各等分

上研末，和匀如桃花色，掺伤处甚妙。

伯颜丞相军中方　治刀箭兵刃所伤，无不愈者。

---

① 袋：犹言“兜住”。

乳香　没药　羌活　紫苏　乌药一云草乌　麝香半钱　蛇含石煅　厚朴　白芷不见火　降香　当归　苏木　檀香　龙骨　南星　寄生尾　花蕊石童便淬十数次

上各等分，为末，干揿①伤处，止血止痛，去风生肌，疮口四围用洪宝丹敷贴。神妙。洪宝丹即前破血丹。

追疔锭子　治疔疮，并箭头不出。

人信一钱　轻粉　硇砂各半钱　雄黄　定粉各一钱　巴豆七七粒　麝香少许

加蟾酥亦可，少许。

上为末，以黄蜡溶和，作锭子如糯米大，每用一粒，安于疮口上。

金刀如圣散　治刀箭伤，极效者不能过此方。

虎掌南星②　枯娄③　石灰　吴白芷　磁窑硝口灰各等分　红土量入

上为末，敷疮口，即愈。

易简诸方

一方，治金疮止血，捣旋覆花苗，傅疮上。

一方，治金疮，人胆汁敷患处，极效。北虏④多用此，不可再用他药，则伤益烂。若先已敷他药，亦不可用此。

《梅师方》治金疮，止痛，取桑柴灰研，傅疮上，佳。

《广利方》治金疮血不止，兼痛，麟竭⑤末傅之，立止。

一方，治金疮，止血，急刮真紫檀香末，傅之。

《经验方》治金疮，生肌破血补损，用紫葛二两细咀，以顺流

① 揿：当作“擪”。

② 虎掌南星：天南星。《本草纲目》卷十七：“颂曰：天南星即本草虎掌也，小者名由跋。古方多用虎掌，不言天南星。南星近出，唐人中风痰毒方中用之，乃后人采用，别立此名尔。”

③ 枯娄：疑为“骷髅”。

④ 北虏：古时对北方少数民族的蔑称。

⑤ 麟竭：麒麟竭，即血竭。

水三盏煎取一钟半，去柤，食前分三服，效。

《肘后方》治金疮，血内漏，以雄黄末如豆大，贴疮中，又服五钱匕，皆化为水，卒以小便服之。

一方，治箭镝及针刀在咽喉胸膈诸隐处不出，鼠肝及脑傅之。

一方，治箭并针折在肉中，刮象牙屑，以水和傅上，即出。

《胜金方》治刀斧伤，止血生肌，**天蛾①散**：晚蚕蛾为末，掺匀，绢裹之，随手合，血止，一切金疮亦治。

《鬼遗方》治金疮肠出，欲入之，磁石、滑石各二两，为末，以白米饮调方寸匕，日三服。

一方，治金疮，续筋，多取蟹黄及脑，并足中肉，炒末，内疮中。

《孙真人方》治金疮未愈而交接，血出不止，取与交②妇人衣带二寸烧，研末，水调服。

一方，治箭镞在咽喉胸膈，及针刺不出，以蝼蛄捣取汁，滴三五度，箭头自出。

一方，用石灰同韭菜捣，阴干，为末掺之，缚定，痛血皆止。

一方，取箭头在骨内，取不出者，大雄鼠一枚，取精肉薄批，焙为末，每服二钱，热酒下。若觉箭疮痒，不抓忍痒，少时箭头自出。

一方，治金疮，止血，炒石灰，和鸡子白丸如弹子大，炭火煅赤，捣末，傅疮上。

陈藏器云：治中刀箭闷绝欲死者，剖取龟血，傅伤处。

《斗门方》治水弩③射人，用熊④胆涂之，更以雄黄同用⑤酒磨服之，立愈。

---

① 蛾：原作“鹅”，据《证类本草》卷二十一改。

② 交：原脱，据《证类本草》卷十五补。

③ 水弩：即“蜮”，传说中能在水中含沙射人而致人疾病的毒虫。“弩”原作“弓”，据《证类本草》卷十六改。

④ 熊：原作“龙”，据《证类本草》卷十六改。

⑤ 用：原脱，据《证类本草》卷十六补。

一方，治刀斧伤，用石灰掺上，包之，定痛止血，瘥。

《广利方》治金疮血不止而痛者，捣白芍药末，傅上，即止。

《鬼遗方》治金疮腹肠出不能内之，小麦五升，水九升煮取四升，去滓，绵滤，使冷，令人含噀之疮，肠渐渐入，冷噀其背，不宜多人见，不欲傍人语，不须令病人知。肠不即入，卧席四角合病人举摇，稍须臾肠自入，十日中食不饱数，食须使少，勿使惊，即杀人。

一方，治金疮，弓弩箭中，闷绝无所识，琥珀研如粉，童子小便调一钱，三服瘥。

《葛氏方》：新被毒箭，捣蓝青，绞汁饮，并傅疮上。如无蓝，可渍青布，绞汁饮之，亦治疮中。

杖 疮

治 法

息成一男子，被杖，疮毒焮发，毒气入里①，惊涎堵塞，牙禁不开，前后月余，百治无效，甘分于死。先以三圣散吐青苍惊涎，次以利膈丸百粒下臭恶粪，复煎②通圣散服之，更以酸辣葱醋汤发其汗，斯须③吐下交出，其人活矣。

三圣散见心风门

通圣散见中风门

利膈丸

牵牛末四两　槐角子一两，炒　木香一两　皂角去皮弦，酥炙　半夏各二两　青皮一两

上为末，姜汁糊丸如梧子大，每服五十丸，食前白汤送下。

一方，治杖疮。

防风　荆芥　大黄　黄连　黄柏各等分

---

① 里：原脱，据《儒门事亲》卷七补。

② 煎：原作“前”，据《儒门事亲》卷七改。

③ 斯须：原作“烦汗”，据《儒门事亲》卷七改。

上用水煮，以油纸裹乳香、没药，线扎定，置所煮药水中煮，久之取出，洗下油纸中二药在汁中，却用药汁洗疮，油纸贴，一日一次。

乳香散 治杖疮，服之神效。

自然铜火煅醋淬七次 乳香 没药各三钱，另研 小茴香四钱，炒 当归五钱

上为末，每服三钱，温酒下，空心服。

贴药乳香散

大黄 黄连 黄柏 黄芩各三钱，研末 乳香 没药各一钱，另研 脑子少许

上再研匀，冷水调，摊于①绯帛上，贴之。

凡杖疮，必先服木香槟榔丸见气门一二百丸，姜汤下，行三五行后□□。

治打扑伤损筋骨并杖疮。

骨碎补石上生者补损，树上生者通气，去毛，剉，炒

上为末，酒调二钱，食前一日一服。

鬼代丹 治打着不痛。

无名异 没药 乳香各研 地龙去土 自然铜火煅醋淬，研 木鳖子去壳，各等分

上为末，炼蜜为丸如弹子大，温酒化下一丸，不拘时服。

易简诸方

《卫生易简方》治杖疮，黍米烧灰，和油涂，止痛。黍米不可与小儿食，食之令人不能行，软人筋骨，令人好睡。亦不可和牛肉食，生寸白虫。

一方，治杖疮，用雄黄二分，无名异一分，研，水调傅，极效。

---

① 摊于：此二字原脱，据《儒门事亲》卷十五补。

一方，治杖疮，用水粉一两，赤石脂一钱生用，水银①一分，以麻子油杵成膏，摊伞纸上，贴之，紧缚。如肉陷者，用此膏填满后贴上，立效。

一方，治遭杖打，不青不肿，不成杖疮，用②人骨烧灰，为末，酒调三钱，空心服，久服皮益厚。

一方，治打伤血聚，皮不破，用萝卜③研烂，罨④之。

一方，治杖疮，取六月六日黄瓜放瓷器内，盛水浸收，于疮上扫之，立效。

一方，治杖疮及汤火恶疮，不生肌肉者，用黄蜡四两，清油一斤，先将油、蜡煎三五沸，次入黄丹一两，再煎五七沸，候冷，入乳香、没药末各五钱，搅匀成膏，厚纸贴患处。

---

① 银：原作“钱”，据《卫生易简方》卷十改。
② 用：原作“如”，据文义改。
③ 萝卜：《重订瑞竹堂经验方·疮肿门》作“萝卜叶”三字。
④ 罨：原作“盒”，据《重订瑞竹堂经验方·疮肿门》改。

兽虫伤门 附汤火、签刺、骨鲠、腋漏、肉刺、嵌甲

治法

《儒门事亲书》云：麻知几①先生，村行，为犬所啮，舁②至家，胫肿如罐，坚如铁③石，毒气入腹，呕，不下食，头痛而重。适戴人自舞阳④回，乃命夜卧服舟车丸一百粒，通经散二三钱，至夜半去十余行，肿消，形作胡核⑤纹。戴人曰：勿便贴膏药，令脓水常流行，使毒气泄。六日，其脓水尽，畏风，乃以愈风饼子日二服之，又二日，方与生肌散，傅而成痂。呜呼！犬之啮人足，伤入经络而证状若，是世人所罕见，而医流亦未尝见此一论。仓卒设遇此证，明知犬咬而误作伤寒治之，岂不谬哉？今特录此，使后学者若遇斯证而有所据焉。

犬咬蛇伤，不可便贴膏药及生肌散之类，谓⑥毒不出也。当先用导水丸、禹功散或通经散泻十余行，即时减肿，然后敷贴。木香槟榔丸亦可下⑦。

定风散

天南星生用　防风各等分

上为末，掺，更不再发，无脓，神效。虽风狗咬，亦用此苦服。南星须洗，防风去芦，姜汁、酒调服，童便更佳，亦治破

---

① 麻知几：即麻九畴，字知几，金代易州人，与张子和友好，为《儒门事亲》卷四以下诸卷的主要编纂者。

② 舁（yú 鱼）：（用轿子）抬。

③ 铁：原作“鉒”，据《儒门事亲》卷七改。

④ 舞阳：县名，今属河南。

⑤ 胡核：《儒门事亲》卷七作“胡桃”。

⑥ 谓：通“为”，因为。《经传释词》卷二引王念孙曰：“谓，犹为也。”

⑦ 犬咬……可下：此段文字原在“愈风饼子”上，前有“治法”二字，据文例移此，并删“治法”二字。

伤风。

一法，以南星、防风等分，姜煎，入酒服。

若被狗咬疮，卒无药，即用葱捣烂，贴之。

一方，牛粪涂之。

一方，井边蚯蚓粪，傅。

一方，嚼杏仁，傅。

一方，百草霜末，油调傅。

一方，鼠矢末，油调傅。

通经散

陈皮　当归各一两　甘遂面包，不要透水，煮百沸，令①冷水浸，焙干，亦用一两

上为末，每服二钱，空心温酒调服。

舟车丸见妇人门

一方

牵牛末四两　芫花　甘遂面煨　大黄　青皮　陈皮　大戟各一两　木香五钱　轻粉二钱半

上为末，水丸如桐子大，每服十五丸，食前白汤下。

愈风饼子方见眩运门　治狗咬疮出脓后恶风。

生肌散

生肌槟榔散方并见痈疽门

一方，治风颠犬所伤，用大斑蝥二十一个，去头翅足，用糯米一勺，先将七个入米内，慢火炒，不令燋，去蝥，再入七个，炒令色变，俱去之，又入七个炒，以米色出赤烟为度，去蝥②不用，只将米研为末，用冷水入香油少许，空心调服，须臾又一服，以小③便利下恶物为度。如不利，又进一服。利后肚疼急，用冷水调青靛服之，黄连水亦可，不可食热物。水调益元散入，妙方见伤

① 令：《儒门事亲》卷九作“用”。

② 猫：原作“苗”，据《古今医统大全》卷七十七改。

③ 小：《古今医统大全》卷七十七作“二”。

寒门。

一方，治颠犬所伤，或经久复发，无药可疗，用此极验。

雄黄五钱，研　麝香少许，研

上同研匀，用酒调二钱服。如不服，捏鼻灌①之。必使得睡，切勿惊起，任自醒，候利下恶物，再进一服。

一方，口噙浆水洗净，以干姜末贴之，或炒黄丹赤色，出火毒，贴之。

一方，治颠犬咬人，宜服杏仁以逐其毒。又终身禁食狗肉、蚕蛹，此毒再来，不可救矣。

一方，治犬伤肿，肉色黄烂，以蓖麻子五十粒去壳，以水研成膏，先以盐水洗，次以此膏贴之。人口咬者，亦以此方。

治蛇伤一切虫伤

一法云：凡初被伤，用针挑起咬处皮，轻轻剪去，捏出少血，即愈。仍先扎缚，勿令②毒攻内。慎勿妄用雄黄傅疮，恐毒气不泄攻内，其害不浅，仍服后药。

一方

细辛　白芷各五钱　雄黄另研，二钱

上为末，入麝香少许，每服二钱，不拘时酒调服。

一方，治蛇毒及一切虫伤。

五灵脂酒洗去沙石，干用，一两　雄黄五钱

上为末，每服三钱，不拘时酒调服，末傅之。

歌四首：

绳扎蛇毒两头住，细研白芷末来傅。

麦门冬汤调五服，急服自然消散去。

又：

龙脑薄荷治蛇毒，研汁调磨温酒服。

手涂伤处露中心，毒气出来自平复。

---

① 灌：原作“嚾”，据《世医得效方》卷十改。

② 令：原脱，据《居家必用事类全集·壬集》补。

又：

玉簪青叶治蛇伤，研汁澄柤酒送良。

更用柤来伤处罨，中心留窍毒消烊。

又：

细辛荜拨及雄黄，好酒研来入麝香。

不问蛇毒并恶犬，管交①一服便安康。

蜈蚣诸毒虫伤

一方，用香油点灯，熏伤处，即愈，不痛。或用鸡矢涂。

一方，用鸡冠血调矢，傅。或研巴豆一粒，猪脂少许和涂。

歌曰：

蜈蚣毒须头垢搽，雄黄鸡冠血亦佳。

桑叶苧梗研取汁，各般涂傅总除他。

又：

蜘蛛毒发遍身疮，枣叶研来入麝香。

细末油调频傅好，蓝青取汁亦为良。

一方，用雄黄末傅，亦可。

解毒散　治毒蛇、射工、沙虱等伤人，眼黑口噤，手足强直，毒气入腹。

白矾研　甘草各等分

上为末，每服二钱，不拘时冷水调下。

歌曰：

蜂毒随时齿垢搽，水磨雄黄或朱砂。

芋姜苦荬②生研汁，各般涂傅总除他。

又：

蠼螋尿毒③即生疮，燕子窠泥水傅良。

---

① 管交：管叫。宋代周邦彦《蝶恋花》词："拟插芳条须满首，管交风味还依旧。"嘉靖本作"管教"。

② 苦荬：苦荬菜，亦名"苦菜"，出《神农本草经》。

③ 蠼螋尿毒：即蠼螋疮。蠼螋，虫名，旧说以为其虫能尿人影，致其处生疮。

拣取向南巢最好，油调燕矢也能禳[①]。

又：

人遭蝎毒最难堪，不问雌雄总一般。

半夏白矾为细末，醋调涂傅即痊安。

壁镜[②]咬毒，中人必死，烧桑柴灰，水煎三四沸，汁调白矾末，兼[③]傅蛇伤。

八脚虫伤，其虫隐于壁间，以尿射人，遍身生疮，如汤火伤，用[④]乌鸡翎烧灰，鸡子清调，敷之。

蚯蚓咬[⑤]，阴肿，盐汤温洗数次，愈。

蝎螫，用鸡口涎傅。

雄黄消毒膏　治蝎螫，痛[⑥]不可忍。

雄黄　信各半两　巴豆三钱　生明矾一两

上为末，用蜡五钱溶开，入药搅匀，作锭[⑦]子如枣大，用时将锭子炙开，滴伤处，其痛止。

凡一应蛇虺、蜈蚣咬伤，用艾炷炙伤处三五壮，拔去毒，效。犬咬，灸之亦可。

凡一切虫兽咬伤、肿毒及杖疮焮发，或透入裹内者，宜先用导水丸、禹功[⑧]散或通经散、木香槟榔丸下之。

导水丸

大黄　黄芩各一两　牵牛末　滑石各二两

上为末，水丸桐子大，每服三十丸，食远白汤送下。

---

① 禳（ráng 瓤）：除。
② 壁镜：亦名壁虫、壁蟢，蜘蛛的一种。
③ 兼：原脱，据《世医得效方》卷十补。
④ 用：此上原衍“周”字，据《世医得效方》卷十删。
⑤ 咬：原作“吹”，据《世医得效方》卷十改。
⑥ 痛：原脱，据《卫生宝鉴》卷二十补。
⑦ 锭：原作“饼”，据文义改。
⑧ 功：原作“攻”，据《儒门事亲》卷十二改。

禹功散

牵牛末四两　茴香炒，一两

或加木香一两。

上为末，每服二三钱，姜汁调服。

歌曰：

马咬何药堪涂贴，烧取鞭梢独栗灰。

若是踢伤须地骨，水调末傅两三回。

又：

猫伤薄荷汁涂良，鼠咬津调好麝香。

猪咬松脂粉溶贴，虎伤矾石傅其疮。

易简诸方

一方，治猘犬咬，栀子皮烧末，石硫黄等分，同为末，傅疮上，日二三傅之，瘥。

一方，治颠犬咬，用韭菜根捣汁，多服。或灸伤处三五壮。

一方，真胆矾为末，贴疮上，立愈。

一方，治狗咬，取桃白皮一握，水三升煎取一升，服。

一方，治诸犬咬疮不瘥，吐白沫者，为毒入心，叫唤似犬声，以髑髅骨烧灰，研，以东流水调方寸匕服。

一方，治犬咬人，发狂如犬，刮虎牙、虎头骨末，酒服方寸匕，极妙。

一方，疗猘犬咬人，仍杀所咬①犬，取脑傅之，后不复发。

《孙真人食忌》治熊伤人疮，蒴藋一把剉碎，以水一升渍须臾，取汁饮，余滓以封裹疮上。

《王氏博济》治驴涎马汗所伤，用白矾飞过、黄丹炒令紫色各等分，为末，油调贴患处，神效。

一方，治诸虫伤，用雄黄末傅之。

一方，治蜈蚣咬人，痛不止，嚼盐傅之，及盐汤浸疮，妙。

---

① 所咬：此二字原脱，据《肘后备急方》卷七补。

一方，治蛇伤，用雄黄末，同莴苣菜自然汁捏作饼子，酒化开服，就用涂之。

一方，治蜘蛛疮，用羊乳敷其上，或用清油擦之，即安。

一方，治鼠咬，用猫毛烧灰存性，入麝香少许，津调傅。

一方，治蛇、蜂、虿①、蜈蚣毒所伤，用雄黄末水调敷，仍用酒调服。

一方，治毒蛇螫人，牛耳垢傅之，佳。

一方，治蜈蚣螫人，井底泥涂傅之，温则易之。

一方，治蜂螫人，用蜂房末，猪膏和傅之。蜂房煎汤洗，亦得。

一方，治蛇咬，以人屎厚傅上，后用帛裹之，即消。

一方，治蝎螫人，痛不止，以猫儿屎涂螫处，日三，即瘥。

《肘后方》治毒蛇蜇人，杵小蒜，饮汁，以滓傅疮上。

一方，治熊虎爪甲所伤，嚼栗，傅之。

一方，治蜈蚣螫人，麻鞋底炙，以揩之，即瘥。

一方，治蚰蜒虫咬，其形如大风，眉须皆落，以石灰水浸身，良。

一方，治蛇伤，手肿不可忍，用新剥羊肚一个，带粪割一口，将手纳入浸拔，痛止肿消，立效。

一方，治蛇入口，并入七孔，割母猪尾，头沥血，滴口中，即出。

《圣惠方》治恶虫咬，以酥和盐傅之。

治蜂螫人，以酥傅之，愈。

一方，治蝼蛄咬人，用石灰醋和，涂之。

一方，治虫咬人，用紫草油涂之。

一方，治熊伤人，烧青布为末，著疮口，毒出，仍煮葛根令浓，汁洗疮口十度，并捣葛根为散，用葛根汁调服方寸匕，日五服，即瘥。

---

① 虿（chài 瘥）：蝎类。

一方，治虎伤，先吃清油一碗，次用油洗疮口，又以干葛煎汤洗，又沙糖水调涂，仍吃沙糖水一两碗。

一方，治一切蛇虫伤，用贝母为末，酒调服，能饮者量饮之，顷久酒自伤处为水流出，候水尽，却以药柤傅之，即愈。

一方，治壁虱臭虫。歌曰：

荜拨乌头二味停，雄黄加倍蜜和匀。

饶你壁虱二分大，一炷名香永不生。

上将荜拨、乌头各二两，雄黄三两，为细末，加焰硝五钱，炼蜜为膏，搓作炷香，临卧烧一炷于床下，其虫自死不出，验。

驱蚊蚋①壁虱

苍术一斤　木鳖子　雄黄各二两半

上为末，炼蜜丸如弹子大，床下烧一丸，或于蚊合时当门烧之，熏落如面，静尽。

熏蚊子

香附子一斤　苍术半斤　雄黄　樟脑各另研，各半两

上为末，入雄黄、樟脑，重罗过，打作香印，爇②之。恐樟脑湿，难打，临卧时略焙令燥。

辟蚊子

木鳖川芎分两停，雄黄减半始为精。

炼蜜为丸如皂子，一夜齁齁③至到明。

于香炉文武火烧，仍辟恶虫。

一方，治虱子不生。凡人拆洗衣服，于粉糨内入水银一钱，研匀，糨衣后其虱子永不生为验。

治蚊虫，夏夜初上灯，以净草或竹木七寸至心，咒曰“波利瑟吒护生草，救护众生离烦恼”，念七遍，将④咒过草木横置于灯

---

① 蚋（ruì 锐）：小蚊。原作“蜹”，据《是斋百一选方》卷二十改。
② 爇（ruò 若）：烧。
③ 齁齁：鼻息声，形容熟睡。
④ 将：此上原衍“右”字，据文义删。

盏上，虫不飞入。如不戒肉食，即于晨起未食肉时净口，预放下，至夜安之。

治头上虱子，以①藜芦为末，掺擦在发中，经宿虱子皆干死，自落。

汤火疮

神效当归膏 治汤火伤初起，瘭浆热毒侵展，焮赤疼痛，毒气壅盛，腐化成脓，敛疮口，生肌肉，拔热毒，止疼痛。

当归 黄蜡各一两 麻油四两

上件先将油煎，令当归燋黑，去滓，次入蜡，急搅之，放冷，入瓷盒内，每使时故帛子摊贴之。

赤石脂散 治汤火所伤，赤烂热疼。

赤石脂 寒水石 大黄各等分

上为末，新水调涂。

易简诸方

初虞世②治汤火伤神妙，萞麻子、蛤粉等分，为末研膏，汤损用油调涂，火疮用水调涂。

一方，疗汤火伤神妙，蛤蜊壳烧，为末，油调涂。

《经验方》治汤火疮至妙，刘寄奴捣末，先以糯米浆，鸡翎扫汤着处，后掺药末在上，不痛，亦无痕。大凡汤著处，先用盐末掺之，护肉不③坏，后药末傅之。

《圣惠方》治火烧疮，灭瘢方，用赤地利④二两捣末，生油调涂之，效。

一方，治灸疮多时不瘥，痒痛，出黄水，用楸叶或根皮捣为

---

① 以：此上原衍“右”字，据文义删。

② 世：原作“也”，据《证类本草》卷十一改。

③ 不：原脱，据《证类本草》卷十一补。

④ 赤地利：蓼科植物，入药始见《新修本草》。《证类本草》卷十一：“主赤白冷热诸痢，断血破血，带下赤白，生肌肉。所在山谷有之。”

骨鲠

玉屑无忧散 治诸骨鲠刺，涎满气急，或闷乱不省人事，并皆疗之①。

玄参 荆芥穗 滑石研 黄连去须 缩砂去壳 管仲 白茯苓 甘草炙 山豆根各一两 硼砂二钱 寒水石研，飞，一两

上为末，每服一钱，干掺舌上，后以新水咽下，不拘时服。

神效解毒丸 收藏年深，愈见神效。

山豆根 大黄各四两 青靛花六两 朴硝 黄药子 白药子各一两二钱半 自然铜醋淬 管仲 山栀子 楮实子 宣连 山茨菰各二两半 滑石一斤十二两 铅光石② 芭蕉自然汁

上为末，糯米糊和药，捣一千杵，阴干，不可见日，一料可作一千丸，却用铅光石打光。诸般骨硬，井水磨下一丸，作③势吞下；腮肿喉痹，油调水磨化；酒毒肠风，薄荷汤下；赤眼，井水下；一应蛇犬虫伤，水磨涂；误吞竹木棘刺，井水磨下。

一方，治骨鲠入喉。

缩砂 甘草各等分

上为末，绵裹噙之，旋旋咽津，久之随痰出。

易简诸方

《葛氏方》治食诸鱼骨鲠，杂物鲠，好蜜匕抄，稍稍服之，即下。

一方，用野苎根洗净，捣如泥，每龙眼大一丸，噙喉中，效。

一方，治鸡骨鲠，以鸡汁化下，或食饧糖一块，即下。

一方，治鱼刺入喉，用水一盏，自默，以左眼精④于水中书一龙字，服之，不过一二盏即下。小儿遇此，以大人如前书水中

---

① 并皆疗之："并皆""之"三字原脱，据《和剂局方》卷七补。
② 铅光石：《本草纲目》卷十一："时珍曰：主哽骨。"
③ 作：原脱，据《世医得效方》卷十补。
④ 精：《古今医统大全》卷六十五作"睛"。

服之。

一方，治骨鲠，含水獭骨，即下。

一方，治骨鲠，用蝼蛄脑一物，吞。亦治刺不出，傅之，刺即出。

一方，治诸鱼骨鲠，小嚼薤白令柔，以绳系中，吞薤到鲠处，引之，鲠即随出，验。

《古今录验方》治鱼鲠骨横喉中，六七日不出，取鲤鱼鳞、皮合烧，作屑，以水服之则出，未出更服。

《肘后方》治骨鲠，细嚼橄榄，即下。

《斗门方》治骨鲠，用鹿角为末，含津咽下，妙。

一方，治麦芒刺入喉中，将鹅倒提，口流涎，盛饮之，即吞下。

一方，治发鲠，用旧木梳烧灰，酒调下。

一方，治篾鲠①，用多年竹篱竹棍洗净，急流水煎服。

一方，治鱼骨鲠，用金凤花子嚼烂，噙下。无子，用根亦可。

一方，治食诸鱼骨鲠，以鱼骨于头上立，即愈。陶②云謦咳③即出。

一方，治疗骨鲠，仍取所余者骨，左右手反覆掷背后，立出。

一方，治杂物鲠方，解衣带，目窥下部，不下，即出。

一方，疗鲠，取虎骨为末，水服方寸匕。

《外台秘要》治鲠，服④瞿麦⑤末方寸匕。又云口称鸬鹚则下。

一方，治诸骨鲠，生艾蒿数升，水酒共一斗煮取四升，稍饮之。

一方，《救急》⑥ 治鱼鲠在喉中，以少硇砂口中咀嚼，咽之，立愈。

---

① 篾鲠：《古今医统大全》卷六十五作"蔑刺入喉"四字。
② 陶：原作"下"，据《外台秘要》卷八改。陶，指陶弘景。
③ 謦（qǐng 请）咳：清利咽喉。
④ 服：原作"以"，据《外台秘要》卷八改。
⑤ 麦：此下原衍"为"字，据《外台秘要》卷八删。
⑥ 救急：《救急方》，医书名，《外台秘要》多引其方，今佚。

一方，治鲠及刺不出，蔷薇根末，水服方寸匕，日三。

一方，疗鲠，取鹿筋渍之①，索紧②，大如弹丸③，持筋端吞之入④喉，至鲠处徐徐引之，鲠著筋出。

腋　漏

六物汤　治腋漏，腋下手掌足心阴下股囊常如汗湿污衣。

干枸杞根　干蔷薇根　甘草各二两　胡粉　商陆根　滑石各一两

上为末，醋少许和涂之，微汗出，易衣，更涂之，三服⑤愈。次年发，再涂之。

一方，木馒头⑥煎汤洗，炉底⑦研末，傅。

石瘾肉刺

一方，治石瘾肉刺，用莨菪根汁涂痛处，立止。

一方，治鸡眼⑧肉刺，用黄丹、枯矾、朴硝等分，为末，搽，待一日后浴⑨，三两涂之。

嵌甲陷甲

一方，治嵌甲，用胡桃皮烧灰，贴之。

一方，治嵌甲陷甲，用乳香末掺之。一方用血竭，尤妙。

歌曰：

蛇蜕全条带性烧，雄黄细研四钱调。

---

① 之：《备急千金要方》卷十六此下有“令濡”二字。

② 索紧：《备急千金要方》卷十六作“合而萦之”四字。

③ 大如弹丸：《备急千金要方》卷十六此下有“以线系之”四字。

④ 入：原脱，据《备急千金要方》卷十六补。

⑤ 三服：《备急千金要方》卷二十四作“不过三著”四字。

⑥ 木馒头：薜荔。

⑦ 炉底：密陀僧。

⑧ 眼：原脱，据《本草纲目》卷十一补。

⑨ 浴：原脱，据《本草纲目》卷十一补。

和油干掺皆如意，嵌甲诸方此最饶。

一方，治嵌甲，疼不能行，以陈皮浓煎汤，浸良久，甲肉自相离，轻手剪去，细研虎骨末，傅，痛即止。

一方，治久行脚心肿痛，用蚯蚓粪涂肿处，高阁①起脚，一夕愈。

一方，治行路脚跟肿痛，用草乌、甘遂等分，为末，水调傅，留爪甲。

一方，治远行脚肿，用之可行千里轻便，甚妙，细辛、防风、草乌各等分，为末，草鞋以水微浸过，掺药在鞋底，效。

一方，治恶指②疼，生黑豆嚼，罨，帛缚之。

① 阁：同“搁”。《说文通训定声·豫部》：“阁，凡止而不行皆谓之‘阁’。”

② 恶指：手指端恶疾，如手指或足趾蜂窝组织炎。